Martin • Umweltmedizin für Heilpraktiker

M. Martin

UMWELTMEDIZIN FÜR HEILPRAKTIKER

Mit 26 Abbildungen

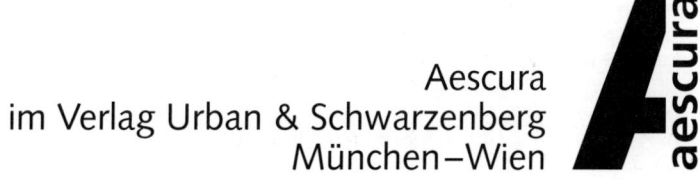

Aescura
im Verlag Urban & Schwarzenberg
München–Wien

Anschrift des Autors

Michael Martin
Schöne Aussicht 14
65232 Taunusstein

Lektorat und Planung: Ursula Illig, München
Redaktion: Ulrike Kriegel, München
Herstellung: Monika Hömske, München
Zeichnungen: Henriette Rintelen, Velbert
Umschlaggestaltung: R. Parzhuber, München

Die Deutsche Bibliothek – CIP-Einheitsaufnahme

Martin, Michael:
Umweltmedizin für Heilpraktiker / von
M. Martin. [Zeichn.: Henriette Rintelen]. –
München; Wien: Aescura im Verl. Urban
und Schwarzenberg, 1996
    ISBN 3-541-50361-0

Satz: Typodata GmbH, München
Druck: Appl, Wemding;
Bindung: Monheim GmbH, Monheim

© Aescura im Verlag Urban & Schwarzenberg 1996
ISBN 3-541-50361-0

*Dieses Buch
ist meiner geliebten Tochter
Nicole gewidmet.*

Geleitwort

Die Lebensumstände in der Industriegesellschaft haben sich in den letzten 100 Jahren rapide geändert. Die Anpassungsfähigkeit des menschlichen Organismus stößt an seine Grenzen. Es entstehen neue Zivilisationskrankheiten wie Multiple-Chemikalien-Sensibilität (MCS), Anspannungs-Erschöpfungs-Syndrom (CFS), Hyperaktivität, Elektrosensibilität.

Auch intestinale Dysbiosen, Candidosen, chronisch entzündliche Darmerkrankungen, atopische Haut- und Bronchialerkrankungen, Vitamin- und Mineralstoffdefizite nehmen zu.

Viel zu oft werden Patienten mit Umweltkrankheiten als Hypochonder in die Psychosomatik oder gar Psychiatrie fehleingewiesen. Ärzte und Heilpraktiker werden mit neuen diagnostischen und therapeutischen Verfahren konfrontiert. Eine neue medizinische Disziplin ist entstanden: die Umweltmedizin. Umweltmedizin kann nur interdisziplinär praktiziert werden. In Anbetracht der Komplexität der Zusammenhänge zwischen Umweltfaktoren und Zivilisationskrankheiten halte ich eine Kooperation zwischen Ärzten, Heilpraktikern, Apothekern, Ernährungswissenschaftlern und anderen Naturwissenschaftlern für unabdingbar.

Dieses Buch ist ein hervorragender Informationsschatz für Therapeuten, die sich nicht mit dem Medizinstandard zufriedengeben wollen und wie Michael Martin selbst Pioniergeist und somit Innovationskraft besitzen. Auch im Hinblick auf zahlreiche unverstandene Umwelt-Patienten wünsche ich diesem Buch eine weite Verbreitung.

K.-D. Runow,
Bad Emstal, im Juni 1996

Vorwort

Wer sich mit all den Krankheiten, Befindlichkeitsstörungen und Symptomen auseinandersetzt, die durch unsere Umwelt verursacht werden, wird feststellen müssen, daß es unabdingbar ist, die Psyche, das Unterbewußtsein, die Ernährung sowie in vielen Fällen auch die Kassenmedizin als ursächlich mit einzubeziehen.

Umweltmedizin darf nicht als ein starres Einwirken „von außen nach innen" – losgelöst von der Verantwortung eines jeden einzelnen – betrachtet werden. Die Vernetzung zwischen umweltbedingten Reizen und Einwirkungen auf der einen Seite und der Fähigkeit körpereigener Reizbeantwortung auf der anderen Seite hängt nicht zuletzt von der seelischen Verfassung eines Menschen ab. Diese wiederum ist auch abhängig von der Ernährung. Die Art, wie ein Mensch sich ernährt, wirkt sich auf die mögliche Giftaufnahme sowie die Empfindlichkeit gegenüber Umweltgiften aus. Erschwerend kommt hinzu, daß ein hoher Prozentsatz der Umweltgifte als sogenannte Neurotoxine die psychische Verfassung nachhaltig beeinflussen. Und das wiederum wirkt darauf ein, welches Interesse jemand an seiner Umwelt und seiner Gesundheit hat, also wie achtsam und rücksichtsvoll er damit umgeht.

Daß umweltbedingte Erkrankungen überhaupt entstehen können, hängt nicht zuletzt von der Sensibilität eines jeden einzelnen ab, die darüber entscheidet, wieviel und in welchem Maße umweltzerstörende Einflüsse ausgeübt oder hingenommen werden. Diese Sensibilität entwickelt sich unter dem Einfluß des Elternhauses und der Gesellschaft, womit wir letztlich bei den Wurzeln unseres Daseins angelangt wären.

Ich werde in diesem Buch also nicht nur die toxikologische und medizinische Seite umweltbedingter Erkrankungen darstellen. Vielmehr möchte ich dem Leser vermitteln, daß Krankheit – auch Umweltkrankheit – kein mechanischer Prozeß ist, der losgelöst vom Ganzen betrachtet werden kann. Das kollektive Verhalten der Gesellschaft in den Industrienationen ist zunächst primär verantwortlich für das Phänomen dieser Art moderner Erkrankungen. Es wäre demnach kurzsichtig, sich nur mit dem Endresultat Krankheit zu beschäftigen. So werde ich mich auf den ersten Seiten dieses Buches mit den oben erwähnten Wurzeln auseinandersetzen. Um das zu erreichen, habe ich mich nicht davor gescheut, auch meine persönliche Betroffenheit zum Ausdruck zu bringen. Ich wollte es bewußt vermeiden, lediglich Fakten zu präsentieren und zu sezieren.

Das Thema Krankheit und insbesondere das Thema Umweltkrankheit lassen das nicht zu. Der Ansicht, daß Emotionen oder subjektive Ansichten keinen Platz in der Darstellung medizinischer Fragen haben dürfen, vermag ich nicht zu folgen. Wohin der Anspruch einer emotionslosen, nüchternen Medizin geführt hat, ist uns allen hinlänglich bekannt. Ich glaube sehr wohl, daß es möglich ist, über Medizin und über Krankheiten als „Mensch mit Gefühlen" zu sprechen. Es kann inzwischen kaum noch bezweifelt werden, daß die so vehement geforderte Objektivität allzuoft nur Schein ist. Angesichts der kollektiven Wahrnehmungsstörung bezüglich umweltmedizinischer Probleme verhallen doch alle „nüchternen" Aufklärungsversuche, alle an die Vernunft gerichteten Appelle. Emotionen dagegen sind geeignet, den Menschen zu erreichen. Die einzige „Gefahr", die daraus resultiert, ist eine tiefe Betroffenheit, eine Verstörung oder eine emotionale Krise. Letztlich alles Voraussetzungen, um etwas zu verändern.

Inhaltsverzeichnis

Danksagung

Für die fachliche Unterstützung und die vielen Anregungen danke ich von ganzem Herzen:

Dr. med. Jost Dumrese, Innere Medizin und Immunologie, Bad Wiessee

Dr. rer. nat. Wolfgang Bayer, Laboratoriumsmedizin, Stuttgart

Dr. med. H.J. Krause, HNO, Wiesbaden

Dr. med. dent. H.J. Gerlach, Taunusstein

HP Felicitas Reglin, Köln

Dr. med. K. Runow, klinische Ökologie, Bad Emstal

Dr. A. Schuler, Mikrobiologie, Eckernförde

Dr. L. Kreutzig, Pharmakologie, Kassel

Peter Martin, Chemie, Aarbergen

Dr. med. H. O. Köster und Dr. med. H. Kirchherr, Labor Dr. Schiwara, Bremen

Moses Steinvorth, Dipl.-Psychologe, Wiesbaden

Die Abbildungen wurden von Frau Henriette Rintelen, Velbert, erstellt.

Dem Lektorat des Verlages Urban & Schwarzenberg, besonders Frau Ulrike Kriegel, danke ich für die verständnisvolle und geduldige Hilfe.

Ganz besonders danke ich aber meiner Frau Eveline und meinen Kindern Leon und Nicole, die während fast 3 Jahren an ungezählten Abendstunden und Wochenenden meine Arbeit mit viel Verständnis, Rücksicht und Entbehrungen unterstützt und mich unermüdlich motiviert haben.

UMWELTBEDINGTE ERKRANKUNGEN

In der Natur bedeuten alle unsere Wertungen nichts. In der Natur gibt es keine höheren und niederen Lebewesen, keine Schädlinge und keine Nützlinge. Hoch und nieder, besser und schlechter, das sind menschliche Wertungen, unnatürliche Wertungen. Was den sogenannten niederen Lebewesen selbstverständlich ist in ihrer lebendigen Beziehung zum Leben und zur Welt, das kann unser Verstand mit all seiner Intelligenz schon lange nicht mehr gewährleisten. Denn wir haben diese natürliche, tiefe Beziehung zum Leben und zur Natur verloren. Die Expertenkommissionen zur Erhaltung der Umwelt und des Lebens werden immer größer und wortreicher, immer wissenschaftlicher und teurer und der Zustand der Welt und des Lebens immer gefährlicher, unerträglicher und hoffnungsloser.
WERNER SPRENGER [157, S. 45]

Wir alle werden seit Jahren täglich damit konfrontiert: Die gesamte Natur auf unserem Planeten befindet sich in einem dramatischen Zustand. Viele (kaum gehörte) Wissenschaftler prognostizieren der Erde eine katastrophale Zukunft. Naturkatastrophen ungekannten Ausmaßes – ausgelöst durch menschliche Ignoranz und Profitgier – mehren sich von Jahr zu Jahr. Die Menschheit selbst ist längst erkrankt, und auch unsere Nachkommen sind bereits im Mutterleib mit schwerwiegenden Krankheiten behaftet, vergiftet und fehlgebildet.
Die **Medizin** sucht einen Ausweg in gefährlicher Gentechnologie, um die durch Gifte zerstörten Körper zu reparieren. Da, wo Ursachen radikal bekämpft werden müßten, wird an einer Rechtfertigung für Genchirurgie und die Reproduktion menschlicher Embryos (das Klonen) gebastelt.

Ignorieren, Beschwichtigen und Herunterspielen offensichtlicher Naturschäden und katastrophaler Entwicklungen auf unserer Erde und bezüglich unseres Gesundheitszustandes begegnen uns in vielfältiger Form. Ganz gleich, ob die Verantwortlichen in Politik, Industrie oder in der Medizin Stellung nehmen sollen, nach BILGER rührt sich niemand:

„Wer sagt, daß wir noch weitere Untersuchungsergebnisse abwarten sollen, ehe wir handeln, der begnügt sich mit der Rolle des Sterbebegleiters."

Die menschliche Fähigkeit, angesichts einer dauerhaften Bedrohung oder einer offensichtlich globalen Gefahr das eigene Bewußtsein zu spalten und die Gefahr einfach zu ignorieren, ist in der Natur einmalig.
So kann heute niemand mehr sagen, er habe nicht gewußt:

- wie es um unsere Nahrung steht,
- wie es um unsere Luft und unser Wasser bestellt ist,
- wie aus den vielen Plastikwegwerfartikeln Dioxine entstehen,
- wie Autoabgase bei Kindern Leukämie verursachen.

Wir wissen, daß ein hoher Anteil unserer Lebensmittel toxisch belastet ist. Und trotzdem wirkt sich diese Kenntnis beim Einkaufen nicht aus. Es wird im Supermarkt gekauft, was angeboten wird. Selbst wenn die Menschen bereits massiv an Allergien oder anderen Umwelterkrankungen leiden, wird das Wissen um belastete Nahrungsmittel einfach ausgeblendet.

Das **Wasser** unserer Flüsse ist hochgradig mit Giften kontaminiert. Trotzdem wird Wasser zur Trinkwasseraufbereitung aus den Flüssen entnommen, und mit riesigem Aufwand versucht man dann die Verunreinigungen und Gifte mehr oder weniger zu eliminieren. Gelingt das nicht mehr, versucht man – initiiert durch die europäische Chemie- und Agrarlobby –, das seit 1980 geltende EU-Verbot für Pestizide im Trinkwasser außer Kraft zu setzen! Künftig soll für jedes Gift ein eigener Höchstwert zugelassen werden. Das Trinkwasser dürfte dann ganz legal mit Pestiziden belastet sein. Die Gesamtbelastung mit diesen Giften würde den bisherigen Grenzwert erheblich überschreiten. Kurioses mußten in den Jahren 1994 und Anfang 1995 die Anlieger deutscher Flüsse über sich ergehen lassen. Zwei aufeinanderfolgende „Jahrhunderthochwasser" innerhalb von 13 Monaten spülten jeweils tonnenweise Schlamm in die Häuser der Bürger. Die Betroffenen mußten Tausende von Mark für die Entsorgung der Schlämme bezahlen, denn:

> Flußschlamm ist aufgrund seiner hochgradigen Verunreinigung Sondermüll!

Die **Muttermilch,** das Urnahrungsmittel schlechthin, ist in einem Maße toxisch belastet, daß es eigentlich kraft der Lebensmittelverordnungen verboten werden müßte, wenn es denn ein „Lebensmittel" im Sinne des Gesetzes wäre. Aber wenige kümmern sich routinemäßig bei Schwangeren um Aufklärung, Unterstützung, Schutz und Abklärung bezüglich Dioxinen, PCP (Pentachlorphenol), Pestiziden und anderer Gifte in der Muttermilch. Die **Umweltbelastung** durch unterschiedlichste Gifte hat in unserem alltäglichen Leben

einen festen Platz eingenommen. So ist es zur Normalität geworden, daß in den Nachrichten Ozon- und Smogwerte zur Warnung der Öffentlichkeit bekanntgegeben werden. Eltern werden aufgefordert, ihre Kinder während Schönwetterperioden aufgrund steigender Ozonwerte nur für kurze Zeit ins Freie zu lassen und auf spezielle „Sonnenschutzkleidung" zu achten.

> Tausende leiden an giftbedingten Neurosen und Depressionen, Magen-Darm-Krankheiten, Immunschwächen, Karzinomen und Allergien.

Zivilisation bedeutet, einer schleichenden Giftwirkung ausgesetzt sein. Die Möglichkeiten, sich zu vergiften, sind unendlich:

– durch medizinische und zahnmedizinische Behandlungen mittels Medikamenten und Amalgam,
– durch im Trinkwasser enthaltene Lösungsmittel,
– durch in Nahrungsmitteln enthaltene Pestizide und Schwermetalle,
– in der Wohnung durch Ausdünstungen aus Lacken, Hölzern und Teppichen,
– im Garten durch giftige Schwermetalle,
– beim Joggen durch Benzol aus Abgasen,
– durch in der Muttermilch enthaltene Dioxine.

> Von den weltweit etwa 10 Millionen registrierten Chemikalien kommt der zivilisierte Mensch täglich mit ca. 60 000 bis 80 000 in Kontakt!

Die Chemikalisierung der Umwelt verläuft, markiert durch die Entdeckung des Penizillins, parallel zu einem weitgehend unerkannten, in seinem Ausmaß aber nicht weniger apokalyptischen Vorgang: die weltweite **Chemikalisierung der Bevölkerung** der Industrienationen durch einen Exzeß an allopathischer Medikation – die „wissenschaftlich begründete" Innenweltzerstörung. Im Durchschnitt konsumieren die Deutschen 900 Tabletten pro Kopf und Jahr. Wir haben in Deutschland mit ca. 30 000 Todesopfern durch unerwünschte Arzneimittelnebenwirkungen zu rechnen!

1.1 Kinder sind besonders stark betroffen

Kinder unbedingt vor der Sonne schützen, da Forscher erwarten, daß jedes sechste Kind von Hautkrebs bedroht ist.

So ähnlich lauten schockierende Zeitungsmeldungen, die uns Jahr für Jahr in den Sommer begleiten. Wissenschaftler in den USA haben berechnet, daß jedes sechste Kind im Laufe seines Lebens Hautkrebs entwickeln wird, wenn es nicht vor den ultravioletten Strahlen der Sonne geschützt wird.
Reihenuntersuchungen haben ergeben, daß bei Stadtkindern erheblich (40–70%) mehr **Benzol** im Blut nachzuweisen ist als bei Kindern in ländlichen Gegenden. Benzol erhöht deutlich das Risiko, an Leukämie und Allergien zu erkranken. So kann eine erhebliche Zunahme von Pollen-, Hausstaub- und Milbenallergien in Stadtgebieten gegenüber dem Land registriert werden.
Deshalb ist es auf dem Land aber nicht gesünder! Da in ländlichen Gebieten des Nachts weniger Abgase produziert werden als in der Stadt, steigen dort während der sommerlichen Schönwetterperioden die Ozonwerte extrem an. Denn während in der Stadt die Abgase nachts die tagsüber entstandenen Ozonverbindungen zerstören, ist dies auf dem Land aufgrund der geringeren Abgasproduktion nicht der Fall.
Ozon reizt als Atemgift die Schleimhäute und greift bei höheren Werten die Lungen an. Außerdem werden auch allergische Reaktionen gefördert. So geht es Allergikern mit Asthma bronchiale oder Neurodermitis bei anhaltend schönem Wetter deutlich schlechter. Aber auch die Natur wird durch Ozon geschädigt. Der Bund für Naturschutz in Bayern rechnet mit ozonbedingten Ernteverlusten von ca. 20–30%.

Ozon zerstört das Blattgrün, was zur Verätzung der Pflanze führt.

Während uns das Ozon am Boden zu schaffen macht, wird der Verlust „oben" immer bedrohlicher: Beobachtungen der Forscher vom Mainzer Max-Planck-Institut im Winter 1994 zeigen jetzt auch über der nördlichen Erdhalbkugel gefährliche Veränderungen. Früher und massiver als in den vergangenen Jahren gibt es Warnzeichen für eine mögliche Ausdünnung der Ozonschicht. Die Wissenschaftler befürchten, daß das Risiko eines schnellen Ozonabbaus somit schon im Frühjahr 1995, also bei zunehmender Sonneneinstrahlung, deutlich gewachsen sei. Im Mai 1995 war dann zu lesen, daß schon bereits die Hälfte des Ozons fehle. Über der Nordhalbkugel ist Ende März 1995 von Wissenschaftlern ein bislang einmaliger Schwund der Ozonschicht registriert worden. Es wird erwartet, daß in Kürze auch über Europa ein Ozonloch entsteht. Über weite Teile Europas ist es innerhalb sehr kurzer Zeit zu einem Verlust der Ozonschicht von 15% gekommen! Das heißt konkret, daß bei uns die gleichen Verhältnisse wie z.B. in Australien drohen: Die Sonne wird zum Todfeind.

1.2 Die Anpassungsfähigkeit der Natur und des Menschen ist erschöpft

„Die Erde ist etwa 4,5 Milliarden Jahre alt. Vergleicht man diese Zeitspanne mit dem Leben eines 45jährigen Menschen, so traten die ersten Säugetiere vor acht Monaten in Erscheinung, und Menschen gibt es erst seit wenigen Tagen. Vor etwa einer Stunde erlernte der Mensch den Ackerbau, und vor einer Minute begann die industrielle Revolution. In diesen 60 Sekunden hat der Mensch die Rohstoffreserven des Planeten geplündert, Boden, Luft und Wasser verseucht und unzählige Tiere und Pflanzen ausgerottet." GREENPEACE

In den ca. 3 Milliarden Jahren, in denen Leben existiert, hat die Natur ca. 1,5–2 Millionen chemisch definierbare Substanzen hervorgebracht. Substanzen, an die sich die Lebewesen im Laufe der Evolution anpassen mußten und konnten. In der ultrakurzen Zeit des Industriezeitalters sind aber mehr als 10 Millionen künstliche Verbindungen geschaffen worden! Für die Natur und den Menschen gibt es keine Möglichkeit mehr, adäquate Abwehrmechanismen zu entwickeln! Weltweit entstehen täglich ungefähr 1000 neue chemische Substanzen. Völlig unbekannte Verbindungen, die durch Interaktionen dieser großen Vielfalt von Chemie entstehen, sind nicht mitgezählt. Die Folge dieser Überforderung des natürlichen Anpassungssystems ist ein rapider Verfall der Gesundheit. Je empfindlicher Wesen konzipiert sind, desto früher kommt es zu Gesundheitseinbrüchen und todbringenden Krankheiten.

Es gibt keine Möglichkeit, auch nur einen winzigen Bruchteil der künstlichen Verbindungen in ihrer Auswirkung auf die Natur zu untersuchen. Um das ganze Potential einer einzigen Substanz wissenschaftlich exakt zu erfassen, braucht man mehrere Jahre.

In einem Rundbrief der Ärzte gegen den Atomkrieg erfahren wir, daß die Toxikologie längst den Wettlauf mit der Chemie verloren hat. Die Medizin kuriert ahnungslos an Symptomen, ohne die Kausalbeziehungen erfassen zu können. Dadurch befinden wir uns in einer Ungewißheit, die es verhindert, adäquat reagieren zu können. Um eine wesentliche Änderung herbeizuführen, wären Grenz- und Schwellenwerte für alle Substanzen notwendig.

> Für krebserregende Stoffe ist jeder Grenzwert zu hoch, auch kleinste Mengen stellen bereits eine Gefahr dar. Da die bisher festgelegten Grenzwerte schon für gesunde Erwachsene unzumutbar sind, ist die Situation für Kranke, Kinder und Säuglinge unerträglich!

Hier ist die Europäische Gemeinschaft gefordert, Länder mit hohen Grenzwerten unter Druck zu setzen, um einen strengeren Umgang mit Pentachlorphenol (PCP), Asbest, Quecksilber sowie härtere Abgasvorschriften durchzusetzen.

Ca. 80% der **Emissionen** von Staub (und somit auch von Schwermetallen) und 90% der Schwefeldioxide stammen aus der Industrie. Um die Stick- und Schwefeldioxide so zu verdünnen, daß die Grenzwerte der Luft von 1986 erreicht werden, würde für die Jahresemission ein Luftvolumen des 70fachen des Luftraums über der BRD benötigt! Folglich müßte die Luft im Mittel alle fünf Tage ausgetauscht werden, um diese beiden Schadstoffe auf eine erträgliche Konzentration zu reduzieren.

Ca. 55% der gesamten Bodenfläche der BRD werden für die Nahrungs- und Futtermittelproduktion genutzt. Diese Fläche wurde in den letzten Jahren mit etwa 33 000 Tonnen Pestiziden und etwa 3,5 Millionen Tonnen

Handelsdünger (inkl. 40% Stickstoffdünger) verseucht.

Obwohl bereits im Jahr 1974 das Pflanzenschutzmittel DDT wegen seiner Gefährlichkeit und der extremen Haltbarkeit bzw. unzureichenden Abbaubarkeit in der BRD verboten wurde, existieren von den bisher weltweit verbrauchten 1,5 Millionen Tonnen DDT nach nunmehr 30 Jahren immer noch 80%, die man auf der ganzen Welt verteilt findet. Selbst bei Pinguinen, die weitab jeglicher Zivilisation leben, kann man im Fettgewebe DDT nachweisen. Ähnliche Erkenntnisse stehen uns vielleicht in Zukunft mit den heute genutzten Giften bevor.

> Jeder von uns ist beteiligt: Die Verbrennung von einem Liter Benzin erfordert den Tagesbedarf an Sauerstoff von sechs Menschen (ca. 2400 Liter Sauerstoff). Das ist ungefähr die Tagesproduktion eines großen Solitärbaums mit gesundem Laubwerk.

Unübersehbare Folgen

Die Fortpflanzungsfähigkeit scheint sowohl beim Menschen als auch in der Tierwelt abzunehmen. Auch vermehrtes Auftreten von Fehlbildungen und Krebs an den Geschlechtsorganen muß mit Giften in Zusammenhang gebracht werden.

> Rückstände von Pestiziden und Herbiziden, von Medikamenten im Leitungswasser, radioaktive Strahlung, Elektrosmog u. a. können die Reaktion des Hormons Östrogen bei Frauen und Männern gefährlich aus der Balance bringen.

Biologen und Krebsforscher in San Francisco konnten diese Zusammenhänge mit Zahlen belegen: Die **Samenproduktion** von Männern ist seit 1940 auf der ganzen Welt um ca. 50% gesunken. Bis zum Jahr 2000 rechnen Wissenschaftler damit, daß 50% der Amerikaner unfruchtbar sind. Hoden- und Prostatakrebs haben sich ebenfalls seit 1940 verdreifacht. Jungen kommen zunehmend mit anormalen Geschlechtsorganen zur Welt. Brustkrebs bei Frauen ist ebenfalls stark auf dem Vormarsch. Aber nicht nur bei den Menschen finden sich solche katastrophalen Veränderungen.

In der **Tierwelt** gibt es ebenfalls zunehmend Schwierigkeiten bei der Zeugung von Nachwuchs. So wurden bei Alligatoren in Florida vermehrt männliche Junge mit deformierten Geschlechtsteilen gefunden. Viele dieser Tiere können sich schon gar nicht mehr vermehren. Weibliche Seeschwalben verändern ihre Brutgewohnheiten auf völlig unnatürliche Weise: Sie teilen ihr Nest mit anderen Vögeln und legen mehr Eier als üblich. Der Weißkopfseeadler bringt zunehmend fehlgebildeten Nachwuchs zur Welt, viele seiner Eier bleiben unbefruchtet. Fische, vor allem im Bereich von Flußmündungen, erzeugen zu einem ständig steigenden Prozentsatz verkrüppelten, zeugungsunfähigen männlichen Nachwuchs.

Forscher sind sich darüber einig, daß die Defekte bei Mensch und Tier die gleiche Ursache haben:

> Giftige Chemikalien haben Auswirkungen auf den Östrogenstoffwechsel.

Es sind mittlerweile 45 Chemikalien mit **Östrogenwirkung** bekannt, die alle in die Umwelt gebracht werden. Die Auswirkungen dieser hormonähnlichen Substanzen führen zu einer zunehmenden Verweiblichung des männlichen Geschlechts.

Aber genauso katastrophal wirkt sich die unvorstellbare Masse der Hormonflut aus der pharmazeutischen Industrie aus. Ca. 24 Millionen Packungen Hormontherapeutika werden jährlich allein von deutschen Frauen geschluckt. Die synthetischen Hormone werden renal ausgeschieden und gelangen so via Abwasser in die Natur. Da die künstlichen Hormone in den Kläranlagen nicht rasch genug abgebaut werden können, werden sie so über das ganze Land verteilt. Nun sammeln sich die Hormone über Pflanzen, Tiere und im Trinkwasser in einer pharmakologisch stark wirksamen Konzentration an. Durch die Nahrungskette gelangen die Hormone in den menschlichen Organismus. Stillende Mütter reichen die Hormongabe an ihre Säuglinge weiter.

> Via Nahrungskette kann es so schon in der Gebärmutter zu einer Schädigung des Nachwuchses durch Hormone kommen, was sich in späteren Krebserkrankungen oder Fehlbildungen äußert.

Bei den umweltgiftbedingten Auswirkungen auf den Hormonhaushalt vermutet man, daß die Wirkung von Östrogen im Organismus nachgeahmt wird oder es zu einer Blockierung der Wirksamkeit dieses Hormons kommt. Vermutlich geschieht das, nachdem die Gifte im Organismus metabolisiert und auf diesem Wege entsprechend ungünstig verändert wurden. Außerdem scheinen sich verschiedene Gifte in ihrer Wirkung zu potenzieren, so daß die gleichen Regulationsstörungen wie durch einen krankhaft erhöhten Hormonspiegel im Organismus entstehen. Hauptverursacher dieses Phänomens: das Pestizid DDT und seine Abbauprodukte sowie verschiedene PCPs.

Aber auch eine neue Gruppe Chemikalien, die äußerst vielseitig eingesetzt wird, steht in Verdacht: die **Alkylphenole**. Bisher glaubte man, daß sie keine schädliche Wirkungen hätten. Alkylphenole werden in Spülmitteln, Pestiziden, Desinfektionsmitteln und bestimmten Kunststoffen eingesetzt. In den Kläranlagen verwandeln Bakterien diese Substanz dann in hormonähnliche Strukturen.

Der britische Zoologe SUMPTER warnt, daß die Östrogenschwemme im gesamten Tierreich die Fortpflanzung auf allen Stufen stören kann; die Forschungsbefunde sind nach Aussage SUMPTERS „wie ein einziger großer Alptraum" [45]. Fünfzig Jahre Forschung sind nach seiner Schätzung nötig, um herauszufinden, wie der Hormonhaushalt vor der Östrogenüberflutung geschützt werden kann. Dann könnte es auch für die Menschheit zu spät sein.

Als einen möglichen Großraumversuch, dessen katastrophale Folgen vielleicht zu spät erkannt würden und der ohne Wissen der beteiligten Personen durchgeführt werde, kennzeichnete PHILLIP die Situation in seinem Beitrag über die hohe Zunahme von Fruchtbarkeitsstörungen bei Frauen, die nachweislich durch Umweltchemikalien hervorgerufen würden. Die erschreckende Gleichgültigkeit der Öffentlichkeit gegenüber der Zunahme umweltbedingter Erkrankungen könne unabsehbare Folgen haben [84].

Immer wieder mußten wir uns trotz besseren Wissens von Politikern, Wissenschaftlern und der Industrie belehren lassen, wie ungefährlich der Umgang mit der **Atomenergie** sei. „Moderne Technologien reduzieren atomare Gefahren auf ein Minimum." Kritiker werden als Chaoten und zukunftsfeindliche Spinner beschimpft. Heute wissen wir, daß Menschen nicht befähigt sind, mit Kernenergie umzugehen. Dies ist nicht erst durch Tschernobyl bekannt. Plutonium beispielsweise wirkt schon bei wenigen Millionstel Gramm tödlich.

> Über 99,9% der heute in der Umwelt befindlichen Plutoniummengen stammen aus Atombombenexplosionen und Kernwaffentests. Lebensmittel, Pilze und Wildtiere strahlen nicht erst seit Tschernobyl!

Eine völlig neue – aber keinesfalls unvorhersehbare – atomare Bedrohung entwickelt sich seit einigen Jahren: Auf einem Bauernhof in der englischen Grafschaft Northamptonshire hat die Polizei Fässer mit 50 kg radioaktivem Uranabfall gefunden.

Faßt man alles zusammen, kommt man zu dem Ergebnis, daß die Argarchemie, die Pharmaindustrie, die wissenschaftliche Medizin und die „Atomlobby" sowie letztlich auch der Staat die Zerstörung unserer globalen Lebensgrundlage scheinbar für existenznotwendig und fortschrittlich halten.
Wir haben bisher völlig versagt beim Reduzieren von Autoabgasen, Tabakgasen, Pflanzenbehandlungsmitteln, Zahngiften wie Amalgam, Palladium, Formaldehyd, Giften in Nahrungsmitteln u.a. Die Pyrethroid-Erforschung (Insektiziderforschung) wurde vom Bundesgesundheitsamt abgeschlossen. Patienten, die Informationsschriften über Amalgamvergiftungen verteilten, wurden von der Landeszahnärztekammer auf Schadensersatz in Höhe von 500 000 DM verklagt. Der Ausschuß „Kind und Umwelt" der Kinderärzte wurde wegen seiner Frage bezüglich der Bedrohung durch Stillen aufgelöst, eine Warnung vor Dioxinen wurde von der Ärztekammer mit einem Disziplinarverfahren gegen einen klinischen Toxikologen beantwortet [38].

1.3 Verlegenheits- diagnose: Depression, Neurose & Co

Wenn sich von Jahr zu Jahr das Umweltsterben schneller und immer umfangreicher vollzieht, bedarf es schon einer bemerkenswerten Ignoranz, wenn umweltkranke Menschen innerhalb der Medizin offiziell als „eingebildete Kranke" dargestellt werden. Statt dessen wird leichtfertig behauptet, daß in Wirklichkeit die

„irrationale Umweltideologie der angstverbreitenden Biologen, Chemiker, Ärzte und Toxikologen" die Ursache der vielfältigen Leiden von Betroffenen seien. Die Verfilzungen zwischen Behörden, Medizinern, wissenschaftlichen Gutachtern und der Industrie entwickelt sich zu einer apokalyptischen Bedrohung für die gesamte Bevölkerung, ja für unseren gesamten Planeten.
Ein hoher Prozentsatz der **Umweltgifte,** mit denen heute jedermann in Kontakt kommt, führt bei einer erheblichen Anzahl von Menschen zu Symptomen, die fehlinterpretiert werden als:

- Psychosyndrom,
- psychische Auffälligkeit,
- Verhaltensstörung,
- Paranoia,
- vegetative Labilität,
- zerebrale Demenz,
- Depression,
- Psychose.

Wir können beobachten, daß **Allergiker** immer sensibler auf Chemikalien reagieren. So kann es zu Reaktionen durch minimalste Konzentrationen irgendwelcher Chemikalien kommen. Solchermaßen hochsensibilisierte Patienten stoßen in ihrer Umgebung auf erhebliche Widerstände. Genau das gleiche findet in den medizinischen Praxen statt. Aufgrund mangelnder Sachkenntnis und der „anstrengenden Verhaltensweisen" der Betroffenen wird nur allzuschnell die psychiatrische Diagnose mißbraucht. Für viele Therapeuten ist es denn auch einfach nicht vorstellbar, daß die Patienten auf alles und jedes – inklusive diverser Medikamente – negativ reagieren. Die Verzweiflung der Betroffenen, die Suche nach Hilfe, die heftigen Reaktionen auf Chemikalien erinnern in der Tat an ein „neurotisches Verhalten". Die Mitmenschen und ein Großteil der Therapeuten empfinden Umweltkranke als anstrengend, bedrängend und „neurotisch in den Krümeln suchend".

Ein typisches Merkmal der Chemikalienüberempfindlichkeit ist körperliche Erschöpfung, die neben psychischen oder vegetativen Symptomen nicht selten zu häufiger oder gar andauernder Arbeitsunfähigkeit führt.

Da in unserer zivilisierten Welt Produktions- und Leistungsfähigkeit, Privateigentum, Profit und gesellschaftlicher Einfluß das Maß der Dinge darstellen, hat der ideale Durchschnittsmensch also gesund und leistungsfähig zu sein. Oft genug wird Gesundheit so definiert. Das Ziel der modernen Medizin scheint nun zu sein, einen „auffälligen" Patienten im Sinne einer „Wiedererlangung der normalen Funktionstüchtigkeit" zu therapieren.

Da **toxikologische**, **allergische** oder **stoffwechselbedingte Ursachen** verleugnet werden, und die psychotherapeutische Intervention nach wie vor ein Schattendasein führt, ist der übliche Weg einer Therapie die chemische Manipulation des Gehirns. Würde eine der heutigen Zeit entsprechende umweltmedizinische und psychologische Diagnostik erfolgen, würde so manchem „Opfer" die chemische Vergewaltigung seines Gehirns erspart. Doch statt dessen werden sogenannte Psychopharmaka – oft als Heilmittel bezeichnet – eingesetzt. Auch vor Kindern schreckt man nicht zurück.

In 185 000 Fällen wurde allein 1985 in der BRD ein Psychopharmakon gegen Bettnässen im Kindesalter verordnet. „Indikationen" sind auch schlechte Schulleistungen, Angst, Schlafstörungen, Müdigkeit, Wutausbrüche, Unzufriedenheit, Konzentrationsstörungen, Weinen, unangenehme Träume, Stehlen usw.

Nur wenige scheinen zu wissen, daß es sich bei diesen Chemikalien um hochpotente Substanzen handelt, die, wenn überhaupt, nur in die Hände eines erfahrenen Spezialisten gehören. Die Verordnung im Kindesalter muß zu den „außergewöhnlichen Seltenheiten" zählen. Die Tatsachen aber sehen anders aus. Die meisten Hausärzte verschreiben Stoffe, die ausgesprochen gefährlich sind: z. B. 270 Millionen Tagesdosierungen mit Benzodiazepin (Valium®).

Wer Antidepressiva, Neuroleptika, Tranquilizer oder andere Psychopharmaka rezeptiert oder einnimmt, muß sich darüber im klaren sein, daß das Bewußtseinsniveau und die Meinungsbildung eingeengt werden und die Möglichkeit der Selbstregulierung behindert oder gar unmöglich gemacht wird.

So existieren Substanzen, die bei längerer oder hochdosierter Anwendung schwere bleibende Krankheiten und Persönlichkeitsveränderungen nach sich ziehen (z. B. hochpotente Neuroleptika). Der „stille Tod in Alten- und Pflegeheimen" ist sehr häufig in Wahrheit die Folge einer jahrzehntelangen Fehltherapie mit Psychopharmaka: die chronische Intoxikation. Es ist eher die Regel als die Ausnahme, daß Psychopharmaka, für die der Hersteller eine Anwendungszeit von 2 bis max. 4 Wochen vorsieht, über viele Jahre hinweg eingenommen werden.

Psychopharmaka sind keine Heilmittel!

Therapie in Form von Psychopharmaka darf nur absoluten Notfällen vorbehalten bleiben und darf nur eingesetzt werden, wenn wirklich alle umwelttoxikologischen und stoffwechselbedingten Ursachen ausgeschlossen sind und wenn ausgiebige psychotherapeutische Bemühungen (nach meinem Verständnis im Sinne der humanistischen Therapie) fehlgeschlagen sind! Szasz beschreibt die psychiatrische Intervention mit allen therapeutischen Konsequenzen für den Betroffenen sehr anschaulich:

„Wenn Psychiater Menschen als paranoisch oder zwanghaft handelnd bezeichnen, heben sie damit auf etwas ab, was genauso real ist wie die schwarze Haut eines Negers oder die rosige eines Weißen. Entscheidend ist hier nicht, daß psychiatrische Diagnosen bedeutungslos sind, sondern daß sie als semantische Keulen geschwungen werden können und oft genug geschwungen werden. Indem man einem Menschen seines Ansehens, seiner Würde beraubt, zerstört man ihn nicht minder gründlich, wenn nicht gar noch gründlicher, als dadurch, daß man ihm den Schädel einschlägt. Nur wird eben – und darin liegt der große Unterschied – der Totschläger mit der Keule von jedermann als gemeingefährlich begriffen, nicht aber derjenige, der mit der psychiatrischen Diagnose zudrischt." [192]

Die Unkenntnis bezüglich der Auswirkungen der vielen Giftstoffe auf den **Gehirnstoffwechsel**, die Auswirkungen von **Unterzuckerungszuständen** oder **zerebralen Allergien** auf die Psyche und das Vegetativum, die vegetativen Fehlregulationen aufgrund diverser Mikronährstoffdefizite führen zu einer gigantischen Anzahl von Patienten, die unnötigerweise leiden und zusätzlich erheblich kränker gemacht werden. Zum einen durch eine falsche Diagnose, zum anderen durch unheilvolle Chemikalien (Pharmaka). Leider vermißt man in der heutigen zivilisierten Gesellschaft zu häufig die wirklichen Gesundmacher wie menschliche Zuwendung, Wärme und Liebe. Wie kann man heute von „Normalität" sprechen und diesen „Zustand" als erstrebenswert bezeichnen, wo dieser Begriff verkommen ist zu einer aberwitzigen Verzerrung und einer häßlichen Fratze des menschlichen Daseins? Was ist heute „normal"? Normalität ist heutzutage das Ergebnis aus Verdrängung, Verleugnung, Isolierung und Projektion.
Es soll hier nicht abgestritten werden, daß ein hoher Prozentsatz von Menschen in zivilisierten Ländern in irgendeiner Art und Weise psychisch belastet oder gar auffällig ist. Im Gegenteil, die hierzulande übliche Erziehung ist bestens geeignet, massenhaft psychisch Auffällige zu produzieren. Doch diese Tatsache rechtfertigt weder die chemische Manipulation eines Menschen noch die Ignoranz gegenüber Nervengiften, Mikronährstoffdefiziten, zerebralen Allergien etc. – alles Dinge, die sich sehr heftig auf das psychische Erleben auswirken können. Anstatt den Betroffenen adäquate psychotherapeutische Unterstützung zukommen zu lassen, mit deren Hilfe sie durchaus die Chance hätten, ihre Probleme zu erkennen und auch zu lösen, wird der Mensch ruhiggestellt und somit über ein „Aushalten" eine unerträgliche Scheinnormalität hergestellt.
Jeder kann sich vorstellen, daß vorhandene Probleme und Konflikte dann schnell unerträglich werden können, wenn noch zusätzliche Störungen des Gehirnstoffwechsels auftreten.
Zink- und Magnesiumdefizite können z.B. eine normalerweise vorhandene Streßtoleranz so erheblich reduzieren, daß der/die Betroffene unfähig ist, mit seinen Problemen umzugehen. Der Zinkmangel führt darüber hinaus zu einer erhöhten Anfälligkeit gegenüber Schwermetallen, die sich ebenfalls auf das Gehirn auswirken.

> Große, alte und korrodierte Amalgamfüllungen im Mund können durch das massiv aufgenommene Nervengift Quecksilber den Ausschlag für eine „psychiatrische Konsultation" geben.

Eine Zusammenarbeit zwischen Umweltmedizinern und Psychotherapeuten würde hier eine optimale Betreuung der Patienten ermöglichen. Damit wäre man dem Anspruch einer kausalen, ganzheitlichen Therapie ein ganzes Stück näher gekommen.
Umweltkranke Menschen werden immer mit der Aufforderung nach einer radikalen Ver-

änderung ihrer Lebensumstände konfrontiert. Viele Dinge sind nicht mehr selbstverständlich. So muß z. B. die Ernährung umgestellt werden, was Probleme in vielerlei Hinsicht bringt. Einkaufen, Kochen: alles muß geändert und viele neue Regeln müssen beachtet werden. Gerade innerhalb einer Familie können hier enorme Spannungen entstehen. Wenn durch Umweltbelastungen Kinder aggressiv und „schwer erziehbar" sind, ist es meist die Mutter, die nun kämpfen muß: Es gibt keine Süßigkeiten mehr, kein Fast food, weniger oder gar kein Fleisch, kein Weißbrot usw. Dadurch kann die Situation eskalieren. Weder Vernunft noch Gewalt helfen zu überzeugen. Jeder in der Familie entwickelt den Wunsch, wieder „normal" zu sein, zu essen und zu trinken und zu leben wie zuvor, wie es „alle machen". Genau hier wäre eine kompetente psychische Betreuung von größtem Wert. Die Familie könnte optimal unterstützt, schwelende Familienkonflikte könnten gleichsam mit bearbeitet werden. Bedauerlicherweise ist das eine Idealvorstellung, von der wir ewig weit entfernt zu sein scheinen.

Interdisziplinäre Zusammenarbeit ist ein unbedingt notwendiges und reales Ziel für die Zukunft! In diesem Sinne müssen die Verantwortlichen der Politik, der Medizin und der Krankenkassen für die Betroffenen handeln.

DIE VERSCHIEDENEN EBENEN DER VERANTWORTUNG

2.1 Psychologische Aspekte der Umweltzerstörung

Bei der Auseinandersetzung mit umweltbedingten Erkrankungen ist es zunächst unumgänglich zu hinterfragen, wie es überhaupt zu derartigen Erkrankungen kommen konnte. Unsere Umwelt ist unser aller Lebensgrundlage, und dennoch haben wir in der ultrakurzen Zeit von nur ca. 100 Jahren dermaßen zerstörerisch in diese Lebensgrundlage eingegriffen, daß seit vielen Jahren Millionen von Menschen unter chronischen Befindlichkeitsstörungen oder schwerwiegenden Erkrankungen leiden.

Setzen wir uns wach und bewußt mit den bereits dargelegten Fakten auseinander, werden wir in der Regel mit einer ungeheuren Wut, mit Verzweiflung, Ängsten und schließlich mit einer lähmenden Resignation konfrontiert. Schon bald empfinden wir in uns selbst das eigenartige Gefühl, sich besser nicht mehr „zu intensiv" mit diesen Fakten auseinanderzusetzen. Es kommt zu einem Schock. Es ist ganz einfach nicht zu ertragen! Genau hier bin ich zeitweise auch als Autor dieses Buches angelangt. Letztlich war es ein heilsamer Schock, der mich in die Lage versetzt hat, Dinge zu sehen oder zu erkennen, die ich vorher nicht wahrgenommen habe. Durch Gespräche mit MOSES STEINVORTH, einem erfahrenen Psychotherapeuten, konnte ich feststellen, welche Schwankungen zwischen wütendem Aufbegehren und gleichzeitigem klammheimlichem Akzeptieren diese Auseinandersetzung begleiten.

Die Auseinandersetzung mit diesem Thema ist eine außerordentlich schwierige Gratwanderung. Zum einen lassen die Fakten nicht zu, daß wir uns vorsichtig, zurückhaltend oder behutsam ausdrücken, zum anderen kann es aus psychologischer Sicht unverzeihbar sein, die Dinge so schonungslos, direkt und konzentriert beim Namen zu nennen. Angst, Abwehr, Hoffnungslosigkeit, Schuldgefühle und das Gefühl der Machtlosigkeit sind die Folge – vor allem dann, wenn es um das Thema der Verantwortung geht. Die daraus resultierende Erstarrung läßt eine bewußte und kreative Auseinandersetzung nicht mehr zu.

Wenn wir aber etwas verändern wollen, brauchen wir einen „sense of coherence", einen Sinn für Überschaubarkeit, Sinnhaftigkeit und Beeinflußbarkeit des eigenen Lebens, woraus Selbstvertrauen und Eigenverantwortlichkeit erwachsen können – Voraussetzungen für ein gesundes Leben. Die bereits erwähnte Angst, die durch die Konfrontation ausgelöst wird, kann darüber hinaus bei einer nicht unerheblichen Anzahl Menschen zu einer Panik eskalieren, die dann zu spezifischen Veränderungen des Immunsystems führen kann.

> Das hat zur Folge, daß vornehmlich die Angst zu einer Erkrankung führt.

Allergien, Neurodermitis oder gar Krebs können dadurch in der Entstehung begünstigt werden. Abgesehen davon bedeutet eine solche Angst oder Panik eine unerträgliche

Belastung des Alltags. Selbstverständlich werden Eltern diese Unsicherheit auf ihre Kinder übertragen und hier die gleichen Reaktionsmuster auf der körperlichen und der seelischen Ebene auslösen.

Somit sind wir durch das Thema „Umweltkrankheiten" mit einer Problematik und einer Gegensätzlichkeit konfrontiert, die zunächst unlösbar erscheint.

MOSES STEINVORTH hat aus psychologischer Sicht zu einigen Aussagen Stellung bezogen, um aufzuzeigen, was für Reaktionen eine schonungslose Offenheit bei den Lesern bzw. bei unseren Patienten auslösen könnte oder wie sich einige der aufgeworfenen Fragen aus Sicht eines Psychotherapeuten erklären lassen könnten. So ist in manchen Passagen der folgenden Seiten ein Dialog entstanden, der dem Leser helfen soll, sich mit einem schockierenden Thema auseinanderzusetzen und darüber hinaus mit den dadurch ausgelösten Gefühlen und Verhaltensmustern in seinem Inneren vertraut zu werden – um zu vermeiden, daß sich beim Lesen eine zu starke Abwehr aufbaut, die zu einem inneren Rückzug führen könnte.

Eine neue Erscheinung: Zukunftsangst

Die Gesamtsituation, in der wir uns befinden, bringt nicht nur eine Fülle bisher unbekannter körperlicher Erkrankungen und Symptome, sondern auch eine gravierende seelische Komponente, die insbesondere Kinder Schaden zufügt. Noch nie zuvor war die Menschheit mit einer solchen Zukunftslosigkeit konfrontiert. Kinder erleben die Schizophrenie der Erwachsenenwelt und müssen hilflos damit existieren. Die Medien berichten tagtäglich über Umweltzerstörungen, das Überleben der Menschheit ist erstmals seit Anbeginn der Zeit in Frage gestellt. Prognosen deuten darauf hin, daß noch ca. 50 Jahre bis zum endgültigen Zusammenbruch unseres Ökosystems vergehen werden. Und es wird von den Erwachsenen nichts Ernsthaftes dagegen unternommen.

Der Alltag der Kinder wird zunehmend existenzbedrohend:

– massiv erhöhtes Hautkrebsrisiko durch ungefilterte UV-Strahlen,
– unheilbare Schäden des Atmungstraktes durch Ozonsmog,
– tödliche atomare Bedrohung durch Kernkraftunfälle (Tschernobyl),
– vergiftete Grundnahrungsmittel,
– vergiftetes Wasser, Spielplätze und Sandkisten.

Die fortschreitende Umweltverschmutzung greift besonders in die Lebensqualität unserer Kinder ein, die darauf angewiesen sind, daß Erwachsene etwas gegen diese Entwicklung unternehmen.

Die **psychosozialen Folgen der Umweltzerstörung** formuliert der Psychologe MICHA HILGERS folgendermaßen:

• Die relative Verläßlichkeit und Konstanz unserer Umwelt ist die Grundlage für Urvertrauen in die uns umgebende Welt. Sie bedeutet die Identität unserer Umwelt und von uns selbst.
• Zweifel an der Zuverlässigkeit der unmittelbaren Bezugspersonen als Teil der Umwelt bei Kleinkindern führen zu schweren psychischen Störungen des Selbst- und Identitätsgefühls.
• Der sichere Glaube an die Konstanz auch der ökologischen Umwelt ist Grundbedingung unserer seelischen Gesundheit und Orientierungsfähigkeit.
• Eltern und Kinder erleben ihre Umwelt diskrepant: Die Umweltzerstörung, die die Eltern noch durch Erinnerung an einen anderen Zustand bedauern und als nicht normal empfinden, erleben ihre Kinder bereits als Normwert. Unseren Kindern vermittelt sich diejenige Umwelt als normgerecht, die sie jeweils vorfinden, unabhängig vom Grad ihrer Zerstörung.

- Gefühle von Ohnmacht und Hilflosigkeit sind Teil jeder kindlichen Entwicklung. Die Art, wie wir sie verarbeiten, bestimmt unser Verhalten als Erwachsene und Eltern, wenn wir an sie erinnert werden.
- Der Reaktorbrand von Tschernobyl bedeutete fundamentale Ohnmachtsgefühle für jeden einzelnen, denen man sich rational nicht entziehen konnte, da der atomare Niederschlag kein Gegenmittel kennt.
- Somit bleiben nur Abwehrmechanismen wie Leugnung, hektischer Aktionismus, Intellektualisierung (Grenzwertdiskussion), Flucht in die Gegenwart, Identifikation mit dem Angreifer (Verteidigung der Atomenergie und Identifizierung mit den dahinterstehenden Ideologien). Sie alle dienen der Kompensation des Gefühls von Hilflosigkeit. Ihr Gegenpol ist Resignation.
- Eltern erfüllen auch hinsichtlich ihrer eigenen Hilflosigkeitsgefühle Modellfunktion für ihre Kinder. Dabei lernen Kinder, ob ihre Eltern auch Gefühle von Ohnmacht und Schwäche zeigen können oder sich statt dessen überkompensatorisch besonders großartig darstellen. Die Erfahrung partieller Hilflosigkeit bei sich und anderen und die Zuversicht, damit umgehen zu können, lassen die Stärke wachsen, Schwächen aushalten zu können.

Die Aufspaltung und Polarisierung in angebliche Miesmacher und Pessimisten in der Friedens- und Ökologiebewegung einerseits und politische Kreise, die Zukunft und Optimismus für sich reklamieren, andererseits steht kopf und bedarf einer Korrektur: Nur wenn es uns gelingt, uns selbst emotionale Klarheit darüber zu verschaffen und diese auch zu vermitteln, daß unser Engagement gegen Atomenergie zugleich aus unserer Lebenslust und Verantwortung für die Zukunft resultiert, die sich nicht in Platitüden und dem Konsum von Pfälzer Leberwurst und Wein erschöpfen kann, wenn es also gelingt, die Sorge um die Zukunft mit der Freude an ihr zu verbinden, werden wir die Ausdauer

und die Kraft haben, der Ohnmacht standzuhalten und dadurch zum Erlebnis von individueller und politischer Kompetenz und Einflußmöglichkeit kommen.

2.2 Eigenverantwortung

> Gesundheit ist kein Ist-Zustand, nichts Garantiertes, nichts, was wir erwarten oder von irgend jemandem verlangen können.

Gesundheit ist ein Ziel, etwas Labiles – ganz besonders in unserer heutigen Zeit. Wenn also Gesundheit unser persönliches Ziel sein muß, müssen wir auch wieder lernen, Verantwortung zu übernehmen.

Angesichts der bereits dargelegten Fakten müßte die Menschheit aufschreien und radikal reagieren. Statt dessen muß man verblüfft feststellen, daß der einzelne in unserer „zivilisierten Welt" Eigenverantwortung vollständig abgegeben hat. Es herrscht eine Anspruchshaltung, frei nach dem Motto: „Gesundheit hat nichts mit mir zu tun, dafür gibt es den Staat, den Arzt, die Pillen." Mit welcher Naivität sich die Menschen der westlichen Welt tagtäglich **nicht** damit auseinandersetzen, was zu tun ist, um gesund zu bleiben und zu werden, ist ein erschreckendes Phänomen. Geradezu trotzig wird das „Recht" auf Gesundheit bei Arzt und Staat eingeklagt, ohne auch nur im geringsten darüber nachzudenken, welche Pflichten dem einzelnen obliegen, seine Gesundheit zu erhalten. Wie ist dieses Verhalten zu erklären?

STEINVORTH: Warum die Menschheit angesichts der Fakten nicht aufschreit und radikal reagiert? Ich bin der Meinung, daß solche Fakten eine geballte Ladung Angst und Schrecken beinhalten – und daß sie deshalb schockieren. In der Psychologie bedeutet Schock: einfrieren, erstarren, gefühlsunfähig werden, nur noch automatisch, im Sinne des (kurzfristigen) Überlebens handelnd. Das Wesentliche ist, daß unter Schockbedingungen eine gefühlsmäßige Wertung der Fakten nicht mehr möglich ist. Genau das ist es aber, was du dir vom Leser wünschst (um nicht zu sagen: was du vom Leser verlangst). Wenn aber etwas von mir verlangt wird, wozu ich nicht in der Lage bin, obwohl ich dem, was da von mir verlangt wird, eigentlich innerlich zustimme, dann erlebe ich mich als Versager, es entstehen Schuldgefühle in mir, und diese versuche ich abzuwehren, weil sie mir lästig, ja vielleicht sogar unerträglich sind. Das bedeutet: Durch massive Appelle an die Verantwortung resultieren erneute Abwehrstrategien.

Kritische Reflexion ist notwendig, um Verantwortung für sich selbst zu übernehmen. Das ist eine Fähigkeit, die man keinesfalls als selbstverständlich annehmen kann. Die Regel ist, daß z. B. alles, was hier über Eigenverantwortung geschrieben steht, entweder vom Verstand kaum wahrgenommen wird oder aber nicht zur Selbstreflexion führt. Man wird diese Dinge viel eher mit anderen Personen in Verbindung bringen, bei denen man vielleicht glaubt, genau das, was gesagt wurde, zu erkennen. Die automatisch einsetzenden Abwehrmechanismen können dazu führen, daß das eigene, persönliche Schicksal dem Handeln anderer Personen oder den Umständen zugesprochen wird und uns selbst zu Opfern deklariert.

> Verantwortung ist die Basis des menschlichen Daseins! Jeder erwachsene Mensch ist für sein Wohlergehen in letzter Konsequenz selbst verantwortlich.

Und nur ein selbstverantwortlicher Mensch kann sich vor gefährlichen oder falschen Therapien schützen, kann Krankheiten lindern und verhindern, kann Heilungsprozesse beschleunigen und achtet letztlich die Umwelt.

Die Rechtfertigungen, warum viele der Betroffenen sich nicht persönlich und aktiv mit ihrer Situation auseinandersetzen und damit letztlich die Verantwortung für sich selbst verweigern, lauten in der Regel:

- Wie soll ich das denn machen?
- Das läßt sich einfach nicht bewerkstelligen!
- Da hat man ja gar nichts mehr vom Leben!

Ein unrealistischer Optimismus führt auch in schweren Krankheitsfällen dazu, nicht von alten Lebens- und Ernährungsgewohnheiten zu lassen.

Unser Körper besteht aus ca. 50 bis 100 Billionen Zellen! In jeder Sekunde sterben rund 500 Millionen Zellen und werden in etwa gleicher Menge neu gebildet. In der gleichen Zeiteinheit laufen ca. hunderttausend chemische Prozesse in jeder Zelle ab. Damit solch eine gigantische Leistung vollbracht werden kann, muß der Organismus regelmäßig mit hochwertigen Nährstoffen und mit reiner Luft versorgt, und richtig bewegt werden, und er braucht regelmäßige und ausreichende Erholungsphasen. Wir müssen unserem Körper mit einer entsprechenden Achtung und Fürsorge begegnen, wenn wir Gesundheit erwarten!

Das **Phänomen der Abstumpfung** ist daran zu erkennen, daß wir in der „zivilisierten Welt" dermaßen instinktlos geworden sind, daß es uns nicht mehr möglich scheint, Dinge und Umstände zu bemerken, die uns abträglich sind, die uns chronisch erschöpfen und krank machen. Unsere Zivilisation überflutet unsere Wahrnehmung, und die Wohlstandsgesellschaft verlangt permanent sichtbaren Erfolg. Im Gegenzug scheint dies die natürlichen Sinneswahrnehmungen zu unterdrücken. Verlassen wir uns nicht mehr auf unsere Instinkte?

STEINVORTH: „Ich glaube, daß unsere natürlichen Instinkte von der Evolution nicht für diese Umwelt, in der wir leben müssen, gemacht wurden und sie deshalb auch nicht in dieser Umwelt funktionieren. Darüber hinaus ist der Mensch das am wenigsten instinktgebundene Lebewesen: Er kann sich ziemlich weit von seiner wahren Natur entfernen, und das hat er im Verlauf der Industrialisierung auch reichlich getan" (Marx prägte dafür den Begriff „Entfremdung").

Jede Zigarette, jedes Glas Alkohol, jeder Bissen konservierter Nahrung setzt unsere Anpassungsfähigkeit unter Streß. Und trotzdem sind Millionen von Menschen nicht bereit, diese Einflüsse zu meiden. Das Suchtpotential führt zu grotesken Situationen in den Arztpraxen, wenn müde, hustende, depressive Patienten ihr Leid klagen und um Abhilfe in Form eines Medikaments bitten und direkt nach dem Verlassen der Praxis ihre Zigarette anstecken, zum Mittagessen das erste Glas Alkohol trinken, täglich ihren „Zuckerberg" verschlingen und abends ihre Flasche Wein brauchen.

Alkohol, Tabak und bürgerliche Küche schaffen immerfort das Mistbeet, auf dem unsere ärztlichen Sprechstundenfrüchte reifen. · OTTO BUCHINGER [123]

Die bürgerliche Küche entspricht der Zivilisationskost. Zivilisationskost ist in erster Linie dadurch gekennzeichnet, daß sie billig und einfach zuzubereiten ist und möglichst lange haltbar sein sollte.
Der Nahrungswert und der Einfluß der Produktionsabläufe der industriell hergestellten Nahrungsmittel wird kaum in Frage gestellt.

- Was passierte mit den Rohstoffen, bevor das Produkt so appetitlich verpackt wurde?
- Wo kommen die Rohstoffe her, unter welchen Umständen wurden sie produziert?

So ist z.B. in Öko-Test zu lesen, daß „seit Jahren die deutschen Landwirte qualitativ schlechte Lebensmittel im Überfluß produzieren. Vieles wird nur angebaut und ver-

nichtet, um Subventionen zu kassieren." [109].
Trotz Kontrollfunktion und -ausübung öffentlicher Stellen in der Lebensmittelindustrie und -chemie bleibt es bei einer Belastung von Grundnahrungsmitteln (z.B. Spinat, rote Bete etc.) und Trinkwasser. Hier ist es dringend notwendig, daß auch politische Kräfte mehr Verantwortung zeigen. Die Langzeitwirkung von Industrienahrung auf die menschliche Gesundheit wurde noch nie untersucht.
Die **Lebensmittelindustrie** handelt auch nach den Gesetzen der Marktwirtschaft, ist also als Unternehmen abhängig vom Umsatz. Beispiele für eine umsatzorientierte Produktion war der Kindertee-Skandal. Hier wurden Kindertees stark mit Zucker versetzt und führten so zu extremer Zahnfäulnis bei Kleinkindern. Und heute: Trotz Verordnungen kann man in Babyfertigkost Pestizide und andere Gifte finden.

Ein Versuch der Natur, sich anzupassen

Kürzlich haben Neurophysiologen eine erschreckende Zufallsentdeckung gemacht. Es scheint eindeutig, daß sich das menschliche Gehirn verändert. Innerhalb von ca. 40 Jahren hat sich eine meßbare Veränderung der Reaktion des Gehirns auf verschiedene Reize nachweisen lassen. So ist heute z.B. ein 60% höherer Reiz auf der Zunge notwendig, um die Geschmacksrezeptoren für „süß" zu stimulieren. Es zeichnet sich ab – einmalig in der menschlichen Entwicklung –, daß das menschliche Gehirn aufgrund der chronischen Reizüberflutung eine Art Notbremse zieht und deutlich „gleichgültiger" gegenüber Reizen wird. So konnte man feststellen, daß viele Einflüsse, die noch vor wenigen Jahren deutliche Emotionen hervorriefen, heute unter Umgehung von Gefühlen direkt vom Gehirn abgespeichert werden. Es läßt sich also eine Abstumpfung objektiv nachweisen. Nach Aussage der Neurophysiologen scheint nur so ein Überleben in dieser reizüberlasteten Welt in Zukunft möglich.

STEINVORTH: Die Menschen sind ja auch nicht ausschließlich durch irgendwelche Reize überflutet, vielmehr sind es eben auch spezifische Reize, durch die die Leute überfordert sind, und ich meine, daß das vor allem Angst- und Schreckensreize sind. Aus diesem Grund haben die meisten Menschen bei uns kaum noch Toleranz für zusätzliche angstmachende Information: Dieser Kanal ist voll! Deshalb wird abgewehrt: durch Gleichgültigkeit, Verdrängung und Verleugnung der Fakten, durch Verharmlosung, durch Umdeutung usw.; die Liste der uns zur Verfügung stehenden Abwehrmechanismen ist schier endlos.

Die **Schulmedizin** und der **Staat** stehen den Ursachen des kranken Zustands unserer Gesellschaft hilflos gegenüber. Die Ärzte sind dazu ausgebildet, Krankheiten symptomatisch zu behandeln, d.h. Symptome zu beseitigen. Vielmehr geht es aber doch auch darum, Krankheiten und deren Ursachen zu verhindern und die Gesundheit zu stärken. Eine Ausrichtung auf Gesundheit und Bedingungen für Gesundheit muß deshalb auch in der Medzin und den öffentlichen Einrichtungen stärker berücksichtigt werden. Der Bundesgesundheitsminister hat mit seiner Reform so lange keine Chance, das Gesundheitssystem zu entlasten, solange er die Bedeutung von Ökologie und Ernährung sowie einer menschenwürdigen Erziehung mißachtet.

2.3 Verantwortung der Eltern

Die Fähigkeit, Verantwortung für sich selbst zu übernehmen und ein Gefühl für „richtig" und „falsch" – sowohl in bezug auf die eigene Person als auch in bezug auf die Umwelt – zu besitzen, setzt eine Kindheit voraus, bei der das heranwachsende Wesen geachtet und respektiert wird. Eine „gute Kindheit" ist nicht durch das Fehlen körperlicher Züchtigung charakterisiert.

Die in unserer Gesellschaft übliche Erziehung hat verheerende Folgen für die Psyche des Heranwachsenden. Ein maßgeblicher Schwachpunkt einer jeden Erziehung ist die mangelnde Fähigkeit zur kritischen Selbstreflexion: Die Fehler und die Probleme, die bei der Erziehung von Kindern entstehen können, werden in äußeren Umständen, in anderen Personen oder in den Kindern selbst gesucht – losgelöst vom Einfluß der Eltern.

Die Möglichkeiten einer folgenreichen Traumatisierung der kindlichen Seele sind ausgesprochen vielseitig und können durchaus sehr subtil sein. Vielen Kindern ist es beispielsweise vorenthalten, Wut und Aggressionen zum Ausdruck zu bringen, denn nur – vermeintlich – artige und fröhliche Kinder sind auch „gute Kinder"! Auch wird Kindern nicht selten die freie Willensäußerung verweigert. Die kindliche Äußerung „ich will" oder „ich will nicht" wird von Erwachsenen gerne ignoriert. Dem Kind wird vermittelt, daß es kein Recht auf eigene Gefühle und Wünsche hat, es muß sich ganz dem elterlichen Willen fügen.

Ziel der Erziehung ist nur zu oft die Aufgabe des „Eigenen" der kindlichen Seele: „Zuerst herausfinden, was deine Eltern brauchen"; „Du sollst nicht darüber nachdenken, was deine Eltern dir sagen, sondern tun, was man dir sagt!" Das Ziel scheint dann erreicht, wenn sich das Kind endlich mit „dem elterlichen Blick regieren" läßt! Das Gebot, daß „der kindliche Wille möglichst früh gebrochen werden muß" und daß man dem Kind gegenüber „immer der Stärkere sein muß", finden wir zwar nur noch in älteren „Erziehungsratgebern", aber dennoch existiert diese Auffassung noch in den Köpfen vieler Eltern. Man könnte meinen, es handle sich bei Erziehung nur um einen endlosen Kampf, der des ständigen Sieges der Eltern bedarf.

"Wenn es vor allem darum geht, Kinder so zu erziehen, daß sie nicht merken, was man ihnen zufügt, was man ihnen nimmt, was sie dabei verlieren, wer sie sonst gewesen wären und wer sie überhaupt sind, und wenn diese Erziehung früh genug einsetzt, wird der zukünftige Erwachsene später den Willen des anderen, ungeachtet seiner Intelligenz, als den eigenen erleben! Wie kann er wissen, daß sein eigener Wille gebrochen wurde, da er ihn (den Willen) nie erfahren durfte."

ALICE MILLER [99]

Daß es gelingt, Kinder dazu zu bringen, **nicht zu merken,** liegt in der Natur der kindlichen Seele. Kinder vergessen durch Verdrängung und Abspaltung, was ihnen seit frühester Kindheit angetan wurde. Die kindliche Seele arrangiert sich mit den Gegebenheiten – selbst den Grausamsten – und ist ganz und gar auf emotionales und reales Überleben fixiert. Auf Kosten der eigenen Persönlichkeit. Diese wird Stück für Stück in „inneres Gewahrsam" genommen und möglichst unerreichbar verdrängt. Denn damit weiter in Kontakt zu bleiben wäre mit der Realität nicht zu vereinbaren. Die Kinder würden so ständig merken, was ihnen geschieht – und emotional daran zugrunde gehen.

Das Drama setzt sich deshalb in das Erwachsenendasein fort, weil es der menschlichen Seele nicht gelingt, aus sich selbst heraus zu erkennen, wann die Bedrohung für die eigene Persönlichkeit und der Einfluß der Eltern beendet sind. Die **kindlichen Erfahrungsmuster,** das kindliche Bild über sich selbst und über die Welt, werden unbemerkt in das Erwachsenenleben integriert. Außerdem werden wesentliche Entwicklungsstufen nicht erreicht, die die Voraussetzung für die Ausbildung einer selbstbewußten Persönlichkeit, einer gesunden Sensibilität und die Fähigkeit zur Selbstreflexion darstellen. Kinder, die solche „Seelenmorde" über sich ergehen lassen mußten, haben somit auch als Erwachsene kaum eine Chance zu bemer-

ken, wann sie – oft getarnt mit freundlichen Worten oder Gesten – von anderen mißbraucht und ausgenutzt werden. So entsteht eine Gesellschaft, deren Mitglieder „nichts merken".

STEINVORTH: Da viele Menschen in unserem Kulturkreis kaum noch ein stabiles, positives Selbstwertgefühl haben, sind sie verunsichert, fragen oft nach dem Sinn des Lebens, leiden unter Selbstzweifeln, fühlen sich als Versager. Die Menschen werden viel zuwenig selbstbestätigt: in der Arbeit, in unseren Beziehungen, im gesellschaftlichen Leben allgemein. Unsere soziale Welt ist sehr „kalt" geworden, und es hat sich dementsprechend ein „narzißtischer Hunger", eine Gier nach Selbstwert-Nahrung breit gemacht, die geradezu süchtig und krankhaft genannt werden muß. Solch eine pathologische Egozentrik und Überheblichkeit (= krankhafter Narzißmus) haben im Laufe unserer Sozialisation in dieser merkwürdigen Gesellschaft zu vielerlei „narzißtischen Kompensationsversuchen" geführt, d.h., uns selbst und anderen etwas vorzumachen, mehr zu scheinen, als zu sein, unser wahres Selbst zu verbergen. So werden die meisten von uns im Laufe der Zeit immer weniger echt (authentisch), und irgendwann kann man kaum noch klar zwischen „wahr" und „falsch", „echt" und „unecht" unterscheiden. Der narzißtische Kompensationsversuch bleibt aber immer irgendwie unbefriedigend: Für das Echte gibt es eben keinen Ersatz! Deshalb bleiben wir immer „hungrig" oder sind es schon nach kürzester Zeit wieder, finden keinen inneren Frieden, und unsere Identität bleibt wacklig und dauerhaft störungsanfällig. Wir sind dann so damit beschäftigt, unsere schwache Identität immer wieder notdürftig zu stützen, zu reparieren, unsere „narzißtischen Wunden zu lecken", daß wir Umweltinformationen, die dieses prekäre Gleichgewicht erneut bedrohen könnten, nicht mehr an uns heranlassen können. So führt dieser eklatante Mangelzustand an stabilem, positivem Selbstwertgefühl zu einer vergifteten Beziehung zur Umwelt, schränkt unseren Blickwinkel enorm ein, macht uns immer egozentrischer, immer unfähiger, angemessen auf unsere Umwelt und ihre Bedrohtheit zu reagieren. Würden wir uns selbst mehr lieben, würden wir auch diese Welt mehr lieben und nicht zulassen, daß sie zerstört wird. Es könnte sein, daß wir hier letztlich zu dem Schluß kommen müssen, daß wir klammheimlich den eigenen Untergang akzeptieren: Wir wollen vielleicht, daß diese Zivilisation kaputtgeht, weil wir wollen, daß alles Falsche, alles Nichtauthentische wieder zerstört wird, in uns und um uns herum – als Ausdruck einer tiefen narzißtischen Sehnsucht, vielleicht im Sinne einer Heilungsphantasie.

2.4 Verantwortung des Staates

Der Staat ist verpflichtet, Gesundheit zu schützen und Gefahren für diese abzuwehren. Die haarsträubende Umweltpolitik, die maßlose Verschwendung von Forschungsgeldern für lebensfeindliche oder lebenszerstörende Technologien (1993 hat der Bund 168 Millionen Mark an Subventionen für die Forschung und Entwicklung von Tretminen gezahlt), das Verschlafen der Entwicklung alternativer Energiequellen sind deutliche Mißstände, die auf Kosten der menschlichen Gesundheit gehen. Immer häufiger wird ersichtlich, daß der Staat die Kontrolle über die Dynamik der rücksichtslosen, wachstumsorientierten Industrie verloren hat.

Selbst wenn erdrückende Erkenntnisse – beispielsweise bezüglich der Schadstoffemissionen und Erkrankungen im Kindesalter – zutage gebracht werden, geschieht nichts! So ist es denn auch kaum verwunderlich, wenn auf Antrag des Landes Thüringen der Bundesrat gestattet, daß in Ostdeutschland hochgiftige Pestizide – die im Westen verboten sind und als Sondermüll deklariert werden – bis Ende 1994 in die Äcker gebracht werden

durften. Der Grund: Die Entsorgung der 3500 Tonnen Gift als Sondermüll sei eine unzumutbare finanzielle Belastung. Die Politikerin Dr. Christel Karwacki zu den Studien, die belegen, daß von den betreffenden Giften ein hohes Krebsrisiko ausgeht: „Es wird zwar ein kanzerogenes Potential von irgendwelchen Leuten vermutet, aber es gibt keinen knallharten Beweis." [160]

Staat und Medizin

Bezüglich der medizinischen Entwicklung ist es der Staat, der der Medizinindustrie und der High-Tech-Medizin mehr und mehr Raum und Gelder überläßt. Die bitter notwendige menschliche Zuwendung und die Ausübung einer patientennahen „Basismedizin" werden durch die politische Fehlentwicklung nahezu unmöglich gemacht.

Technologische Entwicklungen und moderne Ausstattung einer Arztpraxis führen häufig dazu, daß langwierige und schlechtbezahlte Patientengespräche durch kostspielige Untersuchungen und Apparaturen ersetzt werden. Hier sind neben jedem einzelnen auch die Kammern und Krankenkassen aufgefordert, der Prophylaxe und Patientennähe Vorrang zu geben.

Eine unlösbare Problematik für die Gesundheitsgefahren aus der Umwelt besteht darin, daß die **Summe** aller Belastungen und Einwirkungen heute die Gefahren in einem bisher unbekannten Maß potenziert. Immer wieder müssen wir uns anhören: „Es besteht keine Gefahr für die Gesundheit der Bevölkerung!" Aber was ist mit der Summierung der vielen verschiedenen Gifte in unserem Körper? Wir kennen ja noch nicht einmal die Auswirkungen von einem Bruchteil der Tausenden von verschiedenen, künstlich erschaffenen chemischen Einzelsubstanzen. Und was ist nach 10 oder 20 Jahren? Wie wirken die Gifte in unserem Körper bei plötzlichen, akuten Krankheiten oder im Alter?

Wer schützt uns vor solchen Gefahren?

Das ehemalige Bundesgesundheitsamt (BGA) bemühte sich, erprobte Naturarzneien zu verbieten, mit der Begründung, diverse Pflanzen seien gesundheitsschädigend. In den allermeisten Fällen konnte ein seriöser Nachweis bis heute nicht vorgelegt werden.

Trotz der vielen internationalen Arbeiten, die die Giftigkeit von Amalgam bestätigen, versicherte das BGA – gestützt auf eine interne wissenschaftliche Stellungnahme – die Unbedenklichkeit von Amalgam. Wie sich später herausstellte, war der Verfasser der genannten Stellungnahme Vertreter eines der größten Amalgamproduzenten. Ähnliche Skandale sind auch in bezug auf Holzschutzmittelvergiftungen und Aids in Verbindung mit Blutersatzmitteln zu finden.

Die vornehmliche Aufgabe des (ehemaligen) BGA bzw. seiner Nachfolgeämter sollte eigentlich die Abwehr von Gefahren für die Bevölkerung sein. Es stellt die übergeordnete Institution dar, die rechtzeitig und zuverlässig bei allen Fragen von Gesundheit und gesundheitlichen Risiken reagieren sollte.

Bezüglich **gesetzlicher Grenzwerte** für Schadstoffkonzentrationen orientierte sich das Amt noch immer an einem 70 kg schweren Erwachsenen, obwohl zweifelsfrei feststeht, daß die hauptsächlich Gefährdeten unsere Kinder sind. Die **Empfindlichkeit eines Kindes** gegenüber Schadstoffen liegt ca. 40- bis 150mal höher als bei einem Erwachsenen. Die steigende Zahl der chronisch kranken Kinder belegt diese Erkenntnis. Zur Zeit wird jährlich bei ca. 2000 deutschen Kindern, meist zwischen dem ersten und fünften Lebensjahr, eine bösartige Erkrankung wie z.B. Leukämie diagnostiziert.

Das Bundesgesundheitsamt freilich sah das ganz anders. Es wird auch heute noch bestritten, daß Allergien zunehmen. Private Initiativen griffen dieses Problem auf und kämpfen als „Initiative gegen die Verletzung ökologischer Kinderrechte" gegen Beschwichtigungen und Herunterspielen offensichtlicher Gefahren. Kinder sind ganz offensichtlich aus dem Gesamtlebenszusammenhang gestrichen worden. Sie sind in bezug auf ihren Lebensraum auf die Systeme Schule und Familie eingeengt.

Einerseits ist der Staat dazu verpflichtet, die Bevölkerung und insbesondere die Kinder vor gesundheitlichen Schäden durch Ernährungsfehler zu schützen. Andererseits wendet die Lebensmittelindustrie, ungehindert vom Staat, psychologische Werbestrategien an. So betreibt z.B. in vielen Schulen der Hausmeister einen Süßigkeitenkiosk. Hier kann von Schutz keine Rede sein. Daß das Wissen um gesunde Ernährung in der Verantwortung eines jeden einzelnen liegt, ist prinzipiell richtig. Um allerdings diese Verantwortung übernehmen zu können, bedarf es einiger Kenntnisse. Und genau hier liegt die Verantwortung des Staates. Es muß festgestellt werden, daß in der Bevölkerung bezüglich dieser speziellen Kenntnisse ein eklatanter Mangel besteht. Der größere Teil der Bevölkerung konsumiert passiv und unkritisch, was die Industrie in den Einkaufszentren und/oder Schulen vorgibt. Es ist absurd zu erwarten, daß sich Kinder kritischer verhalten als die Lehrer, die doch zumindest den Konsum von diesen Unmengen an Zuckerspeisen aus dem Schulkiosk dulden.

Wöchentliche Aufnahme von Schwermetallen pro kg Körpergewicht (aus [78]).			
	Richtwert für Erwachsene	Aufnahme aus der Nahrung Erwachsene	Säuglinge
Blei	43 µg	55 µg	78 µg
Kadmium	5,7–7,1 µg	6,9 µg	19 µg

Viele Auffälligkeiten bei Schülern bezüglich Verhalten und Lernen stehen sehr eng mit ernährungsbedingten Stoffwechselstörungen in Verbindung.

In noch einer Hinsicht macht sich der Staat schuldig. Es ist untragbar, daß für viele Familien eine gesunde Ernährung nicht mehr zu bezahlen ist. Die **Preisunterschiede** zwischen Supermarkt und Naturkostladen sind gravierend, so daß es für einkommensärmere Familien schwieriger ist, sich gesund zu ernähren. Dies geht zu Lasten der Qualität und des Nährwertes.

Bedauerlicherweise fällt das nun wieder den wenigsten schwer, da in unserer Gesellschaft gesunde Ernährung keinen annähernd so hohen **Stellenwert** besitzt wie der Erwerb von Konsumgütern und Genußmitteln. Aber wen wundert das? Von Kindheit an wird der „Zivilisationsmensch" mittels Dauerberieselung der Werbung derart massiv einer „Gehirnwäsche" unterzogen, daß er tatsächlich nicht mehr in der Lage zu sein scheint, sich ohne Marlboro, Lila Pause, ein brandaktuellen Auto, das eigene Haus, die Fernreise etc. glücklich zu fühlen.

Eigentlich ist es gar nicht so verkehrt, sich einer „Gehirnwäsche" zu unterziehen, um alte Verhaltens- und Konsummuster aufzubrechen. Das Eigene und Authentische kann damit wieder zum Ausdruck kommen. Es ist eine Tatsache, daß wirklich selbstbewußte Menschen auf Werbung nicht mehr in der herkömmlichen Art und Weise reagieren. Für den Staat allerdings ein bedrohliches Phänomen. Könnte das doch letztlich heißen, daß ein Großteil der Bevölkerung den Konsum verweigert und damit die Staatsfinanzen gefährdet.

Es ist absurd, daß der Staat nicht nur über die Gesundheitsreform die medizinische Qualität noch stärker in Frage stellt, als das bisher durch das Kassensystem bereits geschieht, sondern auch noch zuläßt, daß sich jedermann durch vergiftete und degenerierte „Lebensmittel" langfristig um seine Gesundheit bringt.

> Tabakanbau wird staatlich subventioniert, biologischer Landbau wird vernachlässigt.

Obwohl durch eine staatliche **Höchstmengenbegrenzung** in bezug auf Giftbelastungen, z. B. in Kindernahrung, Schlimmstes verhütet werden soll, wird sogenannte Frischkost wie Obst und Gemüse mit einer Schadstoffbelastung, die bis zum 200fachen diese Grenze übersteigt, nicht verboten oder gar vom Markt genommen.

Der Bundesgesundheitsminister versucht die **Kostenexplosion im Gesundheitswesen** unter anderem dadurch in den Griff zu bekommen, daß er z. B. die (meist ernährungsbedingten) Zahnschäden nicht mehr auf Kosten der Krankenkasse reparieren lassen will. Ich bin nicht davon überzeugt, daß diese Maßnahme geeignet ist, das Konsumverhalten der Bevölkerung zu verändern oder die Schulkioske verschwinden zu lassen. Denn diese Maßnahme trifft in erster Linie die sozial schwachen Bevölkerungsschichten. Viele Menschen werden in Zukunft mit miserablem Kauwerkzeug ihr Leben fristen müssen. Wenn in einigen Jahren die gesundheitlichen Folgeschäden aus der Gesundheitsreform zum Tragen kommen, wird man feststellen müssen, daß der Gesundheitszustand der Bevölkerung sich insgesamt noch verschlechtert hat, und gleichsam als **Bumerangeffekt** wird die Kostenspirale wieder nach oben geschraubt.

2.5 Verantwortung der Schulmedizin

Ausbildung

Vom ersten Tag des medizinischen Studiums an wird eine Autoritätshörigkeit geschaffen, indem das medizinische Establishment geehrt und geachtet und ihm nicht widersprochen wird. So werden Glaubenssätze und Weltbilder geschaffen, ganz ähnlich der

Konditionierung von Kindern auf die Glaubenssätze ihrer Eltern.

Es wird den jungen Medizinern z. B. vorgegeben, daß die Naturheilkunde im großen und ganzen unwirksam sei, daß eine sinnvolle medikamentöse Wirkung immer mit einer Nebenwirkung behaftet sein müsse oder daß es in unseren Breitenkreisen keine Vitaminmangelerscheinungen gäbe usw.

Von den jungen Medizinern wird das nun aus tiefster Überzeugung vertreten, Andersdenkende werden beschimpft und lächerlich gemacht. Selbst nach vielen Jahren praktischer Tätigkeit hält der durchschnittliche Arzt an diesen Glaubenssätzen fest. So begegnet man Ärzten, die die Naturheilkunde oder die Erkenntnisse der klinischen Ökologie abwerten und verurteilen, ohne jemals persönliche Erfahrungen damit gemacht und ohne je die Möglichkeiten der genannten Disziplinen am Patienten beobachtet zu haben.

Die Grundlage des Medizinstudiums ist der Respekt vor der Autorität. Die Studenten können sich so sehr ans Auswendiglernen gewöhnen, daß sie leicht der Illusion verfallen, sie würden deswegen lernen, die Vorlesungen und Lehrbücher nachzuplappern, weil diese die „Wahrheit" sind. „Etwas müssen wir ja glauben" – und (in Klammern) „wir müssen schließlich unsere Examina bestehen" – das ist die häufigste Antwort, die wir auf unsere Anregung erhalten, die Studenten sollten nichts glauben, dessen einziger Beweis die Behauptung einer Autorität ist. Je intelligenter die Autorität, desto idiotischer werden manche ihrer Behauptungen sein. FRANCIS BACON

Weiter sagte BACON, wenn ein solcher Mann einmal in die falsche Richtung aufbricht, dann wird ihn seine überragende Fähigkeit und Schnelligkeit nur noch weiter in die Irre führen.

„Modetrends sind in der Medizin die Regel, und wenn sie Unterstützung durch die Stimme der Autorität finden, ist es schwierig, sie vor ihrem unvermeidlichen und verspäteten Ableben wieder loszuwerden." [155]

Die niedergelassenen Ärzte

Sollte dennoch ein niedergelassener Arzt zu der Überzeugung kommen, Krankheiten ursächlich oder naturheilkundlich behandeln zu wollen, kollidiert er mit seiner Standesorganisation und mit den Kassen in einer Heftigkeit, wie man es sich kaum vorzustellen vermag. Ganz gleich, wie sinnvoll und notwendig die ärztlichen Bemühungen z. B. bei Krebskranken sein mögen, ob er sich entschließt, bei Schwerkranken mehr Hausbesuche zu machen, ob er verschiedene unkonventionelle Naturpräparate anwenden oder ganz einfach für jeden Patienten mehr Zeit aufwenden will, er wird radikal gemaßregelt und bedroht. Die Ärzte werden bestraft, indem sie entstandene Kosten selbst tragen sollen oder indem mit Ausschluß aus dem Kassensystem gedroht wird. Jeder Arzt hält diesem Druck nur eine gewisse Zeit stand. Allein der immense Zeitaufwand für einen unüberschaubaren Papierkrieg mit den Kassen, ständige Rechtfertigungen und ständiger Einspruch gegen irgendwelche „Strafaktionen" nehmen so viel Raum ein, daß hier schon sehr viel Geduld und Durchhaltevermögen vonnöten ist. Und nach einer gewissen Zeit gibt der Arzt nun entweder seine Kassenzulassung zurück und wagt den Sprung in eine privatwirtschaftliche Praxis, oder er begibt sich frustriert und demoralisiert wieder auf den „Pfad der Tugend", ordnet sich also wieder dem System unter. Es stellt sich natürlich die Frage, wie es soweit kommen konnte und wer letztlich dafür verantwortlich ist. Was ist in der Vergangenheit von seiten der Ärzte unternommen worden, um solche Mißstände zu beseitigen?

Die **medizinische Ausbildung** findet in der Universität und in den Kliniken statt. Medizinische Forschung wird fast ausschließlich von der Pharmaindustrie betrieben. Medizinische Schriften und Lehrbücher werden zu-

nehmend durch die Industrie subjektiv einge-
färbt. Namhafte Autoren arbeiten Hand in
Hand mit den Pharmakonzernen. Die oben
bereits erwähnte Autoritätshörigkeit führt
zwangsläufig dazu, daß alles, was einen bestimmten Namen trägt, übernommen wird.
Zumal jeder junge Mediziner bezüglich seiner Karriere von der Unterstützung und dem
Wohlwollen der leitenden Ärzte und Profes-
soren abhängig ist. Jedes kritische Hinterfragen, jedes Forschen entgegen der von oben
diktierten Anschauung stellt die etablierten
Autoritäten in Frage. Entsprechend herrscht
Unterordnung im alltäglichen Umgang mit
den Hierarchien.

Wenn die medizinische Ausbildung in den
Kliniken stattfindet, wird konsequenterweise
auch nur **Klinikmedizin** vermittelt. Aber die
Situation in den Kliniken ist in keiner Hinsicht mit der Situation draußen in der freien
Praxis zu vergleichen. Die Klinikmedizin
weiß nichts von den medizinischen Problemen der Praxis, kennt keine Betreuung von

Patienten im Vorstadium einer Erkrankung
und weiß nichts mit Befindlichkeitsstörungen und Allgemeinsymptomen anzufangen.
Die Klinik kann keine Ausbildung bieten,
wenn es darum geht, die Patienten in ihrer
Gesamtheit zu erfahren, die Familien- und
Arbeitsplatzprobleme oder sonstige Alltags-
probleme in Diagnostik und Therapie mit
einzubeziehen.

Klinikmedizin ist keine Praxismedizin.

In der Klinikmedizin werden akut oder chronisch Kranke behandelt. Aber die jungen
Ärzte lernen nur Klinikmedizin und werden
dann in die freie Praxis entlassen, wo sie
völlig auf sich selbst gestellt sind. So möchte ich an dieser Stelle dafür plädieren, daß –
neben einer umweltmedizinischen Ausbildung – eine „Hausarzt-Ausbildung" geschaffen wird.

PHYSIOLOGISCHE GRUNDLAGEN

3.1 Kurze Einführung in die Immunologie

> Die wesentliche Aufgabe des Immunsystems besteht darin, Fremdstoffe, Krankheitserreger, entartete oder infizierte Zellen zu identifizieren und zu vernichten. Diese Fähigkeiten werden nach der Geburt – zunächst unter dem Schutz der Mutter (Muttermilch) – durch die Konfrontation mit Erregern und Fremdstoffen erworben. Das körpereigene Abwehrsystem fungiert im wesentlichen über zwei Komponenten: dem zellulären und dem humoralen Immunschutz.

Erst zwischen dem zehnten und 15. Lebensjahr ist das Immunsystem voll entwickelt und hat dann etwa ein Gewicht von fast 2 kg erreicht.

In den ersten Lebenstagen hat das Neugeborene in seinem Blut noch einen Schutz durch mütterliche Abwehrkörper. Diese sind schnell abgebaut und müssen dann über die Muttermilch zugeführt werden.

Gestillte Kinder sind so vor fast allen infektiösen Gefahren gefeit. Selbst wenn die stillende Mutter an einer Erkältung erkrankt, bleibt der Säugling in der Regel gesund. So wird das kindliche Immunsystem in den ca. ersten sechs Monaten kräftig unterstützt und geschützt. Ganz allmählich kann es sich mit der Auseinandersetzung mit Fremdstoffen befassen.

Die **Thymusdrüse**, die über dem Herzen des Kindes liegt, erfüllt eine wesentliche Aufgabe.

Hier wird eine regelrechte Immunschule für die Abwehrkörper des Kindes bereitgestellt. Die Thymusdrüse ist im Kindesalter deshalb erheblich größer als bei Jugendlichen oder gar Erwachsenen. Im Alter ist dieses spezielle Abwehrorgan dann vollständig verkümmert. Denn nach getaner Arbeit wird dieses Organ überflüssig und langsam abgebaut.

Das Immunsystem sollte also bis etwa zum 15. Lebensjahr ausreichend trainiert sein, um seine Aufgabe optimal zu erfüllen. Aus ganzheitlicher Sicht benötigt das heranreifende Abwehrsystem dazu nicht nur die Muttermilch in den ersten neun Lebensmonaten, sondern auch eine kindgerechte Ernährung nach der Stillzeit sowie die kindertypischen Infektionskrankheiten.

> Das **vollentwickelte Immunsystem** umfaßt ca. 1000 Milliarden Lymphozyten, die eine gezielte, spezifische Abwehrleistung vollbringen. Im Blut finden wir nur einen kleinen Teil der Lymphozyten (ca. 5%), der Rest wartet abrufbereit in den Lymphknoten und in der Milz.

Das hochkomplexe Zusammenspiel zwischen den einzelnen **Immunzellen** und dem **Hypothalamus** gehört mit Abstand zu den kompliziertesten und gleichzeitig faszinierendsten Regulationsphänomenen des Organismus. Ein ganzer Irrgarten an reagierenden und agierenden Zellen, Systemen und Regelkreisen sowie deren biochemischen Reaktionsprodukten konfrontieren uns in einer nicht vergleichbaren Vielfalt. Es ist schwierig, ein solchermaßen vernetztes System, das so eine Vielzahl an Reaktionsabläufen und biochemischen Substanzen bildet, vernichtet, beschleunigt, reguliert und gegenreguliert, mit Worten verständlich und nachvollziehbar darzustellen.

Spezifische und unspezifische Immunantwort

> Das Immunsystem besitzt eine Reihe von unterschiedlichen Zellen und Systemen. Neben den sogenannten unspezifischen Systemen existiert das spezifische Abwehrsystem. Beide werden wiederum in eine zelluläre und eine humorale Immunabwehr unterteilt.

Während sich die zelluläre Abwehr, wie der Name schon verrät, auf die Fähigkeiten bestimmter Immun**zellen** beschränkt, bringt die humorale Abwehr sogenannte **Plasmaproteine** hervor, die hochspezifisch gegen nur eine Fremdsubstanz (Antigen) gerichtet sind: spezifische Immunzellen.

Die Produktion solcher Substanzen geschieht unter dem Einfluß von:

- T-Helferzellen,
- B-Lymphozyten,
- Plasmazellen der Schleimhäute.

Je nachdem, um was für eine Art Antigen es sich handelt, werden verschiedene solcher **Immunglobuline** während der – bereits von anderen Zellen eingeleiteten – Abwehrkämpfe ausgebildet. Diese Ausbildung hat den Sinn, die Immunglobuline – dank ihrer Gedächtnisfähigkeit – für einen zweiten Angriff mit dem gleichen Eindringling zu schärfen. Diese Fähigkeit einer hohen, einzig auf ein Antigen ausgerichteten Spezialisierung hält über Jahre, manchmal sogar lebenslang an.

Die Immunabwehr kann in vier Gruppen gegliedert werden (aus [140]).		
	unspezifisch	spezifisch
humoral	Komplement-system Lysozym Interferon	Immun-globuline
zellulär	Granulozyten Makrophagen Killerzellen	T-Lymphozyten

Das Komplementsystem besteht aus neun verschiedenen Proteinen (C1–C9), die durch Antikörperaktivierung oder aber auch unabhängig einen zellmembranzerstörenden Komplex bilden.

Lysozym wird von Makrophagen synthetisiert und dient der chemischen Vernichtung von Bakterien.

Interferone bestehen aus Proteinen und werden ebenfalls von **Makrophagen** gebildet. Sie dienen der Kommunikation der Zellen untereinander und werden gegen Viren, gegen unkontrollierte Zellneubildung (antiproliferativ) und zur Immunmodulierung eingesetzt. Fieber steigert die Interferonsynthese.

In der **primären Phase** einer Infektion mit einem unbekannten Krankheitserreger reagiert das unspezifische Immunsystem mit Granulozyten, Makrophagen, Killerzellen, Komplementsystem, Lysozym, Interferon.

Ist nach ca. zwölf Stunden der Eindringling nicht vollständig eliminiert, greift das **spezifische Immunsystem** ein. Dazu können jetzt spezifische Immunglobuline entwickelt werden. Die T-Lymphozyten agieren jetzt als Koordinatoren die Immunantwort, indem sie entweder die Entwicklung spezifischer Abwehrkörper maßgeblich fördern (**T-Helferzellen**) oder als **T-Suppressorzellen** hochregulierte Immunaktivitäten wieder dämpfen. Eine Infektion kann verhindert werden, wenn sich die immunkompetenten Zellen durch eine vorausgegangene Konfrontation mit den Eigenarten der Erregers auseinandersetzen und Gedächtniszellen bilden konnten = rasche Antikörperbildung nach Zweitkontakt.

3.2 Immunkompetente Zellen

Mastzellen

> Die Mastzellen finden wir im Bindege-
> webe (somit auch in jedem Organ), in
> der Schleimhaut sowie entlang den klei-
> nen Blutgefäßen. Mastzellen enthalten
> Granula (mikroskopisch kleine Körn-
> chen), die u. a. das Gewebshormon Hist-
> amin enthalten. Histamin wird mittels
> Zink an Heparin gebunden. Aber auch
> andere Substanzen konnten in den
> Granula identifiziert werden (z. B. Vor-
> stufen der Enzyme Kallikrein und Bra-
> dykinin). Die Funktion der Mastzelle be-
> steht darin, diese Granula bei Bedarf ab-
> zugeben. Diese Degranulation geschieht
> durch einen spezifischen Reiz.

Die Mastzellen sind somit in der Lage, spezifische biochemische Substanzen zu produzieren, zu speichern und freizusetzen. Haben
sich die **Granula** aus dem Inneren der Mastzellen in das umliegende Gewebe ergossen,
erfolgt eine Kaskade weiterer Reaktionen, die
für die Symptome wie Juckreiz, Schwellung,
Bronchokonstriktion usw. verantwortlich
sind.
Als Reaktionspartner der Mastzellen dient
das **Immunglobulin** E (IgE), für das die Zellen
auf ihrer Oberfläche einen Rezeptor expri-
mieren.
Nachdem das IgE mit dem allein für ihn
passenden Mastzell-Rezeptor eine Verbindung eingegangen ist, kann eine Antigenbin-
dung stattfinden, die letztlich zu einer Aktivierung der Zelle führt. Eine gemäßigte Reaktion wird dadurch garantiert, daß nur dann
eine Aktivierung erfolgt, wenn der Fremdstoff
von mindestens zwei nebeneinander liegenden IgE-Molekülen gleichzeitig gebunden
wird.

Die Folge ist eine Brückenbildung zwischen
den zellständigen Molekülen, die erst jetzt zu
einer Erregung der Mastzellmembranen
führt. Dieser als „**bridging**" bezeichnete Prozeß stellt eine Sicherung dar, die verhindert,
daß schon bei geringer Sensibilisierung eine
Mastzellaktivierung erfolgt. Kommt es zu
einem übermäßigen Anstieg der IgE-Konzentration, ist die Möglichkeit einer Doppel-
bindung erheblich größer, da IgE-Moleküle
mit gleicher Spezifität nun sehr dicht auf der
Zellmembran stehen und entsprechend leicht
Antigene binden können.
Die Ausschüttung der Granula ist räumlich
auf den Teil der Mastzelle beschränkt, der in
Kontakt mit den angedockten IgE-Fremd-
stoff-Komplexen steht.

> Jede Mastzelle kann deshalb an mehre-
> ren Stellen ihrer Oberfläche degranulie-
> ren.

Da viele Antigene nur an spezifischen Geweben Reaktionen hervorrufen, muß davon ausgegangen werden, daß nicht alle Mastzellen
auf den gleichen Reiz reagieren. Dementsprechend unterschiedlich ist die **Symptomatik:**

– Haut ⇒ Entzündung, Juckreiz,
– Bronchien ⇒ Entzündung, Asthma,
– Blutgefäße des Gehirns ⇒ Migräne.

Also führt nicht jeder Reiz bei allen Gruppen
der Mastzellen zu Reaktionen.

Neutrophile und eosinophile Granulozyten

> Granulozyten gehören in die große
> Gruppe der Leukozyten. Granulozyten
> werden sie deshalb genannt, weil sie in
> ihrem Zellinneren Granula (granuliertes
> Zytoplasma) enthalten.

Die Zellen können sich frei bewegen und haben die Fähigkeit der Phagozytose (Freßzellen; aufgrund ihrer vergleichbar geringen Größe bezeichnet man sie auch als Mikrophagen). Während die Neutrophilen den größten Anteil der weißen Blutkörper insgesamt ausmachen (60–70%), stellen die Eosinophilen mit nur 2–4% den geringeren Anteil.

Neutrophile Granulozyten tauchen bei allen entzündlichen Prozessen auf, indem sie aus der Blutbahn in das erkrankte Gewebe einwandern. Faszinierend dabei ist die Fähigkeit dieser Abwehrzellen, sich aufgrund spezifischer Informationen aus dem erkrankten Gewebe selbständig und frei in die entsprechende Richtung zu bewegen, die Blutbahn zu verlassen und zuverlässig in das Entzündungsgebiet einzudringen (Chemotaxis). Hier können sie körperfremdes Material aufnehmen und verdauen. Bei diesem Prozeß entstehen auch freie Radikale (Sauerstoffradikale), von denen in diesem Buch mehrfach die Rede sein wird. Durch die Abgabe bestimmter Enzyme aus den Neutrophilen kommt es zu einer Einschmelzung von Bindegewebszellen und Kollagen, wodurch das entzündete Gewebe eliminiert werden soll. Im Blutbild sind somit die neutrophilen Granulozyten bei entzündlichen Gewebsprozessen und Abwehrvorgängen deutlich erhöht.

Eosinophile Granulozyten sind im Blut weit weniger stark vertreten als neutrophile. Sie sind außerordentlich schnell beweglich, so daß sie rasch von der Blutbahn in das betroffene Gewebe eindringen können. Sie besitzen nur eine eingeschränkte Fähigkeit zur Phagozytose. Dabei sind sie auf Antigen-Antikörper-Komplexe spezialisiert (siehe Immunglobulin E). Die Eosinophilen können ihre Granula in das Gewebe abgeben und damit vielseitige Reaktionen hervorrufen. So kommt es unter anderem zu einer toxischen Auswirkung auf DNS, Zellen und Gewebe oder zu einer Aktivierung anderer Entzündungszellen. Diese toxischen Auswirkungen sollen sich natürlich in erster Linie gegen körperfremdes Material oder veränderte Zellen richten.

Ein Anstieg der Eosinophilen im Blut ist charakteristisch für die Auseinandersetzung mit Allergenen oder Parasiten. So gehört der Anstieg der Eosinophilen im Blut (Eosinophilie) zu den klassischen diagnostischen Merkmalen einer allergischen Erkrankung (Heuschnupfen, Neurodermitis, Asthma bronchiale).

Bei allen entzündlichen Vorgängen im Gewebe spielen die Eosinophilen eine primäre Rolle.

Makrophagen

Wenn es um das „radikale Abräumen" von körperfremden Substanzen oder um immunologische Vielseitigkeit geht, werden die Makrophagen aktiv. Sie entstehen im Knochenmark, halten sich wenige Tage im Blut auf und lassen sich dann in den Geweben nieder. Hier verrichten sie als Gewebemakrophagen (Histiozyten) ihren Dienst.

Wie der Name schon vermuten läßt, haben wir es bei den Makrophagen mit ausgesprochen großen Freßzellen zu tun. In vielen wichtigen Geweben finden wir spezialisierte Makrophagen (Tonsillen, Lymphknoten, Bauchfell, Lunge, Leber). Im Knochengewebe sind die Makrophagen als Osteoklasten tätig. Sie bewerkstelligen den Abbau von Knochenzellen.

Auch die Makrophagen setzen sich in Bewegung, wenn sie aus entzündlich veränderten Geweben die entsprechende Botschaft erhalten. Bereits durch Antikörper (Immunglobuline) gebundene Antigene werden besonders leicht erkannt und verspeist. Hier heben sich allerdings die Makrophagen von anderen Immunzellen ab. Sie haben die Fähigkeit, mit anderen Zellen (Lymphozyten) zusammen-zuarbeiten, und bewerkstelligen dabei phantastische, hochkomplizierte Abläufe und Funktionen. Haben die Makrophagen ein Antigen gefressen, so wird dieses nicht einfach zerstört, sondern mittels Enzymen in seine Bausteine zerlegt. Dabei werden die Strukturen erhalten, die spezifisch für den Fremdkörper waren. Dieser „Steckbrief" des Eindringlings wird nun eingesetzt, um weitere, hochspezialisierte Abwehrzellen entstehen zu lassen. Dies geschieht folgendermaßen:

- Der „Steckbrief" wird an die äußere Zellmembran der Makrophage transportiert und hier den „helfenden Lymphozyten" (T-Helferzellen) präsentiert.
- Damit wird das sogenannte **erste Signal** gegeben. T-Lymphozyten erkennen diese Botschaft. Sobald ein erkennender T-Lymphozyt nun diese Botschaft wahrnimmt, dockt er an den aktiven Makrophagen an. Dieser „fühlt sich verstanden" und setzt nun eine ganze Reihe von Substanzen frei (Lymphokine und Interleukin 1).
- Das **zweite Signal** ist gegeben. Diese Zytokine und Interleukine wiederum regen im Gegenzug den angedockten T-Lymphozyt an, ebenfalls Substanzen freizusetzen (Interleukin 2), wodurch nun das Immunsystem in der Form aktiviert wird, daß passende Abwehrzellen geklont werden (in gleicher Form und Funktion nachgebaut werden).
- Das **dritte Signal** ist gegeben.

(Die oben beschriebene Funktion der T-Lymphozyten kann aber auch falsch programmiert sein. Aus unerklärlichen Gründen richten sie sich dann gegen körpereigenes Material und setzen die gleichen Vorgänge in Gang [Autoimmunkrankheit].)

Darüber hinaus sind aber die Makrophagen noch in der Lage, viele weitere Substanzen – bis hin zu tumorwachstumshemmenden Faktoren – zu bilden und einzusetzen.

Lymphozyten

Die Lymphozyten stellen den Hauptteil der Gesamtleukozyten. Es existieren verschiedene Zelltypen mit unterschiedlichen Funktionen.

T-Lymphozyten. T-Lymphozyten stammen aus den Immunzellen des Knochenmarks und werden im Thymus (deshalb T-Zellen) in zwei unterschiedlichen Gruppen ausgebildet:

- immunkompetente T4-Helferzellen und
- T8-Suppressorzellen.

Beide Zelltypen regulieren mit einem Anteil von ca. 60–70% an den Gesamtlymphozyten die Immunreaktionen. Teilweise lassen sich die Zellen im Bereich der „Front" nieder (z.B. Tonsillen) oder patrouillieren im Blut.

T-Helferzellen. T-Helferzellen werden über Angriffe von Eindringlingen informiert, indem Makrophagen eine Botschaft überbringen (Interleukin 1). Jetzt werden die von den Makrophagen in spezifischer Art und Weise präsentierten Antigene untersucht. Nach der Identifizierung entscheiden die Helferzellen, welche Kampfzellen nun vermehrt mobil gemacht werden: B-Zellen, Makrophagen, Granulozyten oder Killerzellen. Die Order zum Einsatz an der Front wird durch jeweils spezifische Botenstoffe, die die Helferzellen abgeben, übermittelt. Die Helferzellen sind darüber hinaus in der Lage, bei Bedarf ihre eigene Proliferation zu stimulieren oder auch die Suppressorzellen zu aktivieren.

- Hohe Werte im Blut finden wir bei allergischen Reaktionen und bei rheumatischen Erkrankungen (allgemein bei Autoimmunerkrankungen).
- Niedrige Werte sind typisch bei Immunschwächen (drastisch bei Aids), z.B. durch Virusinfektionen.

T-Suppressorzellen. Diese Zellen haben die Aufgabe – wie der Name schon vermuten läßt –, die Immunreaktionen in Grenzen zu halten, damit überschießende Aktionen vermieden werden. Sie spielen somit eine wesentliche Rolle in der Entstehung allergischer oder autoaggressiver Fehlregulationen. Ist die Anzahl der Suppressorzellen zu gering, besteht jederzeit die Gefahr einer Art Revolution des Immunapparats, indem unkontrollierte Aktionen (auch gegenüber körpereigenen Zellen) ablaufen. Die Aufgabe der T-Suppressorzellen wird in unmittelbarer Zusammenarbeit mit den Helferzellen bewerkstelligt.

Zytotoxische Zellen. Diese Zellen gehören ebenfalls zum Clan der T-Zellen und sind befähigt, entartete, fremde oder infizierte Zellen zu zerstören. Zytotoxisch bedeutet dies, daß diese Spezialeinheit chemische Kampfstoffe einsetzt, die die Fremdzellen zerstören können: Perforin bricht die Zellwand der Feindzelle auf, und mit Leuklexin wird deren DNA kurzerhand zerstückelt!

B-Lymphozyten. B-Lymphozyten stellen ca. 10% der gesamten Lymphozyten und werden vermutlich im Knochenmark ausgebildet („B" bedeutet Bursa Fabricii, der Ort der B-Lymphozyten-Schule, den man bei Vögeln

finden konnte; beim Menschen aber noch nicht identifiziert).

Ein Teil der B-Zellen bilden aufgrund ihrer Gedächtnisfähigkeit ein riesiges Archiv, in dem alle Feinde, mit denen der Organismus in Kontakt kam, registriert sind.

Der andere Teil der B-Zellen ist in der Lage, für jeden Eindringling absolut spezifische Abwehrwaffen zu fabrizieren. Für diesen Zweck werden die B-Zellen, die bis zum Zeitpunkt der Auseinandersetzung als Reservisten fungierten, aktiviert, d.h. in antikörperbildende Plasmazellen umgewandelt. Die hochspezifischen Waffen, die für jeden Fremdkörper von nur einer einzigen, entsprechend spezialisierten Gruppe der vielen B-Zellen angefertigt werden, bestehen aus den sogenannten Immunglobulinen (IgA, IgG, IgM, IgE und IgD). Je nach Stand und Art der Auseinandersetzung (z.B. unbelebter Fremdkörper oder lebender Erreger) werden die passenden Immunglobuline als Antikörper massenweise angefertig und an die Front geschickt.

Die Antikörper verfügen über die Fähigkeit:

– die Phagozytose von z.B. Bakterien zu beschleunigen, indem sie den Erreger durch Andocken markieren (Opsonisierung),

Lymphozyten (aus [132]).		
	T-Lymphozyten	**B-Lymphozyten**
Bildungsort	Knochenmark (aus der pluripotenten Stammzelle)	
Regulationsorgan bzw. Differenzierungsort	Thymus	darmnahe Lymphorgane, Peyer-Plaques bei Vögeln: Bursa Fabricii
Funktion	zellvermittelte Immunität	humorale Immunität
Zellfunktionsformen	T-Memory-, Killer-, Helfer-, Suppressorzellen	B-Memory-, AK-produzierende Zellen (Plasmazellen)
Oberflächeneigenschaften der Zellmembran	durch monoklonale Antikörper unterscheidbare Oberflächenstrukturen	
	T-Zell(-Antigen)-Rezeptor	Rezeptor für Komplementfaktor C'3
lösl. Produkte aktivierter Lymphozyten	Lymphokine	Immunglobuline (Antikörper)

– zytotoxische oder lytische Wirkungen gegen zelluläre Bestandteile wirksam werden zu lassen,
– Toxine zu neutralisieren,
– Abwehrreaktionen gegen Tumorzellen zu starten.

Ist ein Angriff von Erregern überstanden, bekommt ein Teil der B-Zellen eine Art „Wachauftrag", der beinhaltet, einen niedrigen Spiegel von erregerspezifischen IgG-Antikörpern aufrechtzuerhalten. Diesen IgG-Spiegel kann man messen. Der Sinn der Aufrechterhaltung eines niedrigen IgG-Spiegels liegt in der dadurch vorhandenen Fähigkeit, bei erneutem Kontakt mit dem gleichen Erreger deutlich schneller zu reagieren.

Hohe Werte im Blut sprechen für akute und chronische Infektionen, können aber auch Ausdruck einer Leukämie sein.

Immunglobuline

B-Zellen produzieren je nach Bedarf Immunglobuline:
- **IgA-Antikörper:** „Schleimhautbarriere". Zuständig für die Schleimhautdesinfektion. Eine Erhöhung zeigt Entzündungen im Bereich eines Schleimhautorgans an (z.B. Nasennebenhöhlen, Darm).

- **IgG-Antikörper** dienen vornehmlich dem inneren Systemschutz (Körperinneres) als „Dauerwaffe". Eine Erhöhung ist mehrdeutig. Sie kann im Verband mit anderen Hinweisen (z.B. gleichzeitige Erhöhung von IgG und/oder IgM) eine aktuelle Auseinandersetzung mit einem Errgeger anzeigen oder aber nach einer erfolgreichen Therapie bzw. einem Überwinden der Auseinandersetzung ein „Restschutztiter" sein (wie nach einer Impfung).
- **IgM-Antikörper:** Sogenannte Frühantikörper. Reagieren als erste bei Erstkontakt und auch bei wiederholten Infektionen (Rezidiven = Rückfällen). Reagieren schnell und zuverlässig, ganz gleich, ob sich die Auseinandersetzung auf der Haut, Schleimhaut oder im Körperinneren abspielt.
- **IgE-Antikörper** haben als ursprüngliche Aufgabe die Abwehr von Parasiten. Sie lagern sich an anderen Immunzellen an (besonders an Mastzellen und basophilen Leukozyten) und lösen dadurch die Freisetzung von Gewebshormonen aus. Die dadurch eingeleitete Entzündung dient der Vernichtung des Eindringlings. IgE spielt heute aber die Hauptrolle bei akuten aller-

Zusammenfassung (aus [138]).	
zirkulierende Monozyten und Granulozyten, freie und ortsständige Makrophagen	Phagozytose auch größerer Erreger, einiger großer Viren und Parasiten (Pilze), Antigenpräsentation durch Makrophagen
natürliche Killerzellen (NK-Zellen)	nach Aktivierung durch Interferon (aus Makrophagen): Erkennung und Zerstörung virusinfizierter Zellen
Komplementfaktoren (Proteinkomplexe C1–C9)	Opsonisierung (Optimierung der Phagozytose durch Anlagerung), chemotaktisch für Leukozyten, direkte Membranattacke
Lymphokine/Zytokine (aus Lymphozyten), Interferone und Interleukine (aus Makrophagen)	Botenstoffe und Bindeglieder zwischen unspezifischer und spezifischer Abwehr (z.B. Proliferation von T4-Lymphozyten durch Interleukin 1 aus Makrophagen)

gischen Reaktionen. Hier kommt es ebenfalls zu einem Kontaktieren mit dem Fremdstoff und zu den oben beschriebenen Auswirkungen (siehe „Immunologie der allergischen Reaktion").

Natürliche Killerzellen

Natürliche Killerzellen besitzen zytotoxische Fähigkeiten, die besonders auf **Viren** und **Tumorzellen** gerichtet sind. Sie können selbständig agieren. Die chemischen Waffen der Killerzellen durchlöchern die Wand der Feindzelle, so daß durch ein Ionenverlust und den Einstrom von Wasser der Zelltod eintritt. Die Botenstoffe der Makrophagen wie Interleukin 1 und 2 sowie Gamma-Interferon aktivieren die Killer an der Front. Prostaglandin E_2 (ebenfalls von Makrophagen) inaktiviert die Killerzellen. Bei Virusinfektionen aktiviert Interferon (alpha) die K-Zellen in kurzer Zeit (drei Tage nach Feindkontakt im Gegensatz zu ca. acht Tagen, die die B-Zellen benötigen).

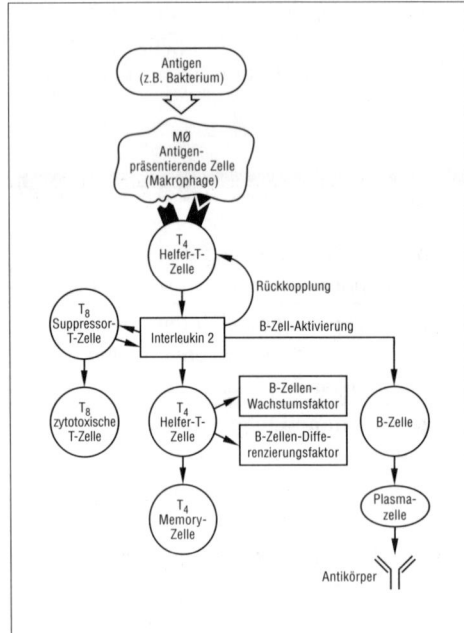

Abb. 1 Immunsystem (aus [132]).

Psycho-Neuro-Endokrino-Immunologie

> **Dieser Begriff wurde 1974 geprägt, als durch Tierversuche bewiesen werden konnte, daß eine emotional wirksame Konditionierung zu Störungen der immunologischen Reaktionen führt. So kann man z.B. auch beim Menschen anhand der Veränderungen von zirkulierenden Immunzellen im Blut die Auswirkungen bestimmter Gefühle sichtbar machen. Angst wirkt sich erheblich immunsuppressiv aus, während Freude oder Glücksgefühle eine immunstimulierende Auswirkung haben.**

Psycho-Neuro-Immunologie untersucht die Zusammenhänge zwischen Veränderungen und Erkrankungen des Immunsystems und:

- der Psyche,
- dem Nervensystem,
- dem Hormonsystem.

Diese grundlegenden Zusammenhänge wurden schon in der Antike gelehrt. Seit ca. 1962 beschäftigt sich nun die Wissenschaft mit diesem Phänomen. Eine besondere Rolle spielt die Erforschung von psychosozialen Faktoren und der Entstehung von Krebs.

Etwa seit 1962 wurde schon der Begriff Psychoimmunologie gebraucht. Aber zu dieser Zeit konnte man noch nicht erkennen, daß auch das **vegetative Nervensystem** verändernd in das Immungeschehen eingreift. Nun war also eindeutig erwiesen, daß eine Verbindung oder eine Verständigung zwischen unserem Nervensystem und dem Immunsystem stattfinden muß und daß das Immunsystem keinesfalls autonom funktioniert.

Schon bald erkannte man, daß das **hormonelle System** ebenfalls in dieses Geschehen eingreift und durch Botenstoffe Informationen an das Immunsystem weitergibt, die ganz offensichtlich in ihrer Art und ihrer

Funktion vom seelischen Zustand abhängen. Aber auch die Immunzellen bilden Substanzen, die umgekehrt als Botenstoffe Informationen an das Hormonsystem geben, was wiederum einen Einfluß auf das Gehirn und somit auch auf die Psyche hat. Die von Immunzellen abgegebenen Zytokine übertragen nicht nur immunologische Botschaften, sondern führen auch zu Veränderungen neuronaler und/oder endokriner Funktionen. So scheinen die von Monozyten abgegebenen Zytokine (Monokine) bei Menschen mit entsprechender Disposition alle Symptome eines depressiven Krankheitsbildes hervorrufen zu können.

Alle immunologisch relevanten Reize wie z.B. Infektionen, Fieber, Schadstoffbelastungen etc. können somit über eine Erhöhung der Interleukinspiegel mentale Veränderungen nach sich ziehen. Sehr wahrscheinlich ist an solchen Phänomenen ebenfalls das Hormonsystem beteiligt, das direkt oder indirekt in seiner Funktion durch die Zytokine beeinflußt wird.

Eine zentrale Hemmung von Vasopressin, Oxytocin und anderen Releasing-Hormonen konnte bereits nachgewiesen werden. Ebenso konnten eine Aktivierung der Hypothalamus-Hypophysen-Nebennieren-Achse bzw. eine Suppression der Hypothalamus-Hypophysen-Gonaden-Achse und der Hypothalamus-Hypophysen-Schilddrüsen-Achse beobachtet werden [168].

> **Psychosoziale Streßfaktoren** können zu einer erheblichen Immunstörung führen. Es ließ sich u.a. nachweisen, daß T-Zellen Rezeptoren für körpereigene Opiate wie z.B. Enkephalin besitzen. Diese Enkephaline können nun die T-Zell-Aktivität verändern. Da in Streßsituationen von der Nebenniere auch vermehrt Enkephalin ausgeschieden wird, kommt es also zu immunologischen Reaktionen.

Weiterhin scheint es durch Streß zu einer Instabilität der Mastzellmembranen zu kommen, was eine erhöhte Histaminfreisetzung zur Folge hat. Dies könnte eine Erklärung dafür sein, warum seelische Spannungen Lebensmittelallergien begünstigen.

Einfluß des Hypothalamus

> **Der Hypothalamus gilt als übergeordnetes Kontrollorgan für eine Vielzahl von Körperfunktionen und Regulationsvorgängen. Er bildet die unterste Etage und den Boden des Zwischenhirns und stellt die zentrale Region für die Steuerung der vegetativen, hormonellen (über die Verbindung zur Hypophyse) und immunologischen Funktionen dar.**

Wir wissen heute, daß Nahrungsmittel- und Chemikalienüberempfindlichkeiten sich direkt im Bereich des Hypothalamus im Sinne von Reaktionsstörungen auswirken können. Andererseits konnte belegt werden, daß starke Gefühle, wie z.B. Ängste, ebenfalls die Funktion des Hypothalamus beeinträchtigen. Durch das Zusammenspiel zwischen diesem Regulationszentrum und den vielen anderen Funktionsebenen können somit ebenfalls erhebliche Störungen z.B. der Immunfunktionen ausgelöst werden. Aus Tierversuchen ist bekannt, daß die Zerstörung bestimmter Bereiche im Hypothalamus eine allergische Reaktion des Immunsystems unmöglich macht.

Dieses hochvernetzte, komplizierte System kann also ganz empfindlich gestört werden, wenn sich negativer Streß auf den Menschen auswirkt. Bei kurzdauernden Einflüssen ist die Kompensationsfähigkeit ausreichend groß, um die Auswirkungen abzufangen. Sobald aber **Dauerstreß** entsteht, kommt es zu nachhaltigen Negativreaktionen des Immunsystems. Es entwickelt sich ein Anpassungs-

Erschöpfungssyndrom oder ganz einfach ein Ungleichgewicht zwischen Reiz und der Fähigkeit zur Reizbeantwortung. Irgendwann genügen kleinste Reize, um immunologische Zusammenbrüche hervorzurufen.

Darüber hinaus zeichnet sich ab, daß spezifische **Schockerlebnisse** zu ebenso spezifischen Störungen im Bereich des Hypothalamus führen. Je nach Art des Erlebnisses wird ein anderer Bereich der Steuerungszentrale verändert. Entsprechend können unterschiedliche Organ- oder Zellsysteme, die genau mit diesem Bereich koordiniert sind, mit einer Fehlfunktion reagieren. Diese Reaktion muß aber nicht zwingend eine krankhafte Fehlreaktion sein. Vielleicht ist es der Ausdruck unseres Seins, durch die provozierten Symptome und Erkrankungen einen Stop zu erzwingen. Es kommt zu einer Unterbrechung des Alltags, zu einer erzwungenen Pause, die dazu dienen könnte, über unseren Lebensweg, über unsere Einstellung zu uns selbst und gegenüber der Welt nachzudenken. Spätestens hier sollte jeder innehalten und die Zeichen oder Botschaften, die ihm so vermittelt werden, verstehen lernen. Aber nur allzuoft ist das Gegenteil der Fall. Mittels harter Medikamente wird „diese unzulängliche Körpermaschine" wieder zum (Pseudo-) Funktionieren gebracht.

Familiärer Streß, Schulstreß, Ängste, mangelnde Liebe und Anerkennung führen neben den erdrückenden Umweltbelastungen zu an sich unnötigen Katastrophen, die sich im kindlichen Immunsystem abspielen.

Auch das Phänomen der Umweltzerstörung wirkt sich für viele Menschen in Form einer massiven Bedrohung der Sicherheit und der eigenen Zukunft aus. Dieses elementare Angstgefühl führt über die dargelegten Zusammenhänge zu empfindlichen Veränderungen der immunologischen Vorgänge, was dann zu tatsächlichen Immunveränderungen mit nachfolgenden Erkrankungen führen kann.

Ist medikamentöser Schutz des Immunsystems sinnvoll?

Diese Frage läßt sich nicht pauschal beantworten, sondern erfordert individuelle Entscheidungen.

Die **gründliche Anamneseerhebung,** bei der wir letztlich auch versuchen müssen, den Schweregrad einer psychischen Streßeinwirkung zu beurteilen, spielt neben einer eventuell vorhandenen Grunderkrankung ebenso eine Rolle wie meßbare Veränderungen im Immunsystem.

Sollte sich zeigen, daß z. B. Angstgefühle so viel Raum einnehmen, daß sie die Lebensqualität negativ beeinflussen und darüber hinaus für Veränderungen von Immunparametern verantwortlich sind, ist sicher Handlungsbedarf gegeben. Neben der menschlichen Betreuung – auch in Form von Psychotherapie / Verhaltenstherapie / autogenem Training – kann vorübergehend eine medikamentöse Unterstützung mit Phytopharmaka indiziert sein.

Hier bietet sich zur **streßadaptierenden Immunmodulation** ein **Eleutherococcus-Extrakt** (Eleu-Kokk) an. Von Eleutherococcus wissen wir, daß sich insbesondere durch Distreß bedingte Immunsuppressionen günstig beeinflussen lassen. Der Anstieg der Lymphozyten zeigt sich durch die Erhöhung zuvor supprimierter Suppressor- und Killerzellen. Eine Therapie mit Eleutherococcus führt insgesamt zu einer deutlich besseren Anpassung des Immunsystems an Streßbelastungen.

Kava-Kava- und **Johanniskrautextrakte** (z. B. Hewepsychon duo®) ergänzen sich sehr gut und dienen einer Verringerung von depressiven Angst- und Spannungszuständen. Die in den Wurzeln enthaltenen Kavapyrone wirken sanft, aber zuverlässig muskelentspannend, beruhigend und angstlösend. Die Stimmungslage wird angehoben, und die Auswirkungen von Reizüberflutungen werden gemindert. Es besteht keine Suchtgefahr.

Der Extrakt aus Johanniskraut zeichnet sich nicht nur durch seine antidepressive Wirkung aus. Untersuchungen haben ergeben, daß sich durch Hypericum indirekte Effekte auf das Immunsystem auslösen lassen.

Da die Wirkstoffe von Hypericum nicht in der Lage sind, die Blut-Hirn-Schranke zu passieren, muß davon ausgegangen werden, daß durch Hypericum vermehrt liquorgängige Mediatoren freigesetzt werden, die von Zellen des Immunsystems (Lymphozyten, Monozyten) gebildet werden [168].

Melatonin, ein Hormon der Epiphyse, wird seit langem mit großem Erfolg bei hartnäckigen Schlafproblemen eingesetzt. Die Beobachtungen und Forschungen zeigten aber bald, daß sich immunologische Vorgänge positiv beeinflussen lassen, ein Schutz vor freien Radikalen ausgeübt wird und sogar ein bremsender Einfluß auf die Zellalterung des gesamten Organismus nachweisbar ist. Eine Melatoninsubstitution eignet sich hervorragend zur Stabilisierung des Biorhythmus.

3.3 Bedeutung des Bindegewebes

Unser Bindegewebe wird in seiner elementaren Bedeutung meist vernachlässigt und völlig verkannt. Bei einem Erwachsenen finden wir ca. 18 kg von diesem Stütz- und Transitgewebe. Es ist somit das größte Organ im menschlichen Körper.

Wir unterscheiden zwei verschiedene Arten von Bindegewebe:

- **Faseriges Bindegewebe,** das sich durch hohe Elastizität und mechanische Beanspruchbarkeit auszeichnet (Haut, Sehnen, Muskelscheiden).

- **Lockeres, sehr wasserreiches Bindegewebe,** das viele unterschiedliche Zellen beinhaltet und dem viele lebensnotwendige Funktionen zukommen.

Mit diesem Anteil wollen wir uns hier beschäftigen.

Das lockere **Mesenchym** stellt die entscheidende Verbindung zwischen Blutgefäßen und Organzellen her. Aus dem Gefäßsystem ausströmende Nährstoffe und Sauerstoff müssen zunächst das Bindegewebe passieren, um die Organzellen zu erreichen. Die von den Zellen abgegebenen Schlackstoffe wiederum passieren in umgekehrter Richtung das Mesenchym. Weiterhin enden **vegetative Nervenfasern** im Bindegewebe. Verschiedene Immunzellen machen aus dem Mesenchym ein sehr aktives und regulierendes System.

Das Mesenchym ist ein lockeres, hochkompliziert zusammengesetztes System aus Eiweiß- und Zuckerstoffen. Es ist sehr flüssigkeitsreich (Interzellularflüssigkeit). Wie bereits beschrieben, liegt die funktionelle Bedeutung der Grundsubstanz darin, daß durch sie hindurch der gesamte Stofftransport zwischen Blutgefäß und den Organzellen in beiderlei Richtungen erfolgt.

Durch viele Regulationsvorgänge über Nerven, Hormone, Organzellen und Bindegewebszellen wird pausenlos die physikalisch-chemische Zustandsform verändert und dem Bedarf angepaßt. So wird der Stofftransport hemmend oder fördernd beeinflußt.

Ein großer Teil immunologischer Vorgänge findet hier statt.

Jede hochentwickelte Organzelle ist eingebettet in das weiche Bindegewebe = Zelle-Milieu-System. Im **Zelle-Milieu-System** spielen sich letztlich alle Regulationen ab, die Leben erst ermöglichen (das Bindegewebe „ernährt" jede einzelne Organzelle).

Das Mesenchym kommt also überall (ubiquitär) vor, reagiert aber einheitlich durch Fasern des vegetativen Nervensystems, die im lockeren Bindegewebe verlaufen. Die **Nervenfasern** geben steuernde Substanzen ab (Hormone wie Noradrenalin und Acetylcholin), die z.B. das Mikroblutgefäßsystem (Kapillarnetz), das im Bindegewebe eingelagert ist und Bau- und Nährstoffe zu den Zellen bringt, verändern.

Dies hat Einfluß auf einen gleichmäßigen Wassergehalt und den **osmotischen Druck** im gesamten Extrazellularraum, also dem Bindegewebe. Aber auch die hier eingelagerten Zellen haben einen steuernden Einfluß auf das Milieu. So können sich bestimmte Zellen auflösen (Leukolyse), um mit den freiwerdenden Zellinhaltsstoffen regulierend in das Mesenchym einzugreifen. Auch die Immunleistung wird auf diesem Wege aktiviert. Alles ist so aufeinander abgestimmt, daß stets ein Gleichgewicht, genaugenommen ein Fließgleichgewicht, gewährleistet ist. Viele Vorgänge, die im Krankheitsfall als Symptome imponieren, sind lediglich Ausdruck einer intensiven Gegenregulation des Mesenchyms mit dem Ziel, wieder Ordnung und Gleichgewicht herzustellen.

> Die Besonderheit des Grundsystems liegt weiterhin darin, daß weder die Endigungen des vegetativen Nervensystems noch die feinsten Haargefäße (Kapillaren) oder die Lymphgefäße eine direkte Verbindung zu den Organzellen haben. Der Kontakt kommt nur über das Mesenchym zustande. Somit hängt der Verlauf von notwendigen Regulationsvorgängen (z.B. akuten Reaktionen, chronischen Veränderungen) immer vom Zustand des weichen Bindegewebes ab.

Es ist verständlich, daß in diesem komplexen System jede kleine Störung fatale Folgen nach sich ziehen kann. Bei den meisten chronischen Erkrankungen kommt es hier zu dramatischen Veränderungen der Bindegewebsfunktion. Hier spielen sich **Verschlackungsprozesse** ab, da das Bindegewebe eine große Aufnahme- und Pufferfähigkeit hat. Damit Organzellen funktionieren können, auch bei einem übergroßen Anfall an Schlackstoffen, werden sie sofort von „Altlasten" befreit. Dieser „Sperrmüll" wird zunächst im Mesenchym zwischengelagert.

Bei Entzündungen (z.B. chronischem Zahnherd), die zu einer Dauerbelastung führen, reagiert das gesamte Grundsystem auf diese Störung. **Fernwirkungen** (Zahnherd macht Schmerzen im Knie) lassen sich so erklären.

Die Regulationsfähigkeit des Mesenchyms wird aufgrund der Entzündung, die als Dauerreiz wirkt (aber völlig „stumm" verlaufen kann), überfordert. Während der Patient am eigentlichen Ausgangspunkt des Geschehens, dem Zahnherd, nichts merkt, stellen sich langsam andere Erkrankungen und Symptome ein:

- Schmerzen in einem Gelenk,
- Herzrhythmusstörungen,
- Allergien.

Wird ein solchermaßen belastetes Grundregulationssystem nun mit einer zusätzlichen Einwirkung konfrontiert, kommt es zum sogenannten **Zweitschlag,** der nun vollends ein Zusammenbruch der Regulationen und damit der Selbstheilungskräfte nach sich zieht. Ein solcher Zweitschlag kann ein einfacher, akuter Infekt, plötzlicher seelischer Streß oder auch die Konfrontation mit Giftstoffen aus unserer Umgebung sein. Angeblich harmlose Dinge (z.B. die Besiedelung der Schleimhäute mit Hefepilzen) können nun eine erhebliche Bedeutung bekommen.

Aber auch durch ein permanentes Überangebot an Stoffwechsel-, Ernährungs- und Umweltgiften (Schwermetalle, Chemikalien) sowie **Defektproteinen** (z.B. Kohlenmonoxid-Hämoglobin bei Rauchern) kann es zu einem Erstarren des Bindegewebes kommen. Die Strukturen verändern sich, was eine zunehmende Funktions- und Regulationseinbuße mit den gleichen Auswirkungen wie oben beschrieben zur Folge hat.

Als Beispiel sei das Phänomen der **latenten Azidose** genannt: Bei vielen Stoffwechselprozessen kommt es zu einer kurzfristigen Anflutung von Säure, die die Nieren nicht unmittelbar ausscheiden können. Das Bindegewebe kann die sauren Stoffwechselprodukte kurzfristig aufnehmen und so die Nieren entlasten. Während der Nachtruhe werden die „zwischengelagerten" Säuren dann via Niere ausgeschieden. Dieses Phänomen erklärt, daß der Morgenurin üblicherweise am sauersten ist.

Die moderne Zivilisationskost führt nun überwiegend „saure" Nahrungsmittel wie z. B. Fleisch, Mehlprodukte, Zucker usw. zu, so daß es zu einem **Säureüberschuß** kommt. Die Folge ist, daß der Organismus dadurch nicht mehr ausreichend Basen bilden kann, um diesen Überschuß an sauren Valenzen zu puffern. Die Folge ist die latente Azidose, die ebenfalls dazu führt, daß das Bindegewebe den Zellstoffwechsel nicht mehr optimal entlasten kann. Die sogenannte Halbwertszeit[1] der Schlackstoffe wird dadurch von ca. 14 Tagen auf Jahre verlängert.

Der Stoffaustausch der Organzellen wird gefährdet und verlangsamt. Organschäden sind die Folgen. Das Abwehrsystem wird zunehmend in seiner Funktion behindert, es kommt zu immunologischen Fehl- oder Minderleistungen (Infektanfälligkeit, Pilzinfektionen, z. B. mit Candida albicans; allergische Reaktionen, Tumorgeschehen). Wird der Zustand nicht durch geeignete Maßnahmen wie z. B. Änderung der Lebensgewohnheiten, Ausleitungs- oder Entgiftungstherapien geändert, beginnt ein Teufelskreis. Mit zunehmender Verschlackung des Grundsystems entwickelt sich eine sogenannte **Gewebshypoxie**, ein Sauerstoffmangel im Gewebe. Dadurch werden aus den Abwehrzellen des Bin-

[1] Halbwertszeit = die Zeit, die vergeht, um eine bestimmte Substanz zur Hälfte ihrer ursprünglichen Menge aus dem Körper auszuscheiden oder zu verstoffwechseln.

degewebes Entzündungshormone freigesetzt. Der Zustand der Mikrogefäße und der Transitstrecke verschlechtert sich abermals.

Somit kann also jeder unnatürliche Dauerreiz, egal auf welcher Ebene, Initiator für chronische Erkrankungen sein und letztendlich aufgrund der sich aufschaukelnden Teufelskreise das Leben frühzeitig beenden.

Voraussetzungen eines gesunden Zelle-Milieu-Systems

Da das Bindegewebe durch die **Interzellularflüssigkeit** sehr wasserreich ist, muß täglich ausreichend getrunken werden. Am besten natürlich ein reines, hochwertiges Wasser (z. B. stille Mineralwässer). Bier, Wein, Kaffee usw. sind verständlicherweise in keiner Weise geeignet, den hohen Flüssigkeitsbedarf von ca. 1,5 bis 2 Litern pro Tag (Erwachsene) zu decken. Die Ernährung spielt insofern eine große Rolle, als daß eine ausgewogene, schadstoffarme Kost logischerweise das Bindegewebe in seiner Funktion nicht beeinträchtigt. Bei **Fehlernährung**, z. B. Fleischmast, zuviel tierischen Fetten oder zuviel Zucker, wird das Mesenchym zunehmend überladen und blockiert. „Stoffwechselleichen" bleiben liegen, und die Zuckerstrukturen des Bindegewebes verändern sich.

> Die Transportzeit zwischen Zelle und Blutgefäß verlangsamt sich, und die Impulse der vegetativen Nervenfasern – zur Steuerung und Regulation der Zellen – erreichen nicht oder nur verlangsamt ihr Zielorgan.

Umweltgifte, Nikotin und **chemische Arzneimittel** führen hier ebenso zu starken Belastungen und Fehlleistungen. Eine besondere Bedeutung kommt den Darmgiften (s. S. 36 ff.) zu. Letztlich führen eine zunehmende „Verschlackung" und die schleichende, umweltbedingte Vergiftung zu Krankheiten aller Art bis hin zum Krebs.

> Die Veränderung des Zelle-Milieu-Systems ist die Grundlage für die Entstehung chronischer Krankheiten.

3.4 Darm – Basis der Gesundheit

Der Darm wird normalerweise als bloßes Verdauungsrohr angesehen, das als Aufgabe die Nahrungsaufnahme und letztlich die Ausscheidung der unverdaulichen Reste bewerkstelligt. Für die meisten Menschen macht sich der Darm höchstens durch Verstopfung, Durchfall, Blähungen, Schmerzen, Schleimhautgeschwüre, Tumoren oder Hämorrhoiden bemerkbar. Selbst in fachärztlichen Kreisen gesteht man dem Darm keine weitere Bedeutung zu. Eine fatale Fehleinschätzung. Der Darm ist ein so hochkompliziertes und komplexes Organ, das so unglaublich viele Funktionen ausübt, daß man – wie OHLENSCHLÄGER es beschreibt – getrost von der „Steuerzentrale des Wohlbefindens" sprechen kann.

Der Darm als größtes immunologisches Organ

> Das Darmschleimhautsystem, oder genauer das mukosaassoziierte Darmwandlymphatikum, ist das größte körpereigene Abwehrsystem. Im gesamten Magen-Darm-Trakt (von der Mundhöhle bis zum Enddarm) finden sich massenweise Gruppierungen von lymphatischen Systemen. Hierzu gehören der Waldeyer-Rachenring im Halsbereich mit den Rachen- und Gaumenmandeln sowie die Peyer-Plaques im Dünndarm und im Wurmfortsatz.

Nirgendwo sonst im oder am Körper findet ein intensiverer Kontakt zwischen Organismus und exogenen Stoffen statt. Da nicht nur wünschenswerte Nahrungsbestandteile das Darmrohr passieren, sondern auch massenhaft verschiedene Toxine, Parasiten, Pilze, Viren und Bakterien sowie deren Stoffwechselausscheidungen mit der feinen Darmschleimhaut in Berührung kommen, muß einem solchen „Dauerangriff" eine leistungsstarke Schutzbarriere entgegengestellt werden: der Mukosablock.

Der **Mukosablock** dient einer mechanischen und immunologischen Schutzfunktion. Vornehmlich werden so potentielle Antigene neutralisiert, bevor sie mit der Schleimhaut reagieren bzw. diese durchdringen und/oder Entzündungsprozesse im Bereich der Darmwand in Gang setzen.

Das **intestinale Immunsystem** setzt sich zusammen aus:

– Lymphozyten im Epithel, in der Lamina propria und den Follikeln,
– Plasmazellen,
– Makrophagen,
– Peyer-Plaques,
– solitären Lymphfollikeln,
– mesenterialen Lymphknoten [72].

Die besondere Fähigkeit des Mukosablocks liegt u.a. darin, permanent kleine Mengen verschiedener Fremdkörper (Antigene) aufzunehmen, um so die immunologische „Kampfstärke" ständig zu trainieren.

Die Aufnahme belebter und unbelebter Partikel und Makromoleküle aus dem Darm ist auf zwei Wegen möglich:

• **Persorption:** Partikel bis 150 µm (z.B. Stärke, Kohlenstaub, Latexpartikel, Pollen etc.) können durch die Epithellücken in die Darmwand eintreten. Diese Substanzen finden wir besonders in Makrophagen, die im subepithelialen Bereich der Peyer-Plaques in großer Zahl vorhanden sind.
• **Aktive Resorption:** Makromoleküle, Mikroorganismen und kleinere Partikel kön-

nen durch spezialisierte M-Zellen oder durch sogenannte Enterozyten der darunter liegenden Peyer-Plaques aufgenommen werden. Kleinere Mengen dieser Antigene können durch Exozytose (Ausschleusen gespeicherter unverdauter Restkörper mit erhaltenen antigenen Eigenschaften aus den Zellen) in die Lymph- und Blutbahn übertreten und dort systemische Immunreaktionen auslösen [72].

Lymphozyten werden an spezifischen Stellen des mukosaassoziierten Lymphsystems (MALT) stimuliert und aktiviert, wandern via Lymphbahnen über die mesenterialen Lymphknoten zum Ductus thoracicus, um schließlich über den Blutstrom im Bereich der verschiedenen Schleimhäute aktiv zu werden (Abb. 2).

Immunmodulation durch Symbionten

Der intensive Kontakt mit etwa 10^{14} Mikroorganismen (also ca. 100 000 Milliarden) auf einer gigantisch großen Schleimhautoberfläche (ca. 300 m^2) führt zu einer immensen Stimulation des oben beschriebenen immunologischen Systems. Beachtenswert ist weiterhin, daß sich zwischen 500 und 600 verschiedene Bakterienspezies auf der Schleimhautoberfläche des Darms befinden.

Die hier siedelnden spezifischen Bakterienstämme haben nachgewiesenermaßen einen erheblichen Anteil an einer wirksamen **Immunbarriere**. Zum einen werden Fremdkeime – also auch potentielle Krankheitserreger – verdrängt, d.h. an einer Ansiedlung bzw. an einem Eindringen in die Schleimhäute gehindert, zum anderen werden direkte immunologisch stimulierende Aktivitäten beobachtet, die durch die bloße Anwesenheit bzw. durch Abgabe von spezifischen Stoffwechselprodukten der normalen Keimflora gewährleistet werden. Das Immunsystem wird auf diesem Wege permanent „geschärft". Interessant ist die Tatsache, daß auf diesem Wege Immunglobulin A enthaltende Zellen, die im Bereich der Darmschleimhäute gebildet werden, auch fähig sind, in die Schleimhäute der Bronchien abzuwandern, um hier schützend aktiv zu werden. So lassen sich durch konzentrierte Stoffwechselprodukte von bestimmten **Coli-Bakterien** eindrucksvolle Behandlungserfolge, z.B. bei chronischen Erkrankungen der Atemwege, erzielen (z.B. mit Colibiogen® oder Colibiogen® „infantibus" N für Kinder).

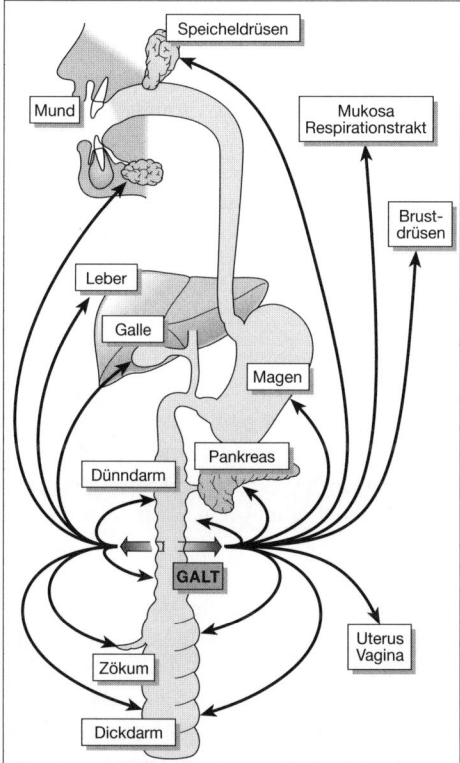

Abb. 2 Mukosa-Immunsystem. Die Lymphozyten werden im Mukosa-Lymphsystem „ausgebildet" (sensitiviert) und wandern über Lymphkanäle zu den Lymphknoten des Mesenteriums, von wo aus sie letztlich über den Ductus thoracicus in die Blutbahn gelangen. So werden die Immunzellen zu den unterschiedlichen Körperschleimhäuten transportiert (auch zu den Darmschleimhäuten).

Die Prager Ärztin LODINOV-ZADNIKOVA konnte durch ihre Studien an Säuglingen nachweisen, daß die Anwesenheit von Coli-Bakterien (Stamm Nissle 1917) lokale und systemische (den gesamten Organismus betreffende) Abwehrmechanismen stimuliert.

Die untersuchten Kinder, die lebende Coli-Bakterien zugeführt bekamen, hatten gegenüber der unbehandelten Gruppe Kinder deutlich erhöhte Antikörpertiter (Abwehrkörperspiegel) im Blut. Die Zahl frühgeborener Kinder, die an Infektionen verstorben sind, konnte durch eine prophylaktische Zufuhr lebender Coli-Bakterien drastisch gesenkt werden [89].

Gerade für ungestillte Kinder könnte sich hier ein natürlicher Weg anbieten, die – gegenüber gestillten Kindern – niedrigeren IgA-Werte (spezifischer, schleimhautschützender Abwehrkörper) zumindest teilweise anzuheben und somit die Säuglinge erheblich besser gegen Infektionen zu schützen.

Aber auch andere Keimgruppen sind in der Lage, die Immunität positiv zu beeinflussen. So können **Enterokokken** (Enterococcus faecalis menschlicher Herkunft) zu den am häufigsten therapeutisch angewendeten Bakterien gezählt werden (Symbioflor® 1). Es kann als gesichert gelten, daß Enterococcus faecalis die spezifische wie die unspezifische Immunleistung stimuliert.

Die **Symbioflor®-1-Therapie** ist bei chronischer Infektanfälligkeit längst zu einem zuverlässigen Standard geworden. Der Vorzug von Symbioflor® liegt nicht zuletzt darin, daß es auch hervorragend zur Applikation in die Nase oder mittels eines geeigneten Inhalationsgeräts gar per inhalationem für die oberen Atemwege verwendbar ist. Somit können chronisch rezidivierende Nasennebenhöhlen- oder Bronchialinfekte zuverlässig behandelt werden.

Sekretorisches Immunglobulin A (sIgA)

Die Bildung von sekretorischem IgA gehört zu den wichtigsten Funktionen der intestinalen Immunantwort. Im Darm werden ca. 60% des Gesamtkör-

per-IgA durch die Plasmazellen, die wiederum aus den intestinalen B-Lymphozyten gebildet werden, produziert.

Erst ab dem sechsten Lebensmonat bildet das Immunsystem selbständig IgA. Bis zum vierten Lebensjahr ist der Spiegel niedrig, wodurch sich die erhöhte Infektgefahr in dieser Altersgruppe erklärt. Eine Besonderheit ist die Tatsache, daß dieses spezifische IgA (genau IgA 2) eine höhere Stabilität gegenüber Abbauvorgängen im Intestinum aufweist. Durch die besondere Haftungsfähigkeit findet sich sekretorisches IgA besonders konzentriert im Sekret der Schleimhäute. Hier wirkt das Immunglobulin als „Desinfektionsmittel". Hat eine IgA-2-vermittelte Immunreaktion mit einem Fremdstoff stattgefunden, kommt es im Gegensatz zur IgG-vermittelten Reaktion **nicht** zu weiteren entzündlichen Reaktionen, wie wir sie sonst im Sinne einer Reaktionskaskade beobachten können.

Das Immunglobulin A stellt somit einen äußerst effektiven Schleimhautschutzfaktor dar, der aufgrund der Gedächtnisfähigkeit der IgA-produzierenden Zellen in der Lage ist, gezielte Abwehrvorgänge gegen potentielle Antigene einzuleiten.

Für die **Diagnostik** bietet sich die Bestimmung von spezifischem IgA im Serum an (z. B. Candida-IgA bei Verdacht auf eine Schleimhaut-Hefepilzinfektion), das durch die jeweilige Höhe des Titers Rückschlüsse auf akute Prozesse zuläßt. Darüber hinaus besteht die Möglichkeit, das sogenannte Gesamt-Serum-IgA zu bestimmen. Ein Defizit läßt auf immunologische Schwächen im Bereich der Schleimhautabwehr schließen, während ein erhöhter Titer auf immunaktive Vorgänge hinweist.

Aber auch im Stuhl und im Speichel läßt sich das IgA (als sekretorisches) bestimmen.

Die mikrobiologische Stuhlanalyse, die von naturheilkundlich orientierten Therapeuten meist routinemäßig durchgeführt wird, sollte sinnvollerweise auch den Gehalt an sekretorischem IgA beinhalten. So läßt sich die Immunleistung des Darmwandlymphatikums zuverlässig beurteilen.

Niedrige IgA-Werte sind häufig ein Indiz für toxische Belastungen mit Umweltgiften.

Weitere Funktionen der Darmbakterien

Die auf der Darmschleimhaut siedelnden Mikrobenmassen erbringen eine gigantische Stoffwechselleistung, die mit der der Leber vergleichbar ist. Die dabei produzierten Stoffwechselendprodukte sind überwiegend von größter Wichtigkeit für den Organismus. Zum Teil dienen die durch den Bakterienstoffwechsel produzierten Peptide (Proteinbruchstücke) dem Schutz der Schleimhäute – auch im Atmungstrakt – sowie der allgemeinen Immunstimulation, außerdem handelt es sich um wichtige Vitamine oder Eiweißgruppen, die eine generelle Bedeutung für unsere Gesundheit haben.

Andererseits können einige der sogenannten Symbionten die durch Verdauungsprozesse entstehenden Stoffwechselgifte unschädlich machen.

Entwicklung der mikrobiellen Besiedelung

Nach der Geburt macht das zunächst sterile Neugeborene schon innerhalb der ersten Stunden seine ersten **Keimbesiedelungsphasen** durch. Die Art der Keime ist von der unmittelbaren Umgebung stark abhängig. Ebenfalls spielt die Art der Scheidenflora der Mutter eine große Rolle. Denn hier kommt es zum ersten Kontakt mit Mikroben. Aufgrund dieser Zusammenhänge sollte lange vor der Geburt eine regelmäßige Kontrolle der Scheidenflora auf eine typische Besiedelung durchgeführt werden.

Es muß unbedingt vermieden werden, daß atypische Mikroben oder Pilze im Scheidenmilieu etabliert sind.

Eine vorbeugende Sanierung mit **Bakterienzäpfchen** (Döderlein Med Vaginalkapseln) ist sicher sinnvoll. Da das Scheidenmilieu aufgrund der anatomischen Zusammenhänge zwangsläufig auch Keime des Analbereichs aufweist, ist ebenso eine intakte Darmbakterienflora von Bedeutung. Auch hier sollte rechtzeitig vor der Geburt durch geeignete mikrobiologische Untersuchungen eine Dysbiose ausgeschlossen bzw. behandelt werden. Besondere Bedeutung kommt den Besiedelungsprozessen der durch Kaiserschnitt geborenen Kinder zu. Durch den fehlenden Kontakt zum mütterlichen Scheidenmilieu wird die erste Phase der Kolonisation praktisch übersprungen, und so kommt das Neugeborene ausschließlich mit zum Teil hochproblematischen Krankenhauskeimen in Kontakt. Kaiserschnittkinder sollten daher prinzipiell einer mikrobiologischen Substitutionstherapie zugeführt werden!

SCHULER beschreibt drei wesentliche Phasen der Keimbesiedelung:

- Die **erste Phase** findet also wie beschrieben in der Geburtsphase statt. Die hier aufgenommenen Mikroben sind von äußerster Wichtigkeit für die Vorbereitung des Milieus, damit die zweite Phase der Besiedelung überhaupt möglich wird. So muß die „Primärflora", mit der das Neugeborene in Kontakt kommt, sich durch die Fähigkeit auszeichnen, Sauerstoff reduzieren zu können. Es handelt sich somit um **aerobe Keime**. Erst durch diese Milieubeeinflussung ist es den wichtigen **Anaeorbiern** (Bifidus-Flora) möglich, sich zu etablieren.

- Die **zweite Phase** wird durch die erste Nahrungsaufnahme beeinflußt. Wie bereits beschrieben ist hier von entscheidender Bedeutung, ob das Kind gestillt wird oder nicht. Die wichtigen Bifido-Bakterien sind jetzt in der Lage, den Harnstoffanteil der Muttermilch als eine zusätzliche Stickstoffquelle zu nutzen. So finden diese Spezies optimale Vermehrungsbedingungen und vergären durch ihren Stoffwechsel einen großen Teil des Milchzuckers aus der Muttermilch zu Milchsäure und Essigsäure. Dadurch kommt es zu einem Absenken des pH-Wertes (pH 4,5–5,0), was wiederum eine drastische Reduktion unerwünschter Keime zur Folge hat.

Bei **Flaschenkindern** kommt es neben der bereits beschriebenen Eiweißunverträg-

Die Flora von Kaiserschnittkindern (aus [148]).	
Bifido-Bakterien	++
Laktobazillen	++
Bacteroides	++++
E. coli	+++ bis ++++
Proteus, Klebsiella u. a.	+++ bis ++++
Clostridien	+++ bis ++++
Eubakterien	+++

++	= regelmäßig in geringen Keimzahlen vorkommend
+++	= regelmäßig in hohen Keimzahlen vorkommend
++++	= regelmäßig in Keimzahlen > 10^{10} /g Stuhl vorkommend

lichkeit und deren Auswirkungen zu einem unzureichenden Absinken des pH-Wertes. Somit findet die Fäulnisflora für sich bessere Verhältnisse vor und kann sich entsprechend ausbreiten.

- Die **dritte Phase** der Besiedelung wird durch das Zufüttern der ersten Mahlzeiten und der darin enthaltenen Ballaststoffe markiert. Ballaststoffe fördern die Entwicklung der Fäulnisflora. Daher treten zu diesem Zeitpunkt oftmals Koliken und Bauchbeschwerden auf. Auch bei Erwachsenen finden wir dieses Phänomen, wenn die Kost auf ballaststoffreiche Vollwertkost umgestellt wird. Sind die Beschwerden ausgeprägt, so deutet dies auf eine bereits gestörte Keimflora hin. Die dritte Phase ist etwa mit dem Ende des zweiten Lebensjahres abgeschlossen. Unter optimalen Umständen soll es nun zu einem Gleichgewicht der verschiedenen Keimgruppen gekommen sein. Man spricht auch von einer **Kolonisationsresistenz**, was bedeutet, daß der Darm stabil besiedelt ist. Dies ist eine Garantie für einen weitgehenden Schutz vor Fremdkeimbesiedelung.

Zusammensetzung der Vaginalflora (aus [148]).	
A. Normale Keimflora (Eubiose)	
Lactobacillus acidophilus	++++
Bifido-Bakterien	++
Streptokokken, Enterokokken	+
andere Mikroorganismen	+
B. Abnorme Keimflora (Dysbiose)	
Lactobacillus acidophilus	+ bis +++
Bifido-Bakterien	0 bis +
Streptokokken, Enterokokken	++ bis ++++
Hefepilze (Candida)	+ bis ++++
andere Mikroorganismen (z. B. Trichomonaden, Chlamydien)	+ bis +++

+	= selten vorkommend
++	= regelmäßig in geringen Keimzahlen vorkommend
+++	= regelmäßig in hohen Keimzahlen vorkommend
++++	= regelmäßig in Keimzahlen > 10^{10}/g Stuhl vorkommend

Die **normale Keimflora** besteht zunächst überwiegend aus einer sogenannten Säuerungsflora mit Lakto- und Bifido-Bakterien. Durch sie entsteht ein saures Milieu, das eine Schutzbarriere gegen aggressive Fäulniskeime entstehen läßt.

> Die Enzymsysteme der Fäulniserreger arbeiten am effektivsten bei pH-Werten über 6,5, während bei tieferen pH-Werten die Aktivität deutlich nachläßt.

Dieses Prinzip finden wir auch in der ältesten Form der Nahrungsmittelkonservierung (milchsaure Vergärung). Ein beachtenswertes Phänomen, das durch eine aktive Fäulnisflora entsteht, ist die Produktion von großen Mengen Ammoniak.

Das **hochtoxische Substrat Ammoniak** kann in größeren Mengen nicht mehr von der Darmwand entgiftet werden und tritt so durch Resorption in den Blutkreislauf über. Über die Pfortader gelangt es zur Leber und muß dort zu Harnstoff entgiftet werden. Es kommt also zu einer Belastung der Leber.

Bedauerlicherweise kann es nun schon bei der Erstbesiedelung des Säuglings mit Mikroorganismen zu Störungen kommen. Eine pathologische Scheidenflora, atypische Krankenhauskeime und nicht zuletzt Ernährungsfehler führen zu einer Besiedelung mit Fäulniserregern und/oder Hefe- oder Schimmelpilzen. Die Fehlflora stellt einen immensen Fremdkörper dar, der letztlich einen erheblich Anteil an einer zukünftigen immunologischen Schwäche und der Entstehung von Allergien hat.

Nach WERTHMANN [186] kommt es bei einer **Fehlbesiedelung,** der Dysbiose, zu **typischen Symptomen** im Säuglingsalter:

- Atemtrakt:
  - Schniefen der Säuglinge,
  - Dauerschnupfen,
  - Mittelohrentzündungen,
  - Reizhusten,
  - Vergrößerung der Gaumen- und Rachenmandeln.
- Darmtrakt:
  - Pylorusspasmus,
  - Koliken,
  - Blähungen,
  - Obstipation oder Durchfall.

Die verschiedenen Arten pathogener (krankmachender) Mikroben, die die menschlichen Schleimhäute besiedeln können, führen bei einer zu starken Ausbreitung zu:

- immunologischen Schwächen, also reduzierter Infektabwehr.
- Allergien.
- Veränderung der Schleimhäute, was eine Erhöhung der Aufnahme von untypischen Substraten wie Mikroorganismen, Makromolekülen, Nährstoffpartikeln usw. nach sich zieht und weiterhin zu entzündlichen Veränderungen der Schleimhäute führt (Morbus Crohn, Colitis ulcerosa).
- Produktion erheblicher Mengen Stoffwechselgifte durch eine bakterielle Zersetzung von Eiweiß im Sinne eines Fäulnisstoffwechsels (Ammoniak, Schwefelwasserstoff, Fuselalkohol, Phenole, Skatol, Indol). Dadurch können ganz erhebliche Allgemeinsymptome wie Müdigkeit, Benommenheit, Schwindel, Mißlaunigkeit, Kopfschmerzen und Migräne entstehen. Aber es kann auch zu erheblichen Leberstoffwechselstörungen kommen. Einige Stoffwechselgifte haben eine karzinogene Wirkung und stehen mit der Entstehung bösartiger Tumoren in Zusammenhang.
- Verbrauch von Mikronährstoffen (Vitamine, Spurenelemente), die dann dem menschlichen Organismus nicht mehr zur Verfügung stehen.
- Veränderung der Stuhlkonsistenz und der Stuhlgewohnheiten (Verstopfung, Durchfälle).
- starker Gasentwicklung, die zu einem aufgetriebenen Bauch führt – dadurch kann es zu einem Zwerchfellhochstand kom-

men, was bei Erwachsenen massive Herzbeschwerden hervorruft (Morbus Roemheld); weiterhin wird ein Teil der Gase resorbiert und über die Lunge abgeatmet, was zu erheblichem Mundgeruch führt.
- Bauchschmerzen und Koliken.

Heute wissen wir, daß der Schutz der Darmschleimhäute und damit das Aufrechterhalten ihrer vielfältigen Funktionen von den Stoffwechselprodukten der gesunden Bakterienflora maßgeblich abhängen. Bisher war

man der Meinung, daß die Ernährung der Schleimhautzellen des Darms ausschließlich über die Blutgefäße innerhalb des Darmgewebes gewährleistet wird. Neueste Erkenntnisse zeigen aber, daß die sogenannten Darmepithelzellen sehr wohl auch aus dem Darminneren direkt ernährt werden. Namentlich geschieht das z. B. durch kurzkettige Fettsäuren, die von bestimmten Darmbakterien gebildet werden. Kommt es zu einer Reduktion dieser „ernährenden Keime", kann es zu empfindlichen Störung der Darmepithelzellen (z. B. Entzündungen) oder gar zu einer Schleimhautdegeneration mit allen daraus resultierenden Folgen kommen.

Einzelne Bestandteile und Keimgruppen der Darmflora

Die Flora von Brustkindern und Flaschenkindern im Vergleich (aus [148]).	
A. Brustkinder	
Bifido-Bakterien (infantis, breve, bifidum B)	++++
Laktobazillen	++++
Bacteroides	++
E. coli	++
andere Enterobakterien	+
Clostridien	+
Eubakterien	+
B. Flaschenkinder	
Bifido-Bakterien (adolescentis, longum A, catenulatum)	++++
Laktobazillen	+++
Bacteroides	+++
E. coli	++++
andere Enterobakterien	++
Clostridien	+++
Eubakterien	+++

+ = selten vorkommend

++ = regelmäßig in geringen Keimzahlen vorkommend

+++ = regelmäßig in hohen Keimzahlen vorkommend

++++ = regelmäßig in Keimzahlen > 10^{10}/g Stuhl vorkommend

> **Die normale Dickdarmflora besteht zu etwa gleichen Teilen aus Bifido-Bakterien und Bacteroidesarten. Die Bifido-Bakterien gehören zur Säuerungsflora, d.h., sie können Kohlenhydrate verwerten und bilden daraus Säure. Bacteroides gehört zur Fäulnisflora und kann neben Kohlenhydraten auch Eiweiß abbauen. Diese beiden Keimgruppen stellen zusammen mengenmäßig über die Hälfte der gesamten (intakten) Darmflora dar und bilden einen Schutz gegenüber körperfremden Bakterien, die sich somit nur schwer ansiedeln können. Diese Schutzfunktion bezeichnet man als Kolonisationsresistenz.**

Eubakterien. Sie gehören zur Normalflora und sollten als Zeichen einer intakten Darmflora nachweisbar sein. Auch sie gehören zur Fäulnisflora.

Clostridien. Clostridien gehören in geringen Mengen zur Normalflora. Nehmen sie überhand, so können sie leichte bis schwerwie-

---

Schema der Auswirkungen durch eine Veränderung der Bakterienbesiedelung.

Veränderung der Bakterienbesiedelung
⇓
Bildung von Darmgiften (aus dem Stoffwechsel von Fremdkeimen, Stoffwechselgifte z. B. durch Gärung der Fäulnis)
⇓
Entzündliche Darmerkrankungen
⇓
Funktionsstörungen (Diarrhö/Obstipation, Magen-Darm-Krämpfe, Resorptionsstörungen)
⇓
Darmschleimhautläsionen mit Zottenatrophie
⇓
erhöhte Durchlässigkeit der Darmschleimhaut
⇓
Abbau der natürlichen Grenze (zunehmender Verlust der natürlichen Barriere „Schleimhaut" zwischen Darminnerem/Darminhalt und dem Lymphsystem)
⇓
Belastung des Darmimmunsystems mit Fremdstoffen
(Beeinträchtigung der immunologischen Abwehr, Entwicklung allergischer Reaktionen)

---

gende Darmstörungen verursachen. Beispiele hierfür sind Durchfälle durch Clostridium perfringens oder Gallensäureabbau durch Clostridium inoculum und andere Clostridienarten.

Enterokokken. Enterokokken gehören zur Normalflora. Ihre Anzahl ist ein Maßstab für eine stabile Darmflora; sie sind der Säuerungsflora zuzurechnen.

Apathogene Stämme von Escherichia coli. Diese Stämme sind ebenfalls Bestandteil der normalen Dickdarmflora und werden als darmwandständige Keime bezeichnet. Dies bedeutet, daß Coli-Keime nicht zur Flora des Darmlumens zählen, sondern der Wandflora zuzurechnen sind. Da durch die Darmwand ständig Sauerstoff diffundiert, fällt den Coli-Bakterien die Aufgabe zu, Sauerstoff zu reduzieren und somit zu verhindern, daß andere, physiologische Anaerobier (z. B. Bifido-Bakterien) durch den Sauerstoffgehalt innerhalb des Darms absterben. Verschiedene,

nichtphysiologische oder pathogene Coli-Gruppen können leicht überhandnehmen und in untypischen, körperfremden Varianten auftreten. Diese enterotoxischen (darmgifterzeugenden) Spezies sind eine der möglichen Ursachen für plötzlich auftretende Durchfälle, besonders auf Reisen (sog. Reisediarrhö). Daneben existieren Vertreter von E. coli, die sich aggressiv gegen die Dünndarm- oder Blasenschleimhaut richten. Am gefürchtetsten sind die enterohämorrhagischen Coli-Bakterien. Diese hochaggressive Spezies kann zu blutigen Darmgeschwüren und bei Kindern sogar zu tödlichen Komplikationen (Nierenversagen) führen.

Deshalb Vorsicht vor rohem Fleisch und Rohmilchprodukten.

Zur **Fremdflora** gehören zahlreiche Fäulnisbakterien, z. B. Proteus, Klebsiella, Pseudomonas, Sarcina. Diese Bakterien können Darmstörungen erzeugen und den Organismus mit ihren Stoffwechselprodukten (Fäulnisprodukte, Ammoniak, Fuselalkohole) belasten. Sie sollten deshalb aus der Darmflora verdrängt werden.

Hefepilze sind in der Darmflora häufig anzutreffen. Sie gehören grundsätzlich zur Fremdflora und müssen unbedingt wieder aus dem Darm verdrängt werden. Vor allem gilt dies für Candida albicans, dem aufgrund seiner Bedeutung ein eigenes Kapitel gewidmet ist. Aber auch andere Candida-Spezies sind unerwünscht: z. B. C. krusei, C. glabrata und C. tropicalis. Gelegentlich sind auch Hefen anzutreffen, die der Zubereitung von Lebensmittel dienen, z. B. Candida robusta, die Bäckerhefe, C. kefyr oder der Milchschimmel Geotrichum candidum. Auch sie sind als ständige Darmbewohner unerwünscht, da sie sich in einer stark gestörten Darmflora unter Umständen vermehren können und dabei größere Mengen Alkohol produzieren. Geotrichum candidum wird neuerdings mit Asthma bronchiale in Verbindung gebracht!

Die **Dünndarmflora** besteht normalerweise nur aus Laktobazillen und wenigen Enterokokken. Eine kräftig entwickelte Laktobazillenflora ist sehr wichtig zum Schutz des Dünndarms gegen die Dickdarmflora, die unter ungünstigen Umständen in den Dünndarm aufsteigen kann und dann hier zu erheblichen Störungen führt [148].

Ursachen für Dysbiosen des Darms

- **Iatrogene Einflüsse:**
  – Antibiotika,
  – Cortisontherapie,
  – Empfängnisverhütungsmittel (Pilzinfektionen),
  – Strahlen (Röntgen, Kobalt etc.),
  – Abführmittel.

- **Störungen des Verdauungstraktes:**
  – Störungen der Säureproduktion des Magens,
  – Störungen der Bauchspeicheldrüse,
  – Störungen der Gallenbildung und -abgabe.
- **Umweltgifte:**
  – Blei, Kadmium, Quecksilber,
  – viele andere chemische Substanzen.
- **Anatomische Ursachen:**
  – angeborene oder erworbene Veränderungen der Verdauungsorgane (Operationen).
- **Schwere Darminfektionen:**
  – Hefe- oder Schimmelpilzinfektionen,
  – infektiöse Mikroorganismen (Salmonellen, Rotaviren etc.).
- **Ernährung und Nahrungsgifte:**
  – Nahrungsmittelallergien,
  – denaturierte Nahrungsmittel und Konzentrate (Zucker, Weißmehl, Fast food),
  – Farb- und Konservierungsmittel,
  – Pilzgifte,
  – einseitige Ernährung,
  – mangelnde Lebensmittelhygiene (Verunreinigungen der Nahrungsmittel, der Küche, des Geschirrs etc.),
  – zu hoher Gehalt unverdaulicher Ballaststoffe (Vorsicht bei Frischkornbrei, grober Rohkost, unzerkleinertem Vollkorn).
- **Psychischer Streß:**
  – Familienkonflikte,
  – Reisestreß,
  – Schulstreß,
  – Streß am Arbeitsplatz,
  – Ängste [185].

Antibiotika spielen trotz umfangreicher Erkenntnisse über die vielen negativen Auswirkungen noch immer eine Hauptrolle bei der Entstehung von Dysbiosen. Es ließ sich nachweisen, daß die negativen Auswirkungen auf die physiologische Schleimhautkolonisation stark abhängig sind von der Art der antibiotischen Substanz und der Applikationsform.

Bei den **parenteralen Applikationsformen** (i.m. und i.v.) ist der Grad der antibiotikainduzierten Schäden am stärksten ausgeprägt, wenn die Substanz über die Galle in das Darmlumen ausgeschieden wird und hier nicht vollständig abgebaut werden kann, so daß die antibiotische Wirkung im gesamten Darmbereich wirksam bleibt. Gleichsam sollten oral verabreichte Antibiotika eine hohe Resorptionsrate aufweisen, um ebenso zu vermeiden, daß nicht resorbierte Wirksubstanz im Bereich der gesamten Darmflora wirksam werden kann. Andernfalls kommt es so zu einem spezifischen Abbau bestimmter Keimgruppen, je nach Art des Antibiotikums. **Cephalosporine** z.B. können innerhalb von nur drei Tagen Therapie die gesamte cephalosporinsensible Schutzflora zerstören. In dieser kurzen Zeit werden die entstandenen „ökologischen Nischen" sofort mit einer resistenten Fehlflora (besonders auch Hefepilzen) besetzt.

Weniger problematisch sind antibiotische Präparate aus der Gruppe der Aminoglykoside und der Sulfonamide. Ebenso verursachen Präparate wie Cefotaxim, Cefuroxim und Cefotiam etwas geringere Schäden an der Darmflora.

Des weiteren spielt eine Rolle, wie stark eine antibiotische Substanz gegen gramnegative Erreger und/oder gegen Anaerobier gerichtet ist. Hier finden wir eine ausgeprägte negative Auswirkung auf die Darmflora (z.B. ist Amoxicillin günstiger als Ampicillin) [82].

Natürlich sollten möglichst alle negativen Auswirkungen einer Antibiotikatherapie erkannt und durch entsprechende Maßnahmen beseitigt werden.

Therapie

Nur eine Therapie, die auf eine Regeneration der Darmschleimhaut und der Darmbakterien abzielt, kann eine durch-

greifende Verbesserung der körpereigenen Abwehr nach sich ziehen. Dies geschieht durch eine entsprechende Nahrungsumstellung, die sich grundsätzlich an die Regeln der Vollwertkost orientiert, aber frei von Kuhmilch- und Eiprodukten sein muß.

Ein weiteres wesentliches Prinzip ist die **mikrobiologische Therapie,** die dazu dient, soweit wie möglich die normalen Besiedelungsverhältnisse im Bereich der Darmschleimhäute wieder herzustellen.

Diese Forderung ist allerdings kaum zu erfüllen. Die Erfahrung zeigt, daß die Vorstellung, völlig normale Besiedelungsverhältnisse durch die Verabreichung lebensfähiger Bakterien zu ermöglichen, unrealistisch ist. Besonders deutlich wird diese Tatsache bei einer Fehlbesiedelung des Dünndarms. Hat sich über Jahre eine Fehlflora etabliert, so wird es nur möglich sein, die daraus resultierenden Beschwerden durch eine Dauertherapie positiv zu beeinflussen. Somit ist es unsinnig, darauf zu hoffen, daß nach Objektivierung einer ausgeprägten Dysbiose eine Therapie mit einem mikrobiologischen Präparat über einige Wochen das Problem löst.

Bakteriologische Untersuchungen der Fäkalflora haben uns gezeigt, daß in vielen Fällen die bestehenden Verhältnisse nur marginal zu verändern sind. Doch diese Tatsache heißt keineswegs, daß eine mikrobiologische Substitutionstherapie somit wertlos wäre. Entscheidend für eine Therapie ist die Frage, welche Mikroorganismen (und welche nicht) über welche Zeit in welcher Dosierung zugeführt werden.

So ist die Anzahl der täglich zugeführten Mikroorganismen von großer Bedeutung. Je höher der Anteil an lebensfähigen Keimen, um so höher der zu erwartende Erfolg. Laut SCHULER sollten mindestens 10^9 (= 1 Milliarde) Keime pro Gramm Substanz zugeführt werden. Die Tagesdosis sollte 4 Milliarden lebensfähige Keimen betragen.

Der **Keimstamm,** der zugeführt werden soll, ist ein weiterer wesentlicher Punkt. Die wichtigsten Vertreter für die mikrobiologische Darmtherapie finden wir unter den sogenannte Säurebildnern, den Bifidus- und Laktobazillen (Laktobazillen = oberes bis terminales Ileum, Bifido-Bakterien = terminales Ileum bis Kolon). Allerdings weist die Bifidus- und Laktobazillenflora erhebliche individuelle Unterschiede auf. So können wir eine Vielzahl entsprechender Arten unterscheiden. In der Regel finden sich bei einer Person höchstens zwei bis drei der unten in der Tabelle aufgeführten Arten, je nachdem, welche Keimgruppe die günstigsten Bedingungen innerhalb ihres Wirts vorfinden. SCHULER postuliert, daß dieses Phänomen bei einer mikrobiologischen Therapie unbedingt zu berücksichtigen sei. Durch eine entsprechende Differenzierung der Keimgruppen mittels einer lege artis durchgeführten Stuhlfloraanalyse können jene (physiologischen) Arten identifiziert werden, die der Wirtsorganismus auch tatsächlich beherbergt. Somit dient die Stuhlanalytik eben nicht nur einer „Dysbiose-Diagnostik", sondern vielmehr auch als Entscheidungshilfe, welche säurebildenden Bakterienstämme zum Einsatz kommen sollten. Es kann also für jeden Patienten eine individuelle Symbiontenkultur zusammengestellt werden, die den Gegebenheiten des Patienten entspricht und so ein Höchstmaß an Therapieerfolg beinhaltet (siehe auch folgende Tabelle über die verschiedenen Gattungen Laktobazillus und Bifido-Bakterien) [148].

Die Möglichkeit einer derart individuellen sowie höchstdosierten Therapie bietet das Labor Dr. Schuler, Starnberg.

Die Kosten für eine solche hochdosierte Substitutionstherapie sind allerdings erheblich, so daß man häufig – mit recht gutem Erfolg – auf Fertigpräparate ausweichen muß.

Die einfachste und kostengünstigste Therapie geschieht mittels diverser Bakterienpräparate, die seitens der pharmazeutischen Industrie angeboten werden. Die Therapie ist wie bereits gesagt immer als Langzeitmaßnahme zu planen.

> Um die ca. 300 m² Schleimhautoberfläche zu regenerieren und Fremdkeime zu verdrängen, bedarf es schon einiger Monate oder manchmal auch Jahre konsequenter Therapie.

Allerdings stellt sich ein **immunstimulierender Effekt** deutlich früher ein. Lange bevor sich die Besiedelungsverhältnisse annähernd normalisiert haben, ist ein therapeutischer Effekt zu verzeichnen.

Mikrobiologische Therapie bedeutet Hilfe zur Selbsthilfe

Folgende **Effekte** können provoziert werden:

– Anregung der IgA-Produktion (erhöhte Immunleistung der Schleimhäute),
– Schutz und Regeneration der Schleimhäute,
– antimikrobielle Eigenschaften (Schutz vor Infektionen – der Bakterienrasen gilt als erste Abwehrbarriere gegenüber infektiösen Mikroben),
– Steigerung der Freßtätigkeit (Phagozytose) der sog. Makrophagen durch Abgabe spezifischer Substanzen (niedermolekulare Peptide) aus dem Bakterienstoffwechsel,
– Bildung hochwirksamer Peptide,
– allgemeine Steigerung der immunologischen Tätigkeit,
– Abbau von Stoffwechselgiften,
– Vitamin-K-Produktion,
– Schutz vor Fremdkeimbesiedelung (Schutz vor Magen-Darm-Infektionen).

Allen Überlegungen bezüglich der Effektivität einer mikrobiologischen Behandlung (Substitutionstherapie) ist die Erkenntnis zugrunde zu legen, daß eine Ansiedlung von Mikroorganismen nur dann möglich ist, wenn das richtige Darmmilieu vorhanden ist. Nur dadurch ist gewährleistet, daß das richtige Nährsubstrat in ausreichender Menge zur Vermehrung der Mikroben zur Verfügung steht. Der Zusammenhang zwischen Stillen und Darmmilieu wurde bereits dargestellt. Aber auch zu späteren Zeitpunkten kann durch Ernährungsfehler der Erfolg einer Substitutionstherapie zunichte gemacht werden.

Mikrobiologische Therapie bei Säuglingen

Wie bereits beschrieben kann es durch vielfältige Einflüsse während und nach der Geburt zu Fehlbesiedelungen der kindlichen Schleimhäute kommen. Gerade Kaiserschnittkinder sind diesbezüglich gefährdet. Die Überlegung, das Kind unmittelbar nach der Geburt mit physiologischen und alterstypischen Keimen zu kontaminieren, ist daher naheliegend. Das Labor Dr. Schuler bietet dazu die Möglichkeiten, hochreine Kulturen von **Bifidobacterium infantis** und **breve** anzufordern (rechtzeitig vor der Geburt), um damit mittels eines sterilen Watteträgers den Mund des Säuglings innerhalb der ersten Tage nach der Geburt zu kontaminieren.

Die Keime werden verschluckt und können sich im Verdauungstrakt etablieren. So besteht die Möglichkeit, den Wettlauf um die erste Kolonisation innerhalb des kindlichen Verdauungstraktes zugunsten physiologischer Bakterienstämme zu gewinnen. Darüber hinaus kann die Mutter regelmäßig vor dem Anlegen des Kindes die Brustwarzen mit Symbioflor® 1 benetzen.

Insbesondere bei Kaiserschnittkindern ist eine regelmäßige Überwachung der Kolonisation mittels Stuhlanalysen sinnvoll und kann dazu beitragen, rechtzeitig Fehlbesiedelungen zu erkennen.

Therapie mit Coli-Bakterien

Die Therapie mit lebensfähigen Coli-Bakterien kann auf eine lange Tradition zurückschauen. Ursprünglich ging man davon aus, daß die Coli-Bakterien die wesentlichste Keimgruppe innerhalb des Darmmilieus darstellt. Das ist, wie bereits gesagt, heute nicht mehr haltbar. Die Coli-Flora zählt zu den wandständigen Darmkeimen, die sich in der Regel rasch wieder aufbauen, wenn andere, stabilisierende Maßnahmen getroffen werden. SCHULER hält eine Therapie mit lebensfähigen Coli-Bakterien sogar in den meisten Fällen für kontraindiziert. Letztlich muß man allerdings eingestehen, daß nicht wenige Patienten von einer Therapie mit Coli-Bakterien profitiert haben, wie zahlreiche Dokumentationen belegen. Die Entscheidung, ob Coli-Bakterien oder nicht, liegt letztlich in der Verantwortung des Therapeuten und dessen Erfahrung.

Ganz anders sieht es mit Stoffwechselprodukten von Coli-Bakterien aus. Die spezifischen Proteinbruchstücke, die von physiologischen Coli-Bakterien gebildet werden, eignen sich hervorragend zur Therapie[2] des Darmschleimhautsystems sowie des mukosaassoziierten Lymphsystems. Verschiedene Eiweißbausteine und anabol (aufbauend) wirksame Peptide, die von den darmwandständigen Keimen gebildet werden, führen zu einer Steigerung des Zellstoffwechsels der Darmepithelzellen und üben somit eine Schutzwirkung auf geschädigte Darmschleimhautzellen aus und beschleunigen darüber hinaus die Regenerierung dieser Zellen. Es kann mittels dieser spezifischen Peptide der Wiederaufbau der physiologischen Barriere zwischen der Außenwelt (Darminneres) und dem

[2] z. B. mit Colibiogen®. Es handelt sich um ein bakterien- und eiweißfreies Filtrat aus Escherichia-coli-Kulturen. Die Hauptwirkstoffe bestehen aus Polysacchariden und einer Peptidkomponente sowie Asparagin- und Glutaminsäure, Alanin, Glycin, Lysin und Leucin.

Darmwandlymphsystem stimuliert werden. Die membranstabilisierende Wirkung z.B. auf Mastzellen führt zu einer antiallergischen Auswirkung, so daß die Histaminausschüttung bei Nahrungsmittelallergien deutlich reduziert wird (dieser Effekt zeigt sich aber auch bei Pollenallergien im Bereich der Respirationsschleimhaut). Die Reparaturmechanismen beschleunigen gleichzeitig eine Wiederansiedelung der physiologischen Darmflora an der regenerierten Schleimhaut. Fremdkeime werden in ihrem Wachstum gehemmt. Letztlich läßt sich eine deutliche immunstimulierende Wirkung nachweisen, die sich auf das gesamte unspezifische Abwehrsystem auswirkt.

Eigenschaften colispezifischer Peptide:
- Antientzündliche Wirkung durch Aktivierung des Antioxidanssystems der Haut- und Schleimhautzellen.
- Antiallergische Wirkung durch Hemmung der Histaminausschüttung aus Mastzellen und basophilen Granulozyten der Haut- und Schleimhaut.
- Regeneration geschädigter Schleimhaut im Bereich des Darm- und Atmungstraktes. Darüber hinaus induzieren die Peptide Zytokine wie Interleukin 1 und 6 sowie Tumornekrosefaktor [146].

Autovakzine aus Coli-Bakterien

Ein besonderes Verfahren der mikrobiologischen Immunmodulation stellt die Therapie mit Autovakzinen dar. Es handelt sich um die Verabreichung eines individuell hergestellten Impfpräparats aus patienteneigenen Coli-Bakterien. Während man bei Kindern die Autovakzinetherapie in Tropfenform zuführt, wird bei Erwachsenen in festgelegten Abständen eine langsam ansteigende Dosis injiziert.

Der **Wirkmechanismus** ist heute zwar noch nicht vollständig aufgeklärt, doch haben uns die modernen immunologischen Erkenntnisse einen erheblichen Schritt weitergebracht.

So läßt sich die Auswirkung der injizierten Autovakzine anhand genauer Untersuchungen des Immunsystems recht gut nachvollziehen. Im wesentlichen kommt es zu einer gesteigerten Aktivität der Makrophagen (Freßzellen), was letztlich wieder eine ganze Kaskade an positiven immunologischen Reaktionen nach sich zieht.

Die **Herstellung** der Vakzine ist heute völlig problemlos möglich. In der Regel werden geeignete Coli-Bakterien aus einer Stuhlprobe des Patienten isoliert. In manchen Fällen kann es angebracht sein, die Erreger mittels Abstrich (z.B. Nasenschleimhaut) oder aus dem Urin (Nieren-/Blaseninfektionen) zu isolieren. Im Anschluß daran werden die kultivierten Keime in einer auf den Patienten abgestimmten Verdünnungsreihe verarbeitet. Wie bei vielen anderen Therapien auch beginnt man mit der höchsten Verdünnungsstufe. Dabei werden auch die Mengen schrittweise gesteigert, um sich langsam an die Reaktionsschwelle des Patienten heranzutasten. Würde man zu Beginn der Therapie mit zu hohen Dosen bzw. einer zu starken Konzentration beginnen, käme es zu heftigen Reaktionen des Patienten (Fieber, Schüttelfrost, starke Verschlimmerungen der bestehenden Beschwerden). Ein solches Überstimulieren ist unerwünscht.

Die **optimale Wirkung** entfaltet sich knapp unterhalb der Reaktionsschwelle des Patienten. Maßstäbe dafür sind z.B. eine eventuelle Hautveränderung (Rötung, Schwellung) an der Einstichstelle sowie die Angaben des Patienten (Unwohlsein, leichtes Fieber, Verschlimmerungen der Beschwerden). In einem solchen Fall nimmt man die Dosierung wieder zurück. So kann für jeden Patienten eine optimal abgestimmte immunstimulierende Therapie aufgebaut werden.

Die Autovakzinetherapie wird immer im Rahmen einer mikrobiologischen Begleittherapie vorgenommen (Symbioflor® etc.). Ebenfalls behalten alle anderen bereits dargestellten Zusammenhänge ihre Bedeutung.

Eine Auswahl an Fertigpräparaten zur mikrobiologischen Therapie.	
Laktobakt Omni FOS® enthält 6 verschiedene Symbionten in einer Konzentration von 10^9 Keimen/g aus folgenden Stämmen: Lactobacillus acidophilus und lactis, Enterococcus faecium, Bifidobacterium bifidus, Lactobacillus Caseii und thermophilus.	Dieses als Nahrungsergänzung zur Verfügung stehende Pulver ist hervorragend als Basistherapie geeignet und wird den geforderten Ansprüchen am ehesten gerecht. Durch den Zusatz von Fructooligosacchariden (FOS) wird die physiologische Keimflora unterstützt.
Symbioflor® 1 Tropfen enthält Zellen von Enterococcus faecalis.	Zur Aktivierung der körpereigenen Abwehrkräfte. Hervorragendes Basismittel zur Langzeitbehandlung der Infektanfälligkeit; zuverlässig wirksam auch bei akuten Infekten, insbesondere im HNO-Bereich; gut geeignet zur Behandlung der Sinusitis (Anwendung als Nasentropfen); auch zur Inhalation gut geeignet; eines der wichtigsten Mittel zur Behandlung der Infektanfälligkeit und zur Nachbehandlung nach Antibiotikatherapie.
Colibiogen® „oral" Tropfen Colibiogen® „infantibus" für Kinder enthält Stoffwechselprodukte von E.-coli-Bakterien.	Sehr gut geeignet zur Behandlung von: Allergien, Bronchialerkrankungen, Darmstörungen (vor allem bei Krampfzuständen), Immunstörungen, Hauterkrankungen (Neurodermitis).
Rephalysin® Dragees enthalten nichtlebensfähige E.-coli-Bakterien, Kamille und Gänsefingerkraut.	Gut geeignet bei: Dysbiosen mit entzündlichen Schleimhautveränderungen; Verkrampfungen des Darms, Blähungen, unregelmäßigen Darmentleerungen; nach und während Antibiotikatherapien; gute Vorbehandlung für die Mutaflor®-Therapie.
Orthica-Flora® Kapseln enthalten ca. 600 Millionen von vier Stämmen milchsäurebildender Bakterien (Lactobacillus acidophilus und bifidum, Enterococcus lactis und faecium (lebende Coli-Bakterien).	Gutes Basismittel zur Behandlung von Dysbiosen mit lebensfähigen Keimen; nach Antibiotikatherapie; Appetitlosigkeit bei Kindern.
Mutaflor® Kapseln enthalten lebensfähige E.-coli-Bakterien (4 mg – 20 mg – 100 mg).	Zur Behandlung der Dickdarmflora bei Dysbiosen und Immunstörungen; sollte am besten nicht ohne Vorbehandlung gegeben werden (z.B. Colibiogen® oder Rephalysin®); bezüglich Immunschwächen im Säuglingsalter (Mutaflor® 4 mg) liegen sehr gute Erfahrungswerte vor (Erhöhung des IgA).
Hylak® N und Hylak® forte Tropfen enthalten neben Stoffwechselprodukten verschiedener Symbionten auch Milchsäure.	Gut geeignet bei Darmpilzen; mangelhafter Magensäureproduktion; zur Behandlung von Dysbiosen; bei Durchfällen.
Diese Auflistung ist natürlich nicht vollständig. Es gibt noch weitere sehr gute Fertigpräparate, die der Therapeut je nach Sachlage und Befund auswählen kann.	

Diagnostik

Die moderne mikrobiologische Labordiagnostik gibt uns die Möglichkeit, mittels Zungen-, Nasen- und Rachenabstrichen sowie durch Stuhlanalysen die tatsächlichen Besiedelungsverhältnisse der Schleimhäute zu erfassen. So bekommen wir einen Einblick in Funktion und Zustand der Schleimhäute und deren immunologische Aktivitäten. Wir wissen heute, daß bestimmte Keimgruppen, wenn sie deutlich vermehrt anzutreffen sind, mit spezifischen Störungen in Verbindung zu bringen sind. Andererseits können wichtige Keimgruppen gar nicht oder nur in Resten anzuzüchten sein, was ebenfalls einen wichtigen Hinweis für die Ursachenfindung und eine geeignete Therapie gibt. Durch die Differenzierung einiger wichtiger Keimarten kann festgelegt werden, welche therapeutisch sinnvoll sind und welche nicht.

Das Labor Dr. Schuler, Starnberg, ist in der Lage, aufgrund der individuellen Untersuchungsergebnisse für jeden Patienten eine spezifische Rezeptur der benötigten Keimarten zusammenzustellen. Tabelle 2 zeigt das Beispiel eines mikrobiologischen Befundes. Durch die hochspezifische Substitution und die hohe Dosierung ist ein optimaler Therapieerfolg zu erwarten. Da das Labor darüber hinaus die Möglichkeit hat, die Kulturen auf Soja- oder Eiweißhydrolysat-Basis herzustellen, kann die Therapie auch bei Milch- und Sojaallergikern ohne Probleme durchgeführt werden.

Befundinterpretation

Bakteriologische Stuhluntersuchung
Ihre Einsendung vom 13.04.94
Nr. # 41/09/94 K-Nr.
Susanne P.

A) Befundübersicht
Daten der Probe:
*** pH: 7.20 *** Redoxpotential: 22 mV
*** Konsistenz: weich

Bifido-Bakterien (Gesamtgruppe) deutlich vermindert. Laktobazillen stark reduziert. Bacteroidesgruppe (saccharolyt.) deutlich vermindert. Andere Bacteroidesarten deutlich vermehrt. Eubakterien deutlich vermindert. Clostridium perfringens normal. Clostridium cocleatum leicht vermehrt. Andere Clostridien deutlich vermehrt. Enterokokken stark reduziert. Andere Streptokokken deutlich vermehrt. E. coli deutlich vermindert. Candida albicans deutlich vermehrt.

B) Interpretation des Ergebnisses:
In der untersuchten Stuhlprobe konnte Candida albicans in deutlicher Vermehrung festgestellt werden. C. albicans sollte unbedingt wieder aus der Intestinalflora verdrängt werden. Eine im Darmlumen siedelnde Candida kann bei entsprechender Abwehrlage des Patienten jederzeit eine Schleimhaut- oder Organmykose auslösen, insbesondere dann, wenn lebensfähige Candidazellen durch die Darmschleimhaut persorbiert werden. Dies ist vor allem im Falle von Darmentzündungen (Kolitis oder Overgrowth-Syndrom) wichtig. Darüber hinaus bildet C. albicans bei ihren Gärungsvorgängen diverse Fuselalkohole, die eine zusätzliche Belastung für den Organismus darstellen und das Allgemeinbefinden des Patienten erheblich beeinträchtigen können. Aufgrund des Candidabefundes bzw. der Anamnese sollte nach Antigenen und Antikörpern gegen Candida im Serum gefahndet werden. Die Untersuchung kann Aufschluß darüber geben, ob eine Candidamykose vorliegt. Die Candidabesiedelung des Darms weist auf eine gestörte Kolonisationsresistenz hin. Hierunter versteht man die Widerstandsfähigkeit des intestinalen Mikroökosystems gegenüber einer Besiedelung mit Fremdorganismen. Sie wird in erster Linie getragen durch die

anaeroben Keimgruppen Bifido-
Bakterien, Bacteroides und Eubakterien,
und immer wenn eine oder mehrere der
genannten Keimgruppen reduziert sind,
ist das Risiko für eine Fremdbesiedelung
erhöht.
Bifido-Bakterien, die physiologische
Säuerungsflora des Kolons, waren leicht
bis deutlich reduziert, sie bestanden aber
aus typischen, sorbitnegativen Keimen.
Saccharolytische Bacteroidesarten
konnten in deutlicher Reduzierung
angezüchtet werden. Zusätzlich trat
atypischer, erythromycinresistenter
Bacteroides in deutlicher Vermehrung
auf. Eubakterien, die dritte Hauptgruppe
der Kolonleitflora, konnten in deutlich
bis stark reduzierten Keimzahlen
gefunden werden.
Reaktiv zur reduzierten Kolonleitflora
breiteten sich Clostridien in leicht bis
deutlich erhöhten Keimzahlen aus. Wir
fanden unter anderem Clostridium
cocleatum, einen starken Gasbildner, der
sicherlich für die Entstehung der
anamnestisch angegebenen Bakterien
verantwortlich sein dürfte.
Angesichts des Clostridienbefundes bzw.
der Anamnese besteht hier die
Möglichkeit, daß sich innerhalb der
Clostridienflora Spezies befinden, die in
der Lage sind, Gallensäuren
biochemisch anzugreifen. Wir empfehlen
daher die Untersuchung dieser
Keimgruppe hinsichtlich ihrer Fähigkeit
zur Steroidtransformation.
Clostridien bilden in der Regel
Schwefelwasserstoff. Schwefelwasserstoff
wird normalerweise bereits in der
Darmwand entgiftet. Kommt es jedoch
zu einem größeren Anfall dieses
hochtoxischen Stoffwechselproduktes, so
kann dies zu einer Überlastung der
Entgiftungsmechanismen der Darmwand
führen. Schwefelwasserstoff tritt in den
Blutkreislauf über und belastet so den
Organismus subtoxisch.

Der pH-Wert lag mit 7,2 weit über der
oberen Normgrenze von 5, was auf die
Ausscheidung von Stickstoffderivaten
wie Aminen und Ammoniak durch die
Clostridien zurückzuführen sein dürfte.
Die Ausscheidung von Ammoniak ist bei
pH-Werten über 6,5 nicht mehr
quantitativ über den Darm möglich.
Es kommt somit zur Resorption von
Ammoniak über die Darmwand und
damit zu einer Belastung der Leber in
ihrer Entgiftungsfunktion (intestinale
Autointoxikation).
Laktobazillen, die Indikatorflora für die
besiedelten terminalen Bereiche des
Ileums, waren stark reduziert. Die
Stuhlprobe mit ihrem mittleren
Wassergehalt bot den stark feuchtigkeits-
liebenden Laktobazillen keine optimalen
Überlebensbedingungen für die
Dickdarmpassage und den Transport.
Es wäre deshalb möglich, daß sich im
terminalen Ileum deutlich reduzierte
Laktobazillenkeimzahlen befinden.
Die anamnestisch angegebenen
Verdauungsbeschwerden könnten auch
auf die Candidabesiedelung des Darms
zurückzuführen sein. Wir empfehlen
aufgrund des Florabildes, im Dick- und
Dünndarm eine Substitution mit
Laktobazillen und Symbiontenkulturen
zu beginnen.
Wir empfehlen die Substitution von
physiologischer Säuerungsflora durch
Anwendung von Symbiontenkulturen,
die wir individuell aufgrund des
vorliegenden Befundes zusammenstellen
werden. Ein Therapiezeitraum von
mindestens 6 Monaten erscheint dabei
angezeigt. Während der Einnahme
sollten keine zeitlichen Intervalle
eintreten. Dieser Hinweis ist deshalb
wichtig, weil die Symbiontenkultur ein
Arzneimittel mit höchstdosiertem Anteil
an lebensfähigen Laktobazillen
und/oder Bifido-Bakterien ist und die
Wirkung solcher Medikamente

ausschließlich von der Menge der täglich und regelmäßig zugeführten lebenden Keime abhängt. Die gleichzeitige Verabreichung lebender Coli-Bakterien ist kontraindiziert. Die Coli-Flora wird sich im Zuge der Gesamttherapie selbständig stabilisieren.

Zur Bekämpfung der Clostridien-vermehrung sollte gleichzeitig eine spezielle Laktobazillenkultur eingesetzt werden. Dieses Arzneimittel enthält hemmstoffbildende Laktobazillen (Lactobacillus Casei, Lactobacillus Gassere, Lactobacillus Delbrückii, Lactobacillus Reuteri) ebenfalls in höchster Dosierung. Dabei richtet sich die Hemmwirkung ausschließlich gegen Clostridien und ammoniakbildende Enterobakterien (z.B. Klebsiella, Proteus).

Nach ca. 8 Wochen sollte eine Kontroll-untersuchung erfolgen (Candida albicans).

Mit bestem Dank für die Überweisung und freundlichen Grüßen

Das Overgrowth-Syndrom

> **Das Overgrowth-Syndrom, d.h. die bakterielle Fehlbesiedelung des Dünndarms, ist eine echte Erkrankung. Auf diesen Umstand ist mit Nachdruck hinzuweisen. Leider ist diese krankhafte Veränderung der Dünndarmbesiedelung – trotz seiner heftigen Symptome – weitgehend unbekannt und bleibt so oftmals unerkannt.**

Die **Bakterienflora** des Dünndarms und die des Dickdarms unterscheiden sich wesentlich voneinander. Während der Dünndarm in jenen Teilen, in denen eine Bakterienflora überhaupt vorhanden ist, nahezu ausschließ-

lich von verschiedenen Laktobazillenarten und Enterokokken (kugelförmige Bakterien) besiedelt ist, finden sich im Dickdarm eine Vielzahl unterschiedlichster Bakterienarten, die etwa zur Hälfte Fäulniserreger sind. Die zweite Hälfte wird von der sogenannten Säuerungsflora (Bifidum-Bakterien) des Dickdarms gebildet.

Im Laufe der Entwicklung und durch den ständigen Kontakt mit seiner Darmflora hat der menschliche Organismus gelernt, sich mit den aggressiven Eigenschaften der Fäulnisflora des Dickdarms zurechtzufinden.

Die **Resorption der Nahrungsbestandteile** hat, wenn der Darminhalt den Dickdarm erreicht, bereits stattgefunden, so daß die Dickdarmflora normalerweise kaum noch Nahrungsreste vorfindet, die sie verstoffwechseln könnte, ausgenommen die durch den menschlichen Darm nicht verwertbaren Ballaststoffe.

Eine ganze Reihe von Gründen kann die Ursache dafür sein, daß die Dickdarmflora die Trennung zwischen Dünndarm und Dickdarm überwindet und sich auch in mehr oder minder ausgedehnten Bereichen des Dünndarms ansiedelt, an Stellen also, die dem „Angriff" der Dickdarmflora keinen Schutzmechanismus entgegensetzen können. So kommt es zu einer Schädigung der Dünndarmschleimhaut und zu Störungen in der Resorption.

Die **Fehlflora** des Dünndarms schädigt und verändert außerdem die zur Fettverdauung notwendige Gallenflüssigkeit, so daß auch die Fettverdauung gestört sein kann. Die so veränderte Galle hemmt außerdem die Mineralstoff- und Wasserresorption und fördert die Abgabe von Wasser in den Dünndarm. Dies ist die Ursache für die bei der Dünndarmfehlbesiedelung meist auftretenden breiigen bis durchfälligen Stühle, die jedoch nicht regelmäßig auftreten müssen. Da außerdem in den fehlbesiedelten Dünndarmbereichen noch reichlich unverdaute Nahrungsbestandteile vorhanden sind, verstoffwechselt die Fehlflora diese Substanzen unter meist heftiger Gasbildung (Völlegefühl, Blähbauch), wobei ein Teil der gebildeten Gase über die Darmwand in den Blutkreislauf gelangt und über die Lungen abgeatmet wird. Dieses Phänomen ist sehr häufig die Ursache für Mundgeruch.

Die **Trennung** zwischen Dünndarm und Dickdarm wird normalerweise durch eine anatomische Schleuse gewährleistet, die den Darminhalt prinzipiell nur in eine Richtung passieren läßt: vom Dünndarm in den Dickdarm. Auch die sogenannte Peristaltik, die rhythmischen Muskelkontraktionen des Darmschlauches, drückt den Darminhalt immer nur in diese Richtung.

Diese sogenannte **Dickdarmklappe** finden wir am unteren Ende des Ileums (Krummdarm), die sich wulstförmig in den Blinddarm (Zäkum) vorschiebt. Durch ringförmige Muskelfasern kann sich die Dickdarmklappe öffnen und schließen und so Darminhalt – der hier noch weitgehend flüssig ist – in Richtung Dickdarm weitergeben. Ein Rückfluß vom Dickdarm in den Dünndarm wird wirksam verhindert. Ist der Blinddarm stark gefüllt, kommt außerdem ein mechanischer Ventilmechanismus zustande, der die wulstförmigen Lippen, die in den Blinddarm hineinreichen, aneinanderpreßt.

Die **Resorption von Vitaminen** und Mineralstoffen kann ebenfalls beeinträchtigt sein (hauptsächlich Vitamin B_{12} und fettlösliche Vitamine). Meist besteht eine Milchunverträglichkeit, oft auch eine Unverträglichkeit von Rohrzucker (Industriezucker) und anderen Kohlenhydraten.

An diesen Erkenntnissen und den daraus sich ergebenden Folgerungen müssen sich die Ernährungsrichtlinien beim Overgrowth-Syndrom orientieren. Dazu muß vorausgeschickt werden, daß der Patient selbst in erheblichem Maß an der Zusammenstellung seiner Diät mitwirken muß.

Alle Nahrungsmittel, nach deren Verzehr Beschwerden wie Völlegefühl, Blähungen, „Gurgeln" oder Durchfälle auftreten, sollten vermieden werden.

Grundsätzlich sollte die Ernährung kalorienreich, leicht verdaulich und ballaststoffarm sein, um eine mögliche Schonung der meist vorgeschädigten Dünndarmschleimhaut zu erreichen und um der Fehlflora des Dünndarms möglichst wenig Nährstoffe zu bieten. Aus dem gleichen Grund sollten täglich regelmäßig fünf kleine Mahlzeiten eingenommen werden. Größere Hauptmahlzeiten sind zu vermeiden. Je größer die aufgenommene Nahrungsmenge pro Mahlzeit ist, desto länger und desto öfter wird die Dickdarmklappe geöffnet sein. Dies fördert die Möglichkeit, daß Dickdarmkeime in den Dünndarm aufsteigen können. Streng verboten sind alkoholische Getränke aller Art, Nüsse, Kohlsorten (außer Blumenkohl), Hülsenfrüchte, Körnerkost und Rohkost, Sahne, Frischkäse, Hefeprodukte, gebratene und panierte Fleischgerichte, Süßigkeiten, Margarinen und tierische Fette.

Genaue Informationen gibt – nach entsprechender Stuhlanalyse – das Labor Dr. Schuler, Etztalstraße 14; Berg/Starnberger See; Tel. 0 81 51/5 00 44.

Somit steht ein Großteil der Ernährungsratschläge im krassen Widerspruch zu den üblichen Ernährungsrichtlinien einer gesunden Ernährung. Aber gerade Patienten mit einem Overgrowth-Syndrom (sowie alle Patienten mit einer generellen Dysbiose) reagieren äußerst negativ auf eine ballaststoffreiche Vollwertkost. Die häufig propagierten Frischkornbreie sowie Vollkornbrot oder Müsli können den Betroffenen ganz massive Beschwerden bereiten. Dies hat nichts damit zu tun, daß der Darm sich erst „umstellen" muß! Eine „Umstellung" bei einem Overgrowth-Syndrom ist durch eine solche Ernährung völlig unmöglich. Solche Patienten leiden über die gesamte Zeit, in der sie versuchen, auf Vollwertkost umzusteigen. Eventuell kann sogar ein latentes Overgrowth-Syndrom durch einen solchen Versuch erst akut werden.

Wenn heftige Verdauungsprobleme vorliegen, sehr viel Gase gebildet werden und eine Unverträglichkeit gegenüber Ballaststoffen, Rohkost und Kohlenhydraten vorliegt, sollte unbedingt eine Stuhlanalyse durchgeführt werden. Nur so läßt sich vermeiden, daß gravierende Fehlversuche einer Ernährungsumstellung alles verschlimmern.

Eine solche Kost ist je nach Schwere der Erkrankung ein Jahr und länger notwendig. Die Bekämpfung des Overgrowth-Syndroms ist nur durch die Schonung des Dünndarms durch die kurz skizzierte Schonkost möglich. Ebenfalls müssen hochdosiert **Symbionten** (Bakterien der normalen menschlichen Darmflora) über mindestens sechs bis zwölf Monate eingenommen werden.

Von wesentlicher Bedeutung ist auch der Zustand des Gebisses. Ein gründlicher und langsamer Kauvorgang zerkleinert die aufgenommene Nahrung soweit, daß der anschließende Verdauungsvorgang schneller abläuft und ein größerer Anteil der zugeführten Nahrung noch in den oberen Bereichen des Dünndarms resorbiert werden kann, ehe er in den Zugriff der Fehlflora des unteren Dünndarms gelangt. Zur Grundregel der Behandlung des Overgrowth-Syndroms gehört also das gute und gründliche Durchkauen (Fletchern) der Nahrung. Die Mahlzeiten sollen in Ruhe und Entspannung eingenommen werden, und der Zustand des Gebisses sollte einwandfrei sein. Sofern Prothesen getragen werden, muß auf den korrekten Sitz der Prothesen geachtet werden.

Diagnostik

Ein exakte Diagnose der Besiedelungsverhältnisse in den oberen Darmabschnitten kann eigentlich nur mittels Sonde und entsprechender Entnahme von Schleimhautproben ermittelt werden. Dies ist natürlich aufwendig und unangenehm. Durch eine genaue Krankengeschichte und die entsprechenden Symptome, über die der Patient klagt, kann unter Zuhilfenahme einer differenzierten Stuhlanalyse das Vorliegen eines Overgrowth-Syndroms mit großer Wahrscheinlichkeit diagnostiziert werden. Durch langjährige Erfahrungswerte und Beobachtungen am Patienten ist es somit recht zuverlässig möglich, das unangenehme „Schlauchschlucken" zu vermeiden.

GESUNDERHALTENDE ERNÄHRUNG

4.1 Grundlagen

Ernährungswissenschaftler sind zu dem Schluß gekommen, daß sich die Ernährungsgewohnheiten in den letzten 100 bis 200 Jahren so grundsätzlich wie nie zuvor geändert haben. Das ist ein Zeitraum, der offensichtlich viel zu kurz ist, um dem menschlichen Organismus die Möglichkeit zu geben, sich an die veränderte Kost zu gewöhnen.

Der Mensch hatte sich über Millionen von Jahren an überwiegend pflanzliche Kost gewöhnt: Blätter, Kräuter, Samen, Wurzeln, Früchte und Getreide.

Die Nahrung war ballaststoffreich, reich an Kohlenhydraten, weitgehend unbearbeitet, mit einem geringen Anteil an tierischen Produkten. Wenn tierische Produkte gegessen wurden, so handelte es sich um freilaufendes Wild und um Fisch (die Zusammensetzung des Fleisches und die Art der Fettsäuren unterscheiden sich gravierend von dem der heutigen Zuchttiere). Die wenigen Lebensmittel, die zur Verfügung standen, wurden geringfügig variiert. Im Prinzip war die Ernährung der Bevölkerung in dem Zeitraum vor der Industrialisierung langweilig. Die Oberschicht aß hingegen etwas abwechslungsreicher.

Veränderte Lebensgewohnheiten im Zuge der Industrialisierung führten zu:

- neuen Techniken der Be- und Verarbeitung von Lebensmitteln,
- einer Trennung von Wohnung und Arbeitsplatz,
- langen Arbeitszeiten,
- Verzicht auf eigenen Garten,
- Berufstätigkeit der Frau.

Die Lebensmittelindustrie hielt ihren Einzug mit Brühwürfeln, Erbswurst, Trockenkartoffeln, Zucker und ausgemahlenem Mehl. Diese Entwicklung setzt sich bis heute ungebremst fort. Mikrowellenfertigkost, konservierte Nahrungskonzentrate, geschönte und aufgepäppelte – aber ernährungsphysiologisch minderwertige – Produkte werden in gigantischem Ausmaß verzehrt.

Heute ißt man ballaststoffarm, proteinreich, fettreich, viel Fleisch und zuwenig Fisch. Die Lebensmittel sind technisch stark bearbeitet. Nahrung wird konserviert, geschmacklich variiert, scheinbar verbessert und mit Zusatzstoffen versehen (die EU-Regelungen bescheren uns insgesamt 296 zugelassene Zusatzstoffe). Die Rohstoffe sind durch die Agrarchemie, die pervertierte Massentierhaltung sowie durch kriminelle Praktiken vieler Transporteure hochgradig belastet oder überaltert.

Das Angebot ist riesig, die Verlockung ist groß, der Nährwert minimal. Immer mehr Allergiker bekommen die Lebensmittelpanscherei zu spüren. Wer vermutet schon, daß Weizenmehl im Roggenbrot oder Milcheiweiß in der Wurst verarbeitet wurde. Für Milcheiweiß- oder Weizenallergiker unter Umständen eine fatale Erkenntnis.

> Quantität ist beliebig produzierbar, nicht aber Qualität!

Um die Verarbeitung von Rohstoffen in der Industrie zu optimieren, stehen etliche hochkarätige Chemikalien und Techniken zur Verfügung.

Eine zunehmende Gefahr

Ca. 50 chemische Fabriken stellen in der BRD Tausende von künstlichen Aromen her. So werden jährlich ca. 15 000 Tonnen solcher chemischen Geschmacksstoffe in etwa 15 Millionen Tonnen Lebensmitteln verarbeitet. Da die Deklaration für die künstlichen Aromen „naturidentisch" lautet, glauben viele Verbraucher, daß es sich hierbei um natürliche Zutaten handle. In diesem Fall lautet die Deklaration aber natürliche Aromen.

> „**Naturidentisch**" bedeutet nur, daß die Substanz (ein Geruchs- oder Geschmacksstoff) der Natur lediglich nachempfunden ist. Dies geschieht mit Hilfe einer Vielzahl von chemischen Substraten.

Weder die Lebensmittelchemiker noch die Toxikologen kennen die Auswirkungen der unnatürlichen Substanzen auf den menschlichen Organismus. Von den weit über 2000 Geschmackschemikalien gelten lediglich etwa 390 als unbedenklich. Einige dieser Substanzen stehen sogar in Verdacht, Krebs oder Erbgutveränderungen hervorzurufen. Da die Gesetzgebung nicht geregelt ist, kennen die Behörden eine Vielzahl der Zusätze gar nicht. Jährlich werden in Deutschland ca. 10 000 neue Chemienahrungsmittel zusammengemischt und unter das Volk gebracht. Durch die völlig veralteten Lebensmittelgesetze gibt es keinerlei Prüfungsmöglichkeiten oder Zulassungsprüfungen bezüglich einer Unbedenklichkeit.

Da die moderne Lebensmittelindustrie ihre Produkte aus unzähligen verschiedenen Konzentraten zusammenpanscht, kann sich kein Allergiker sicher fühlen. Klar ist, daß zunehmend Reaktionen entstehen:

– Hautausschläge,
– Verdauungsstörungen,
– asthmatische Atemstörungen,
– Allergien,
– Verhaltensauffälligkeiten (besonders bei Kindern).

Anpassungsmöglichkeiten überfordert

Unser Organismus ist noch der des Steinzeitmenschen. Sein Anpassungsvermögen verläuft in sehr langen Zeiträumen, an schnelle Veränderungen kann er sich nicht anpassen. Die **Folgen** sind:

– Krankheiten der Verdauungsorgane (Obstipation und Divertikulose),
– Stoffwechselkrankheiten (z.B. Diabetes, Hypoglykämie, Hypercholesterinämie),
– Herz-Kreislauf-Krankheiten (Herzinfarkt, Schlaganfall),
– Binde- und Muskelgewebskrankheiten (rheumatischer Formenkreis),
– Karies,
– Übergewicht durch Ballaststoffmangel und Energiekonzentration,
– Nahrungsmittelallergien durch Zusatzstoffe bei der Be- und Verarbeitung von Lebensmitteln,
– Rückstände aus dem Landbau und aus Medikamenten (Hormone, Antibiotika, Herz- und Beruhigungsmittel),
– Verringerung der Infektabwehr bei banalen Infekten,
– Krebs (auch durch Rückstände; besonders gefährlich sind die Hormone, die in der Massentierhaltung eingesetzt werden).

Als nach der Öffnung der Grenzen innerhalb Deutschlands die ersten Untersuchungsergebnisse und Vergleiche bezüglich der gesundheitlichen Unterschiede zwischen Ost und West vorlagen, gab es einige Überraschungen. So zeigte sich entgegen aller Erwartungen, daß die Allergierate im Osten deutlich unter der im Westen lag (bezüglich Atemwegserkrankungen ist es umgekehrt). Innerhalb der wenigen Jahre, die bisher vergangen sind, hat sich nun aber die Allergiebereitschaft der Ostbevölkerung annähernd an die des Westens angeglichen. Aller Wahrscheinlichkeit nach läßt sich dieses Phänomen auf grundlegende Unterschiede in den Ernährungsgewohnheiten zurückführen.

Bis zur Vereinigung Deutschlands waren in der damaligen DDR die industrielle Lebensmittelverarbeitung und die Lebensmittelchemie bei weitem nicht so verbreitet wie im Westen. Fertiggerichte und andere lebensmitteltechnisch und -chemisch belastete Nahrungsmittel waren bis dahin kaum verfügbar. Die Ernährung war also recht einfach und mehr oder weniger ursprünglich gestaltet. Die meisten Nahrungsmittel wurden entsprechend der Saison in einem natürlichen Rhythmus verzehrt. Erst nach der Grenzöffnung wurde auch der Osten mit solchermaßen degenerierten und denaturierten Produkten via Supermarktketten überflutet.

Ebenfalls von Bedeutung ist die Tatsache, daß Säuglinge üblicherweise gestillt und nicht von Geburt an mit Fertignahrung und Fremdeiweiß belastet wurden.

Vorsicht Gentechnologie?

Daß die künstlichen Veränderungen an der Erb- und Zellsubstanz vor der Lebensmittelindustrie nicht haltmachen, war zu erwarten. Es ist keineswegs so, daß die Probleme und Gefahren der Genmanipulation kalkulierbar oder bekannt wären. Wie oft haben wir uns aber genau das schon von „anderen Zukunftshelden und Wissenschaftsfanatikern" anhören müssen.

In dem Buch „Gentechnologie und Nahrungsmittel" von Daniel Ammann werden die Bedenken der Schweizer Ärztinnen und Ärzte für Umweltschutz wie folgt zusammengefaßt:

„Es besteht kein Zweifel daran, daß die Gesundheitsrisiken durch fortschreitende Manipulation der Gene ein menschheits-gefährdendes Risiko darstellen. Der Verdacht auf Gesundheitsrisiken liegt nahe, zumal neue Stoffe entstehen, die wirkungsvoll sind und, weil sie genetisch sozusagen hineinprogrammiert sind, irreversibel (nicht rückführbar) in die Welt kommen. Sie sind weder mit gezüchteten noch mit chemischen Stoffen vergleichbar, da sie sozusagen lebendig und mit einer Eigendynamik, die nicht kalkulierbar ist, in Umlauf gebracht werden. In Lebensmitteln stellen sie für unser Abwehrsystem eine zusätzliche Belastung dar, wobei auch naheliegt, daß neue Allergene entstehen."   [g]

Wer unbewußt einkauft, kann heute schon mit „Kunstnahrung" überflutet werden. Im Supermarkt eingekauft, kann jeder Bissen Salami, jedes Stück Gouda und jeder Löffel Joghurt unzählige lebende gentechnisch veränderte Bakterien enthalten. Molekularbiologen wissen, daß Bakterien ihr Erbgut auf andere Einzeller übertragen können.

> Gentechnisch veränderte Bakterien können mit unseren Darmbakterien Informationen austauschen.

Erhebliche Störungen der Darmflora und unbekannte Krankheiten bei Menschen könnten die Folge sein. Eine veränderte Darmbakterienflora kann über die Veränderung der Darmschleimhaut zu Allergien führen.

Es gibt Pflanzen, die ein durch Gentechnik eingebautes „Giftdepot" entwickeln, das sie gegen Krankheiten schützen soll. Bei Verzehr solcher Pflanzen nehmen wir das eingebaute Gift mit auf. Völlig offen ist deren gesundheitliche Gefahr. Untersuchungen auf Abbauprodukte sind natürlich nicht vorgesehen (zu teuer, zu langwierig).

Genmanipulationen sind bei folgenden Produkten geplant oder bereits im Einsatz:

– Light- und alkoholfreies Bier,
– Brot,
– Joghurt,
– Käse,
– Fleisch,
– Salami,
– Fisch (Zuchtfisch wie Lachs),
– Getreide,
– Gemüse.

Mittlerweile werden ca. 400 Tonnen gentechnisch hergestellte Enzyme in Spülmittel für Geschirrspüler gemischt. Eine Gefahr könnte darin bestehen, daß Reste von Spülmitteln am Geschirr kleben bleiben und so verschluckt werden könnten. Darmbakterien können diese künstlichen Gene aufnehmen und sich in völlig unbekannter Weise verändern. Der Industrieverband Körperpflege und Waschmittel: Die Erbsubstanz der manipulierten Organismen, die die Enzyme produziert haben, sei nicht einmal mehr im Spülmittel selbst nachzuweisen [161].
Die **Gentechnik-Befürworter** glauben an eine „Verbesserung" der Lebensmittelqualität, die u.a. dadurch erreicht werden soll, daß der ernährungsphysiologische Wert eines Produktes erhöht sowie dessen Reinheit optimiert wird. Insekten- und virusresistente Pflanzen sollen den Gebrauch von Chemikalien in der Landwirtschaft verringern. In der Lebensmittelindustrie schließlich sollen fermentative Herstellungsprozesse durch gentechnisch veränderte Bakterien zu einer Verminderung hygienischer Risiken und Gefahren führen.
In den USA ist inzwischen die High-Tech-Tomate Flavr Savr der Firma Calgene auf den Markt gekommen. Sie wird mittels der sogenannte **Anti-sense-Technik**[1] transport- und

lagerfähig gemacht. Das Enzym Polygalacturonidase, das für den Abbau der Zellwände verantwortlich ist, wird nicht mehr gebildet. Dadurch werden das Fruchtfleisch und die Schale nicht mehr so schnell matschig. Die Befürworter der Gentechnologie meinen dazu:
„Beurteilt man die Risiken der Anti-sense-Technik, so ist festzustellen, daß durch die Hemmung eines originären Pflanzengens kein neues Protein exprimiert wird, das in der Pflanze und beim Verzehr zu nicht voraussehbaren Eigenschaften im Vergleich zur Ausgangspflanze führen könnte. Trotz der besseren Haltbarkeit ist die Frucht selbstverständlich genauso verdaulich und ebenso verrottbar. Kritisch zu bewerten ist allerdings die gleichzeitige Einführung eines Kanamycin-Resistenzgens als Selektionsmarker, das später durch Rückkreuzung nicht mehr entfernt wurde. Nach allen bisherigen Untersuchungen hat sich jedoch keine Gefahr für den Verbraucher feststellen lassen." [75]

Was soll oder könnte in dieser ultrakurzen Zeit, in der die Kunsttomate auf dem Markt ist, wohl zu erwarten sein? Mit welchen Mitteln wurde nach eventuellen Gefahren gesucht? Wie lange müssen wir warten, um etwaige unvorhersehbare Folgen erkennen zu können? Gentechnologie in der Nahrungsmittelproduktion zur Verringerung unerwünschter Rückstände soll als „Reparaturtechnologie" für Schäden dienen, die u.a. durch Monokulturanbau, Hochertragszüchtung oder nicht artgerechte Tierhaltung mitverursacht werden. Für **Allergiker** entstehen neue, unübersehbare Folgen. Es wurde nachgewiesen, daß

[1] Bei der Anti-sense-Technik wird ein pflanzliches Gen isoliert, kloniert und anschließend in umgekehrter Orientierung wieder in das Genom der gleichen Pflanzenart integriert. Das Antibiotikaresistenzgen gegen Kanamycin könnte zu einer Verbreitung von Antibiotikaresistenzen führen, wie wir sie aus der Medizin bereits kennen. Immer mehr Erreger entwickeln Resistenzen gegen antibiotische Substanzen. Methoden zur Entfernung dieser Gene aus dem Genom der Tomate wurden inzwischen entwickelt, aber nicht eingesetzt, da sie technisch aufwendig sind und somit nicht als rentabel gelten [150].

Antikörper, die aus dem Serum von Paranuß-Allergikern isoliert wurden, auch mit Extrakten aus transgenen Sojabohnen, in deren Genom ein Gen aus Paranüssen inseriert wurde, reagieren [75].

Folgende gesundheitlich problematisch zu bewertende **Folgen** können durch die gentechnische Veränderung von Nutzpflanzen auftreten:

– erhöhte Anwesenheit natürlicher toxischer Substanzen,
– neue toxische Substanzen durch gentechnische Veränderungen (z.B. Biopestizide),
– Bildung neuer oder veränderter Allergene (Immuntoxizität),
– geänderte Bioverfügbarkeit bekannter Toxine,
– Veränderung wichtiger Inhaltsstoffe,
– veränderte Bioverfügbarkeit und Konzentration,
– Modifikation von Inhaltsstoffen durch veränderte Verarbeitung,
– geänderte Verträglichkeit und Verdaulichkeit,
– Ausbreitung von Antibiotikaresistenzen.

Achtung Supermarkt-Fleisch – die Apotheke auf dem Teller

Eine besondere Gefahr droht durch Arzneimittelrückstände. Durch organisierte, kriminelle Tierzucht finden sich unglaublich hohe Mengen streng verbotener Pharmaka (z.B. Hormone) als Rückstände im Fleisch. Die in ganz Europa organisierte „Hormonmafia" setzt ca. 3 Milliarden Mark pro Jahr durch Medikamentenschwarzhandel um. Die dabei unkontrolliert verabreichten Substanzen stellen – selbst nach Aussagen unserer Behörden! – eine ernsthafte Gefahr für die Bevölkerung dar. Die verwendeten Mittel können aufgrund der wahnwitzigen Überdosierung Herzklopfen, Muskelzittern und Kopfschmerzen hervorrufen. Herzkranke und Diabetiker

können sogar lebensgefährliche Komplikationen erleiden. Hunderte von Franzosen und Spaniern mußten 1992 und 1993 in Krankenhäusern behandelt werden. Europäische Behörden geben an, daß bis zu 75% aller Farmer in Europa verbotene **Chemiemast** betreiben. Immer wieder stellt sich heraus, daß Tierärzte mit „im Geschäft" sind. Sie verschicken hochgiftige Arzneien nach telefonischer Bestellung im Paket durch ganz Deutschland an die Viehzüchter.

Aber nicht nur illegal werden in der Tierzucht Medikamente verabreicht. Durch perverse Tierhaltung und die grausamen Tiertransporte leiden die Kreaturen an Herzrasen, Herzschwäche und Verhaltensstörungen. Durch permanente Verletzungen bilden sich Geschwüre und Eiterungen sowie bedrohliche Infektionen. Also werden Herzmittel, Beruhigungsmittel, Psychopharmaka und Antibiotika in Massen eingesetzt. Natürlich essen Sie das alles mit!

Mögliche Auswirkungen von Medikamentenrückständen im Fleisch:

• **Penicillin** kann zu allergischen Reaktionen führen, das körpereigene Bakterienmilieu zerstören, zu lebensgefährlichen Resistenzen von Infektionserregern gegenüber therapeutisch verabreichten Antibiotika führen.
• **Clenbuterol** und **Salbutamol** können in Verbindung mit anderen Medikamenten das Herz aus dem Rhythmus bringen.
• Das Beruhigungsmittel **Chlorpromazin** steht in Verdacht, Fehlbildungen bei ungeborenen Kindern hervorzurufen.
• Das Antibiotikum **Chloramphenicol**, das aufgrund seiner Nebenwirkungen nicht mehr in der Humanmedizin eingesetzt wird, kann neben den bei Penicillin bereits beschriebenen Nebenerscheinungen in selbst geringsten Dosierungen die – manchmal sogar tödliche – Ausbildung der Blutzellen hemmen.

Besonders problematisch sind viele Fleisch- und Wurstprodukte aus großindustrieller Fertigung. Verwestes, eitriges Fleisch wird genauso verarbeitet wie Abfälle aus Hühnerschlachtereien. Bei Analysen fand man Nasen- Maul- und Darmschleimhäute, 50% Fett, Blut, Hirn, Euter, Leber, Knorpel, Schwarten, Kopf- und Beinhäute und schließlich noch Wasser, Farbstoffe, Chemikalien und Gewürze [78].

In vielen Produkten wurden Sojamehl, Hefeabfälle aus der Bierindustrie und anstatt hochwertigen Eiweißes und Fleisch fein zermahlene Hühnerköpfe, Hühnerfüße und -flügel und anderes Knochenpulver gefunden.

Natürlich müssen für die **Wurstzubereitung** jede Menge Chemikalien eingesetzt werden: Geschmacksverstärker, Emulgatoren, Träger- und Dickungsmittel, Substanzen, die für die Schnittfestigkeit verantwortlich sind, Konservierungs- und Farbmittel. Besonders kritisch: Konservierung mittels Nitraten. Diese Substanz wird durch Erhitzen oder durch die Verdauungsprozesse über Nitrit zu krebserregenden, hochgiftigen Nitrosaminen umgewandelt (Vorsicht z. B. vor Schinken-Käse-Salami-Pizza!)

Räucherprodukte werden immer seltener tatsächlich geräuchert. In Wirklichkeit wird Flüssigrauch eingesetzt, ein meist synthetisches Produkt. Damit werden die Wurst- und Fleischwaren in speziellen Duschvorrichtungen präpariert. Untersuchungen bezüglich einer Unschädlichkeit für den Konsumenten existieren nicht.

Auch **Hühnereier** bieten neben Salmonellen einiges an „Zutaten". Durch das ebenfalls aufgemotzte Spezialfutter, das überwiegend aus Fischabfällen besteht, finden sich in den „normalen" Supermarkteiern:

- Blei,
- Kadmium,
- Arsen,
- Quecksilber.

Aber auch **Pestizide,** die zur Stallhygiene eingesetzt werden, und Rückstände aus der Kunststoffindustrie sind im Ei zu finden.

Neben den ethischen, den ernährungsphysiologischen und den hygienischen Gründen gibt es noch einen gewichtigen Faktor, Fleisch überwiegend vom Speiseplan zu verbannen. Abgesehen von den gigantischen Mengen an Verdauungsgasen, die tatsächlich bezüglich der Umweltproblematik relevant sind, ist die Schlachtviehhaltung extrem unökonomisch.

Um in den Genuß des Nährwertes von Zuchtfleisch zu kommen, müssen ca. 90% der gleichen Energie, die aus pflanzlicher Kost gewonnen werden könnte, vernichtet werden.

Denn so viel pflanzliche Nahrung „vernichtet" das Schlachtvieh, bis es seinen Zweck erfüllt hat und in den Schlachthof kommt. Das, was also für eine Schlachtkuh, die eigentlich nur wenige Menschen ernähren kann, an Pflanzenanbaufläche für die notwendigen Futtermittel blockiert, könnte eine weitaus größere Zahl von Menschen ernähren. Was für 100 Vegetarier reichen würde, ernährt nur ca. 10 Fleischesser. Hier stellt sich die Frage, ob nicht das Welthungerproblem durch maximalen Fleischverzicht dramatisch gebessert werden könnte.

Tierisches Fett und Stillen

Eine große Anzahl hochtoxischer Umweltchemikalien wie z. B. die Chlorgifte Dioxin und PCB sind lipophil und reichern sich somit auch über die verzehrten tierische Fette im menschlichen Fettgewebe an.

Somit werden diese Toxine auch in der stark fetthaltigen Muttermilch angereichert. Dies ist um so mehr der Fall, je stärker die Mutter während dem Stillen abnimmt. Ein Umstand, der während Schwangerschaft und Stillzeit unbedingt vermieden werden sollte.

Aufgrund dieser Zusammenhänge muß bedacht werden, daß eine Kost, die arm an tierischen Fetten ist, zu geringeren Schadstoffaufnahmen im mütterlichen Fett führt und somit auch den Schadstoffeintrag in die Muttermilch begrenzt.

Etwas Besonderes: Fisch

Gerade in bezug auf den Fischverzehr werden wir wieder heftig mit der globalen Umweltzerstörung konfrontiert. So finden wir in Meeres- sowie Süßwasserfisch z.B. **Quecksilber (Hg)** in so hoher Konzentration, daß bei regelmäßigem Verzehr bestimmter Fischarten Langzeitschäden nicht auszuschließen sind. Zwar erreichen die Quecksilberwerte im menschlichen Körper durch Fisch nicht die Höhe, wie man sie von Amalgamfüllungen kennt, doch die Aggressivität dieses Schwermetalls wirkt bekanntlich schon bei „relativ geringen" Konzentrationen. Außerdem wird Hg durch die Mikroorganismen im Wasser in das stärker giftige Methylquecksilber umgewandelt. Interessanterweise wurde der Grenzwert für Hg in Fischen und Krustentieren von 0,55 auf 1 ppm erhöht.

Die **Agrarchemie** hat diese Grenzwertanpassung durchgesetzt (geraume Zeit wurde Saatgut mit Quecksilber gebeizt). Wieder finden wir in anderen Ländern niedrigere Grenzwerte: Schweiz und USA 0,5 ppm. 1970 wurden in den USA mehrere Tonnen Thunfischkonserven vernichtet, weil sie den Grenzwert von 0,5 ppm überstiegen hatten.

Ansonsten bietet uns Fisch noch Blei, Kadmium, Arsen, chlororganische Verbindungen (Pestizidrückstände, Industriechemikalien wie Weichmacher und Isoliermaterial), krebserregende Nitrosamine (Fischkonserven, die mittels Nitrat konserviert werden), Phosphate (z.B. in Fischstäbchen).

Zur Zucht von Edelfischen, die in den „zivilisierten Ländern" auf den Tisch kommen, wird Fischmehl aus der dritten Welt importiert. Zum einen kommt es dadurch natürlich zu einem Verlust von Eiweißquellen für die Menschen in der dritten Welt, zum anderen werden erhebliche Mengen Schadstoffe, die sich in den Organismen der Fische angesammelt haben, konzentriert an die Zuchtfische weitergegeben, die darüber hinaus auch in ihrem eigenen Lebensbereich Gifte aufnehmen. Um 1 kg Edelfisch zu erzeugen, werden 10 kg Meeresfisch verfüttert! Die Fischmehlprodukte werden darüber hinaus noch mit Antibiotika, Antiparasitika, Algiziden usw. versetzt [78].

Fische, die durchschnittlich sehr viel Schadstoffe enthalten. Blauleng, Hai (Schillerlocken), Hecht, Heilbutt, Leng, Rochen, Schwertfisch, Seekatze, Thunfisch (vor allem aus dem Mittelmeer), Süßwasserfische aus deutschen Gewässern.

Fische, die durchschnittlich mäßig viel Quecksilber enthalten. Rotbarsch, schwarzer Heilbutt, Seelachs.

Fische, die durchschnittlich nur wenig Schadstoffe enthalten. Hering, Kabeljau, Makrele, Sardelle, Sardine, Schellfisch, Scholle, Sprotte, Wittling.

Riskant: Fischleber (Dorschleber, Lebertran), Muscheln, Fische aus deutschen Flüssen und deren Mündungsgebieten, Meeresfrüchte aus dem Mittelmeer.

Zahlreiche Studien belegen unzweifelhaft den hohen Ernährungswert von Meeresfisch für Menschen. Der regelmäßige Verzehr schützt z.B. eindeutig vor Herzinfarktrisiken. Finnische Forscher stellten bei ihren Untersuchungen fest, daß dieser Schutz keineswegs von Süßwasserfischen ausgeht. Im Gegenteil: Die männliche Bevölkerung im Osten des Landes weist eine der höchsten Infarkt-raten der Welt auf. Dabei stießen die Forscher auf das Phänomen, daß dieser Teil der Bevölkerung überwiegend Süßwasserfisch verzehrt.

Süßwasserfisch ist relativ arm an Omega-3-Fettsäuren! Darüber hinaus stellte man allerdings fest, daß die bevorzugten Süßwasserfische einen relativ hohen Quecksilbergehalt aufzuweisen hatten. Die weiteren Untersuchungen ergaben, daß die Männer, die den höchsten Quecksilberanteil in ihrem Körper hatten, einem dreifach erhöhten Herztodrisiko unterlagen [44].

Chlorgifte in Fischöl

Seit einigen Jahren werden Fischölpräparate zur **Substitution von Omega-3-Fettsäuren** angeboten. Eine solche Therapie hat bei vielen Indikationen seine Berechtigung (Senkung des Infarktrisikos, Senkung der Triglyzeride, Adjuvans bei Bluthochdruck, antientzündliche Wirkung). Aber wie man sich unschwer vorstellen kann, finden sich die oben beschriebenen Rückstände auch im Fischöl wieder. So fand Greenpeace in 21 von 22 Proben Verunreinigungen mit Chlorgiften. DDT® und Lindan (Pestizide) sowie PCP und Hexachlorbenzol wurden in Konzentrationen gefunden, die bei längerer Einnahme zu erheblichen toxischen Belastungen führen können. So bleibt zu fordern, daß empfindliche Rückstandsuntersuchungen von der fischölvertreibenden Industrie durchgeführt werden. Bei einigen Herstellern werden Rückstandskontrollen routinemäßig durchgeführt (s. auch S. 89ff.)

Zucker

Laut Statistik ißt jeder von uns 72 Pfund Zucker im Jahr! Das sind in der Woche 700 g, 100 g am Tag, häufig aber mehr. Nicht selten konnten wir bei Kindern eine Zuckeraufnahme von 500 g Zucker täglich errechnen. Ein Glas Coca-Cola enthält z.B. die Menge von elf Stück Würfelzucker.

Während im Jahr 1825 ca. 2 kg pro Person und Jahr verbraucht wurden, stieg der Verbrauch bis zum Jahr 1988 auf 35 kg pro Person und Jahr an.

Zucker ist ein reiner Energieträger und mitverantwortlich für Krankheiten wie Diabetes, Hypoglykämie, Fettsucht und Karies. Zucker belastet die Bauchspeicheldrüse und führt zu starken Blutzuckerschwankungen. Es kommt zu einer Ermüdung der hormonellen Regelkreise, die den starken Blutzuckerschwankungen nicht gewachsen sind. Durch Zucker kann es zu Mangelerscheinungen bei Mineralstoffen und Vitamin B_1 kommen, besonders bei gleichzeitigem Verzehr von Produkten aus ausgemahlenem Mehl (s. u.)

Mehl

Unser Mehl ist nicht das Mehl aus dem vollen Korn. Bei Mehl mit einem Ausmahlungsgrad von z.B. 40% werden von 100 g Getreide nur 40 g als Mehl benutzt. 60 g sind somit „Abfall". Mit diesem „Abfall" treten Verluste auf:

– Vitamine: 60–90% (besonders Vitamin B_1, B_2, E und Folsäure),
– Mineralstoffe: 50–90% (Magnesium, Eisen und Kalium),
– Ballaststoffe: 80–95%,
– hochwertige Proteine (Aleuronprotein und Proteine des Keimlings),
– wichtige Fettsäuren (Linolsäure des Keimlings und der Aleuronschicht),
– essentielle Inhaltsstoffe (teilweise noch nicht identifiziert).

Zucker war früher ein Luxusartikel, der nur grammweise in Apotheken verkauft wurde. Heute ist Zucker ein stark bearbeitetes, hochgereinigtes Industrieprodukt, das nur noch Nahrungsenergie liefert. Unserem Haushaltszucker fehlen nahezu vollständig die lebensnotwendigen Inhaltsstoffe wie Proteine, Fette, Ballaststoffe, Vitamine und Mineralstoffe. Beim Verzehr von Auszugsmehlen und Zucker finden wir ein und dieselbe Problematik in doppelt negativer Auswirkung. Ausgemahlenes Mehl und Zucker brauchen für ihren Abbau im Körper verschiedene essentielle Nährstoffe, z. B. Vitamin B_1. Mehl aus dem vollen Korn und Zucker im natürlichen Verband (Honig, süße Früchte) liefern selbst diese Nährstoffe zum Verstoffwechseln. Ihnen wurde noch nichts an Inhaltsstoffen durch die Bearbeitung entzogen, im Gegensatz zu Auszugsmehl und Haushaltszucker.

Zuwenig Ballaststoffe

> **Ballaststoffe sind die unverdaulichen Nahrungsbestandteile von Pflanzen, die bestimmte Eigenschaften besitzen und zur physiologischen Gesunderhaltung unseres Organismus beitragen.**

Unsere industriell hergestellten Nahrungsmittel sind nicht nur durch Energiekonzentration und Mangel an essentiellen Inhaltsstoffen gekennzeichnet, sondern auch durch Mangel an Ballaststoffen. Ballaststoffmangel hat zur Folge, daß viele Menschen an Störungen im Verdauungsbereich, Erkrankungen des Dickdarms und an Gallensteinen leiden. Außerdem haben die unverdaulichen Nahrungsbestandteile eine Schutzfunktion gegenüber Krebs.
Der Begriff „Ballaststoffe" macht den Eindruck, als wären diese Stoffe überflüssiger Ballast. Aber das Gegenteil ist der Fall.
Die feste Beschaffenheit der Ballaststoffe hat folgende **Auswirkungen:**

– vermehrtes Kauen,
– Selbstreinigung der Zähne,
– besseres Einspeicheln durch längeren Kauvorgang,
– besseres Sättigungsgefühl durch längere Verweildauer der Speisen im Magen,
– Stimulation der Motorik (Bewegungsabläufe) der Magen-/Darmmuskulatur,
– intensivere Durchblutung,
– gesteigerte Sekretion von Verdauungssäften.

Auch sorgt das **hohe Wasserbindungsvermögen** von Ballaststoffen für ein Aufquellen des Nahrungsbreis im Magen. Auch hier kommt das bessere Sättigungsgefühl zum Tragen, und außerdem wird überschüssige Magensäure abgepuffert. Das Wasserbindungsvermögen (100 g Kleie binden 400 g Wasser) sorgt für voluminöse, weiche Stühle. Verstopfung und Divertikulose (Aussackungen des Darms) werden vermieden. Die Transitzeit des Darminhalts normalisiert sich auf 20–28 Stunden.

> Die **absorbierenden Eigenschaften** der Ballaststoffe sorgen für eine Anbindung toxischer Substanzen in der Nahrung. Das Schwermetall Kadmium kann durch Ballaststoffe aus dem Körper entfernt werden. Ballaststoffe binden auch Gallensäuren und tragen somit zur Senkung des Cholesterinspiegels bei.

Ballaststoffe unterstützen die **Darmflora,** indem die unverdaulichen Nahrungsbestandteile teilweise als Nahrung für die verschiedenen Darmbakterien dienen. Im Gegensatz dazu führt eine ballaststoffarme, zuckerhaltige Nahrung zur starken Vermehrung von Fremdkeimen und Pilzen wie z. B. Candida albicans. Allerdings müssen die Ballaststoffe „darmfreundlich" ausgewählt werden. Ein Zuviel und zu grobe Aufbereitung (z. B. volles Korn) sind ungeeignet.

> Die Annahme, daß **volles Korn** ein guter Vitamin- und Minerallieferant sei, ist deshalb unzutreffend, weil das menschliche Verdauungssystem diese Ballaststoffe bzw. die Zellwände der Ballaststoffe nicht verdauen und somit die Inhaltsstoffe auch nicht erschließen kann (s. auch S. 36 ff.).

Frauen benötigen anscheinend mehr Ballaststoffe als Männer. Dies ergaben britische Forschungsergebnisse, die belegen konnten, daß bei Frauen die Verdauung generell langsamer abläuft als bei Männern und so der Nahrungsbrei länger im Darm verweilt. Die durch toxische Verdauungssubstanzen sowie Gallensäuren gereizte Darmschleimhaut würde nach Aussage der Forscher die höhere Darmkrebsgefahr von Frauen erklären. Ein hoher Anteil pflanzlicher Kost und anderer Ballaststoffe in der täglichen Nahrung beugt dieser Gefahr deutlich vor.

Zu **ballaststoffreicher Ernährung** werden gezählt:

- Vollgetreideprodukte wie Schrotbrot, Vollkornnudeln, Vollreis,
- Obst und Gemüse (roh oder gedünstet),
- Hülsenfrüchte (z. B. Linsen, Bohnen, Erbsen) in gekochter Form,
- Keimlinge von Weizen, Mungobohnen oder Sonnenblumenkernen,
- Nüsse und Samen (z. B. Sesam, Leinsaat, Mandeln etc.).

Der **Gehalt** an Ballaststoffen schwankt je nach **Getreideart**. Dinkelvollkornmehl enthält in der Regel weniger Ballaststoffe als Weizen- und Roggenmehl. Bei den Auszugsmehlen steht Roggen im Vergleich zu Dinkel und Weizen bezüglich der unverdaulichen Bestandteile an erster Stelle.

> Ballaststoffe können die Resorption von Mineralien und Spurenelementen u. U. nahezu vollständig unterbinden. So ist bei einer Substitutionstherapie bezüglich solcher Elemente darauf zu achten, daß nicht gleichzeitig ballaststoffreiche Nahrungsmittel verzehrt werden. Dies gilt insbesondere für die diversen Ballaststoffpräparate!

4.2 Latente Azidose als Folge der Zivilisationskost

Die Zivilisationskost führt überwiegend Nahrungssubstrate zu, die entweder einen **hohen** **Säureanteil** mitbringen oder aber durch die Stoffwechselprozesse zu Säuren abgebaut werden. Eiweißreiche Nahrungsmittel werden ebenfalls zu den Säurebildnern gezählt, da sie dem Körper basische Elemente entziehen. Die Folge einer säureüberschüssigen Ernährung ist die latente Azidose als Wegbereiter für viele chronische Erkrankungen.

Eine gesunde, lebendige Vollwertkost führt dagegen aufgrund des hohen Anteils an Gemüsen und Obst sehr viele **Basen** zu (Kalium, Kalzium, Natrium, Magnesium), wodurch zwangsläufig eine Gewebsübersäuerung vermieden wird. Diese z. B. in Obst enthaltenen organischen Säuren werden im Organismus zu Kohlendioxid und Wasser verstoffwechselt, so daß basische Elemente übrigbleiben. Klassische **Basenbildner** sind Kartoffeln (z. B. in Form von Kartoffelsuppe oder Pellkartoffeln) sowie Gemüsebrühen oder Suppen. Beides Nahrungsbestandteile, die in früheren Zeiten alltäglich verzehrt wurden. Auch in der ehemaligen DDR gehörten solche Gerichte zum fast täglichen Standard. Wir hatten bereits über das Phänomen berichtet, daß nach der Grenzöffnung eine Änderung der Ernährungsgewohnheiten in Ostdeutschland einen Anstieg z. B. allergischer Erkrankungen nach sich gezogen hat.

4.3 Die unbekannte Qualität der Nahrungsmittel

Daß lebende Zellen Licht speichern und aussenden können, konnte der russische Physiker GURWITSCH schon in den dreißiger Jahren nachweisen. Andere Forscher bestätigten dieses Phänomen in den fünfziger und sechziger Jahren. 1976 gelang dem deutschen Physiker RUTH der Nachweis für die Existenz der Biophotonen. Heute forschen weltweit über 20 Forschungsgruppen auf diesem Gebiet.

> **Lebende Zellen senden Lichtsignale aus. Erlischt das Leben, so erlischt auch die Lichtabstrahlung. Daß Licht lebensnot-**

wendig ist, kennen wir aus dem Pflanzenreich. Mit Hilfe von Sonnenlicht baut die pflanzliche Zelle das lebensnotwendige Chlorophyll auf (Photosynthese). Die Photosynthese verwandelt also Licht in biologisch verfügbare Energie.

Somit sind Pflanzen hervorragende Lichtspeicher. POPP konnte durch seine Forschungen nachweisen, daß sich die Qualität von Nahrungsmitteln an der Fähigkeit, Licht zu speichern, messen läßt. Je gesünder, je lebendiger z. B. ein Apfel ist, desto kräftiger und länger läßt sich seine Lichtabstrahlung nachweisen. Mit zunehmendem Altern des Apfels oder mit zunehmender Zerstörung seiner Struktur (lebensmitteltechnische Verarbeitung) wird das abgegebene Licht schwächer, bis es schließlich völlig erlischt [119].

Licht bedeutet Energie und Information in Form von Wellen.

Wir wissen heute, daß hochentwickelte Zellsysteme durch solche Lichtwellen kommunizieren und in einem hohen Maße über eine Lichtspeicherfähigkeit verfügen. Informationen und Steuerungsimpulse werden so ausgetauscht. Wenn pro Sekunde ca. 10 Millionen Zellen absterben und wieder ersetzt werden müssen, dann ist diese Leistung nur durch eine perfekt abgestimmte Kommunikation möglich, die der Geschwindigkeit des Lichtes bedarf. Das Licht in unseren Körperzellen dient also einer Art Funkverkehr, dessen Signale mit weit größerer Geschwindigkeit und Effizienz Informationen in Pflanze, Tier und Mensch weitergeben können, als das z. B. durch elektrische Impulse oder gar Hormone möglich ist. Die in den letzten Jahren zusammengetragenen internationalen Erkenntnisse lassen vermuten, daß ein vollkommen neues naturwissenschaftliches Verständnis der lebenden Zelle entsteht.

Gesundheit ist ein Zustand, in dem die Zellsysteme ununterbrochen einen physiologischen und gleichmäßigen Schwingungsrhythmus in Form von Lichtwellen bilden. Die hohen Frequenzen (also kleine Wellenlängen) bestimmen dabei vorwiegend die Regulationsvorgänge auf der molekularen und zellulären Ebene.

POPP folgert aufgrund seiner Untersuchungen daraus, daß Lebensmittel geeignet sind, die Lichtspeicherfähigkeit des Konsumenten zu erhöhen, indem die Nahrungsmittel Licht übertragen. Gelangen die elektromagnetischen Wellen durch Verzehr in den Organismus, können sie damit diejenigen Informationen mitbringen, die gerade fehlen, oder aber durch Resonanzen einen harmonisierenden Einfluß auf die körpereigenen, lichtwellenproduzierenden Zellen haben.

Gesunde Nahrungsmittel sollen also als Qualitätsmerkmal die Fähigkeit besitzen, Licht zu speichern und abzugeben.

Je nach Art und Beschaffenheit variiert die Abstrahlung bzw. die Wellenlänge. Dieses Phänomen macht man sich übrigens seit etlichen Jahren in der Medizin mittels der Lasertherapie zunutze. Durch exakt definierte Wellenlängen des Laserlichtes, mit denen Körperteile oder auch Akupunkturpunkte bestrahlt werden, können heilende und regulierende Effekte in kranken Zellsystemen ausgelöst werden.

POPP untersuchte nun verschiedene Nahrungsmittel auf ihre Qualität. Dabei stellte sich eindeutig heraus, daß jeglicher Eingriff in das natürliche Gefüge eines Nahrungsmittels die Fähigkeit der Lichtabstrahlung empfindlich beeinflußt. Tierische Produkte, die z. B.

unter unnatürlichen Bedingungen gewonnen werden (z.B. medikamentöse Zusätze, keine artgerechte Tierhaltung etc.), unterscheiden sich ganz erheblich von Produkten, die unter natürlichen und gesunden Umständen entstanden sind.

Auch **jahreszeitliche Rhythmen** konnten sichtbar gemacht werden. Je nach Reifezustand und nach Jahreszeit fanden sich veränderte Schwingungsmuster. Ein Beweis dafür, daß es nicht gleichgültig ist, zu welcher Jahreszeit eine Pflanze gesät und geerntet und letztlich auch verzehrt wird.

Die Pionierarbeit, die POPP geleistet hat, bestätigt die **Kriterien,** die für eine **gesunde Ernährung** gelten:

- naturbelassene, möglichst wenig bearbeitete Nahrung,
- so frisch wie möglich (nichts Aufgewärmtes),
- im Einklang mit den jahreszeitlichen Rhythmen,
- aus natürlichem, kontrolliertem Anbau und artgerechter Tierhaltung,
- ohne künstliche Zusätze.

Wirkung sekundärer Pflanzenstoffe

Daß Obst und Gemüse wertvolle Inhaltsstoffe aufweisen und diese lebensnotwendig sind (Vitamine, Spurenelemente etc.), ist allen bekannt. Über die Wirkung von energetischen Phänomenen bezüglich unserer Nahrung haben wir gerade gesprochen. Nun gibt es aber noch eine Gruppe von Wirkstoffen, die ebenfalls einen erheblichen Einfluß auf unsere Gesundheit ausüben. Es handelt sich um die sogenannten sekundären Pflanzeninhaltsstoffe.

Sekundäre Pflanzeninhaltsstoffe kommen zwar in nur relativ geringen Mengen vor, besitzen aber ausgeprägt, gesundheitsfördernde Eigenschaften. So

---

konnten Stoffe nachgewiesen werden, die pharmakologische Effekte aufweisen und z.B. gegen Krebs, Infektionen oder freie Radikale wirksam sind.

Die bekanntesten sind z.B. die sogenannten **Carotinoide** (Beta-Carotin), Glutathion und die **Bioflavonoide** (s.S. 151ff.). Je stärker die Ernährung in Richtung „lebendige Vollwertkost" ausgerichtet ist, desto mehr solcher Substanzen nehmen wir regelmäßig auf.

Sekundäre Pflanzenstoffe zählen nicht zu den Nährstoffen. Vielmehr handelt es sich um natürliche chemische Verbindungen, die von der betreffenden Pflanze z.B. als Schutz vor Infektionen gebildet werden.

So gehören auch die **Pyrethroide,** die ebenfalls aus einer Pflanze – der Chrysantheme – gewonnen werden, zur Gruppe der sekundären Pflanzenstoffe. Diese Substanzen können also hochwirksam und – wie in diesem Fall – ausgesprochen gefährlich sein (s. auch S. 105ff.).

Je höher der vegetarische Anteil in der Ernährung ist, desto höher die Zufuhr dieser Gesundheitsschutzfaktoren. Betrachtet man diese Erkenntnisse, müssen wir wieder verblüfft feststellen, daß die alten Lehrmeister/Innen in der Medizin, die Heiler/Innen und Weisen recht hatten, wenn sie bei Erkrankungen ihren Patienten ganz bestimmte Ernährungsvorschriften auferlegten. In der Tierwelt können wir ebenfalls ein solches Phänomen beobachten. Viele Wildtiere suchen sich instinktiv im Falle von Krankheiten bestimmte Pflanzen und Kräuter, die die Heilung unterstützen.

Die bedeutendste Erkenntnis für uns Menschen ist wohl die Tatsache, daß sekundäre Pflanzenstoffe einen nachweisbaren Effekt gegen Krebs haben. Das amerikanische Krebsforschungsinstitut führt derzeit eine 50-Millionen-Dollar-Studie zur Erforschung dieser Wirkungen durch.

Gesundheitsfördernde Wirkungen von sekundären Pflanzenstoffen:

Sekundäre Pflanzenstoffe mit antibiotischer Wirkung.	
Substanz	**Lebensmittel**
Allicin	Knoblauch
Isothiocyanate	Meerretich
	Kresse, Senf
	Zwiebel
	Knoblauch
	Lauch
	alle Kohlarten
Flavonoide	Gemüse, Obst, Getreide
Polyphenole	Gemüse, Obst, Getreide

– antikanzerogen,
– antioxidativ,
– antibiotisch,
– antithrombotisch,
– entzündungshemmend,
– immunmodulierend,
– blutdruckregulierend,
– cholesterinspiegelsenkend,
– blutzuckerregulierend,
– verdauungsfördernd,

Zwiebelgewächse enthalten schwefelhaltige sekundäre Pflanzenstoffe, die antibiotische Wirkungen aufweisen. Viele alte Hausrezepte empfehlen Zwiebeln, Knoblauch oder Meerrettich bei verschiedenen Infekten [180].

Schmackhafte Gewürze können als Ersatz für Konservierungsmittel eingesetzt werden.

So verhindern Bohnenkraut, Knoblauch, Kümmel, Muskatblüte, Nelken, Oregano, Pfeffer, Piment, Sternanis, Thymian und Zimt das Wachstum von Schimmelpilzen. Die Wirkung wird bereits in haushaltsüblichen Mengen entfaltet und wurde experimentell nachgewiesen. Gerade Brot und Gebäck kann mit solchen natürlichen, schmackhaften Zusätzen haltbarer gemacht werden [194].

4.4 Vollwertkost

Die Wahrscheinlichkeit, daß Nahrung alle lebenswichtigen Bestandteile enthält, ist um so größer, je weniger behandelt, also je naturbelassener die Lebensmittel sind. Vollwertnahrung enthält alle notwendigen Vitamine, Mineralien, Aminosäuren und Spurenelemente, die für unsere Gesunderhaltung notwendig sind.

Zerlegt man einen Apfel in seine Bestandteile (Eiweiß, Fett, Kohlenhydrate, Wasser, Vitamine, Mineralstoffe, Rohfaser) und gibt diese Teile in ein Gefäß, so erhält man selbst nach kräftigem Schütteln keinen Apfel. Auch schmeckt dieses Gemisch nicht nach Apfel. Lebensmittel sind nicht nur ein Gemisch vieler verschiedener Stoffe, sondern als „Ganzes" zu betrachten. Ein vollständiges, unverändertes Lebensmittel wirkt anders auf den Organismus als einzelne Bestandteile. Zudem gibt es noch die ganze Reihe unerforschter und unbekannter Inhaltsstoffe. WERNER KOLLATH, der Begründer der modernen Vollwertkost, formulierte den allgemeinen Grundsatz:

„Laßt unsere Nahrung so natürlich wie möglich."

Ganz besonders gilt das natürlich für unsere Kinder. Die Bezeichnung **Vollwert**ernährung ist etabliert und allgemein anerkannt. Das heißt mit anderen Worten, daß die übliche Zivilisationskost eben nur **Halbwert-** oder **Minderwert**ernährung ist!
Eine Grundvoraussetzung für eine Vollwerternährung sind Produkte aus kontrolliert

ökologischem Landbau. Der ökologische Landbau strebt nicht nur die Erzeugung gesunder Lebensmittel an, sondern schont zudem die Umwelt. Die **Grundprinzipien** sind:

- Energiesparender Einsatz von Rohstoffen und Betriebsmitteln aus möglichst nahen Quellen.
- Erhaltung und Förderung einer nachhaltigen Bodenfruchtbarkeit.
- Möglichst eine Kombination von Ackerbau und Tierhaltung.
- Verbot von chemisch-synthetischen Dünge-, Pflanzenbehandlungs-, Lagerschutz- und Reifemitteln sowie von Hormonen und Wuchsstoffen.

Entsprechende Produkte müssen den Hinweis: „aus kontrolliertem Anbau" vorweisen. Vorsicht bei Bezeichnungen wie „Bio" oder ähnlichem!

Völlige Freiheit von Umweltchemikalien, beispielsweise von den Schwermetallen Blei, Kadmium und Quecksilber, kann auch der ökologische Landbau nicht garantieren, da die Belastung von Luft, Boden und Wasser nicht beeinflußt werden kann. Die Produkte aus dem ökologischen Landbau sind jedoch entschieden rückstandsärmer als herkömmlich erzeugte Nahrungsmittel. Dadurch, daß der Landwirt völlig giftfrei und ohne Kunstdünger arbeitet, leistet er einen wertvollen Beitrag zur Erhaltung und Wiederherstellung der natürlichen Umwelt. Die konsequente Unterstützung des ökologischen Landbaus ist der erste Schritt, Umweltbedingungen und Qualität unserer Nahrung positiv zu beeinflussen. Andererseits können VerbraucherInnen und einige Landwirte das Problem nicht alleine lösen. Vielmehr sollten sich Gesetzgeber und Industrie endlich verantwortlich zeigen [48].

Bedauerlich ist die Tatsache, daß bisher lediglich 1% der Nahrungsmittel aus Bio-Anbau stammt. Diese Produkte sind nun natürlich entsprechend teuer.

Viele Familien sind in der heutigen Zeit wirtschaftlich nicht in der Lage, ihren Tisch mit Produkten aus Bio-Anbau zu decken.

Vor allem für Familien mit Kindern ist diese Situation unerträglich. Halbwertkost – Giftstoff inklusive – ist die Konsequenz, die mittelfristig – häufig genug schon kurzfristig – zu Erkrankungen und Symptomen führt.

Wir brauchen keinen genormten EG-Apfel, der wenig Geschmack, aber um so mehr Chemikalien enthält, wir brauchen kein fleckenfreies, optisch makelloses Obst in Standardgröße, keine Tomaten, die wochenlang schnittfest bleiben. Ebensowenig brauchen wir noch mehr Trinkmilch aus „gedopten Turbokühen" oder mittels Chemikalien erreichte Ertragssteigerungen im Obstanbau, um dieses dann auf Müllhalden zu vernichten. Brauchen Sie Hähnchenfleisch, das mittels Gentech nach Rindfleisch schmeckt?

Bewußtseinsveränderung dringend nötig!

Angeblich wird das produziert, was die Konsumenten verlangen. Dahinter verstecken sich alle Industriezweige. Aber das Gegenteil ist der Fall. Mittels geschickter Manipulation wird dem Verbraucher suggeriert, was er angeblich will (bekannter Werbeslogan: „Sag: ‚Ich will ...'"). Natürlich handelt es sich „zufällig" um das, was die Industrie besonders profitabel produzieren kann. Einfach, billig, schnell.

Haben Sie sich schon Gedanken darüber gemacht, wo das bequeme „Einerleigemüse" aus dem Tiefkühlbeutel herkommt? Wie es angebaut wurde? Auf welchem Boden? In welcher Gegend? Oder wieso es nur noch einige wenige Gemüsesorten zu kaufen gibt? Meist zählt nur, daß das Produkt schön frisch aussieht, es ist ja durch Tiefkühlen schonend konserviert, also gesund usw. und ich habe keine Arbeit mit Gemüseputzen und Abfällen! Ich brauche auch nicht mehr einkaufen, denn der „Tiefkühlmann" bringt ja alles ins Haus. Ein einziger Selbstbetrug.

Hochbelastete Nahrungsmittel, alles aus Monokulturen, die industriefreundliches Gemüse und Obst abgeben (so sind viele alte Gemüsearten verschwunden). Die Energiebilanz ist katastrophal.

> Rund sechs bis zwölf Monate ist tiefgefrorenes Gemüse vom Feld bis zum Verbraucher unterwegs. So gehen rund 60% der Gesamtenergie, die für die Herstellung und den Vertrieb von tiefgefrorenen Produkten benötigt werden, in den Kühltruhen der Handelsketten verloren.

Und: Was unsere Kinder betrifft, werden die eines Tages gar nicht mehr wissen, daß unsere Nahrung auf dem Feld wächst. Sie werden glauben, es wachse in der Packung aus der Tiefkühltruhe. Sie werden später nicht imstande sein, ihre eigenen Mahlzeiten einzukaufen und zuzubereiten.

Grund zur Hoffnung macht die Tatsache, daß die Nachfrage nach Öko-Kost in Deutschland langsam, aber stetig steigt. So konnten seit den 70er Jahren die ökologisch bewirtschafteten Flächen deutlich ausgeweitet werden. Anfang 1995 bearbeiteten 5275 Agrarbetriebe ca. 185 000 ha Land nach biologischen Prinzipien. Weitere 80 000 ha sind für den Öko-Anbau reserviert. Somit wuchs die Öko-Anbaufläche zwischen 1990 und heute um mehr als das Dreifache. Inzwischen verzeichnen die Bio-Bauern Gewinne, die sogar leicht über dem eines konventionellen Bauern liegen.

4.5 Stillen

> **Die Muttermilch ist für ein optimales Gedeihen unserer Kinder unersetzbar. Nur Muttermilch kann – neben vielen anderen elementaren Auswirkungen – das Heranreifen des immunkompetenten Mukosablocks optimal gewährleisten und somit zu einem funktionsstarken und belastbaren Abwehrapparat beitragen.**

Andererseits finden sich gerade die Gifte, die einen extrem schädigenden Einfluß auf das gesamte Immunsystem ausüben, in erheblicher Konzentration in der Muttermilch. Wir wissen heute noch nicht, wie sich die Giftbelastung bei den Kindern der jüngsten Generation im Lauf der Jahre auswirken wird, da es noch nie eine Zeit gab, in der die Kinder bereits im Mutterleib mit Giften überschwemmt wurden. Umweltgifte sind Summationsgifte, die irgendwann „aus heiterem Himmel" ihre toxikologischen Gesetzmäßigkeiten erfüllen und schwerste Krankheitsbilder hervorrufen können. Schon heute können Kinder über die Muttermilch die Hälfte derjenigen Menge Dioxin aufnehmen, die bei Ratten zu Krebs führt. Die PCB-Konzentration liegt bei dem ca. 250fachen Wert, der für Nahrungsmittel als Grenzwert deklariert ist.

Muttermilch ist konkurrenzlos

Immer stärker besinnen sich die Frauen wieder auf das Stillen. Die Alternative, das Fläschchen mit Kunstnahrung, hat in den letzten Jahren an Bedeutung verloren. Kliniken, denen das Stillen aufgrund der „Umstände" häufig im Wege steht, wurden in der Öffentlichkeit und in den Medien zunehmend angegriffen. In der Tat war es meist das Klinikpersonal, das die Mütter am Stillen hinderte. Das Leid, das – unter Mithilfe des Klinikpersonals und mittels massiver, psychologisch hochwirksamer Kampfstrategien der Säuglingsnahrungsindustrie – in die Welt gesetzt wurde, ist wohl unermeßlich. Körperlich wie seelisch. Nicht nur die Kinder sind betroffen, auch Mütter, die nicht gestillt haben, leiden oft unter Schuldgefühlen. Weiterhin verhärtet sich immer mehr der Verdacht, daß Stillen vor Brustkrebs schützt. Allerdings muß hier noch ganz erheblicher Forschungsaufwand getrieben werden, um den grausamen Verdacht zu ergründen, ob nicht das Stillen an sich die weibliche Brust vor bösartigen Erkrankungen schützt, sondern viel eher das „Entsorgen" der krebserregenden Schadstoffe durch das Stillen.

Hauptleidtragende sind und waren natürlich die Kinder. Sie haben ein grundsätzliches Recht auf ihre von der Natur vorgesehene Nahrung und die mit dem Stillen verbundenen vielfältigen Auswirkungen auf eine gesunde Entwicklung.

In einer in den USA durchgeführten Studie wurde der Einfluß von Muttermilch auf die Entstehung von Krebs im Kindesalter untersucht. Die Resultate ergaben bei Kindern, die über sechs Monate gestillt worden waren, ein deutlich geringeres Krebsrisiko als bei Kindern, die weniger als sechs Monate oder gar nicht gestillt worden waren.

Derzeit laufen Untersuchungen, die den Zusammenhang zwischen Kuhmilch und der Entwicklung eines Diabetes mellitus Typ I aufklären. KARJALAINEN, Universität Toronto, konnte bei 142 Kindern, die an Diabetes leiden, oft über achtfach erhöhte Konzentrationen von Kuhmilcheiweiß-Antikörpern feststellen. Es sollen strukturelle Ähnlichkeiten zwischen Rinderalbumin und der Pankreaszelloberfläche bestehen, die dazu führen, daß das sensibilisierte Immunsystem nicht nur mit dem Rinderalbumin reagiert, sondern auch ähnlich einer Autoimmunkrankheit die körpereigenen Beta-Zellen des Pankreas angreifen. Stillen wäre somit als Schutzfaktor vor einer diabetischen Entwicklung (Typ I) zu sehen [74].

Es gibt noch eine ganz Reihe weiterer Punkte, die die Bedeutung vor allem auch für die geistige und seelische Entwicklung belegen, auf die hier nicht näher eingegangen werden soll.

4.6 Hypoglykämie

> **Bei der Hypoglykämie handelt es sich um eine vielschichtige Regulationsstörung des Zuckerstoffwechsels, die man auch als „die andere Zuckerkrankheit" bezeichnen könnte.**

Wesentlich häufiger als angenommen ist die Ursache der vielen heute üblichen Allgemeinsymptome eine Unterzuckerung des Blutes, die Hypoglykämie oder Glukopenie. Aufgrund des hohen Anteils an neurologischen und psychiatrischen Symptomen ist auch der Begriff Neuroglukopenie geprägt worden.

Symptome

Kopfschmerzen, Erschöpfung, Müdigkeit, Schwächegefühle oder -anfälle, sexuelle Unlust, permanentes Gähnen, Zittern, Heißhungergefühle mit Zittern und/oder Übelkeit, Muskelschmerzen, Rückenschmerzen, kalte Hände/Füße, Muskelzucken, Schlaflosigkeit, Alpträume, Schweißausbrüche, Konvulsionen, Juckreiz, Ekzeme, Herzklopfen, chronische Darmschwierigkeiten, Darmkrämpfe, Depressionen, Irritiertheit, Weinkrämpfe, Phobien, Konzentrationsstörungen, geistige Verwirrtheit, Ruhelosigkeit, Aggressivität, Entschlußlosigkeit, ständiges Besorgtsein, das Gefühl, „verrückt" zu werden, Überaktivität der Kinder, Schwindelgefühle, trockener Mund.

Ablauf der Blutzuckerregulation

Das zum Leben erforderliche Blutzuckerniveau ist ständigen Schwankungen durch die regulativen Einflüsse des **Hormonsystems** unterworfen. Das Hormonsystem hat die Aufgabe, entsprechend den momentanen Lebensumständen Zucker aus Depots zu mobilisieren oder den nach der Nahrungsaufnahme in das Blut strömenden Zucker in Depots einzubauen oder ihn der Verbrennung, z. B. in Muskeln, zuzuführen. Bei krankhaften Veränderungen ist der Blutzuckerspiegel verändert:

- Erhöhung des Blutzuckerspiegels: Diabetes mellitus,
- Erniedrigung des Blutzuckerspiegels: Hypoglykämie.

Der Zustand der Unterzuckerung ist wesentlich stärker von Symptomen begleitet als die Überzuckerung.

Ursachen

Ursachen können sein:

- Fehlernährung (Zuckerabusus),
- Alkoholismus,
- Mangelerscheinungen und Hypoglykämie (Glukosetoleranzfaktor Chrom, B-Vitamine, Zink),
- massive intestinale Candidose (Hefepilze können kurzfristig große Mengen Kohlenhydrate verstoffwechseln),
- Lebererkrankungen,
- schwere körperliche Arbeit und Sport,
- Schwangerschaft und Stillzeit,
- lang andauernder Hunger,
- Magen- und Darmerkrankungen,
- angeborene Zuckerstoffwechselstörungen,
- verschiedene Tumoren,
- bestimmte Therapien der Krebsbehandlung,
- bestimmte Vergiftungen (besonders Pflanzengifte),
- manche Infektionskrankheiten,
- Tumoren der Bauchspeicheldrüse (sog. primärer Insulinismus: es handelt sich um einen gutartigen, insulinbildenden Tumor der Bauchspeicheldrüse, der nicht in die normale hormonelle Regulation integriert ist und so unkontrolliert Insulin abgibt),
- Störungen der Hypophyse (Hirnanhangsdrüse, regelt übergeordnet das gesamte Hormonsystem),

- Nebennierenunterfunktion,
- Schilddrüsenunterfunktion,
- Überdosierung blutzuckersenkender Medikamente,
- Pyrethroid-Intoxikationen (Insektengift, enthalten in Blumensprays, Insektenkillern, Holzschutzmitteln etc., siehe unter „Besonders relevante Gifte").

Symptomatik der Hypoglykämie

Der Schweregrad der hypoglykämischen Symptome ist abhängig von der Geschwindigkeit des Blutzuckerabfalls, von der Tiefe des Zuckerspiegels und von der Dauer eines zu tiefen Glukosespiegels.

Im allgemeinen stellen sich sogenannte **vegetativ-nervöse Phänomene** bei Werten unter 70 mg% als Ausdruck leichter Störungen ein. **Zentralnervöse Störungen** entstehen bei Werten ab ca. 50 mg% und tiefer als Ausdruck schwerer Störungen.

Ein Zuckerspiegel unter 40 mg% birgt die Gefahr eines hypoglykämischen Schocks, der im Sinne einer schwersten Störung rasch in ein Koma übergehen kann.

Es gibt jedoch keine absolut kritische Blutzuckerhöhe, bei der Symptome auf jeden Fall auftreten müßten. So gibt es Patienten, die sich bei Werten von 50 mg% noch völlig symptomfrei fühlen.

Diagnostik

In manchen Fällen kann es sinnvoll sein, im nüchternen Zustand neben Glukose auch das Hormon Insulin und das sogenannte C-Peptid zu bestimmen. C-Peptid fällt bei der Insulinbildung an. Bei erhöhten Werten besteht der Verdacht auf einen insulinbildenden Tumor.

In den meisten Fällen kann jedoch nur ein fünf- bis sechsstündiger Belastungstest die Diagnose sichern: der **Glukosetoleranztest (GTT)**. Der Glukosetoleranztest gliedert sich in die folgenden Schritte:

- **3 Tage vor dem Test** muß der Patient ausreichend Kohlenhydrate in Form von Mehlspeisen, Reis oder Kartoffeln zu sich nehmen (ca. 250 g/Tag).

- **12** Stunden vor dem Test bleibt der Patient nüchtern. Nun wird zunächst der Nüchtern-Zuckerwert im Blut bestimmt. Im Anschluß daran wird eine Zuckerlösung mit 100 g Zucker getrunken (z. B. Dextro® O.G.-T.). In der nächsten halben bis 1 Stunde (bis zur 2. Stunde) kann der Blutzuckergehalt bestimmt werden. Treten Symptome auf, werden diese notiert und zusätzliche Blutentnahmen durchgeführt (Abb. 3 bis 5).
- **Ab der 2. Stunde** wird üblicherweise stündlich bis zur 5. oder 6. Stunde kontrolliert.

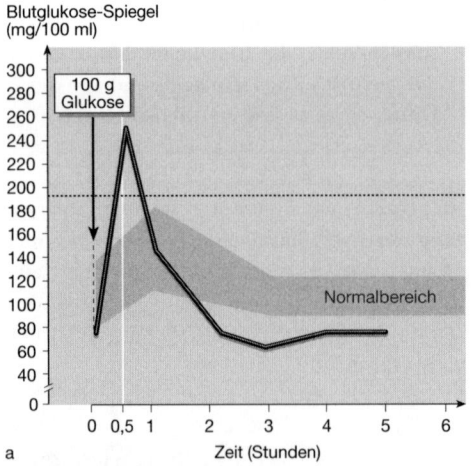

Abb. 3   Patientin Petra E., 37 Jahre, Wiesbaden.

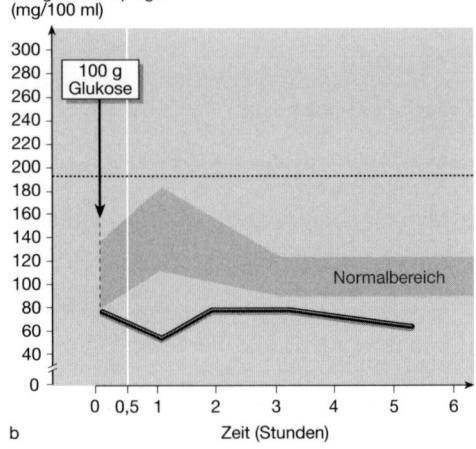

Abb. 4   Patientin Constanze M., 40 Jahre, Mainz.

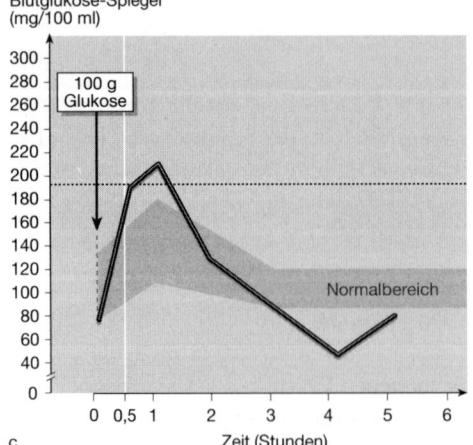

Abb. 5   Patientin Sandra W., 22 Jahre, Mainz.

Abb. 3–5   Glukosetoleranztest nach HARRIS. Der Bereich zwischen den feinen Linien gibt den normalen Zuckerspiegel nach Glukosebelastung an. Die gestrichelte Linie stellt eine Grenzlinie dar, über der Glukose im Urin erscheint (nach [147]).

In besonderen Fällen wird man auch Cortisol und Insulin im Blut mitbestimmen lassen.

Um die Testergebnisse richtig interpretieren zu können, sollte der Patient während des Tests jede Veränderung schriftlich mit Uhrzeit festhalten. So können die Symptome mit den Ergebnissen des Tests exakt verglichen werden und Aufschluß darüber geben, inwieweit die Beschwerden, die den Patienten plagen, wirklich durch hypoglykämische Zustände hervorgerufen werden.

- Patientin Petra E., 37 Jahre, Wiesbaden (Abb. 3):
  - **Symptome:** anfallsweises Herzrasen, Schwindel, Benommenheit, Beklemmungsgefühle, Ängste;
  - **bisherige Diagnosen:** untrainiertes Herz-Kreislauf-System, vegetative Instabilität;
  - **Testergebnisse:** schwere Form einer Hypoglykämie, kombiniert mit einem diabetischen Anteil innerhalb der ersten 30 min nach Belastung; danach heftiger und schneller Abfall des Blutzuckerspiegels. Wäre der 30-Minuten-Wert nicht gemessen worden, hätte man den deutlich pathologischen Anstieg im Sinne eines „Vor-Diabetes-mellitus" (Prädiabetes od. latenter Diabetes) übersehen.
- Patientin Constanze M., 40 Jahre, Wiesbaden (Abb. 4):
  - **Symptome:** abnorme Müdigkeit, Kopfschmerzen, Unfähigkeit, sich zu konzentrieren, Übelkeit und „flaues Gefühl" besonders nach kohlenhydratreichen Mahlzeiten;
  - **bisherige Diagnosen:** Cephalgien, psychophysische Erschöpfung, HWS-Syndrom, Verdauungsinsuffizienz;
  - **Testergebnisse:** Hier sieht man eine paradoxe Reaktion. Statt eines Anstiegs der Blutzuckerkurve kommt es zunächst zu einem schnellen Absinken deutlich unter den Nüchternwert.

- Patientin Sandra W., 22 Jahre, Mainz (Abb. 5):
  - **Symptome:** Zerschlagenheitsgefühl, abnorme Müdigkeit, Unfähigkeit, sich zu konzentrieren, Depressionen, Ängste, Gefühl, „völlig blockiert zu sein";
  - **bisherige Diagnosen:** Kreislaufsschwäche;
  - **Testergebnisse:** Das Ergebnis ist hier zunächst leicht über dem diabetischen Bereich. Zur 4. Stunde fällt der Blutzuckerspiegel deutlich unter den schon niedrigen Ausgangswert auf 42 mg% ab!

Therapie

Es ist ein Kunstfehler, die Hypoglykämie mit Zucker behandeln zu wollen, ausgenommen, es bestehen akute und bedrohliche Unterzuckerungskrisen!

Die Therapie muß darauf ausgerichtet sein, den aus dem Gleichgewicht geratenen Stoffwechsel wieder in Einklang zu bringen.
Strenge Diätform stellt zunächst das Wesentliche bei der Behandlung des Unterzuckerungssyndroms dar, bei der alles vermieden wird, was den Zuckerstoffwechsel belastet:

- Zucker (Süßigkeiten, süße Getränke, Konfitüren etc.),
- Weißmehlprodukte,
- polierter Reis,
- Alkohol,
- sehr süßes Obst.

Es müssen also alle **schnell resorbierbaren Kohlenhydrate** streng gemieden werden. Denn diese lösen letztlich wieder den hypoglykämischen Effekt aus. Prinzipiell deckt sich die notwendige Diät mit der des Diabetikers!

Zuckerkonsum kann echte Suchterscheinungen hervorrufen. Dementsprechend kann es zu Entzugssymptomen kommen. Darauf ist besonders auch bei Kindern mit Verhaltensstörungen zu achten!

Neben dem Verbot von schnell resorbierbaren Kohlenhydraten sind eine Verteilung und eine allgemeine mengenmäßige Beschränkung der anderen Kohlenhydrate (z. B. aus Gemüse, Reis, Getreide) sinnvoll. Spätestens hier wird vielen Patienten schmerzhaft bewußt, in welcher Abhängigkeit sie sich bereits befinden. Prinzipiell müssen sich diese Kohlenhydrate dadurch auszeichnen, daß sie nur langsam resorbiert werden können.

Ernährungswissenschaftler aus den USA haben folgende Kriterien aufgestellt:

- **Verboten:** Zucker, Honig, Traubenzucker (Dextrose), Fruchtzucker, Milchzucker, Glukosesirup, Malzzucker, Zuckerrohr, Sirup, Mehl, Maizena, weißer Reis, Kartoffelmehl und daraus hergestellte Produkte (Pommes frites, Kroketten, Kartoffelplätzchen), normales Brot, Kräcker.

- **Eingeschränkt erlaubt sind:** Früchte, Milch, Joghurt, Sauermilch, natürlicher Honig, Fruchtzucker.
- **Erlaubt sind:** Alle Gemüsearten, alle Getreidearten (Vollkornschrot!), ungeschälter Reis, Nüsse, Samen, Hülsenfrüchte, Blattgemüse.

Nicht zu süßes Obst kann in manchen Fällen gegessen werden.

Maßgeblich für die Strenge der Diät ist die Ausprägung der Hypoglykämie!

Prinzipiell ist Obst, das mehr als 15% Kohlenhydrate enthält, verboten.

- **15–20% Kohlenhydrate sind enthalten in:** Äpfeln, Kirschen, Trauben, Mangos, Bananen, Feigen, Datteln.
- **3–6% Kohlenhydrate sind enthalten in:** Erdbeeren, Wassermelonen, Aprikosen, Brombeeren, Preiselbeeren, Stachelbeeren, Grapefruit, Limonen, Orangen, Mandarinen, Pflaumen, Himbeeren [147].

Orthomolekulare Therapie der Hypoglykämie (aus [147]).						
Vitamin A	25 000 I.E.	Folsäure	400 µg	Zink	15 mg
Vitamin D	1000 I.E.	Biotin	1000 µg	Jod	225 µg
Vitamin E	400 I.E.	Cholin	50 mg	Kupfer	1 mg
Vitamin C	2000 mg	Inositol	100 mg	Chrom	200 µg
Vitamin B$_1$	50 mg	PABA	50 mg	Mangan	20 mg
Vitamin B$_2$	50 mg	Kalzium	500 mg	Bioflavonoide	100 mg
Vitamin B$_6$	100 mg	Magnesium	250 mg	RNA	10 mg
Vitamin B$_{12}$	500 µg	Phosphor	100 mg	Betain HCl	150 mg
Niacinamid	50 mg	Kalium	99 mg		
Panthothensäure	1500 mg				
Empfehlung: Soft-Multiple, Orthica, Düsseldorf, 1×1 Kap.					

Kaffee, Tee und Alkohol sind streng verboten. Raucher müssen entwöhnt werden.

Lange Nüchternphasen zwischen den Mahlzeiten sind unbedingt zu vermeiden, da der Zuckerspiegel allein dadurch stark absinken kann. Viele Patienten sind morgens nach dem Aufstehen deutlich hypoglykämisch, da in der Nacht der Zuckerspiegel mangels Nahrungszufuhr ebenfalls absinken kann. Der Zustand bessert sich nach Nahrungsaufnah-

me. Fatalerweise haben in diesen Situationen viele Patienten die Erfahrung gemacht, daß ein „süßes Frühstück" ihren Zustand schnell (für kurze Zeit) verbessert. So entsteht der Mechanismus, dem Verlangen nach Süßem nachzugeben.

Vorsicht ist geboten bei **starken körperlichen Anstrengungen.** Muskelarbeit führt durch schnelle Zuckerverbrennung zwecks Energiegewinnung zu einer Senkung des Blutzuckerspiegels. Diabetiker können deutlich Insulin einsparen, wenn sie (kontrolliert und in Absprache mit dem Arzt) Sport treiben.

BESONDERS RELEVANTE GIFTE UND UMWELTEINFLÜSSE

5.1 Freie Radikale

> Die sogenannten freien Radikale sind hochreaktive Verbindungen, die z.B. durch Interaktionen von Umweltgiften – oft in Verbindung mit UV-Strahlen – entstehen. Sie sind gekennzeichnet durch das Vorhandensein ungepaarter Elektronen, die äußerst aggressiv Reaktionspartner suchen.

Ein Großteil der sogenannte Fremdstoffe (Xenobiotika) entwickeln ihre schädliche Wirkung durch die Induktion solcher freien Radikale. Aufgrund ihrer extremen Reaktionsfreudigkeit greifen sie nahezu sämtliche Strukturen des menschlichen Organismus an und lösen dabei üblicherweise Kettenreaktionen aus, bei denen immer wieder neue freie Radikale gebildet werden. Sind die Schadstoffe in den Organismus aufgenommen, werden sie durch die körpereigenen Redoxsysteme in Verbindung mit Sauerstoff umgewandelt zu Sauerstoffradikalen und zu sog. Hydroxylradikalen sowie zu den Vorstufen von Radikalen, z.B. Wasserstoffperoxid. Diese neuen Verbindungen sind ungewöhnlich reaktionsfreudig, da sie aufgrund ihrer instabilen Struktur blitzschnell andere Verbindungen suchen, mit denen sie reagieren können. Das führt dazu, daß den menschlichen Zellsystemen Wasserstoffatome entrissen werden.

> Es kommt zu einer Schädigung von Eiweißbausteinen, Lipiden, Nukleinsäuren und Kohlenhydraten.

Einer besonderen Gefahr unterliegen die Zellmembranen und die Zellkerne. Es kommt zu einer **Veränderung der biologischen Struktur,** was den Tod der Zelle oder deren Transformation in eine entartete Zelle (Krebs) zur Folge hat. Auch der Alterungsprozeß des Organismus wird beschleunigt, da letztlich die aufgetretenen Schäden nie vollständig behoben werden können. OHLENSCHLÄGER gibt an, daß der menschliche Organismus täglich ca. 10 000 Schäden durch solche Vorgänge erleidet [114].

Der Organismus hat, je nach Ausgangssituation und nach Schadensausmaß, die Möglichkeit zur Reparatur oder zur programmierten Zerstörung der beschädigten Zellen. Dieser Prozeß findet in der Teilungsphase der Zellen statt. Hochspezifische Eiweißkörper (Protein p53) blockieren diesen Vorgang in einer bestimmten Sequenz, um Reparaturenzyme wirksam werden zu lassen. Ist eine Instandsetzung nicht mehr möglich, wird die Zelle zerstört. Somit wird die Gefahr, daß aus einer solchermaßen geschädigten Zelle ein bösartiger Tumor entsteht, gebannt. Die Entstehung für das Protein p53 steht in unmittelbarem Zusammenhang mit dem Chromosom Nr. 17 – leider eine bevorzugte Stelle für krankhafte Mutationen. So gehen 75% aller Tumoren mit einem Defekt dieses Genortes einher. Solche Mutationen werden wiederum von freien Radikalen begünstigt!

Es werden **hochreaktive** (also sehr aggressive) freie Radikale von Radikalen mit nur **geringer Aktivität** unterschieden. Erstere reagieren unmittelbar in ihrer näheren Umgebung (also im Bereich ihres Entstehungsortes, z.B. bei hochakuten, rheumatischen

Entzündungen, oder im Bereich ihres Aufnahmeortes, z. B. Bronchialschleimhäute) und beschleunigen somit die krankhaften Prozesse. Die trägeren freien Radikale können durch Diffusion längere Wegstrecken zurücklegen (da sie nur relativ langsam mit anderen Substraten reagieren) und somit weitab ihres Entstehungs- oder Aufnahmeortes Schäden anrichten.

Aber auch der gesunde Stoffwechsel bringt durch die Tatsache, daß Sauerstoff verbraucht wird, eine Flut von freien Radikalen hervor. Darüber hinaus entwickeln verschiedene pathologische Prozesse wie Entzündungsreaktionen (z. B. Rheuma) massenweise Radikale. Andererseits nutzten die freien Radikale der Erregerabwehr, da sie Mikroorganismen abtöten.

Zu den **freien Radikalen** des **körpereigenen Stoffwechsels** sind zu zählen:

– Singulett-Sauerstoff,
– Superoxidanion,
– Folgeprodukte von Wasserstoffperoxid,
– Hydroxylradikale,
– Peroxidradikale.

Wenn die Fähigkeit des Organismus, Radikale abzufangen, gestört ist (z. B. durch externe Streßeinwirkung, Mikronährstoffdefizite oder andere pathogene Bedingungen), können diese Störungen an den Schwachstellen der Zellen überproportional schädigend oder zerstörend wirken. Viele pathogene Einflüsse, wie z. B. Elektrosmog, führen zu einer Veränderung der mittels **Melatonin** (s. S. 171 ff.) kontrollierten Produktion intrazellulärer Antioxidantien. Die melatoninproduzierende Zirbeldrüse reagiert hochempfindlich auf unwesentlich scheinende Veränderungen der natürlichen Lebensbedingungen. Letztlich ist die Folge eine massive Radikalenbelastung [158].

Durch freie Radikale ausgelöste **Erkrankungen:**

– Arteriosklerose,
– Arzneimittelnebenwirkungen (z. B. Krebstherapeutika),
– Asthma,
– chronische Gelenkerkrankungen,
– diabetische Angiopathie,
– Erkrankungen des zentralen Nervensystems (amyotrophische Lateralsklerose, Alzheimer, Parkinson, Epilepsien),
– Hautalterungen (z. B. bei Nikotinmißbrauch),
– Herzschwäche,
– Karzinome,
– rheumatische Erkrankungen,
– Schwächung des Immunsystems.

Bei den nachfolgend beschriebenen Schadstoffen und Umwelteinflüssen spielen freie Radikale letztlich immer eine wesentliche Rolle.

Diagnostik. Neuerdings stehen Verfahren zur Verfügung, die die Belastung des Gesamtorganismus mit freien Radikalen messen können. Da die sogenannten Lipide (Fette) gegenüber dem Angriff freier Radikale besonders empfindlich sind, reagieren sie besonders stark und schnell. Der daraus resultierende Abbau dieser Lipide setzt u. a. die Substanz Malondialdehyd frei, die im Blut nachweisbar ist. Alle Erkrankungen, die mit einer vermehrten Bildung oder Aufnahme freier Radikale einhergehen, erhöhen den Malondialdehydspiegel im Blut. Daraus läßt sich zwangsläufig auch schließen, daß ein unzureichender Oxidationsschutz vorliegt, d.h., daß die Versorgung mit Antioxidantien wie Vitamin A, C, E, Beta-Carotin unzureichend ist!

Nähere Informationen über Labor Dr. Bayer, Bosperwaldstraße 26; 70184 Stuttgart.

Darüber hinaus läßt sich der Blutspiegel der einzelnen Vitamine und Spurenelemente bestimmen, was ebenfalls Aufschluß über eine eventuell unzureichende Versorgung zuläßt.

Therapie. Substitution von antioxidativen Vitaminen, Spurenelementen und Enzymen. Die Therapie mit verschiedenen, sich ergänzenden Antioxidantien ist einer Monotherapie überlegen, da die Schutzfunktionen in unterschiedlichen Zellkompartimenten nur durch verschiedene Wirkstoffe gewährleistet sind (s. auch S. 151 ff.).

5.2 Luftschadstoffe

> **Schadstoffe, die eingeatmet werden (Abgase), können zu Schwellungen der Lungenschleimhaut führen. Bei Kindern ist das besonders verhängnisvoll, weil der Durchmesser ihrer Lungenflügel deutlich kleiner ist als bei Erwachsenen. Außerdem haben Kinder im Verhältnis zu ihrer Körpergröße eine wesentlich höhere Atemfrequenz. Und schließlich sind die Abgase weiter unten am Boden erheblich konzentrierter.**

Bei Untersuchungen findet man bei Kindern in Ballungsgebieten deutlich mehr Wucherungen der lymphatischen Gewebe im Kopfbereich (Rachen- und Gaumenmandeln). Auch das weiße Blutbild sowie die Immunglobuline sind häufig verändert. Lange bevor deutliche Symptome wie Allergien, Infektanfälligkeit, Ekzeme auftreten, können die Veränderungen bereits nachweisbar sein.

Immer wieder muß auf die Problematik der **Wechsel-** und **Summationswirkung** der unübersehbaren Anzahl von Giften hingewiesen werden. Die Zunahme der kranken Kinder ist ganz sicher nicht auf die Wirkung eines einzelnen Giftes zurückzuführen, sondern auf die brisante Mischung aller Schadstoffe.

Das Ergebnis einer großangelegten Studie in Boston/ USA belegte, daß durch Luftverschmutzung die Gefahr, an Lungenkrebs und Herz-Kreislauf-Leiden zu erkranken, deutlich ansteigt. Bei der Studie wurden in sechs amerikanischen Städten über einen Zeitraum von 14 Jahren hinweg die Art und die Ausprägung der Luftverschmutzung überwacht. Es wurden in dieser Zeit 8000 Einwohner regelmäßig untersucht. Es konnte eindeutig belegt werden, daß die Gefahr, an Herzkrankheiten oder Lungenkrebs zu sterben, um 26 % erhöht war.

Kinder wurden bei dieser Studie nicht berücksichtigt. Die Betroffenen der Studie haben im Verhältnis zu den heute geborenen Kindern relativ kurze Zeit unter den derzeitigen Umweltbedingungen leben müssen. Die Luftverschmutzung hat ja erst in der letzten 30 Jahren so extrem zugenommen. Die relativ kurze Expositionszeit reicht aber aus, um Erwachsene bis zu 26% häufiger an diesen Erkrankungen sterben zu lassen.

Gasförmige Luftschadstoffe

Stickoxide

Stickoxide sind aggressive Reizgase, die hauptsächlich aus Autoabgasen stammen bzw. gebildet werden. Sie führen zu Schädigungen der Schleimhäute. Untersuchungen konnten belegen, daß Kinder selbst bei geringen Konzentrationen deutlich häufiger an Atemwegserkrankungen leiden. Gesundheitlich relevante Konzentrationen sind alltäglich. Die zur Hauptverkehrszeit auftretenden Spitzenbelastungen sind besonders schädlich.

Eine Studiengruppe der Universität von Hiroshima hat herausgefunden, daß Eukalyptus und Chrysanthemen, neben anderen Pflanzen, besonders effektiv Stickoxide aus der Umgebungsluft filtern können. Eukalyptus nimmt 1000mal mehr Stickoxid auf als z. B. die in Japan ebenfalls untersuchten Reispflanzen.

Kohlenmonoxid

Kohlenmonoxid entsteht ebenfalls durch Kraftfahrzeuge. Es hat die Eigenschaft, sich wesentlich schneller an den Blutfarbstoff Hämoglobin anzulagern als Sauerstoff. So kommt es zu einem Sauerstoffmangel. Leistungsminderung, Übelkeit, Kopfschmerzen und Benommenheit können auftreten.

Benzol

Benzol wird ebenfalls überwiegend durch das Verbrennen von bleifreiem Benzin freigesetzt. Aber auch Raucher (und Passivraucher) inhalieren dieses Gift. In verkehrsreichen Gebieten haben Kinder 60–70% höhere Benzolwerte im Blut. Erhebliche Belastungen können in Innenräumen von PKW auftreten. Es wurden Konzentrationen zwischen 50 und 200 µg/m³ und bei intensiver Sonneneinstrahlung sogar Werte von 2700 µg/m³ Raumluft gemessen. Der Länderausschuß für Immissionsschutz hat einen akzeptierten Wert von 2,5 µg/m³ festgelegt!

> Benzol ist ein Nervengift. Es wirkt erbgutschädigend, verändert das blutbildende System und ruft als krebserregendes Gift besonders im Kindesalter Leukämie hervor.

Beim Abbau des Giftes in der Leber entstehen als Abbauprodukte **freie Radikale**. Experten geben an, daß dieses Gift möglicherweise so gefährlich ist wie das Supergift Dioxin [23].

Aber auch in Lebensmitteln, wie z. B. kürzlich im Olivenöl, werden gravierend hohe Benzolwerte nachgewiesen. Es hat Monate gedauert, bis die Behörden die Verbraucher gewarnt haben. Ohnehin werden die Behörden der Gefährlichkeit dieses Giftes in keiner Weise gerecht. Genaugenommen nimmt man den Tod von Kindern billigend in Kauf. Gerade die Autolobby zeichnet sich durch ein absurdes und unverantwortliches Pochen auf das „Recht nach Freiheit und Unabhängigkeit" aus. In sämtlichen Autozeitschriften empören sich die Redakteure über jeglichen Versuch oder über jede Warnung, die in Richtung Verkehrsbeschränkung bzw. den Hinweis geht, daß Autos zu den größten Umweltsündern gehören. Angesichts der Gefährlichkeit von Benzol sollten sofort alle großvolumigen, spritfressenden Automobile mit einem Fahrverbot belegt werden, ältere Autos ohne Kat müßten stillgelegt werden, und die Städte müßten für Autoverkehr geschlossen

werden. Die Entwicklung schadstofffreier Autos muß massiv vorangetrieben werden.

- **Chronische Vergiftungssymptome:**
  Mattigkeit, Schwindel, Schädigung des blutbildenden Systems, der Leber, der Milz und der Niere, Herzrhythmusstörungen, kanzerogen.
- **Akute Vergiftungssymptome:**
  Reizung der Schleimhäute, Rauschzustände, Kopfschmerzen, Schwindel, Übelkeit, Erbrechen, Bewußtlosigkeit, Atemstillstand.

> Benzol wird zu ca. 60% metabolisiert und zu 40% abgeatmet.

Diagnostik. Benzol wird im Blut untersucht. Abbauprodukte wie Phenol und Muconsäure werden im Urin untersucht. Auch Luftproben, Trinkwasser und Nahrungsmittel können untersucht werden.

Benzol-Grenzwerte.	
Benzol bei Nichtrauchern	< 0,19 µg/l Oxalat-Blut
Benzol bei Rauchern	< 0,49 µg/l Oxalat-Blut
Phenol im Urin	< 15 mg/l
Muconsäure im Urin	< 0,5 mg/l

Polyzyklische aromatische Kohlenwasserstoffe (PAK)

Polyzyklische aromatische Kohlenwasserstoffe finden Verwendung bzw. kommen vor in Teeren, Ölen, Carbolineum oder Bitumenkleber. Die Hauptbelastungen stammen im wesentlichen vom Verkehr. Es gibt eine große Anzahl von PAKs, von denen einige krebserregend sind. Darüber hinaus wirkt es leber- und nierentoxisch. PAK wird im Fettgewebe gespeichert.

Diagnostik. Der Nachweis gelingt im Blut oder als Metabolit 1-Hydroxypyren im Urin. Im Blut wird nach folgenden Substanzen gefahndet: Anthracen, Fluoranthen, Benzo(b)fluoranthen, Benzo(a)pyren, Benzo(ghi)-perylen, Inden(1,2,3,-c,d)pyren.
Grenzwert: Leitmetabolit 1-Hydroxypyren im Urin < 1,0 µg/l

Schwefeldioxid

Schwefeldioxid ist als Abgas in verkehrsreichen Gebieten und in Industriegebieten an der Entstehung erheblicher Atemwegserkrankungen ursächlich beteiligt. Es hat eine besondere Affinität zur Bronchialschleimhaut. Bronchitis und Pseudokrupp werden durch dieses hochaggressive Gas hervorgerufen. Die Grenzwerte für SO_2 in der Bundesrepublik sind in gewohnter Weise auffällig hochgesteckt. Während in den USA 80 µg/m^3 Luft und in der Schweiz sogar nur 30 µg erlaubt sind, liegt bei uns die Grenze erst bei 140 µg/m^3 Luft. Eine Studie der WHO schlägt 40–60 µg vor.

Tabakrauch

Tabakrauch wird auch durch Passivrauchen in erheblichen Mengen inhaliert. Das Rauchen in Gegenwart von Kindern sollte eigentlich als vorsätzliche Körperverletzung eingestuft werden. Tabakrauch enthält Dioxine, Benzol, Formaldehyd und das Schwermetall Kadmium. Die Tabakgifte wirken krebserregend, allergieauslösend und immunschwächend. Laut Mittteilung des rheinland-pfälzischen Gesundheitsministeriums ist das Risiko für Kinder, an Leukämie zu erkranken, durch Passivrauchen um das Fünffache erhöht. Mädchen und Frauen sind besonders stark betroffen. Der hormonelle Schutzschild des weiblichen Geschlechts wird erheblich von dem Hormon Östrogen aufrechterhalten. Das Immunsystem und der gesamte Stoffwechsel werden von Östrogenen beeinflußt. Genau hier wirken sich die schädlichen Wirkungen des Rauchens gravierend aus. Es kommt durch die Tabakgifte zu einem Absinken des Östrogenspiegels.

> Die Zahl der Todesfälle durch Karzinome der Atemwege ist bei Frauen in den letzten Jahren um 150 % gestiegen.

Vergiftungsfolgen speziell bei Frauen:

- Tabakrauch führt zu einem **beschleunigten biologischen Altern.** Raucherinnen kommen durchschnittlich zwei Jahre früher in die Wechseljahre als Nichtraucherinnen
- Rauchen erhöht das **Osteoporoserisiko** (Knochenschwund) erheblich. Bei einem Päckchen Zigaretten täglich erhöht sich das Risiko für einen Schenkelhalsbruch nach Eintreten der Wechseljahre – innerhalb der anschließenden zehn Jahre – um 44 %!
- Raucherinnen neigen erheblich stärker zu **Unterleibsinfektionen.** Die lokale Immunleistung im Bereich des Muttermundes fördert z. B. Virusinfektionen (Warzen) oder Hefepilzinfektionen. Es besteht der Verdacht, daß auch die Entstehung von Gebärmutterhals- und Scheidenkrebs gefördert wird.
- Das Risiko für Frauen, einen **Herzinfarkt** zu erleiden ist gleich in zweifacher Hinsicht katastrophal. Zum einen wird die Infarkthäufigkeit wesentlich drastischer erhöht als bei Männern, zum anderen verlaufen die Herzattacken häufiger tödlich, weil sie viel zu oft verkannt und lebensrettende Maßnahmen zu spät eingeleitet werden!
- Die **Blasenschwäche** mit der daraus resultierenden Inkontinenz hängt deutlich mit der Zahl der konsumierten Zigaretten zusammen.
- Durch **Störungen der Mikrodurchblutung** kommt es zu dem typisch fahlen Teint der Haut. Außerdem kommt es zu einer stark ausgeprägten Faltenbildung.
- In der Schwangerschaft erhöhtes **Frühgeburtenrisiko** und **kindliche Fehlentwicklungen.**

Besonders gefährlich ist die Kombination „Pille" und Rauchen. Es wird rauchenden Frauen über 35 Jahre dringend empfohlen, keine Hormone einzunehmen. Die Gefahr eines Infarkts erhöht sich nochmals um das Elffache!

Kinder werden durch **Passivrauchen** erheblich gefährdet. Studien belegen eindeutig, daß die Gefahr, an Allergien und Asthma bronchiale zu erkranken, für passivrauchende Kinder dramatisch hoch ist. In den USA konnte nachgewiesen werden, daß in 18–34% kindliches Asthma durch mütterliches Rauchen hervorgerufen wird.

Vergiftungserscheinungen allgemein:

- **akut:** Kopfschmerzen, Übelkeit, Erbrechen, Diarrhö, Tremor, Schwächegefühl in den Beinen, tonisch-klonische Krämpfe, Schock, Koma, Atemlähmung, Herzstillstand.
- **chronisch:** Schleimhautreizung der oberen Luftwege, Bronchitis, Schädigung der Retina, koronare Herzkrankheit, obliterierende Gefäßerkrankungen, Magen- und Zwölffingerdarmgeschwüre, Stoffwechselstörungen, Schäden an den Keimzellen, gesteigerte Häufigkeit von Bronchial-, Kehlkopf-, Mundhöhlen- und Ösophaguskarzinomen, herabgesetzte Lebenserwartung.

Gerade bei kindlichen Erkrankungen (z.B. Neurodermitis, Allergien, Atemwegserkrankungen) verhindert Tabakrauch in der Umgebung der Kinder jeglichen Heilungserfolg.

Diagnostik. Nikotin kann im Serum und im Harn bestimmt werden.

Photochemische Luftschadstoffe

Ozon

Ozon ist ein hochaggressives Reizgas, das in den Sommermonaten durch Abgase und Sonneneinstrahlung in Boden- **nähe entsteht. Ozon ist ein Atemgift und zerstört bei längerer Einwirkung die Schleimhaut der Atemwege, was zu vorzeitigem Altern der Lunge führt.**

Dramatisch daran ist, daß eindeutige und einschränkende Symptome erst auftreten, wenn schon weit über 60% der Lunge zerstört sind. Es entstehen Husten, Brustschmerzen beim tiefen Einatmen, Asthma, aber auch eine Schädigung der Augenbindehaut (Augenbrennen, Tränenreiz oder Verlust der Tränenflüssigkeit) – was aber auch durch diverse andere Schadstoffe während des Ozonsmogs provoziert wird. So fördert beispielsweise die Kombination Ozon und Stickstoffdioxid die Durchlässigkeit für Schadstoffe im Bereich der Lungenbläschen.

Aber auch kurze Einwirkungszeiten von Ozon ab einer bestimmten Konzentration (unter 200 µg!) führen zu Gesundheitschäden. Diese sind etwa mit einer Verätzung zu vergleichen. Durch die Veränderung in der Lunge kommt es zu einer vermehrten Durchlässigkeit der Schleimhäute gegenüber anderen Schadstoffen, so daß eine zunehmende Allergisierung stattfinden kann. Somit fördert Ozon allergische Reaktionen. Bei bestehenden Allergien muß mit einer Verschlimmerung gerechnet werden. Ozon führt zu Entzündungen der Schleimhäute im gesamten Atmungstrakt. In der Schweiz haben Untersuchungen ergeben, daß sich bereits ab 40 µg Ozon/m^3 Luft Veränderungen an empfindlichen Pflanzen feststellen lassen.

Ab ca. 100 µg Ozon reagieren empfindliche Menschen mit beeinträchtigtem Wohlbefinden und reduzierter Leistungsfähigkeit. Deshalb liegen die Schweizer Grenzwerte bei 100–120 µg Ozon. In Deutschland wird erst ab 360 µg gewarnt!

Völlig unverständlich ist in diesem Zusammenhang die Tatsache, daß für den Arbeitsplatz einem gesunden Erwachsenen lediglich 200 µg Ozon/m³ Raumluft zugemutet werden dürfen. Es handelt sich somit um einen Wert, der die Belastbarkeit eines gesunden Erwachsenen voll ausschöpft und die Tatsache berücksichtigt, daß der Betroffene ja nur maximal acht Stunden diesen Werten ausgesetzt ist. Nach Beendigung der Tätigkeit wird von einer völlig ozonfreien Umgebung ausgegangen, die erheblich zur Erholung von diesem aggressiven Reizgas beiträgt. Kindern und Kranken mutet man doch jetzt unglaubliche hohe Werte über einen erheblich längeren Zeitraum zu!

Bei **erhöhten Ozonwerten** kommt es als Warnsymptom schnell zu Müdigkeit, Kopfschmerzen, Übelkeit. Eindeutig lassen sich Ozonsymptome bei Kindern schon lange vor den üblichen Höchstgrenzen feststellen. Entscheidend ist die Tatsache, daß die Ozonkonzentrationen während Schönwetterperioden ständig steigen und längere Zeit auf Mensch und Natur einwirken. Somit besteht keine ausreichende Erholungszeit für die angegriffenen Schleimhäute. Es kommt zu irreversiblen Schäden. Da Kinder eine schnellere Atemfrequenz und ein kleineres Lungenvolumen haben, kann es erheblich schneller zu Gesundheitschäden kommen. Außerdem haben Kinder gegenüber Erwachsenen einen erheblich gesteigerten Bewegungsdrang im Freien.

Das Umweltinstitut München hat ca. 30 000 Daten bezüglich der Ozonauswirkung auf die Natur bzw. Landwirtschaft ausgewertet. Es konnte festgestellt werden, daß sich bei Weizen Veränderungen in der Nährstoffzusammensetzung zeigen. Die Lagerfähigkeit ist beeinträchtigt, und es kam 1994 durch Ozonsmog zu Ernteverlusten von 31%!

Partikelförmige Luftschadstoffe

Dieselruß

Dieselruß fällt bei unvollständiger Verbrennung von Dieseltreibstoff in sehr großen Mengen an. Die Partikel sind so klein, daß sie nicht durch die Nase festgehalten werden. Außerdem lagern sich an die Rußpartikel andere Umweltgifte an. Es besteht der dringende Verdacht, daß Dieselruß krebserregend ist. Allergien gegen Dieselruß häufen sich zunehmend. Die vollständige Eliminierung von Partikeln kann zwischen 30 und 1000 Tagen dauern. Besondere Beachtung kommt dem sogenannten **Feinstaub** zu, von dem bis zu 100 000 Partikel/mm³ Luft zu finden sind.

Lungenschäden und tödliches Lungenversagen können die Folge sein. Erst in jüngster Zeit konnte aufgrund verbesserter Labortechniken der „ultrafeine Staub" als neuer Risikofaktor identifiziert werden. Die englischen Forschungszwischenergebnisse belegen, daß die chronische Belastung mit ultrafeinem Staub eine erhöhte Sterblichkeit bei disponierten Patienten nach sich zieht.

Bei **Smog in Großstädten** geraten bis zu 30 Millionen Feinstaubteilchen in die Lungenbläschen. Etwa nur die Hälfte können durch Makrophagen „entsorgt" werden. Die übrigen Partikel setzen sich fest und lösen lokale Veränderungen an den Geweben hervor. Darüber hinaus sind die Fremdstoffe mit weiteren Umweltgiften beladen. Der durchschnittliche Gehalt an Ultrastaub in der Luft beträgt 15–35 µg/m³ Luft. Spitzenwerte bis zu 70 µg sind möglich. Studien in den USA haben nun belegt, daß bereits bei 10 µg die Sterblichkeit in der Bevölkerung um 1% zunimmt. Aufgrund der unvorstellbar kleinen Partikelgröße ist die Innenraumluft meist nicht sauberer als die Außenluft.

Asbest

Asbest ist eine Mineralfaser, die aufgrund ihrer besonderen Eigenschaften zur Isolierung in größtem Umfang industriell genutzt wurde. Durch die Feuerfestigkeit war die Faser überall dort zu finden, wo es galt, zu isolieren oder zu schützen. Selbst in Bremsbelägen wurden Asbestfasern verarbeitet. Aber auch zur Stabilisierung anderer hochfester Werkstoffe war Asbest hervorragend geeignet (z. B. Eternit-Dachbedeckungen). Es wurden verschiedene Asbestverbindungen verarbeitet, wobei der sogenannte Amphibolasbest, der häufig als Verunreinigung des sogenannten Weißasbestes auftrat, als extrem gefährlich eingestuft wird.

Asbestfasern lösen sich z. B. durch Abrieb oder Alterung aus den entsprechenden Materialien praktisch permanent und können so in der Umgebungsluft unter Umständen in hoher Dichte nachgewiesen werden. Dabei ist die Verarbeitung asbesthaltiger Materialien besonders gefährlich. Es werden große Mengen von Fasern gebildet, die inhaliert werden. Die mikroskopisch kleinen Gebilde ähneln kleinen Lanzen, die sich nach der Inhalation in die Schleimhäute des Respirationstraktes spießen.

> Die Folge ist in vielen Fällen das Mesotheliom, ein durch Asbestfaserstaub verursachter Krebs der Lunge, der tödlich verläuft [195].

Die **Asbestsanierung** verschlingt Milliarden. Besondere Schutzvorkehrungen für das entsorgende Personal sind unabdingbar. Das beseitigte Material muß luftdicht verschlossen und entsorgt werden.

Die Fasern können in Luftproben durch eine spezielle Mikroskopie nachgewiesen werden. Die Länge der Fasern und deren Anzahl sind entscheidende Kriterien.

Asbestfasern verunreinigen inzwischen auch unser **Trinkwasser**. Obwohl ein gesundheitliches Risiko durch die orale Aufnahme nicht nachgewiesen werden konnte, sind Grenzwerte für Trinkwasser festgelegt.

Als **Alternative** zum Asbest werden jetzt vermehrt andere Mineralfasern verarbeitet (Glas- und Steinwolle). Gießener Wissenschaftler konnten nun erstmals Untersuchungsergebnisse vorweisen, die auch diesen Materialien ein hohes Risiko zuschreiben (Gießener Institut für Arbeits- und Sozial-

medizin sowie vom Institut für Pathologie, Gießen). Die hohe industrielle Bedeutung der Mineralfaserprodukte wird eine objektive Auseinandersetzung mit der Gefährlichkeit dieser Materialien erschweren.

5.3 Metalle

Luft, Wasser und Nahrungsmittel enthalten toxische Schwermetalle in einer Konzentration wie noch nie zuvor. Auch Obst und Gemüse aus biologischen Anbaugebieten sind betroffen. Zwar ist seit Einführung des Katalysators im Straßenverkehr eine meßbare Senkung z. B. der Bleibelastung festzustellen, doch die vielen neuen Metalle wie z. B. Palladium und Platin, die von Kat-Autos ausgestoßen werden, sind nicht unbedenklich.

> Die Elemente Blei, Quecksilber, Kupfer und Aluminium wirken sich bei einer schleichenden Vergiftung u. a. auf den Gehirnstoffwechsel und damit auch auf das Verhalten aus. Diese toxischen Schwermetallbelastungen verursachen dann neben depressiven Symptomen eine starke emotionale Labilität und ein auffallend hohes Aggressionspotential.

Es muß diskutiert werden, inwieweit Schwermetallbelastungen durch Veränderung der Persönlichkeit für bestimmte Formen der Kriminalität verantwortlich zu machen sind. Gerade die zunehmende Gewalttätigkeit im Kindesalter sollte dringend bezüglich einer möglichen Umweltbelastung untersucht werden. Wir hatten bereits mehrfach dargestellt, daß der kindliche Organismus und somit das kindliche Gehirn besonders empfindlich reagieren. Weiterhin kumulieren Gifte im kindlichen Organismus schneller, so daß wir bei vielen Schadstoffen höhere Werte finden als bei Erwachsenen.

Da die Böden – z. B. im Bereich ehemaliger Industrie- und Militärstandorte – extrem stark mit Schwermetallen verseucht sind, besteht die ständige Gefahr der Grundwasserverseuchung. Bisher mußte mit Millionenaufwand der Erdboden abgetragen und unter großen Umständen gereinigt werden. Neben den hohen Kosten ist das Absterben sämtlicher wichtiger Mikroorganismen eine unerwünschte Konsequenz.

Botaniker sehen seit geraumer Zeit eine natürliche Möglichkeit der Bodensanierung. Bestimmte Pflanzen verfügen über die Fähigkeit, toxische Metalle aus dem Boden aufzunehmen und zu speichern, was zur Entsorgung weitflächig und ohne hohe Kosten ausgenutzt werden kann. Untersuchungsergebnisse zeigen, daß z. B. der **Riesenknöterich** ein regelrechter Metallfresser ist. Diese Pflanze ist in der Lage, pro Hektar 1,3 kg Kadmium, 24 kg Blei und 322 kg Zink jährlich aus dem Boden zu holen. Im niedersächsischen Münster wurde mit diesen Gewächsen innerhalb von zwei Jahren ein mit Arsen verseuchter Truppenübungsplatz soweit saniert, daß kein Arsen mehr im Boden nachweisbar war. Darüber hinaus vermag **indischer Senf** Blei und Chrom zu vertilgen, **Hellerkraut** eliminiert Zink und Kadmium aus den Böden, und **Hibiskus** ist die Spezialpflanze für Kobalt.

Kurios ist das Phänomen, daß einige dieser Pflanzen die gespeicherten Gifte als Abwehrmechanismus gegen Schädlinge einsetzen. Versuche haben gezeigt, daß für die Pflanze schädliche Insekten den Angriff auf die Gewächse nicht überleben.

Aluminium

Aluminium kommt unter normalen Umständen nur in sehr geringen Mengen in Pflanzen und in tierischen Geweben vor. Der menschliche Organismus scheidet dieses Metall über Darm und Niere aus.

Unter normalen Umständen werden nur ca. 5 % des vorhandenen Aluminiums vom menschlichen Organismus aufgenommen. In Verbindung mit **Komplexbildnern** (Fruchtsäfte) kann die Resorptionsrate aber beträchtlich erhöht werden.

Das Metall wandert über den Blutweg (gebunden an das Eisentransportmedium Transferrin) in Knochen, Knochemark und Gehirn. Es wird angenommen, daß es im Knochen die Osteoblasten anregt, Knochensubstanz abzubauen. Weiterhin wird vermutet, daß das Metall im Knochenmark die Bildung der roten Blutkörperchen hemmt.

Vorkommen von Aluminium:

- Wird in Form von Aluminiumsalzen in der Lebensmittelindustrie (Backpulver, Pökelsalze, Emulgatoren) angewendet.
- Getränke wie Bier, Wein oder Säfte können große Mengen Aluminium durch Zusatz von Bentonit zur Auflockerung enthalten.
- Milchersatz auf Sojabasis kann hohe Mengen Aluminium enthalten.
- Gewürze, Teeblätter, Kräuter, Gemüsekonserven, saure Fruchtsäfte in aluminiumausgeschlagenen Verpackungen können hohe Rückstände aufweisen.
- Ist als Zusatz in bestimmten Arzneimitteln (säurebindende Magen-Darm-Mittel, essigsaure Tonerde) enthalten.
- Wird als Zusatz in Kosmetika verwendet.
- Aluminiumhaltiges Kochgeschirr.
- Alufolie ist besonders in Verbindung mit säurehaltigen Speisen bedenklich.

Zu den **Risikogruppen** gehören:

- Kleinkinder, die mittels Sojamilch ernährt werden,
- Menschen mit Nierenschwäche,
- Patienten, die aluminiumhaltige Medikamente einnehmen.

Die Vergiftungen führen zu Erschöpfung, Verhaltens-, Sprach-, Konzentrations- und Gedächtnisstörungen.

Vorsichtsmaßnahmen. Kein Aluminium in der Küche verwenden (Alufolie), auf säurebindende Magen-Darm-Mittel verzichten. Keine Cola-Getränke und keine Lebensmittel mit Backpulver verzehren. Vorsicht bei Deos, viele enthalten Aluminium.

Vitamin B$_6$, Kalzium und Magnesium verdrängen Aluminium aus den Depots.

Blei

Dieses Metall wurde bisher hauptsächlich durch bleihaltiges Benzin in die Umwelt gebracht. Hier ist zwar ein deutlicher Rückgang zu sehen, doch der weltweite Bleiverbrauch steigt unverändert an. Weltweit werden jährlich über 6 Millionen Tonnen Blei produziert. Bezüglich Benzin muß man bedenken, daß in ärmeren Ländern nach wie vor bleihaltiges Benzin – und das in steigendem Maße – verbraucht wird. In der BRD werden jährlich ca. 175 000 Tonnen Blei verarbeitet, in den USA über 1 Million Tonnen.

Der überwiegende Teil der täglichen Bleiaufnahme stammt aus der Nahrung (Blattgemüse, Innereien von Rindern, Roggen [besonders Vollkorn], Kondensmilch, Eier, Seefische, verlötete Konservendosen).

Durchschnittlich liegen die Bleiwerte eingedoster Lebensmittel drei- bis viermal höher als bei entsprechender Frischware. Tomatenmark ist am stärksten belastet. Vorsicht vor Eßkeramik unbekannter Herkunft. Die Keramik kann sehr hohe Bleikonzentrationen enthalten! Rauchen erhöht stark die Bleiüberlastung (natürlich auch Passivrauchen). Vorsicht bezüglich Wasserleitungen in Altbauten. Die Zuleitungen können aus Bleirohren bestehen. Kinder sind erheblich stärker gefährdet, eine Bleivergiftung zu erleiden (s. auch S. 146 ff.).

In mit kräftigen Farben glasierten Keramikwaren sowie emailliertem Kochgeschirr ist ein hoher Bleianteil in den Farben nachweisbar. Untersuchungen haben belegt, daß durch säurehaltige Speisen oder Getränke sowie durch mechanischen Abrieb (Zähne) Blei in erheblichen Mengen gelöst werden kann. Dabei wurde festgestellt, daß Keramik auch aus deutscher Produktion bis zum 1000fachen der erlaubten Grenzmengen abgibt [78].

Vergiftungen auch mit kleinsten Mengen führen zu Hyperaktivität, seelischer Labilität, Aggressionen, Weinerlichkeit, Ängstlichkeit, Introvertiertheit und/oder Lernstörungen, da vor allem das Gehirn auf Blei reagiert. Eine Polyneuropathie kann infolge einer Bleibelastung auftreten (s. auch S. 181 ff.).

Blei ist **plazentagängig** und kann somit das Ungeborene schädigen. Tierversuche zeigten, daß durch Bleibelastungen Fehlbildungen und Totgeburten möglich sind. Auch massive neurologische und endokrinologische Schäden wurden beobachtet. Liegt eine erhöhte Bleiexposition vor, lassen sich erhöhte Werte im Fruchtwasser und in den Eihäuten finden. Die Werte liegen dann in der Regel über denen des mütterlichen Blutes. Bei Frauen besteht der Verdacht, daß Blei zu Sterilität und hormonellen Störungen führen kann.

Diagnostik. Bei akuten Vergiftungen mittels Blutuntersuchung, bei chronischen Vergiftungen erfolgt ein Mobilisationstest mittels DMPS (Procedere wie bei Quecksilber; s. S. 193 ff.). Auch die Haarmineralienanalyse eignet sich bedingt zur Diagnostik einer chronischen Belastung.

Therapie. Kalzium kann Blei verdrängen, bzw. Bleiüberlastung wird durch zuwenig Kalzium gefördert.

Kalzium, Vitamin-B-Komplex, besonders B$_6$, Vitamin C, Folsäure, Chrom, Pektin und schwefelhaltige Aminosäuren schützen vor Bleivergiftungen bzw. können erhöhte Bleidepots abbauen.

Bei Verdacht auf eine schwerwiegende Bleibelastung/Vergiftung müssen sogenannte Chelatbildner eingesetzt werden (DMPS® oder DMSA®), die Blei und andere Schwermetalle binden. Die somit entstandene neue Verbindung wird über die Niere oder über den Stuhl ausgeschieden. Eine vollständige, 100 %ige Entgiftung ist nicht möglich.

Kadmium

Das Metall Kadmium wird in größten Mengen in der **Industrie** (Batterien, Rostschutz, Kunststoffstabilisatoren, Gleichrichter, Photozellen, Farbpigmente usw.) verarbeitet. Aber auch durch die Müllverbrennung und aus der Stein- und Braunkohlenverbrennung werden Tonnen von Kadmium freigesetzt. So ist letzteres für 90% der Emissionen in die Atmosphäre verantwortlich.

Zigarettenraucher inhalieren regelmäßig hohe Mengen Kadmium. Die dabei aufgenommenen Werte sind gesundheitlich absolut relevant. Studien haben ergeben, daß Raucher gegenüber Nichtrauchern die doppelte Menge Kadmium einlagern.

In der **Nahrungskette** hat sich Kadmium längst angereichert. Spinat, Sellerie und Wildpilze sind besonders stark betroffen. In tierischen Nahrungsmitteln finden wir es hauptsächlich in Innereien wie Nieren und Leber. Der Standort von Industrieanlagen spielt dabei natürlich eine große Rolle.

Emaillierungen von Töpfen und Pfannen sowie farbige Glasuren und Dekors von Keramikgeschirr enthalten kadmiumhaltige Verbindungen. Je knalliger die Farbe (rot, gelb, orange), desto höher der Kadmiumanteil (weiße Keramik enthält keine Schwermetalle). Besonders säurehaltige Speisen oder Getränke lösen das Metall, so daß es sich in den Nahrungsmittel anreichert (auch bei deutschen Produkten). Untersuchungen ergaben, daß trotz entsprechender Vorschriften die Abgabe von Kadmium um bis zum 800fachen überschritten wurde. Auch die Farbränder auf Gläsern (z.B. Biergläser und Kinderbecher) enthalten Schwermetallverbindungen. Es konnte eindeutig belegt werden, daß Farbpigmente mechanisch (Zahnkontakt) und chemisch (saure Getränke) gelöst werden können [78].

Im menschlichen Organismus wird Kadmium hauptsächlich in der Niere, aber auch in der Leber gespeichert. So ist die **Kadmiumniere**, die letztlich zu einem Nierenversagen führen kann, heute keine Seltenheit mehr (laut Umweltbundesamt sind in unmittelbarer Zukunft ca. 100 000 Nierenkranke zu erwarten). Letztlich ist damit auch Vorsicht vor Gerichten mit Nieren geboten.

Erste Anzeichen einer Kadmiumniere sind erhöhte Eiweißwerte im Urin.

Muttermilch kann bis zu zehnmal mehr Kadmium enthalten als Kuhmilch.

Weitere Auswirkungen:
- Veränderung der Blutbildung (Hämoglobin),
- Entwicklung von Bluthochdruck,
- krebserzeugende und fruchtschädigende Auswirkungen,
- gestörter Kalzium-Phosphor-Stoffwechsel; eine Verbindung zur Osteoporose scheint eindeutig zu sein,
- Hyperaktivität bei Kindern wird diskutiert,
- Auswirkungen auf andere, wichtige Spurenelemente.

Wechselwirkungen mit anderen toxischen Substanzen sind bekannt. Außerdem führen Lebererkrankungen zu einem erhöhten Kadmiumtransport von der Leber in die Niere.

Mangel an Vitamin D, Kalzium oder Eisen erhöht die Resorption von Kadmium im Magen-Darm-Trakt. Ein Kupfer- oder Zinkdefizit erhöht die toxische Wirkung des Metalls.

Diagnostik. Bei akuten Belastungen mittels Blutuntersuchung. Sonst Mobilisationstest mit DMPS® (Procedere wie bei Quecksilber; s. auch S. 193 ff.). Auch die Haarmineralienanalyse kann sich bedingt zur Feststellung einer Kadmiumbelastung eignen.

Therapie. Als Entgiftungsmaßnahme stellt neben einem Expositionsstop die Behandlung mit DMPS® die Methode der Wahl dar.

Die Überwachung des Zinkstatus (Vollblut-untersuchung!) und eine medikamentöse Zinkzufuhr sind sinnvoll.

Orthomolekulare Therapie mit Megadosen Vitamin C, Zink (50–100 mg/die), Vitamin B_6, Aminosäurekomplex, Selen (50 mg/die).

Kupfer

Tödliche Vergiftungen durch Kupfer aus Trinkwasser wurden bei Säuglingen bekannt (seit 1978 sind ca. 13 Säuglinge an einer solchen Intoxikation gestorben). Die Metall-intoxikation führte zu Leberversagen. Die daraufhin eingeleiteten Untersuchungen ergaben, daß insbeondere neu verlegte Wasserleitungen aus Kupfer enorm hohe Belastungen des Trinkwassers ergeben. Besonders wenn über Nacht die Wassersäule in den Rohren steht, ist die zuerst entnommene Wasserportion unter Umständen hochgradig belastet. So wurden Werte von 4,7 mg/l Wasser bekannt. Nach 2 min Wasserlaufen sank der Wert auf 0,3 bis 0,8 mg/l. Ein niedriger pH-Wert des Wassers führt zu einer erheblich größeren Belastung (unbedenklich ist ein pH-Wert > 6,5). Die Wasserkupferwerte sollten < 0,5 mg/l sein.

> Ein erhöhter Kupferspiegel kann zu Hyperaktivität und Gedächtnisschwäche führen.

Kupfer ist letztlich aber auch für den menschlichen Organismus essentiell. **Kupferdefizite** im Vollblut sind häufig nachweisbar.

Eine Erhöhung des Kupferspiegels kann auch Ausdruck einer immunologischen Reaktion auf Entzündungen (z. B. Rheuma) sein. In diesem Fall handelt es sich um eine physiologische (natürliche) akute Umverteilung des körpereigenen Kupfers. Aber bei Tumoren, nach einem Herzinfarkt oder bei Infektionen zeigen sich erhöhte Werte.

Bei einem **Zinkdefizit** kommt es ebenso zu einem Kupferanstieg. Dieser hält so lange an, bis der Zinkmangel beseitigt ist.

> So stellt eine erhöhte Zinkzufuhr auch eine Therapie gegen erhöhtes Kupfer dar.

Schwermetallintoxikationen mit Quecksilber führen ebenfalls zu einer gestörten Kupferbilanz. Ob die Veränderung des Kupferspiegels Ausdruck einer Entzündung ist, durch eine vermehrte Aufnahme von Kupfer oder anderen toxischen Metallen zustande kommt oder durch einen Zinkmangel zu erklären ist, bedarf einer gründlichen Abklärung.

Folgende Nahrungsmittel weisen einen **erhöhten Kupferanteil** auf:

– Austern,
– Krabben,
– Nüsse, Schokolade,
– Pilze,
– Sojaprodukte,
– Leber,
– Kakao,
– Kaffee.

Diagnostik. Die Untersuchung des Vollblutes. Bei erhöhten Werten, die nicht auf eine physiologische Regulation zurückzuführen sind, ist eine Untersuchung des Trinkwassers sinnvoll. Bei Verdacht auf eine Kupferintoxikation bringt der Mobilisationstest mittels DMPS® Klarheit. (Procedere des DMPS-Tests, s. auch S. 193 ff.)

Therapie. Zinksubstitution (> 20 mg/die), Mobilisationstest, Meidung kupferhaltiger Nahrungsmittel (Trinkwasser beachten).

Nickel

Nickel kommt in elementarer Form in der Erdkruste vor. Durch die industrielle Nutzung ist Nickel praktisch ubiquitär. Durch industrielle Abluft, Abwasser und Klärschlämme gelangt das Metall in die Umwelt. So reichert sich Nickel inzwischen auch in der Nahrungskette an.

Der häufigste Berührungsmechanismus kommt durch **Nickellegierungen** (Schmuck, Knöpfe,

Küchengeräte) zustande. Aber auch Dentalwerkstoffe können Nickel enthalten. Da Nickel hochgradig sensibilisierend wirkt, finden wir zunehmend allergische Kontaktekzeme durch entsprechenden Schmuck oder durch Hosenknöpfe („Jeans-Hosen-Ekzem"). Hat eine Sensibilisierung stattgefunden, kann Nickel z. B. aus Küchengeräten durch die orale Aufnahme systemische Reaktionen hervorrufen.

> Die akute Vergiftung ruft schwere Brechdurchfälle, Nervenstörungen, Krämpfe und Lähmungen, Herzrhythmusstörungen und eventuell Herzstillstand hervor.

Therapie. Bei Allergien nickelarme Diät (stark nickelhaltig sind Kakao, Soja, Linsen), keine Dosennahrung. Selbstverständlich Expositionsstop (nicht nur Kochgeschirr, Schmuck und Knöpfe bzw. Reißverschlüsse, sondern auch an Dentalwerkstoffe denken). Orale Therapie: schwefelhaltige Aminosäuren, Vitamin C und E, Kalzium. Zur Entgiftung eventuell DMPS®-Mobilisation.

Diagnostik. Allergietest: Hauttest und IgE-Antikörper.
Bei Verdacht auf Intoxikation: Nachweis im Speichel, Blut und Urin. Materialproben (Hausstaub), Trinkwasser oder Nahrungsmittel können ebenfalls untersucht werden.

Quecksilber

Quecksilber wird in erheblichen Mengen aus Amalgamzahnfüllungen freigesetzt. 1989 wurden ca. 90 Millionen Amalgamfüllungen gelegt. Das sind ca. 40 Tonnen Quecksilber. Auch in der Nahrungskette, vor allem in Meeresfrüchten, finden wir erhebliche Quecksilberkonzentrationen.

> Quecksilber ist im biologischen System hochtoxisch und führt schon bei geringen Vergiftungen zu immunologischen Schwächen und Allergien

Eine Forschungsarbeit mit dem Titel „Subtile Folgen durch Methylquecksilber: Verhaltensabweichungen bei der Nachkommenschaft behandelter Muttertiere" konnte experimentell nachweisen, daß mit Bruchteilen eines Milligramms Methylquecksilber (Darmbakterien können Quecksilber in Methylquecksilber umwandeln) die Nachkommenschaft von giftbelasteten Mäusen starke Entwicklungs- und Gesundheitsschäden aufwies. Elektronenmikroskopische Aufnahmen des Gehirns ließen Degenerationserscheinungen des Gehirns und des Nervensystems erkennen.

Man konnte nachweisen, daß eine Störung der Entwicklung nicht unmittelbar nach der Geburt offenbar werden muß. Bei Kindern, deren Mütter mit Quecksilber belastet waren, nahmen häufig die Schädigungen erst in der zweiten Lebenshälfte ausgeprägte Formen an. Bei Frauen mit unerfülltem Kinderwunsch lassen sich sehr häufig erhebliche Quecksilberbelastungen durch Amalgame nachweisen.

5.4 Chlorgifte

> **Diese Gifte sind künstliche Substanzen aus der chemischen Industrie. Es handelt sich um jene unheilvollen Chlor- und Kohlenwasserstoffverbindungen, aus denen so unterschiedliche Stoffe wie Insektengifte, PVC-Weichmacher, FCKW usw. hergestellt werden (s. auch S. 173 ff.). Nicht nur Angestellte der chemischen Industrie kommen täglich mit Chlorgiften in Kontakt. Auch beim Heimwerken (Holzschutzmittel, Abbeizen alter Lacke), der Verwendung von Insektensprays, in der Nähe von chemischen Reinigungen und letztlich beim Verzehr von fettreichen Nahrungsmitteln sowie pestizidbehandeltem Obst und Gemüse können Gifte aufgenommen werden.**

Bei der Müllverbrennung entstehen Dioxine (s. auch S. 91 ff.). Durch den Masseneinsatz der Chlorkohlenwasserstoffe ist der gesamte Globus damit bereits verseucht. In den Weltmeeren reichern sich diese Gifte extrem hoch an. Bereits in Mikroorganismen finden wir bis zu 1000fach höhere Konzentrationen als im umgebenden Wasser. In Walen kumulieren so die Chlorverbindungen bis zu einem 30millionenfach höheren Wert.

Aber auch in Süßwasserfischen kumulieren Chorchemikalien. Dies haben die Anwohner des Michigans-Sees zu spüren bekommen. Hunderte von Frauen brachten dort unterentwickelte Kinder auf die Welt, die in späteren Lebensjahren überdurchschnittlich an Lernstörungen und Verhaltensauffälligkeiten litten. Die Mütter der Kinder hatten allesamt häufig hochgradig belasteten Fisch aus dem See verzehrt.

Auf die Folgen für die Tierwelt wurde schon in der Einleitung hingewiesen: Unfruchtbarkeit, Fehlbildungen etc. Beim Menschen reicht die Palette der krankhaften Erscheinungen von Appetitlosigkeit über Unfruchtbarkeit bis hin zu Krebs. 1988 schockierte das Robbensterben die Welt. Die toten Tiere enthielten derart viel polychlorierte Biphenyle und andere Organochlorverbindungen in ihrem Fettgewebe, daß sie als Sondermüll entsorgt werden mußten.

Allein die chemische Industrie ist für diesen Wahnsinn verantwortlich. Drei Millionen Tonnen Chlor verarbeiten allein deutsche Firmen wie Hoechst, BASF oder Bayer jährlich. Von der Quelle bis zur Mündung werden aus dem Rhein bzw. aus dem Uferfiltrat pro Tag für 20 Millionen Menschen rund 5 Millionen Kubikmeter Trinkwasser entnommen [63].

Erkrankungen, die mit Chlorchemikalien in Verbindung stehen:

– Veränderungen des Hormonhaushalts (Verlust der Zeugungsfähigkeit, Endometriose, Schilddrüsenüberfunktion, Fehlbildungen an den Geschlechtsorganen),
– embryonale und kindliche Entwicklungsstörungen (Totgeburten, vermindertes Geburtsgewicht, Verhaltensstörungen, Intelligenzstörungen),
– Krebs (Leber- und Darmkrebs, Pankreaskarzinome, Brustkrebs, Hodenkrebs, Lungenkrebs, Nierenkrebs, Weichteilsarkom, Lymphknotenkrebs, Blasenkrebs),
– Nervenschäden (Störungen des Gehirnstoffwechsels, Nervenentzündungen, Nervendegeneration),
– Immunstörungen (Verminderung immunkompetenter Zellen [Immunsuppression], Allergien),
– Leber- und Nierenschäden (chronische Hepatitis, Zirrhose, Leberzellschädigung, Zerstörung des Nierenparenchyms),
– Hautkrankheiten (Chlorakne, Ekzeme).

> Chlorgifte lagern sich in die Zellmembranen ein.

Durch die hohe Fettlöslichkeit sind die Zellen des Nervensystems und der roten Blutkörper besonders stark von den Schädigungen betroffen. Letztlich kann natürlich jedes Zellsystem betroffen sein. Je nach Funktion

Chlorgifteinleitung in den Rhein zwischen Juni und November 1986 (aus [63]).		
10,0 Tonnen	Dichlorethan von der BASF, Ludwigshafen	25./26. 6. 86
11,0 Tonnen	Chlorbenzole von Bayer, Leverkusen	12.–14. 10. 86
0,4 Tonnen	Atrazin von Ciba-Geigy, Basel	31. 10. 86
2,0 Tonnen	2,4-D von der BASF, Ludwigshafen	21. 11. 86
0,1 Tonnen	Chlorkresol von Bayer, Uerdingen	25. 11. 86

der am meisten geschädigten Zellen kommt es zu unterschiedlichen Symptomen. Der eigentliche Mechanismus der Gifteinwirkung führt zu einem Zusammenbruch der Energieversorgung der Zelle.

Darüber hinaus lassen sich die Chlorchemikalien bei Männern konzentriert im Sperma sowie bei Frauen im Gebärmutterhalsschleim und in den Follikeln finden. **Sterilität** ist die Folge.

Chlorparaffine, wachsig-ölige Stoffe, werden zur Herstellung von Dichtungsmassen oder Flammschutzmitteln verwendet. In den Sedimenten der Nordsee lassen sich Chlorparaffine längst in hoher Konzentration nachweisen. Ins Wasser gelangen die Chemikalien hauptsächlich durch Pestizide aus der Agrarwirtschaft, als Abwässer der chemischen Industrie oder als Abluft bei der Verbrennung chlorhaltiger Produkte. Abhilfe schafft nur der dringend notwendige Ausstieg aus der Chlorchemie [65].

Chlorparaffin-Untersuchungsprogramm „Lebensmittel, Muttermilch, Meerestiere" (aus [63]).	
Probe	Gehalt µg/kg Fett
Makrele	271
Fischöl aus Heringen	62
Margarine, fischölhaltig	98
Schweinswal 1	16
Schweinswal 2	114
Finnwal	963
Schweinefleisch, fett	69
Kuhmilch	74
Muttermilch (Hamburg)	45

Die Chlorparaffine wurden im Kettenlängenbereich von C10 bis C24 bestimmt. Alle Werte beziehen sich auf den Fettgehalt der jeweiligen Probe. Der durchschnittliche Chlorgehalt der gemessenen Chlorparaffine lag bei 33 %.
Die Nachweisgrenze lag im Bereich von ng/kg (ng = Nanogramm = 10^{-9} g)

Diagnostik. Chlorchemikalien können im Blut, im Fettgewebe sowie im Urin (teilweise in Form der Metaboliten) nachgewiesen werden. Die Laborinstitute bieten neben Einzelstoffuntersuchungen (z.B. PCP oder PCB) diverse Screening-Profile an (z.B. Holzschutzmittel-Screening, Pestizid-Screening).

Grenzwerte. Die Grenzwerte sind entsprechend der Substanz unterschiedlich festgelegt.

Dioxin

Dioxine und Furane, möglicherweise die stärksten Gifte, die je von Menschenhand geschaffen wurden, werden zu mehr als 95 % über die Nahrung aufgenommen.

Das in Seveso und im Vietnamkrieg freigesetzte Gift (ca. 10 000mal giftiger als Zyankali), dessen Produktion auch zur Schließung des Chemiewerkes der Boehringer-Werke, Hamburg, geführt hat, trägt den wissenschaftlichen Namen 2,3,7,8-Tetrachlordibenzoparadioxin, kurz **TCDD.**

Insgesamt gibt es 75 Dioxine und weit über 130 dem Dioxin verwandte Verbindungen.

Eine unübersehbare Vielzahl von Produkten beinhaltet Dioxin als Verunreinigung oder läßt es entstehen, wenn die Produkte der Abfallentsorgung zugeführt werden:

– in Pflanzenschutz-, Holzschutz- und Unkrautvernichtungsmitteln,
– in Zusätzen von Kosmetika, Shampoos und Babypuder.

Die **Freisetzung** von Dioxin erfolgt vorrangig auf zwei Wegen:

• In der chemischen Industrie bei der Herstellung und Verarbeitung chlorierter organischer Verbindungen (PVC-Industrie) sowie durch den Endverbrauch verunreinigter Chemikalien.
• Bei Verbrennungsprozessen von Haus- und Sondermüll sowie bei Hochtemperaturprozessen.

Erst bei ca. 1200 °C werden Dioxine vollständig verbrannt.

Im Boden sind Dioxine weitgehend immobil, d.h., sie verflüchtigen sich nicht, sondern haften an Sedimenten. Für den Abbau wurde eine **Halbwertszeit** von 150 000–200 000 Jahren im Boden ohne UV-Licht geschätzt.

Wegen seiner Fettlöslichkeit und seiner Langlebigkeit ist es besonders geeignet für eine Anreicherung in der menschlichen Nahrungskette.

Dioxine werden bereits gefährlich, wenn man sie noch gar nicht richtig nachweisen kann: 0,000 000 001 g machen bereits krank. Die Nachweisgrenze liegt derzeit bei 1 pg (Pikogramm)/g Fett (1 pg = 10^{-12} g).

Dioxine rufen schon in Konzentrationen, die gerade noch an der Nachweisgrenze liegen, Immunschäden hervor!

Die **Tageshöchstdosis für Erwachsene** darf den tausendsten Teil eines milliardstel Gramms nicht überschreiten!

Nach Aussagen von Toxikologen genügen bereits 70 Moleküle Dioxin, um toxische Reaktionen an der Leberzelle hervorzurufen. Ein Femtogramm (fg) enthält ca. 2 Millionen Moleküle:

1 g (Gramm) = 1,0
1 fg (Femtogramm) = 0,000 000 000 000 001 g

Im Juli 1994 ergab eine Dioxin-Studie der amerikanischen Umweltbehörde, daß die bisherigen Grenzwerte neu bewertet werden müssen. Die Studie belegte, daß der **ADI-Wert** (*a*cceptable *d*aily *i*ntake) um den Faktor 10–100 unter dem **TDA-Wert** (*t*äglich *d*uldbare *A*ufnahme) des ehemaligen Bundesgesundheitsamtes liegt:

• Neubewertung USA: 0,1 pg TE/kg KG/d[1]; aktueller Wert BGA: 1–10 pg TE/kg KG/d.

Unter Berücksichtigung des Krebsrisikos fordert die EPA sogar einen Grenzwert von 0,006 pg TE/kg KG/d [159].

Die **tatsächliche Dioxinaufnahme** in Deutschland liegt aber bei 2–3 pg TE/kg KG/d! Somit muß mit Sicherheit damit gerechnet werden, daß Krebserkrankungen durch Dioxine in der Bevölkerung manifest werden.

Wird noch berücksichtigt, daß durch sog. koplanare PCB-Kongenere (verhalten sich ebenso toxisch wie Dioxine) eine zusätzliche Belastung existiert, werden rechnerisch die vorgegebenen Grenzwerte um den Faktor 20 000 und mehr alleine durch die Hintergrundbelastung (nicht vermeidbare tägliche Belastung) überschritten [173].

Die **Bestimmung** von Dioxinen im menschlichen Körper ist problematisch. Nur wenige Labors in Deutschland haben überhaupt die technischen Voraussetzungen für derartige Untersuchungen. Wegen der extrem niedrigen Konzentrationen im Blut (fg-/g-Bereich) mußte bisher Fettgewebe durch einen chirurgischen Eingriff gewonnen werden. Die ERGO Forschungsgesellschaft (Hamburg) hat eine Methode entwickelt, mit der nun auch Blutproben exakt untersucht werden können (die Werte werden im Blutfett ermittelt). Dafür sind allerdings extensive Aufreinigungs- und Anreicherungsarbeiten erforderlich, so daß die ohnehin sehr kostenintensive Bestimmung dieser Chemikalie noch teurer ist (ca. DM 2.300,- DM/Probe).

---

[1] Pikogramm Toxische Äquivalente pro Kilogramm Körpergewicht pro Tag.

Dioxinwirkung auf Babys

Mit deutlichen Veränderungen im Stoffwechsel reagiert der Organismus von Ratten- und Affenbabys, wenn die Tiere über die Muttermilch die gleiche Dosis Dioxin aufnehmen wie durchschnittlich ein menschliches Neugeborenes in Mitteleuropa. In rund 700 Experimenten konnte NORBERT KRÜGER (Uni-Kinderklinik Berlin) zum erstenmal am lebendigen Organismus eine Veränderung durch das bei der Müllverbrennung, der PVC- und Pestizidherstellung oder beim Zigarettenrauchen entstehende Seveso-Gift nachweisen.

Während der **Stillperiode** nimmt der Säugling das Gift aus dem Fettgewebe auf und ist damit dem gefährlichen Gift wesentlich stärker ausgesetzt als jeder Erwachsene. In der ersten Woche enthält die Muttermilch die höchsten Dioxinkonzentrationen. Durch das Stillen ihres ersten Kindes entgiftet sich die Mutter um 40% ihres Dioxindepots.

Die chronische Vergiftung führt neben einer erhöhten Sterblichkeit im Tierversuch zu Veränderungen im Blutbild, der Leberfunktion, des Herz-Kreislauf-Systems, der Haut und der Haare. Bösartige Tumoren entstehen bevorzugt im Bereich der Leber, der Lunge und der Nase sowie der Schilddrüse.

Fehlbildungen wurden vorwiegend in Form von Gaumenspalten, Nierenschäden und Störungen der Knochenbildung beobachtet. Allerdings sind bekanntlich die Tierversuche nur sehr bedingt auf den Menschen übertragbar. Allein bei Tieren gibt es auch erhebliche Reaktionsunterschiede. So zeigt sich z.B. das Kaninchen 10- bis 30mal empfindlicher als die Maus. Bei Hühnern fanden sich bereits Fehlbildungen an Herz und Gefäßen bei ca. 6 Milliardstel Gramm pro Kilogramm. Die chronischen Auswirkungen auf den Menschen sind nur bedingt bekannt. Durch

Giftunfälle wie in Seveso kennt man überwiegend die akuten Vergiftungssymptome.

Endometriose

Die Endometriose ist eine Frauenkrankheit, bei der Gebärmutterschleimhaut außerhalb der Gebärmutterhöhle wächst. In Abhängigkeit vom hormonellen Zyklus der Frauen wächst und blutet die in untypischen Bereichen haftende Schleimhaut. Je nach Lokalisation und Größe kann es durch das monatliche Anschwellen zu erheblichen Schmerzen kommen. Außerdem kann die Schleimhaut mit anderen Organen wie z.B. dem Enddarm verwachsen und in das Organ regelrecht einwachsen.

In den USA haben Forscher nun herausgefunden, daß Dioxin eine Schlüsselrolle bei der Entstehung einer Endometriose spielen kann. In Tierversuchen entwickelten mit Dioxin vergiftete Affen diese gynäkologische Erkrankung. Je höher die verabreichte Dioxindosis, desto schwerer entwickelte sich die Endometriose [3].

Dioxinvorkommen im Alltag

Vor allem fetthaltige Nahrungsmittel wie Milch, Sahne, fettes Fleisch, Fisch und Eier sind „gute" Dioxinlieferanten.

Nach einem Bericht der Zeitschrift ÖKO-TEST sind selbst in Kinderwäsche Dioxine

Anteil verschiedener Nahrungsmittel an der Dioxinaufnahme in der Bundesrepublik (alt) (aus [33]).	
Rind-/Kalbfleisch	21,8%
Schweinefleich und Speck	7,1%
Dosenfleisch	3,3%
Geflügel und Eier	1,8%
Milch	10,3%
Milchprodukte	16,0%
Fische	34,0%
Pflanzenöl und Margarine	4,8%

nachweisbar [6]. Die zum Färben eingesetzten Chemikalien sind dioxinbelastet. Außerdem sind die gegen Schimmelbefall eingesetzten PCPs für die Dioxine in der Bekleidung verantwortlich. Aber auch in Holzschutzmitteln und Industrie-Holzprodukten (Preßspanplatten) sind die Ultragifte nachweisbar. Besonders im Bereich holzverarbeitender Betriebe kommt es zu erheblichen Belastungen.

Gerade durch Verbrennung können erhebliche Mengen von Dioxinen, z.B. aus Preßspanplatten, und Furanen freigesetzt werden:

– Verbrennung von **PCB**-haltigen Substanzen (Transformatoren, Kondensatoren, Dichtungsmaterial),
– Verbrennung von **PVC**-haltigem Material (Verpackungsmaterial, Spielzeuge etc.).
– Industriebrände (z.B. in Gegenwart **chlorhaltiger Produkte)**,
– Verbrennen von **Chemikalien.**

Wie oft wurde in den vergangenen Jahrzehnten auch in den Privathaushalten völlig gedankenlos in der eigenen Heizanlage alles verbrannt, was in die Quere kam! Da spielte es keine Rolle, ob es Preßspanplatten, Putz- oder Farbeimer waren, ausgedientes Spielzeug und Verpackungsmaterial, alles wurde im Ofen verfeuert.

Wie bei PCP bereits beschrieben, enthielten früher Holzschutzmittel aufgrund von Verunreinigungen Dioxine.

Größte Vorsicht auch bei alten Bahnschwellen, die gerne für Gärten und Sandkästen benutzt werden. Diese Hölzer sind extrem mit giftigen Holzschutzmitteln getränkt.

PCB (polychlorierte Biphenyle)

Polychlorierte Biphenyle sind durch den Masseneinsatz in der Industrie und ih-
ren Produkten praktisch überall verbreitet. Sie kommen in Schmiermitteln, Dichtungen, Weichmachern, Klebstoffen, Kondensatoren und Flammschutzmitteln vor.

Außerdem wurde diese Stoffgruppe im Ausland (nicht in Deutschland) als Trägersubstanz für Pestizide eingesetzt. 1972 wurde die Anwendung in offenen Systemen und seit 1989 ganz verboten (mit Übergangsregelungen). Hauptverbreitungsquellen sind Müllverbrennungsanlagen und Mülldeponien. Besonders gefährlich sind PCB-haltige Materialien bei Verbrennungsprozessen. Es entwickeln sich Furane und Dioxine.

Laut Bundesgesundheitsamt können bei Menschen durch **Langzeitaufnahme** folgende **Symptome** auftreten:

– Chlorakne,
– Leberstörungen,
– Immunstörungen,
– Müdigkeit,
– allgemeine Krankheitsgefühle,
– Hormonstörungen,
– Bronchitis,
– Nervenleiden,
– Ödeme der Augenlider.

PCBs gelten als fruchtschädigend (Schädigung der Ungeborenen) und krebserzeugend.

Die PCB-Belastungen gehören zu den teuersten Umweltproblemen. 40 Millionen Mark z.B. kostet die völlige Sanierung der acht Wiesbadener Schulen, die mit polychlorierten Biphenolen belastet sind. Die belasteten Gebäude müssen meist in einen Rohbau verwandelt und wieder komplett neu aufgebaut werden.

Chronische Vergiftungssymptome:

- Haut: Chlorakne, Ödeme der Augenlider, Verdickung der Meibom-Drüsen (Talgdrüsen der Augenlider).
- Leber: Hypertrophie der Leberzellen, Porphyrie, Verfettung, Enzyminduktion, Transaminasenanstieg.
- Immunsystem: Veränderung des Thymus und der Milz, Absinken der Gamma-Globuline und T-Lymphozyten.
- Lunge: Bronchitis, erhöhte Infektanfälligkeit der Atemwege.
- Neurologisch: Neuropathien.
- Allgemein: Müdigkeit, Kopf- und Gelenkschmerzen.
- Bei Kindern: verringertes Geburtsgewicht, Wachstumsverzögerungen, Hyperpigmentierung der Haut und Fingernägel, Hyperlipidämie.

Diagnostik. Da PCB lipophil ist, läßt sich das Gift im Blut nachweisen (Blutfett). Aber auch Fettgewebenproben, Muttermilch und Trinkwasser können untersucht werden. Weiterhin können zur räumlichen Überprüfung Luft-, Staub- sowie Materialproben untersucht werden.

Grenzwerte. Es können labortechnisch ca. 18 verschiedene PCBs untersucht werden, die nach entsprechenden Nummern benannt sind.

5.5 Pestizide

Viele Pestizide[2] gehören ebenfalls zu den Chlorchemikalien.

[2] Oberbegriff für Herbizide = „Unkraut"vernichter, Insektizide = Schädlingsbekämpfungsmittel, Fungizide = Mittel gegen Pilze, Molluskizide = Mittel gegen Schnecken, Nematizide = Mittel gegen Würmer, Rodentizide = Mittel gegen Nagetiere. Je nach Art der Aufnahme wird zwischen Atem-, Fraß- und Kontaktgift unterschieden.

DDT® (Dichlordiphenyltrichloräthan)

DDT® ist ein chlorierter Kohlenwasserstoff und wurde in der BRD als Gift gegen Insektenschädlinge eingesetzt. Doch schon zwei Jahrzehnte nach der Einführung stellte sich heraus, daß man weltweit dabei war, die Umwelt mit DDT® zu verseuchen. 1977 wurde DDT® in der Bundesrepuplik verboten. Die Chemiefirmen jedoch produzierten weiterhin DDT® für den Export, zum Teil verlegten sie die Produktionsstätten auch in Länder der dritten Welt.

DDT® wird heute noch in osteuropäischen Ländern und in Entwicklungsländern in großen Mengen eingesetzt. Durch importierte Nahrungsmittel gelangt es zu uns zurück. Außerdem werden die hochgiftigen chlorierten Kohlenwasserstoffe in Gewässern, Böden und Organismen kaum abgebaut. So bleiben sie also jahrzehntelang in der Umwelt und gelangen über den Nahrungskreislauf in immer höherer Konzentration in den menschlichen Organismus.

Chlorierte Kohlenwasserstoffe führen zu nervösen Störungen, vergiften die Leber und schädigen das Immunsystem. Studien haben eindeutig ergeben, daß Kinder im Mutterleib aufgrund der Belastung der Mutter mit Chlorchemikalien Entwicklungsstörungen des Gehirns und des Nervensystems aufweisen. Darüber hinaus konnte festgestellt werden, daß Dioxinbelastungen von Neugeborenen durch die Muttermilch zu deutlich erhöhten Schilddrüsenhormonspiegeln führt (T4 und TSH). Weiteren Aufschluß über die Zusammenhänge zwischen Chlorchemie und Verhaltensstörungen ergaben **Langzeituntersuchungen** des Chemieunfalls in Taiwan 1978/79. Es kam dort aufgrund eines Industrieunfalls zu einer schweren Belastung der Bevölkerung mit PCB und Dioxin. Das Ergebnis sagt aus, daß die exponierten Kinder zwischen dem 18. Lebensmonat und dem siebten Lebensjahr bezüglich ihrer geistigen Entwicklung und Intelligenz deutlich hinter gleichaltrigen nichtexponierten Kindern eingestuft werden mußten. Neben einer verlangsamten geistigen Entwicklung fanden sich bei den belasteten Kindern eine auffällige Hyperaktivität sowie Verhaltensstörungen. Tests haben darüber hinaus gezeigt, daß das Kurzzeitgedächtnis sowie das Tempo der Informationsverarbeitung gestört waren. Es ist zu befürchten, daß die Schäden dauerhaft sind.

Eine Studie der USA belegt, daß Vorschulkinder durch den Verzehr von Obst und Gemüse gefährlichen Mengen von Pestiziden ausgesetzt sind.[3]

Angesichts des Skandals um **pestizidhaltige Babykost** (1995) haben Ernährungswissenschaftler zur Vorsicht bei selbstgekochter Babynahrung geraten. Soweit die Rohstoffe nicht aus ökologischem Anbau stammten, könnten sie weit mehr Schadstoffe enthalten als Fertigprodukte, die der strengen deutschen Diätverordnung unterliegen. Nach der Vorschrift liegt der Pestizidgrenzwert für Babynahrung bei 0,01 mg/kg. Dagegen liegen die Höchstwerte für Fruchtgemüse mit 1,0 mg und für Blattgemüse wie beispielsweise Spinat mit 2,0 mg um das 100- bzw. 200fache darüber.

Nach dem deutschen Kinderschutzbund ist Umweltschutz auch Kinderschutz, wobei in diesem Sinne Schutz nur bedingt möglich ist. Durch artgerechte Tierhaltung, ökologischen Landbau und somit durch Verzicht auf jegliche Chemie können die Nahrungsmittel giftarm (giftfrei geht schon nicht mehr!) hergestellt werden. Also: Biokost bevorzugen oder möglichst selbst anbauen.

Pflanzenschutzmittel haben sich zu einer weltweiten toxischen Katastrophe entwik-

[3] Pestizide in Nahrungsmitteln: Besonders gefährlich für Kinder" Stiftung Ökologie & Landbau, Bad Dürkheim

kelt. Obst- und Gemüseanlagen werden auch in Deutschland so stark wie kaum eine andere Kultur mit Pilz- und Insektenvernichtungsmitteln behandelt.

Von den ca. 24 Wirkstoffgruppen stehen:

– 8 Substanzen unter Verdacht, **krebsauslösend** zu sein,
– 10 Substanzen unter Verdacht, **Fehlbildungen zu verursachen,**
– 10 Substanzen unter Verdacht der **Schädigung von Erbanlagen,**
– 7 Substanzen als **Allergieauslöser** auf der „schwarzen Liste".

Die BASF warnt mit neuen Hinweisen auf der Verpackung Schwangere vor ihren Pflanzenschutzmitteln, die **Vinclozolin** enthalten. Untersuchungen ergaben, daß die hochtoxische Substanz zu Sterilität oder Fehlbildungen des Fetus führen kann.

In 80% von auf Rückständen untersuchten Erdbeeren fanden sich bis zu sieben verschiedene Pestizide. Deutsche Zucchini enthielten überhöhte **Dieldringehalte,** ein Pestizid, das bei uns seit 15 Jahren verboten ist. Spanische Paprika überschritten den Grenzwert um das 40fache [48].

Die Weltgesundheitsorganisation stellte fest, daß im Zusammenhang mit Pestiziden in der dritten Welt bereits jährlich etwa 5000 Menschen sterben und eine halbe Millionen Menschen Gesundheitsschäden erleiden [46].

In der **dritten Welt** werden massenweise Gifte eingesetzt, die u.a. in Deutschland produziert werden, deren Anwendung aber bei uns verboten ist. Aber durch die Nahrungsmittelimporte kommen diese Substanzen in ganz erheblichen Mengen wieder zu uns zurück.

Die Entwicklungsländer importieren nach Aussage des Statistischen Bundesamtes 1994 jährlich Agrarchemikalien im Gesamtwert von mehr als 1000 Millionen Mark. Demgegenüber steht ein Import von mehr als 35 Millionen Tonnen pflanzliche Nahrungsmittel (1992), davon ca. 500 000 Tonnen pflanzliches Viehfutter in Deutschland. Europaweit wird ein Volumen von 20 Millionen Tonnen

Viehfutter aus Asien, Afrika und Südamerika importiert. Die potentiell gesundheitsschädliche Auswirkung auf die Weltbevölkerung läßt sich kaum noch ermessen. Da der Mensch als Endglied einer stark verzweigten Nahrungskette zu sehen ist, werden wir alle zwangsläufig zum Endlager der von uns produzierten Gifte.

Weltweit wurden bis heute ca. 700 Wirkstoffe zugelassen, die mit ca. 1200 Zusatzstoffen versetzt sind. Letztlich entstehen daraus ca. 25 000 Handelspräparate, die weltweit angeboten werden. Deutschland stellt die Nr. 1 im weltweiten Giftexport dar [98].

Potentielle humantoxische Effekte zugelassener Pestizide:

- akute und letale Intoxikation,
- Schädigung von Leber und Niere,
- Schädigung des Nervensystems,
- Hauterkrankungen,
- Erbgutschädigung,
- Krebsauslösung,
- Kofaktor für Krebsentstehung,
- Schädigung ungeborener Kinder,
- Störung der Fortpflanzung,
- Schädigung des Immunsystems,
- Allergisierung,
- Schädigung und Zerstörung von Körperzellen [98].

Bei sterilen Frauen konnten oft extrem erhöhte Werte von DDT® und HCH (Lindan) im Schleim des Gebärmutterhalses sowie in Follikelpunktaten nachgewiesen werden. Da sich Umweltgifte im Schleim des Gebärmutterhalses besonders stark anreichern, liegt die Vorstellung nahe, daß dadurch eine unüberwindbare Barriere für die männlichen Samenzellen entsteht [149].

Arzneimittel und sog. **Entwesungsmittel** (Spritzmittel gegen Ungeziefer, die in Kindergärten, Supermärkten etc. eingesetzt werden) enthalten allerdings auch Pestizide. Vor allem Präparate, die gegen Kopfläuse verschrieben werden, enthalten z. B. Lindan oder Pyrethroide. Immer wieder wird von schwersten Reaktionen – bis hin zu Todesfällen – nach Anwendung dieser Mittel berichtet. Vor allem bei Kindern kann es schnell zu erheblichen Gesundheitsschäden durch diese Mittel kommen.

PCP (Pentachlorphenol)/ Holzschutzmittel

PCP und Lindan gehören ebenfalls zu den chlorierten Kohlenwasserstoffen. Um diese Toxine herzustellen, werden Chemikalien wie Phenol und Benzol chloriert. Bei den Verarbeitungsschritten entstehen weitere, eigentlich unerwünschte Nebenprodukte, die ebenfalls hochtoxisch sind. Die gefährlichsten „Verunreinigungen" gehören in die Gruppe der Dioxine.

Seit 1906 wurden chlorierte Phenole als sehr giftig für den Menschen beschrieben. Seit 1957 ist die gesundheitsschädliche Wirkung der sogenannten **PCP-Gasphase** (Ausgasen aus behandelten Oberflächen) bekannt. Bis 1959 wurden 19 Todesfälle und 300 Vergiftungen durch PCP in Deutschland registriert. Die Dunkelziffer dürfte gravierend höher liegen. Die meisten dieser Fälle wurden durch Holzschutzmittel verursacht. 1978/79 wurde die chronische PCP-Vergiftung durch geringe Dosen beschrieben. In dieser Zeit machte die ARD-Sendung „Plus-Minus" bundesweit auf die Gefahr durch Holzschutzmittel aufmerksam. Es dauerte aber noch viel zu lange, bis diese Substanz (1989) bei uns verboten wurde. Seit 1986 wird aufgrund eines Verbots kein Holzschutzmittel mehr mit PCP für Innenräume vertrieben (was nicht heißt, daß die Ersatzchemikalien unbedenklich wären).

> PCP wird nur sehr langsam abgebaut und kommt noch immer überall in der Umwelt vor.

Die Bevölkerung kommt mit Pentachlorphenol hauptsächlich über Kleidung und Holzprodukte (Spanplatten) in Kontakt. Zur Verhütung von Schimmelpilzbefall werden Rohfasern mit diesem Gift kontaminiert (s. auch S. 176). So wurde jüngst festgestellt, daß ebenfalls in Matratzen, namentlich in Kindermatratzen, hohe PCP-Werte zu finden waren.

Die Folge: chronische Atemwegserkrankungen und Allergien größten Ausmaßes bei den betroffenen Kindern, jahrelange erfolglose Therapie und menschliche Qualen für alle Beteiligten. Traurige Berühmtheit erlangte PCP überwiegend durch Prozesse gegen Hersteller von Holzschutzmitteln [38].

Bezüglich Renovierungsarbeiten und Holzschutz informieren Öko-Baumärkte oder die Verbraucherinitiative.

PCP-Sanierungen verschlingen ebenfalls riesige Summen Geldes. In Bayern wurde z.B. 1994 beschlossen, 13 000 öffentliche Gebäude bezüglich PCP zu überprüfen, da alarmierend hohe Werte bei Einzelprüfungen gefunden wurden. SCHNEIDER rechnet mit Gesamtkosten für Sanierung und Krankenbehandlung in Billionenhöhe [143].

Auswirkungen von Holzschutzmitteln auf die Gesundheit:

– diverse Blutbildveränderungen (des weißen und roten Blutbildes),
– Fehlfunktion der Schilddrüse,
– Störungen der Hypophysen-/Hypothalamusfunktion (übergeordnete, hormonelle Steuerung),
– erhöhter Cholesterinspiegel,
– erhöhter Blutzucker,
– Gesamteiweiß im Blut erniedrigt,
– Gamma-GT erhöht (Leberenzym),
– Lebervergrößerung,

– Leistungsminderung, Müdigkeit/Mattigkeit, Erschöpfungsgefühle, Konzentrationsschwäche, erhöhtes Schlafbedürfnis,
– Haut-/Schleimhautreizungen im Kopfbereich,
– Kloßgefühl im Hals,
– Zittern, Druckgefühl im Kopf, Überempfindlichkeit gegen Wärme, Anschwellen des Gesichts,
– Schmerzen, Stiche in Brust, Rücken, Nacken, Schultern,
– Asthma bronchiale,
– Hautpigmentstörungen,
– reduziertes Geburtsgewicht von Kindern,
– Verdacht auf Fehlbildungen,
– wiederkehrende Harnwegsinfekte und Nierenstörungen.

Diese Daten wurden durch Untersuchungen an Beschäftigten von Kindergärten und Kindertagesstätten, die durch Holzschutzmittel belastet waren, ermittelt [77].

Die Erfahrungen zeigen, daß sich das Holzschutzmittel-Syndrom in der Regel auf drei wesentliche Symptomebenen konzentriert, die letztlich jedoch eine Fülle verschiedener Symptome bieten können:

• **Psychisch-vegetative und neurologische Symptome** wie Depressionen, Ängste, Erschöpfung, Herzrasen, Parästhesien, kalte Hände und Füße.
• **Muskel- und Gelenksymptome** wie Schmerzen und rheumaähnliche Beschwerden.
• **Endokrin-immunologischer Symptomenkomplex** wie Veränderungen der Immunparameter (Infektanfälligkeit, Allergien), hormonelle Störungen (Schilddrüse, Gonaden).

Je nach Konstitution kann die Symptomatik erheblich variieren. Die Gesetzmäßigkeiten sind weit gestreut. REA konnte nachweisen, daß bei chronischer Einwirkung von Holzschutzmitteln eine sekundäre Überempfindlichkeit gegenüber Nahrungsmitteln, Schimmelpilzen, Pollen und anderen Chemikalien usw. auftritt.

1987 starben 70% der Robben im sibirischen Baikalsee. In den Jahren darauf wurden 17 000 tote Seehunde an der Nordseeküste angespült. Im Mittelmeer starben 6000 Delphine. Im Blut der Tiere fand sich eine neue Form von Masernviren. Sie konnten sich vermehren, so die These der Forscher, weil das Immunsystem der Tiere durch PCB und andere chlorierte Kohlenwasserstoffe geschädigt war.

> Alkoholgenuß in Verbindung mit einer PCP-Kontamination wirkt sich katastrophal aus. PCP (und auch andere Pestizide) sind u.a. alkohollöslich und werden so durch Alkohol direkt ins Gehirn transportiert, wo zentralnervöse Folgeschäden auftreten.

Oft genug wurden Hölzer in Schlafräumen mit entsprechenden Holzschutzmitteln behandelt. Diese Tatsache kann zu einer folgenschweren Kette von Problemen führen.

> Die gefährlichste Giftaufnahme erfolgt durch Einatmen.

Es erfolgt eine Einlagerung in das Gehirn unter Umgehung der Leberentgiftung (die Giftwirkung ist so um den Faktor 1000 höher als über andere Aufnahmewege). Nachts sind die Stoffwechselfunktionen reduziert. Der Giftmetabolismus und die Giftausscheidung sind somit ebenfalls verlangsamt. Am Abend wird von einem hohen Prozentsatz der Bevölkerung üblicherweise Alkohol getrunken.
Wenn PCP im Blut oder Urin nachgewiesen werden kann, kann dies auch Ausdruck anderweitiger Vergiftungen sein. Viele verschiedene Chlorpestizide werden im Organismus zu PCP metabolisiert.
Grotesk mutet der Versuch des EU-Ministerrats 1991 an, den industriellen Einsatz von PCP wieder zu genehmigen. Einige EU-Part-

ner vertraten die Meinung, ein PCP-Verbot schade dem innergemeinschaftlichen Handel. Der Europäische Gerichtshof konnte sich dieser Argumentation nicht anschließen und bestätigte das weitere Verbot von Pentachlorphenol [195].
In Bayern hat man inzwischen aufgrund diverser Falschaussagen industriefreundlicher Gutachter per Gerichtsbeschluß die „Vergiftungsbereitschaft" der Forstbeamten festgelegt, indem man einen der Situation in den Forsthäusern angepaßten Grenzwert von 50 µg/m^3 Luft als unbedenklich festgelegt hat. Das Institut für Toxikologie und Umwelthygiene der TU München hat das Urteil als „außerhalb jeder toxikologischen Wissenschaft stehend" verhöhnt [143].

Akute Vergiftungssymptome. Fieber, Schwitzen, beschleunigte Atmung, Übelkeit, Kopfschmerz, Krämpfe, Koma, Chlorakne, aplastische Anämie, Leukämie, Lymphome.

Diagnostik. PCP wird im Blut sowie im Urin nachgewiesen. Der Anteil von PCP, der ausgeschieden wird, erscheint nur zum Teil (ca. 74%) unverändert im Urin (PCP wird ja auch im Fettgewebe deponiert). Der übrige Anteil wird metabolisiert und erscheint als PCP-Glucuronid im Urin. So sollten neben der Blutanalytik auch freies PCP sowie PCP-Glucuronid bestimmt werden. Bei umweltgeschädigten Patienten kann es zu Metabolisierungsstörungen kommen. In diesem Fall ist die Ausscheidung von freiem PCP erhöht. Auch spezifische IgE-Antikörper (RAST) können bestimmt werden.

> Besonders hohe Meßergebnisse findet man während/nach Fastenperioden, da durch das Auflösen von Fettdepots PCP frei wird.

Bezüglich der Grenzwertangaben findet man in der Literatur unterschiedliche Angaben.

Da PCP aufgrund seiner relativ kurzen Halbwertszeit schnell metabolisiert bzw. in freier Form ausgeschieden wird, können niedrige Blut-/Urinwerte irreführend sein. Darüber hinaus müssen gerade auch bei Pentachlorphenol die Auswirkungen von Dioxinen (als Verunreinigung von PCP) mit in die diagnostischen Erwägungen einbezogen werden. Überhaupt sei nochmals betont, daß die Bewertung eines einzelnen Stoffes nur unter größtem Vorbehalt möglich ist, da sich Wirkungsverstärker auf den verschiedensten Wegen auswirken können.

Bei Vergiftungsverdacht durch PCP-Produkte in Wohnräumen etc. ist die **Hausstaubmessung** unabdingbar. Hausstaubmessungen eignen sich für ein Screening besser als Materialproben. Während in PCP-belasteten Räumen die Werte im Laufe der Jahre sinken, reichert sich das Gift auch bei sehr niedriger Raumluftbelastung stark an. 14 Jahre nach der PCP-Behandlung einer Holzdecke hatte lediglich drei Tage alter Staub schon wieder eine Belastung von 12 ppm PCP [143].

Solchermaßen belasteter Staub wird ständig aufgenommen. Es kann davon ausgegangen werden, daß täglich ca. 0,5–1,0 g Staub pro Tag und Mensch aufgenommen werden. Kleinkinder sind auch hier wieder besonders hervorzuheben, da sie ständig staubkontaminierte Gegenstände in den Mund nehmen und sich darüber hinaus überwiegend direkt am Fußboden aufhalten.

Da 80% der ausgasenden PCPs an Schwebestaub gebunden sind, finden sich in der Raumluft nur ca. 20% der gesamtausgasenden Menge.

Gesetzliche Referenzwerte für PCP im menschlichen Organismus sind bisher (aus gutem Grund!) noch nicht festgelegt worden. Die **PCP-Konzentrationen** im Blut von nicht erkennbar exponierten Personen sind laut Mitteilung des Bundesministers für Umwelt, Naturschutz u. Reaktorsicherheit (BMU) in den vergangenen Jahren in Deutschland gesunken. Heute beträgt der durchschnittliche Anteil jeweils nur noch ein Fünftel der Werte

PCP-Grenzwerte (aus [40]).	
unbelastetes Holz	–10 µg/kg
belastetes Holz	1–40 mg/kg
unbelasteter Hausstaub	bis 0,1 mg/kg (BGA 1992)
unbelastete Person Blut	bis 5 µg/l (BGA 1993)
belastete Person Blut	bis 15 µg/l
Vergiftung Blut/Urin	> 25 µg/l

von 1985. So ergeben sich derzeit Mittelwerte von PCP im Serum von 5,5 ng/ml.

Bei unseren eigenen Untersuchungen konnten wir wiederholt feststellen, daß Patienten auch dann erheblich erhöhte PCP-Werte im Blut und Urin aufwiesen, wenn die behandelten Hölzer zehn bis 15 Jahre und älter waren. Solche Ergebnisse sind schockierend, da die Betroffenen meist irreversible Schädigungen davongetragen haben und die seit Jahren bestehende Symptomatik in der Regel falsch interpretiert wurde. Nicht selten werden hochpotente Chemikalien zur Manipulation des Gehirns eingesetzt (Psychopharmaka) in der naiven Vorstellung, die psychiatrischen Beschwerden der Patienten auf diese Weise abzustellen.

Weiteres Vorgehen bei erhöhten Werten in Blut und Urin. Zeigt sich ein positiver Befund im Blut und/oder Urin, sollte zunächst eine Staubanalyse aus dem Wohnbereich stattfinden. Ab einer Konzentration von 2–3 mg PCP/kg Staub sollte dann gezielt nach der Belastungsquelle gesucht werden. In den meisten Fällen kommen hier Holzproben von Balken und Vertäfelungen in Frage. Zeigt sich die Staubprobe aus dem Wohnbereich im normalen Bereich, muß an Emissionsquellen am Arbeitsbereich (bzw. in Schule/Kindergarten) gedacht werden. Sollte auch hier kein Ergebnis zu erzielen sein, könnte es sich bei den erhöhten Blut-/Urinwerten um Summationswerte (auch aus Textilien und Nahrung) handeln, die über eine geraume Zeit aufgenommen wurden. Zu bedenken ist natürlich, daß PCP auch als Metabolit anderer Toxine (z. B. Lindan) erst im Organismus entstehen kann.

Lindan

> **Gamma-Hexachlorcyclohexan (Gamma-HCH) ist der meisteingesetzte Insektenvernichter in Holzschutzmitteln (in 70% der marktüblichen Holzschutzmittel). Wie bei allen Chlorgiften besteht auch hier wieder die Gefahr durch Verunreinigung mit Dioxinen. Lindan ist inzwischen ubiquitär und findet sich im Grund- und Trinkwasser, in Nahrungsmitteln (z. B. Fisch und Milch), Muttermilchproben, im Boden und in der Luft. Im Wohnbereich (Holzschutz) durchseucht das Gift Lebensmittel und alle anderen Gegenstände.**

Gamma-HCH ist in erster Linie ein Nervengift, schädigt aber auch das Knochenmark. Bei leichten Vergiftungen kommt es zu einer Übererregbarkeit des Nervensystems, bei hohen Vergiftungen zu Lähmungen. Aber auch Immunschäden, Lebererkrankungen Haarausfall, psychische Störungen, Depressionen, Gelenkschmerzen usw. können als Folge einer Lindanvergiftung auftreten. Allgemein gelten die Symptome des **CKW-Syndroms** (s. S. 137).
Toxikologische Untersuchungen ergaben, daß Gamma-HCH den Energiehaushalt der Zellen an 108 verschiedenen Stellen hemmt. Da Lindan **lipophil** ist, ist die Giftkonzentration im Gehirn ca. 80mal höher anzusetzen als die entsprechenden Blutwerte.
Die **Lindanaufnahme** geschieht über Lunge, Verdauungstrakt und Haut. Besondere Gefahr besteht bei Hautkontakt, da es leicht die Haut penetriert. In diesem Zusammenhang

ist es völlig unverständlich, daß trotz aller toxikologischen Kenntnisse auch heute noch Lindan als Arzneimittel vertrieben wird. So geben Apotheker rezeptfrei lindanhaltige Shampoos gegen Kopfläuse ab, in der Regel natürlich ohne jegliche Aufklärung. Da, wie bereits beschrieben, der überwiegende Teil des aufgenommenen Lindans im Gehirn abgelagert wird und dieses über die Einatmung unmetabolisiert erreicht, ist die Anwendung am Kopf (Nasennähe) besonders deletär.

Kopfläuse
Praxisfall
Im August 1995 stellte sich mir in meiner Praxis eine 26jährige Patientin vor, die über akuten Haarausfall, Schwächegefühle, Schwindel und ein allgemeines Krankheitsgefühl klagte.
Die Patientin gab an, vor ca. 5 Wochen ein lindanhaltiges Shampoo gegen Kopfläuse nach Vorschrift angewendet zu haben. Das Mittel hatte ihr ein Apotheker empfohlen. Die von uns durchgeführte Blutuntersuchung auf Lindan zeigte – nach immerhin fünf Wochen – deutlich erhöhte Werte (Norm: < 0,10 μg/l; Befund: 0,21 μg/l).

Diagnostik. Lindan kann im Blut, Fettgewebe und in der Muttermilch nachgewiesen werden. IgE-Antikörper (RAST) können nachweisbar sein.
Trinkwasser- und Luftuntersuchungen sind ebenso möglich wie die Testung von Hausstaub und Holz.

Therapie. Derzeit gibt es kein einziges unbedenkliches Fertigprodukt gegen Läuse.
Eher empfehlenswert bei Kopfläusen: 30 min Schwebetrockenhaube (bei 60 °C sterben sowohl Läuse als auch ihre Eier ab);
10%ige Schwefelverreibung, mit Eucerin gemischt (Apotheke), 1 Stunde einwirken lassen, auswaschen; innerhalb von 8 Tagen 5mal wiederholen.

Oder: 5%iges Essigwasser mit Wasser im Verhältnis 1:1 gemischt (über 8 Tage täglich, ebenfalls 1 Stunde einwirken lassen) [29].

Pestizidrückstände in Fisch und Fischprodukten

Seit 1980 ist das Pestizid Toxaphen (Camphechlor) in Deutschland verboten. Als 1988 eine effiziente Nachweismethode für Rückstände in Nahrungsmitteln entwickelt war, ergaben die Messungen extreme Rückstandmengen in Fischen und Fischprodukten, darunter auch der für die Arzneimittelherstellung gebrauchte Lebertran (s. auch Tabelle). Der seit 1973 gültige Toxaphen-Grenzwert für Fische und Fischerzeugnisse in der Höchstmengen-Verordnung beträgt 0,01 mg/kg!

Toxaphen-Rückstände in Fisch und Fischprodukten [181].	
Lebertran	5,8–7,1 mg/kg (im Extremfall bis 279 mg/kg)
Lebertrankapseln	bis zu 6,5 mg/kg
Heilbuttleberöl	1,2–6,5 mg/kg
Boni-Caps-Kapseln	1,2–6,5 mg/kg
Ameu-Lachsöl	1,2–6,5 mg/kg
Dorschleberkonserven	3,7 mg/kg
Fische	0,2–3,5 mg/kg

Pestizidrückstände im Grundwasser

Anstelle der bisher geltenden Verbote von Pestiziden im Trinkwasser will die europäische „Chemie-Lobby" zulässige Höchstwerte im Trinkwasser für jedes einzelne Pestizid der insgesamt 700 verschiedenen Chemikalien festlegen lassen. Danach würden die bisherigen Grenzwerte teilweise bis zum 1000fachen überschritten! Obwohl es für die Mehrzahl der Pestizide und deren Abbauprodukte keine zuverlässigen Nachweisverfahren gibt. 300 000 Tonnen Ackergift werden jährlich in der EU versprüht, von denen eine erhebliche Menge ins Grundwasser gerät. Immer mehr Brunnen, die der Trinkwassergewinnung dienten, müssen geschlossen werden. Die nachgewiesenen Giftmengen sind zu hoch.

> Prinzipiell gilt: Chemische Rückstände, ganz gleich welcher Art, dürfen in keiner noch so geringen Konzentration im Grundwasser nachweisbar sein.

Die Tatsache, daß wir ohnehin schon derlei Mißstände in Kauf nehmen sollen, ist unerträglich! Im Gegensatz zu öffentlichen Stellen hat die Umweltorganisation GREENPEACE eine Erhebung über die Pestizidversuchung des Grundwassers durchgeführt (Abb. 6 und 7).

Diese Karte bietet erstmals einen Überblick über das Ausmaß der Pestizidversuchung des Grundwassers in ganz Deutschland. Keine staatliche Behörde hat es bisher für nötig befunden, eine derartige Erhebung durchzuführen und die Ergebnisse zu veröffentlichen. Von den 700 verschiedenen Pestiziden finden sich einige besonders häufig im Grundwasser wieder. Neben Atrazin ist dabei Diuron einer der Hauptübeltäter. Der Chemiekonzern Bayer verteidigt trotz der vorliegenden Untersuchungsergebnisse tapfer die Überzeugung, daß das Pflanzengift Diuron nicht ins Grundwasser gelangen könne. Die 34 Landkreise, die Diuron nachweisen konnten, würden sich irren! Eine falsche Analysemethode sei dafür verantwortlich. Der Industrieverband Agrar fordert, daß die Wasserproben künftig in „einem ausreichenden Abstand zu Kontaminationsstellen" gewonnen werden sollen. Im Klartext: Die Wasserwerke sollen sich ihr Trinkwasser nur dort holen, wo kein Verseuchungsverdacht auf die Pestizidhersteller fallen kann.

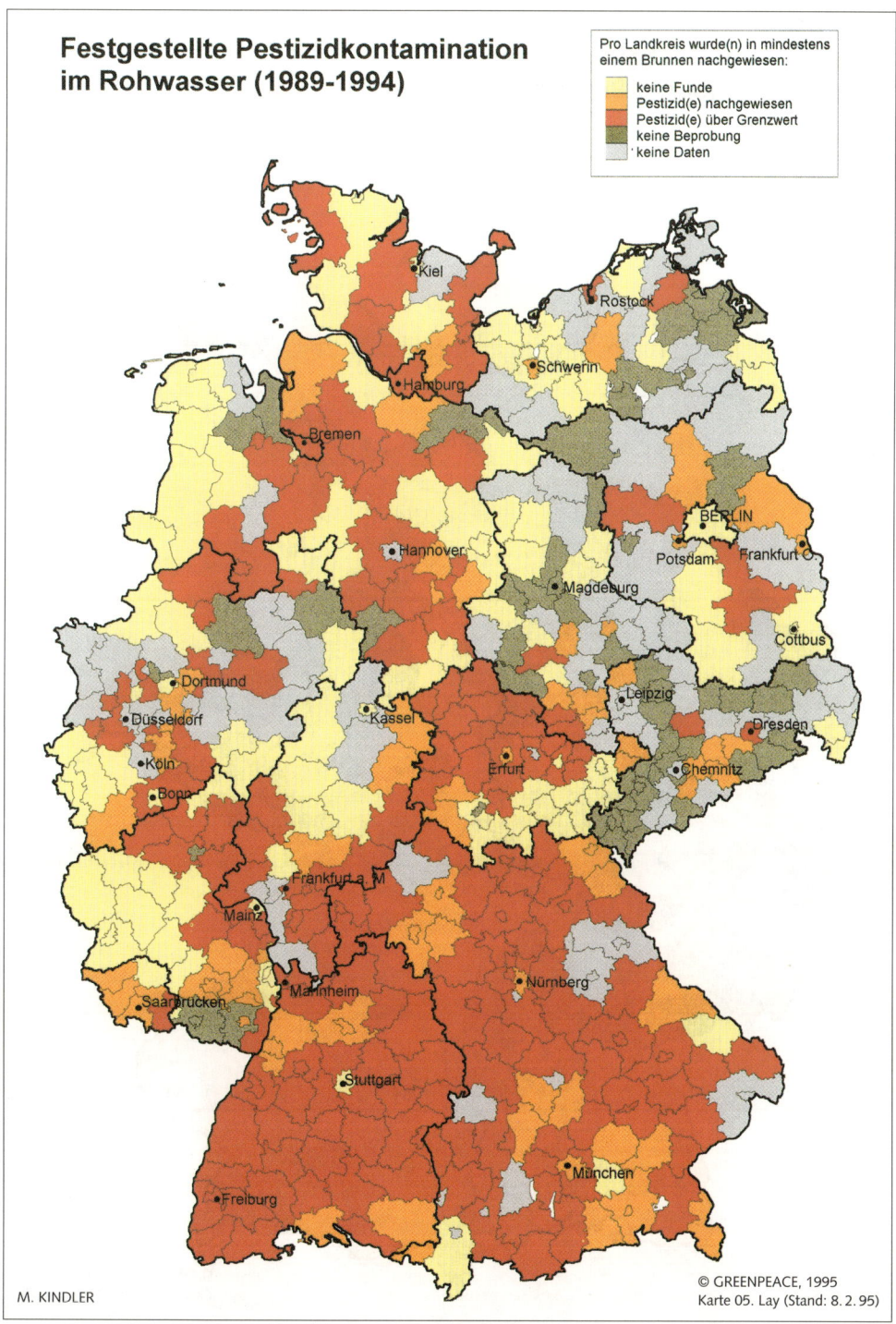

Festgestellte Pestizidkontamination im Rohwasser (1989-1994)

Pro Landkreis wurde(n) in mindestens einem Brunnen nachgewiesen:

- keine Funde
- Pestizid(e) nachgewiesen
- Pestizid(e) über Grenzwert
- keine Beprobung
- keine Daten

M. KINDLER

© GREENPEACE, 1995
Karte 05. Lay (Stand: 8. 2. 95)

Abb. 6   Festgestellte Pestizidkonzentrationen im Rohwasser.

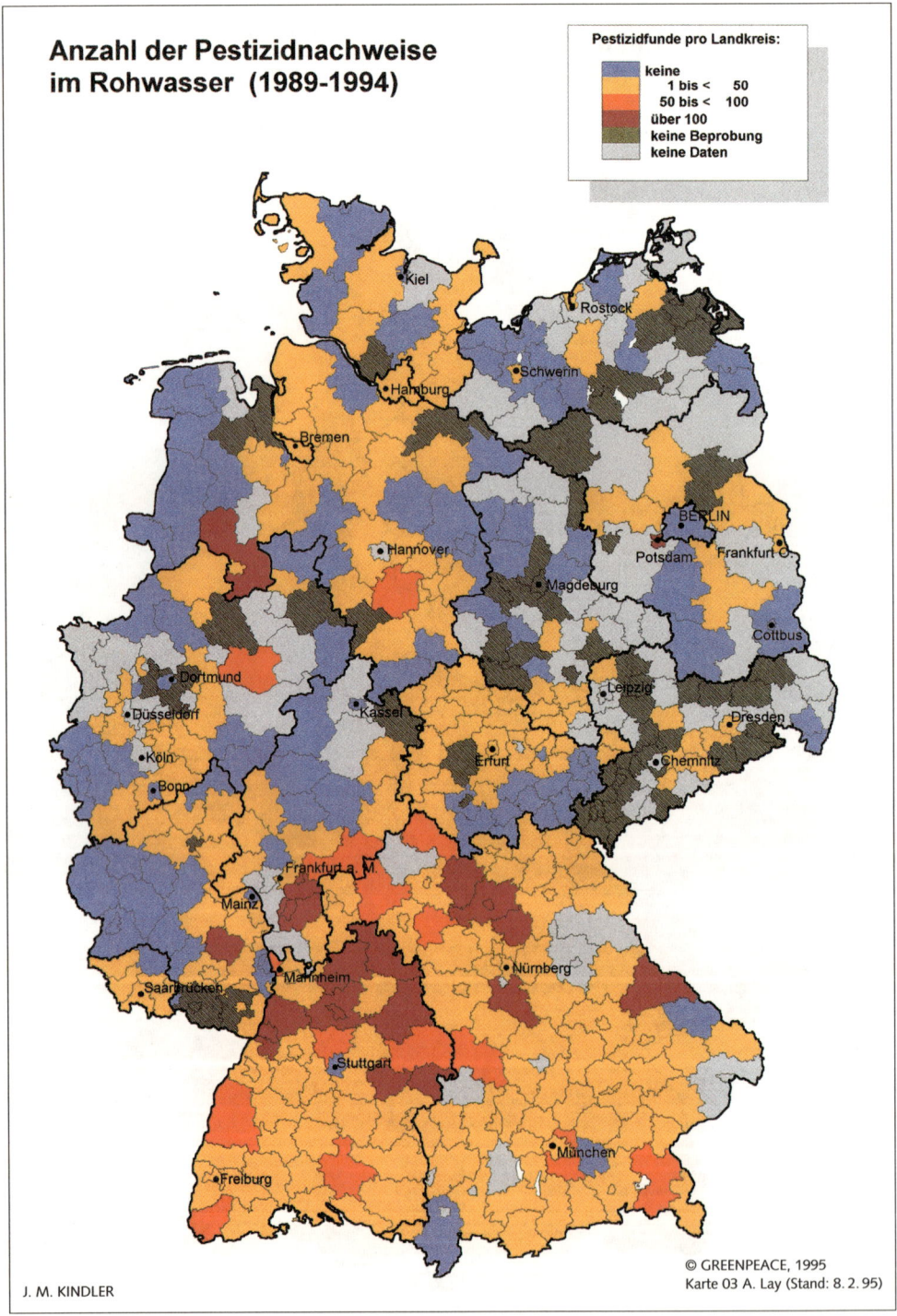

Abb. 7 Anzahl der Pestizidnachweise im Rohwasser 1989–1994.

Die 13 wichtigsten Pestizide, die in Deutschland häufig im Grundwasser nachgewiesen werden [64].	
Pestizid-wirkstoff	Hersteller/ Vertreiber
Atrazin	Anwendung in Deutschland seit 1991 verboten
Diuron	Bayer
Isoproturon	Höchst Schering AgrEvo
Chlortoluron	Ciba-Geigy
Bentazon	BASF
Mecoprop	BASF
Methabenz-thiazuron	Bayer
Terbuthylazin	Ciba-Geigy
MCPA	BASF
Metochlor	Ciba-Geigy
Metazachlor	BASF
2,4-D	BASF, Rhone-Poulenc
Lindan	u. a. Rhone-Poulenc

Die Deutsche Bundesbahn versprüht jährlich 200 Tonnen Diuron, um ihre Schienen pflanzenfrei zu halten. Das Institut Fresenius konnte inzwischen in Leverkusen nachweisen, daß dadurch der Pestizidgrenzwert für Grundwasser um das Zwölffache überschritten wurde. Ein Lichtblick: Ende März 1996 läuft die Zulassung für den Einsatz von Diuron auf Gleisanlagen aus [62].

Chronische Vergiftungssymptome durch Pestizide

Häufiges Leitsymptom. Nervenstörungen wie Parästhesien, Polyneuropathien, Gangunsicherheit (z. B. beim Absteigen von Treppen) und Müdigkeit.

Sonst entsprechend dem CKW-Syndrom (s. auch S. 137).

Diagnostik. Organopestizide werden im Blut nachgewiesen. Spezialisierte Labors bieten für ca. DM 400,– Pestizid-Screening-Untersuchungen an, bei denen die wichtigsten Vertreter der Pestizide untersucht werden. Pestizide, die vornehmlich in Holzschutzmitteln oder von Kammerjägern eingesetzt werden, sind im Blut bei chronischen Belastungen nicht nachweisbar. Für den Nachweis der Metaboliten stehen zunehmend Methoden zur Verfügung. So sind bei chronischen Belastungen eine Untersuchung von Hausstaub-, Materialproben sowie die Metabolitbestimmung im Urin sinnvoll.

Grenzwerte. Für die vielen unterschiedlichen Substanzen existieren jeweils eigene Grenzwerte.

Pyrethroide

Diese Stoffe gehören ebenfalls zu den Insektiziden [36, 104]. Sie fungieren als Kontakt- oder Fraßgift gegen Hygiene- und Pflanzenschädlinge im Innen- und Außenbereich. Ein typischer Verwendungszweck ist das Eulanisieren von Wollteppichen (Schutz vor Insektenfraß).

Man glaubte nach den folgenschweren Vergiftungserscheinungen durch z. B. PCP und Lindan innerhalb großer Bevölkerungsgruppen, eine altbekannte, hochwirksame, aber weitgehend unproblematische Substanz wiederentdeckt zu haben. Besonders die Tatsache, daß Pyrethroide aus einem natürlichen Pflanzenwirkstoff (Pyrethrum aus Chrysanthemen) hergestellt werden, verleitete zu dieser Annahme.

Oft genug wird es deshalb auch als harmloses „Bio-Gift" angepriesen. Längst werden aber **vollsynthetische Produkte** angeboten, die dem natürlichen Aufbau der Ursubstanz nur noch ähneln. Denn die schlecht haltbare natürliche Verbindung mußte von den Chemikern „verbessert" werden.

Inzwischen sind ca. 1000 verschiedene Pyrethroide entwickelt worden. So steht dieser Name für eine Fülle von Einzelsubstanzen, die sich in ihren Eigenschaften und somit auch in ihrer Toxizität und dem Metabolismus im Organismus mehr oder weniger unterscheiden. Entsprechend unterschiedlich sind ihre Bezeichnungen:

– Allethrin,
– Alfamethrin,
– Bioallethrin,
– Biosresmethrin,
– Cismethrin,
– Cyfulthrin,
– Cypermethrin,
– Deltamethrin,
– Esbiol,
– Fenpropathrin,
– Fenvalerat,
– d-Phenothrin,
– Resmethrin,
– Tetramethrin,
– Transfulthrin etc.

Diese neuen Verbindungen sind erheblich giftiger und problematischer für die Umwelt als ihre Ausgangssubstanz Pyrethrum. Sie sind wesentlich langlebiger und gut fettlöslich, so daß sie sich leicht im Fettgewebe anreichern. Im wesentlichen werden Kurz- und Langzeitpyrethroide unterschieden.

So werden Pyrethroide massenweise als Ersatz für bereits verbotene Gifte eingesetzt – und so wie der Einsatz dieser Substanz forciert wird, so scheint auch die Zahl der Geschädigten, die offensichtlich an chronischen Vergiftungserscheinungen durch Pyrethroide leiden, zu wachsen.

Überall und für jedermann käuflich findet man dieses Gift in Insektensprays, Pflanzenschutzmitteln, in „Naturfarben" und Holzlasuren, in Teppichböden („eulanisierte" Wollteppiche mit Schurwollzeichen) usw. Es soll sogar Biobauern geben, die Pyrethroide

auf ihr Gemüse sprühen (es ist ja ein „Bio-Gift").

Schon 1984, als die ersten Vertreter dieser Gruppe zugelassen wurden, konnte in Experimenten die **hochgradige Neurotoxizität** nachgewiesen werden. Es konnte gezeigt werden, daß nicht nur bei Insekten die Nervenleitungen blockiert wurden, sondern auch bei Tieren und Menschen. Ein besonderes Problem ist die **kumulative Wirkung** im Nervengewebe. Kleinste Mengen werden also zunehmend gespeichert, bis sie dann irgendwann eine toxische Konzentration erreicht haben. Studien ergaben, daß die orale Aufnahme tatsächlich relativ harmlos ist – mit ein Grund, warum man diese Substanz als ungefährlich einstufte. Aber via Atemtrakt und Haut aufgenommen, wirkt es hochgiftig. Somit ist größte Vorsicht vor allen sprühbaren, pyrethroidhaltigen Insektenvernichtern geboten.

Derzeit werden die Auswirkungen auf den Menschen kontrovers diskutiert. Die Substanzvielfalt steht exakten Aussagen im Wege, da toxikologische Untersuchungen sehr viel Zeit und großen Aufwand erfordern. Auch der Metabolismus und die Ausscheidungsrate nach der Aufnahme sind im Tierversuch sehr unterschiedlich. Teils werden die Substanzen unverändert über den Urin ausgeschieden, andere in der Leber konjugiert und metabolisiert. Die **Halbwertszeit** variiert zwischen mehreren Stunden (Allethrin ca. 48 Stunden) bis mehreren Wochen (Resmethrin).

Da die synthetischen Produkte deutlich langlebiger sind, haften sie nach dem Versprühen auf Möbeln, Wänden oder Textilien und gelangen im Laufe der Zeit in den Hausstaub, mit dem sie leicht eingeatmet werden können (besonders Kleinkinder).

Außerdem fand man heraus, daß der **metabolische Abbau** von Pyrethroiden neue Probleme schafft. Es entstehen Zwischenprodukte, die unter dem Verdacht stehen, das Erbgut zu verändern. Des weiteren wird bei der Entgiftung ein Enzymsystem aktiviert, das toxische Substanzen innerhalb des Organismus giftiger macht, als es die Ausgangssubstanz ist (s. auch S. 144 ff.).

Wie sich bei Menschen letztlich die Vergiftungen äußern, läßt sich auch nicht durch die Laborexperimente herausfinden. Das liegt u. a. daran, daß im Handel nur Wirkstoffkombinationen angeboten werden, während in Laborversuchen bisher nur die isolierte Substanz untersucht wurde. Bekannte **Symptome** sind bisher hauptsächlich Mißempfindungen wie Ameisenlaufen, Kribbeln, Pelzigsein. Als Leitsymptome einer akuten Vergiftung gelten Tremor, Bewegungsunruhe sowie vermehrte Speichelbildung. Außerdem werden deutliche Reizungen der Haut und der Schleimhäute beschrieben. Bei häufigem Kontakt können Allergien auf der Haut und im Atmungstrakt (Asthma bronchiale) entstehen. Die sogenannten subakuten, chronischen, bzw. schleichenden Vergiftungen sollen allerdings eine weitaus größere Rolle spielen. Hier kommt es anscheinend zu einer großen Zahl unspezifischer Allgemeinsymptome, die die Lebensqualität gravierend beeinträchtigen können. Während einige Wissenschaftler mögliche chronische Auswirkungen immer noch bezweifeln, beschreiben andere Autoren eine Vielzahl von gravierenden Symptomen:

– allgemeine Leistungsunfähigkeit (bis zur Arbeitsunfähigkeit),
– Antriebsschwäche,
– stechende oder bohrende Kopfschmerzen,
– Konzentrationsstörungen,
– Gedächtnis-, Wortfindungsstörungen,
– Depressionen,
– Kreislaufstörungen,
– Herzrhytmusstörungen,
– Hypoglykämie (Unterzuckerung),
– Muskel- und Immunschwächen.

Die Erkenntnis, daß viele bisher falsch gedeutete Erkrankungen oder Symptome auf Pyrethroide zurückzuführen sind, hat dazu geführt, daß sich eine **Selbsthilfegruppe** gebildet hat:

Interessengemeinschaft Pyrethroid-Geschädigter e.V. (IHG e.V.), Unterstaat 14, 51766 Engelskirchen, Tel.: 0 22 63/37 86.

Inzwischen warnt sogar das Umweltbundesamt vor dem Gebrauch von Insektensprays in Innenräumen. Es solle nach Möglichkeit auf pyrethroidhaltige Sprays verzichtet werden. Das Amt kritisierte die irreführende Bezeichnung „naturidentisch" oder „Bio-" auf vielen Produkten.

Laut Aussage des Toxikologen MÜLLER-MOHNSEN gehören **Kammerjäger** zu den häufigsten Verursachern für Vergiftungen. Diese verrichten ihre Arbeit oft unbemerkt in den Abendstunden in öffentlichen Gebäuden, Kindergärten, Schulen und Supermärkten. Aber auch in **Teppichböden** können wir mit Pyrethroiden konfrontiert werden. Das Gift wird hier eingesetzt, um vor Mottenfraß zu schützen.

In Umwelt & Gesundheit 4/94 wird ein Fall beschrieben, in dem in einer Bremer Krabbelgruppe nach dem Verlegen eines neuen Teppichbodens von den Eltern vorsorglich eine Hausstaubanalyse durchgeführt wurde. In dem Hausstaub, der von dem neuen Teppichboden abgesaugt wurde, fanden sich 700 mg/kg Permethrin (Pyrethroid).

Das BGA gibt an, daß Rückstände von Pyrethroiden im Hausstaub nach einer Schädlingsbekämpfungsmaßnahme von mehr als 1 mg/kg auf nicht fachgerechtes Vorgehen schließen läßt. 1994 stellte das Bremer Umweltinstitut bei stichprobenartigen Untersuchungen von Teppichböden fest, daß in 100% der Proben Rückstände gefunden wurden. Die Gehalte schwankten zwischen 6 und 150 mg/kg.

Nach MÜLLER-MOHNSEN stellt die **Inhalation** die gefährlichste Art der Pyrethroidaufnahme dar. Hier kommt es auch zu den akutesten Erscheinungen. Weiter wird ausgeführt, daß viel zu häufig aufgrund mangelnder Sachkenntnis die chronische Vergiftung mit anderen Erkrankungen verwechselt würde und es so zu gravierenden Fehldiagnosen komme. Typische Symptome seien Leistungsschwäche, rheumaähnliche Gliederschmerzen und Erkrankungen des Mund- und Rachenraumes [193].

Es gibt jedoch auch Berichte über wesentlich schlimmere Erkrankungen, wie z. B. der Fall einer Tierpflegerin, die nach Anwendung eines pyrethroidhaltigen Entlausungsmittels im Zoo akute Lähmungserscheinungen bis hin zur Gehunfähigkeit erlitt.

Das Bremer Institut für Präventionsforschung und Sozialmedizin hat in einer Studie festgestellt, daß unter gut 500 befragten Krebspatienten deutlich mehr Personen mit Insektensprays und ähnlichen Mitteln zu tun hatten als in einer Gruppe von gesunden Vergleichspersonen.

Gesundheitsgefahr durch Insektizide lauern auch in Restaurants, Kindergärten und Krankenhäusern. Regelmäßig nebeln Kammerjäger die Innenräume mit Insektenkillern, vor allem Pyrethroiden, ein.

Pyrethrumhaltige Läusemittel z. B. enthalten Wirkungsverstärker wie Piperonylbutoxid, die in Verdacht stehen, frucht- und erbgutschädigend zu sein.

Diagnostik. Bei Verdacht auf chronische Vergiftungen Metabolitbestimmung im Urin oder Hausstaub- und/oder Materialproben (als Screening möglich). Nur bei frischen Vergiftungen ist eine Blutuntersuchung sinnvoll. Die Bestimmung von spezifischen IgE-Antikörpern (RAST) ist möglich.

5.6 Weitere Gifte

Farbstoffe

Siehe auch unter Blei (S. 86) und Kadmium (S. 87 f.) sowie im Kapitel „Krank durch Textilien" unter „Farbstoffe" (S. 178 f.).

Isocyanate

> **Isocyanate werden als Ersatzstoffe für Formaldehyd in Spanplatten genutzt. Aber auch in Teppichklebern, Bau-**
> **oder Hohlraumschaum (z. B. zum Einschäumen von Fensterrahmen), Schaumstoffen für Polstermaterialien, Dämmplatten und Lacken sind Isocyanate zu finden.**

Besonders kritisch sind Schwelbrände, bei denen entsprechend behandeltes Material verbrennt. Die Substanz tritt gasförmig auf und wird dadurch vornehmlich inhaliert. Es kommt dadurch zu Reaktionen an Schleimhäuten. Dabei werden neben lokalen Reizerscheinungen an den Augen, der Nasenschleimhaut und den Bronchien auch asthmatische Reaktionen ausgelöst. Bei stärkeren Belastungen kommt es zu Zellschädigungen im Respirationstrakt.

> Atemwegsveränderungen stehen an erster Stelle bei Kontakt mit Isocyanaten. Darüber hinaus stehen Isocyanat-Verbindungen in Verdacht, kanzerogene Eigenschaften zu haben.

Die durch den Entgiftungsstoffwechsel entstehenden Metaboliten sind nur teilweise bekannt.

Diagnostik. Erfaßt werden Isocyanate in der Raumluft sowie in Materialproben. Im Urin Metabolit Toluylendiamin. IgE-Antikörper im Blut (RAST).

Therapie. Expositionsstop.

Nitrat, Nitrit, Nitrosamine

> **Nitrat ist ein wichtiger Nährstoff für Pflanzen und kommt natürlicherweise im Boden vor. Der im Humus enthaltene organisch gebundene Stickstoff wird durch die sog. Desaminierung (Ab-**

spaltung von Aminogruppen aus organischen Verbindungen) in Ammoniak umgewandelt. Bodenbakterien (Nitrosomas- und Nitrobakter-Bakterien) wandeln dann Ammoniak in Nitrat und (das giftige) Nitrit um. Pflanzen nehmen Nitrat über die Wurzeln auf. Die Anreicherung in der Pflanze kann aufgrund des aktiven Aufnahmeprozesses die Konzentration von Nitrat im Boden deutlich überschreiten. Wasser ist dabei ein wichtiges Transportmedium. Je mehr Wasser eine Pflanze aufnimmt, desto höher ist die Nitratspeicherung. Der Ort der Konzentration innerhalb der Pflanze ist unterschiedlich und hängt auch von der Sonneneinstrahlung ab. Hohe Sonneneinstrahlung senkt den Nitratgehalt (Ernte unmittelbar nach intensiver Sonneneinstrahlung ist günstig) [79].

Stallmist und Jauche enthalten erhebliche Mengen an Nitrat und Nitrit. Da die extreme Massenviehzucht unglaubliche Mengen an Gülle produziert, werden die Felder damit regelrecht ertränkt. So kommt es zu einer erheblichen Nitratbelastung des Trinkwassers und somit der gesamten Umwelt.
Die Lebensmittelindustrie setzt zur Konservierung Nitritpökelsalz ein. Dieses Salz enthält ca. 0,4–0,5% Natriumnitrit.

Aufnahmeweg. Der entscheidende Anteil der Nitrit-/Nitrataufnahme geschieht über die Nahrungsaufnahme, hauptsächlich durch Gemüse (s. Tabelle S. 111). Die Nitritaufnahme überwiegt. Bezüglich Nitrit finden wir die Hauptaufnahme bei Fleisch- und Wursterzeugnissen (gepökeltes Fleisch).

Stoffwechsel. Nitrat an sich ist unschädlich. Doch innerhalb des Verdauungstraktes, aber auch schon in Nahrungsmitteln selbst kann – durch Bakterien verursacht – Nitrat in das gif-

tige Nitrit umgewandelt werden. Nitrit wirkt gefäßerweiternd und dadurch blutdrucksenkend. Es führt zu einer Umwandlung des sauerstofftransportierenden Oxyhämoglobins in Methämoglobin, was schlimmstenfalls einen Zusammenbruch des Sauerstofftransports nach sich ziehen kann. Aus diesem Grund kann Nitrit für Säuglinge besonders gefährlich werden. Durch einen massiven Sauerstoffmangel kann es zum Tod kommen (Methämoglobinämie).
Außerdem kann sich aus Nitrit durch die Verdauungsvorgänge des Magens (extrem saures Milieu) das hochgradig krebserregende **Nitrosamin** bilden. Die Höhe der entstehenden Nitrosaminkonzentration ist abhängig von der Menge des aufgenommenen Nitrits. Finden sich in den oberen Darmabschnitten dysbiotische Verhältnisse, bei denen eine hohe Keimzahl nitratreduzierender Bakterien vorliegt, kommt es zu einer endogenen Nitritbildung.
Formaldehyd, Bromid, Vitamin B_6 und Thiocyanit begünstigen die Nitrosaminbildung, während Vitamin C diese hemmt. Der Speichel von Rauchern enthält höhere Mengen an Thiocyanit, so daß Raucher einem größeren Risiko bezüglich der Nitrosaminbildung ausgesetzt sind. Bestimmte Produkte der Lebensmittelindustrie fördern die Nitrosaminbildung bereits in den entsprechenden Waren. Typische Beispiele sind Fertiggerichte mit Käse, Wurst, Schinken oder Fleisch (auch Salami-Käse-Pizza) [79].

In vielen Lebensmitteln sind primär schon Nitrosamine zu finden (gepökelte Fleisch- und Wurstwaren).

Bis zum Frühjahr 1993 gab es groteskerweise lediglich für Kopfsalat eine **Höchstmengenverordnung**, obwohl bekannt ist, daß eine Vielzahl von Agrarprodukten hochgradig belastet ist. Selbst die tödlichen Gefahren für Säuglinge führen nicht dazu, daß die stark belasteten Gemüse aus den Regalen verschwinden. Jetzt hat man sich in der EU gerade dazu durchgerungen, auch für Spinat eine Höchstgrenze festzulegen. Die WHO (Weltgesundheitsorganisation) empfiehlt für die tägliche Aufnahme eines 70 kg schweren Erwachsenen einen durchschnittlichen Wert von ca. 220–250 mg (typischerweise finden wir wieder keinerlei Grenzwerte oder Empfehlungen für Säuglinge und Kinder, für Kranke oder Alte!). Heute ist es aufgrund der tatsächlichen Situation leicht möglich, durch eine Portion Salat (100 g) fast doppelt soviel Nitrat aufzunehmen. Dazu kommen natürlich noch weitere Nitratquellen wie z.B. Trinkwasser, andere Gemüse, Fleisch- oder Wurstwaren.

> Deshalb: Kinder nur mit kontrollierten oder selbst angebauten Nahrungsmitteln versorgen. Bei eigenem Anbau Gemüse am besten abends ernten. Der Nitratgehalt nimmt tagsüber bei Sonneneinstrahlung ab. Besonders nitratreich sind: äußere Blätter, Stiele und große Blattrippen. Kein Leitungswasser verwenden. Keine Fertigkost aus EU-Staaten verwenden.

Symptome. Akute Vergiftungen führen zu Magen-Darm-Spasmen, Erbrechen und Durchfall. Es kommt durch Gefäßweitstellung zu ausgeprägter Blutdrucksenkung. Die Haut verfärbt sich auffällig: zunächst rot, später graubraun. Die Schleimhäute wirken livide.
Bei chronischen Belastungen kommt es zu zunehmenden Schwächeerscheinungen. Anämien und die Entwicklung einer Struma können begünstigt werden (Nitrat verdrängt Jod) [104].

Diagnostik [104]. Der Nachweis gelingt im Harn, Blut, Speichel und Trinkwasser und in Lebensmitteln.

- Urin
  - Nitrat: 30–80 mg/l
  - Nitrit: nicht nachweisbar
- Blut
  - Nitrat: 2–5 mg/l
  - Nitrit: nicht nachweisbar
- Speichel
  - Nitrat: 3–15 mg/l
  - Nitrit: 3–10 mg/l
- Trinkwasser
  - Nitrat: < 50 mg/l

Formaldehyd

> **Formaldehyd (Synoyma: Ameisenaldehyd, Formol etc.) ist ein stechend riechendes, giftiges Gas. Es entsteht beispielsweise bei unvollständigen Verbrennungen wie dem Zigarettenrauchen. Die chemische Industrie benötigt bei unzähligen Produktionen Formaldehyd. Es gehört somit zu den wichtigsten Basissubstanzen. Dementsprechend umfangreich gelangt dieses Gift in die Umwelt: Medikamente, Klebstoffe, Kosmetika, Duschgel, Haarwaschmittel, Deos, Düngemittel, Textilien, Farben, Leder, Holzwerkstoffe, Teppiche, Verpackungen, Waschmittel, Weichspüler und vieles mehr. Besondere Aufmerksamkeit erlangte Formaldehyd durch vergiftete Baumaterialien, insbesondere Spanplatten, Sperrhölzer, Tischlerplatten, Furniere. Man findet somit Formaldehyd in Wänden, Decken, Fußböden, Türen, Holzverkleidungen und Möbeln.**

Kindergärten, Schulen und private Eigenheime waren oder sind oft extrem stark belastet. Selbst in der Nahrungsmittelindustrie wird dieses Gift verarbeitet. Formaldehyd ist enthalten in Aromastoffen, Emulgatoren, in modifizierter Stärke, Konservierungsmitteln für

Nitratgehalte in Gemüsearten [120].

Hoher Nitratgehalt (über 1000 mg/kg)	Mittlerer Nitratgehalt (500–1000 mg/kg)	Niedriger Nitratgehalt (unter 500 mg/kg)
Endivie	Chinakohl	Auberginen
Feldsalat	Endivie	Blumenkohl
Fenchel	Grünkohl	Bohnen
Kohlrabi	Sellerie	Brokkoli
Kopfsalat	Weißkohl	Chicoreé
Kresse	Wirsing	Erbsen
Mangold	Zucchini	Gurken
Möhren		Kartoffeln
Radieschen		Paprika
Rettich		Porree/Lauch
Rharbarber		Rosenkohl
Rote Bete		Rotkohl
Spinat		Schwarzwurzeln
		Spargel
		Tomaten
		Zwiebeln

bestimmte Öle und Fette, in Naturdärmen für Wurstwaren usw.

Formaldehyd ist ein Reizgas, das insbesondere auf die Schleimhäute wirkt. Aber das ist längst nicht alles. Allergien, Entzündungen, Krebs, Erbschäden, Fehlbildungen von Ungeborenen – es gibt fast nichts, was Formaldehyd nicht verursacht. Hohe Konzentrationen in der Luft (30 ppm) wirken lebensgefährlich. Aber selbst bei Konzentrationen von 0,2 ppm können Kopfschmerzen, Übelkeit, brennende und tränende Augen, Ohrenschmerzen, laufende Nase, Husten, Atembeschwerden, Hautausschläge, Streßanfälligkeit und vor allem eine erhöhte Anfälligkeit gegenüber anderen Umwelteinflüsse entstehen [38].

Das Bayerische Umweltministerium hat durch eine Studie mit Kindern die atemwegsschädigende Wirkung von Formaldehyd untersucht. Eindeutig wurde nachgewiesen, daß

in Abhängigkeit von der Konzentration das Risiko, Asthma bronchiale und andere Atemwegsprobleme bis hin zu Lungenschäden zu entwickeln, gravierend hoch ist [162].

Die Erkenntnisse aus formaldehydverseuchten Klassenzimmern zeigten, daß Konzentrationsstörungen, Kopfschmerzen und Verhaltensstörungen im Vordergrund der Symptomatik stehen können.

Allergische Reaktionen können bereits bei Konzentrationen von 10 ng/l Raumluft über eine erhöhte Histaminausschüttung provoziert werden. Da zusätzlich die Schleimhautbarriere durch Formaldehyd geschädigt wird, ist eine zunehmende Allergisierung gegen viele andere Substanzen häufig zu beobachten. Darüber hinaus sind IgE-vermittelte Reaktionen möglich.

Bei länger anhaltender Formaldehyd-Exposition kann es durch die Anhäufung toxischer

Abbauprodukte von Formaldehyd (Methanol und/oder Ameisensäure) zu zusätzlichen Vergiftungssymptomen kommen.

Chronische Vergiftungssymptome. Schleimhautveränderungen, Atemwegserkrankungen, Allergien, Haarausfall, Schwindel, Krämpfe, Nierenerkrankungen, im Tierversuch karzinogen.

Diagnostik. Zur Raumluftmessung stehen spezielle „Einfachmonitore" zur Verfügung, die das Fachlabor bereithält. Zur Diagnostik der körperlichen Belastung wird Ameisensäure im Urin als Abbauprodukt von Formaldehyd untersucht. Spezifische IgE-Antikörper (RAST) können bestimmt werden.

Mykotoxine

> **Mykotoxine sind Substanzen, die von den verschiedensten Pilzarten (vorwiegend Schimmelpilze, aber auch Hefepilze) in ihrem Stoffwechsel gebildet werden [69]. Eine Untergruppe der Mykotoxine, die sog. Aflatoxine, die häufig in Nahrungsmitteln nachgewiesen werden können, gehören zu den gefährlichsten Giften der Natur. Sie können Leberkrebs verursachen.**

Aufgrund der unübersehbaren Vielzahl von Lebensmitteln und anderen Industrieprodukten, die mit Hilfe von Schimmelpilzenzymen hergestellt werden, kommt es zu einer erheblichen Belastung des menschlichen Organismus, die bisher völlig falsch eingeschätzt wurde. Aus diesem Grund hat die WHO eine Expertenkommission unter Leitung von ANTONIO V. CONSTANTINI gebildet.

In der **Tiermedizin** ist die Bedeutung über die tödliche Gefahr von Mykotoxinen längst bekannt. Massensterben von Geflügel, das mit mykotoxinbehaftetem Getreide und Futter ernährt wurde, aber auch Gelenkentzündungen bei Pferden durch verschimmeltes Stroh sind keine Seltenheit.

Die Erforschung von Auswirkungen auf den Menschen sind bisher sträflich vernachlässigt worden. Statt dessen bringt man für die Lebensmittelindustrie tonnenweise Schimmelpilzenzyme in den Verkehr, ohne das geringste über die Auswirkungen auf den Menschen zu wissen. Derzeit mehren sich die Hinweise, daß Schimmelpilze in zunehmendem Umfang auch an der Entstehung der klassischen Zivilisationskrankheiten des Menschen beteiligt sind. So kann die Entstehung von Arteriosklerose und Diabetes mellitus im Tierversuch durch Zufütterung von Bier- und Bäckerhefe provoziert werden. Es konnte nachgewiesen werden, daß durch die von den Hefen gebildete Harnsäure bei ihrem Abbau im Organismus eine größere Menge an Alloxan – ein Zwischenprodukt – anfällt, das Zellen der Bauchspeicheldrüse zerstört. Bezüglich der Arteriosklerose durch Fettstoffwechselstörungen vermutet der Kardiologe CONSTANTINI, daß der Organismus mittels erhöhter Blutfettwerte, insbesondere durch eine Erhöhung des Cholesterinspiegels, versucht, die großen Mengen an Mykotoxinen zu neutralisieren.

Somit wäre in manchen Fällen die sogenannte Hypercholesterinämie ein gesunder Versuch des Organismus, schädigende Einflüsse zu eliminieren – und kein krankhafter Befund. Der Versuch, so CONSTANTINI, mittels Pharmaka die Cholesterinwerte zu senken, könnte also grundlegend falsch sein. In der Tat wird heute immer deutlicher, daß ein gewaltsam gesenkter Cholesterinspiegel äußerst gefährliche Komplikationen nach sich ziehen kann. Auch andere Wissenschaftler sind – unabhängig von einer Mykotoxinhypothese – zu dem Schluß gekommen, daß sich das Blutfettdogma als einer der größten Irrtümer in der Medizingeschichte herausstellen könnte. Aber auch diverse immunologische Reaktionen werden durch Schimmel- und Hefepilze und ihre Stoffwechselgifte hervorgerufen. CONSTANTINI fordert einen geringeren Ver-

Kritische Nahrungsmittel.			
Getreide und Getreideprodukte Mehl in beschädigten Verpackungen (Weizen, Weizengrieß, angeschimmeltes Brot), Mais	Aspergillus flavus Aspergillus parasiticus	Aflatoxin	Leberkrebs Durchblutungs- störungen, Kopfschmerzen Schwindel, Erbrechen,
Erdnüsse und Erdnußprodukte (Nußmus!); Paranüsse (oft extrem!); Pistazien (bes. stark in Wurstwaren!) Walnüsse und Cashewnüsse relativ gering belastet.	Mutterkorn	Ergotamin	Sehstörungen, Kreislauf- störungen
Milchprodukte in geringen Mengen (durch verschimmelte Futtermittel) Kakao	Fusarium	Fumonisin	Schädigung des Nervensystems lebertoxisch; karzinogen; Atherosklerose
Apfelsaft und Fruchtsaftgetränke	Penicillium expansum	Patulin	Schädigung des Nervensystems, Blutungen in inneren Organen; Hautent- zündungen
Gemüse, trocken gelagerte Nahrungsmittel (z. B. Linsen, Bohnen etc.)	Aspergillus ochraceus Penicillium viridicatum	Ochratoxin	Nierengift, immuntoxisch
Feuchte Räume, PKW-Innenraum	Aspergillus niger		Allergien, Asthma

brauch von Zucker – ein Hauptnährstoff des Hefepilzes Candida albicans – sowie ein starkes Einschränken oder gar Meiden von hefehaltigen Lebensmitteln (Brot, Bier, Backwaren). Die Lebensmittelgesetze müssen bezüglich der Mykotoxinbelastung verschärft werden.

Die verschiedenen **Pilzspezies** produzieren viele unterschiedliche Toxine. Die Auswirkungen sind vielfältig und gravierend. Unter anderem verursachen sie Fehlbildungen und können krebsauslösend sein. Besonders betroffen sind:

– Leber,
– Nieren,
– Knochenmark,
– Nervensystem.

Es wurden bisher ca. 120 solcher Toxine untersucht. Wie bereits dargestellt, kommt es häufig über einen mittelbaren Weg zur Aufnahme solcher Substanzen (Milch, Eier, Innereien [Leber], Fleisch). Da Mykotoxine **thermostabil** sind, werden sie durch die übliche Erhitzung nicht zerstört.

Auf einem Workshop der Bundesforschungsanstalt für Landwirtschaft in Braunschweig berichteten Wissenschaftler 1995, daß importierter Mais und Röstkaffee bedenklich mit Mykotoxinen belastet sind. Insbesondere in Maismehl und Maisgrieß stießen die Forscher auf beträchtliche Mengen des Pilzgifts **Fumonisin,** das unter Verdacht steht, Speiseröhrenkrebs, Lungenödeme und Lungentumoren auszulösen. Am höchsten belastet war die Importware aus einem südeuropäischen Land. Dabei wurden Spitzenwerte von 16 000 µg Pilzgift/kg Nahrung gemessen. Zu hohe Konzentrationen waren auch in den Produkten aus Argentinien festzustellen. Der Höchstwert lag hier bei 4300 µg.

Eine akute Gesundheitsgefährdung besteht nach Meinung der Experten nicht, dennoch sei die Einführung einer Höchstmengenverordnung erforderlich. In der Schweiz bestehe bereits ein vorläufiger Toleranzwert von 1000 µg/kg Nahrung. Experten gehen davon aus, daß hierzulande ca. 10% der Ware aus dem Handel genommen werden müßten.

Auch wird immer häufiger festgestellt, daß viele Toxine durch das Analysenetz rutschen. So auch bei Röstkaffee: Anders als bisher angenommen überstehen Schimmelpilzgifte den Röstvorgang von Kaffeebohnen völlige unbeschadet und gelangen praktisch vollständig auch in den aufgebrühten Kaffee. Die Analysen verschiedener deutscher und Schweizer Institute zeigen, daß einige Handelssorten deutlich über dem vorgeschriebenen Grenzwert liegen.

Gefahndet wurde vor allem nach dem Mykotoxin **Ochratoxin** A. Noch gibt es für dieses Pilzgift keinen Grenzwert in Lebensmitteln. Doch nach Angaben des Gesundheitsministeriums wird Ende nächsten Jahres eine gesetzliche Regelung innerhalb der Europäischen Union erwartet. In der Schweiz und den Niederlanden besteht bereits ein Höchstwert von 3 µg/kg Nahrung.

Die Schimmelpilze von denen Ochratoxin A gebildet wird, sind in unseren Regionen weitverbreitet. Gefährdet sind Getreide, Getreideprodukte sowie Futtermittel. Daher ist

Ochratoxin A mitunter auch in Bier und Brot nachweisbar. Über die Futtermittel gelangen die Mykotoxine auch in Lebensmittel tierischer Herkunft. Auch in Muttermilch konnten bereits Toxine nachgewiesen werden.

> Es kann mehr als 800 Stunden dauern, bis das Toxin im menschlichen Körper zur Hälfte abgebaut ist, Das heißt, daß sich das Gift bei regelmäßiger Aufnahme immer mehr anreichert.

5.7 Trinkwasserbelastung

„Die Behauptung, aus Rheinwasser werde minderwertiges und wahrscheinlich auch gesundheitsschädliches Trinkwasser gewonnen, ist nicht zu widerlegen." [78]

So kann in manchen Gebieten der hohe **Nitratgehalt,** der durch das maßlose Düngen in der Landwirtschaft in das Trinkwasser gelangt, für Babys lebensgefährlich werden!

> Nitrat, das auch in Gemüsen wie z.B. Spinat und rote Bete in bedrohlichen Mengen vorkommt, wird im menschlichen Organismus zu dem Zellgift Nitrit umgewandelt.

Nitrit blockiert den Sauerstofftransport im Blut und führt zu lebensgefährlichen Erstickungsanfällen. Außerdem wird aus Nitrit das krebserzeugende Nitrosamin gebildet. Der Kinderschutzbund fordert Trinkwasserkonzentrationen von höchstens 50 mg/l, 90 mg/l sind in Deutschland jedoch erlaubt. Die Internationale Norm verlangt sogar als Grenze 10 mg/l, die EG-Norm lautet 20 mg/l (s. auch S. 116 ff.).

Folgende unerwünschte **Substanzen** und **Gifte** können im Trinkwasser gefunden werden:

- Aluminium,
- Ammonium,
- Arsen,
- Asbest,
- Barium,
- Bakterien,
- Benzol,
- Blei,
- Berryllium,
- Bromdichloromethan,
- Chloride,
- Chrom,
- Dioxine,
- Pestizide (Pestizide im Grundwasser s. auch S. 95 ff.),
- Lösungsmittel,
- Quecksilber,
- Radium,
- Strontium 90,
- Tenside,
- Trichlorethan,
- Toluen,
- Uran.

Des weiteren werden im Trinkwasser einiger Regionen erhebliche Mengen von **Arzneimittelrückständen,** z.B. Mittel gegen Fettstoffwechselstörungen, nachgewiesen. Diese Pharmaka werden in so gigantischen Mengen von den Ärzten in Umlauf gebracht, daß sie via Urin ins Grundwasser gelangen und von dort über das Trinkwasser zurückkommen.

Noch werden keine akuten Vergiftungen durch solche Substanzen oder durch die Pestizide erwartet. Aber wie auch immer: Die Summe aller Belastungen ist entscheidend, ebenso wie die Auswirkung durch die Langzeitaufnahme von Giften aus dem Trinkwasser noch unklar ist. Vielleicht wissen wir eben in 30 Jahren alles besser. Interessant ist die stete Behauptung, daß Leitungswasser das „mit Abstand sauberste Lebensmittel" sei. Das ist nicht richtig und muß stark differenziert werden – je nachdem, wie und von wo das Wasser kommt, kann die Belastung ganz erheblich schwanken.

Bei der Wasserdesinfektion in den Wasserwerken entstehen krebserregende Substanzen, die von ihrer Struktur her ähnlich den seit Jahrzehnten verbotenen Pflanzenschutzmitteln sind. Eine Studie der Stuttgarter Landesanstalt für Pflanzenschutz hat ergeben, daß die in Wasserwerken üblichen Desinfektionsmittel Chlorgas und Ozon mit natürlichen Substanzen wie Huminsäure reagieren. Dabei fallen Chloroform, Bromoform, Bromdichlormethan und weitere Gifte an. Das Berliner Amt für Umwelt bestätigte die Angaben. Allerdings sei die Warnung der Stuttgarter Landesanstalt „vor massiven und sehr hohen Belastungen des Trinkwassers mit krebserzeugenden Organo-Schadstoffen" übertrieben [66].

> Mineralwässer, die auch häufig zur Herstellung von Säuglingsnahrung genutzt werden, können ebenfalls erhöhte Nitratgehalte aufweisen. Deshalb auf den Hinweis „Zur Zubereitung von Säuglingsnahrung geeignet" achten.

Aus medizinischer Sicht kann eindeutig gesagt werden, daß Mineralwässer für die Gesundheit nicht von Bedeutung sind. Ganz im Gegenteil konnte man nachweisen, daß mineralarmes oder gar mineralfreies Wasser günstiger auf die Gesundheit wirkt. Noch heute kann man allerdings überall lesen, das solchermaßen entmineralisiertes Wasser gesundheitsschädlich sei. Diese Aussage ist falsch!

Problematisch ist eine Empfehlung bezüglich **Trinkwasserfilter.** Viele verschiedene Systeme werden angeboten. Prinzipiell gilt, daß eine nachträgliche Filterung, die angeblich alle Rückstände beseitigt, bis auf zwei Ausnahmen nicht existiert. Besonders die Einfachfilter, die mittels Patronen in speziellen Kannen etc. angeboten werden, sind kaum ihr Geld wert! Im Gegenteil: Es kann zu einer gefährlichen Verkeimung der Filterpatronen mit Schimmelpilzen und Bakterien kommen.

Einer der größten Hersteller von Einfachfiltern lieferte Filterpatronen für einen „Babyfilter", der bereits im unbenutzten Zustand verkeimt war! Andere Anlagen besitzen zwei bis drei verschiedene Filtersysteme. Diese sind ebenfalls schnell kontaminiert und bezüglich ihrer Filterleistung schnell erschöpft.

> Nitrat, Asbest und anorganische Salze werden durch die Filter meist gar nicht eliminiert.

Wird der Filter nicht oft genug gewechselt, kann sich die Wasserqualität sogar deutlich verschlechtern. Gespeicherte Schadstoffe können dann mit einem Schwall in das Trinkwasser geraten. Ein häufiges Wechseln der Filter ist meist sehr kostenintensiv. Keiner kann kontrollieren, ab wann die Filter mit Keimen oder Schadstoffen kontaminiert sind. Außerdem sind sie schon in der Anschaffung relativ teuer.

Empfehlung. Wasserfilter, die sich der **Umkehrosmose** bedienen, sowie die sogenannte **Destiller-Geräte**. Mit diesen Verfahren werden zwischen 99,0 und 99,5 % aller Substanzen eliminiert. Das durch diese Technik gewonnene Wasser entspricht in seiner Eigenschaft einem absolut reinen Regen- oder Tauwasser.

Das Katalyse-Institut für angewandte Umweltforschung e.V. hat zum Thema Trinkwasserfilter eine Broschüre herausgegeben. Das Heft kostet DM 12,– und ist gegen Verrechnungsscheck direkt zu beziehen über Katalyse e.V., Weinsbergstraße 190, 50825 Köln.

5.8 Wie sicher sind Höchstmengenbegrenzungen?

Werden die Höchstmengenbegrenzungen von Schadstoffen z.B. in Nahrungsmitteln berechnet, so gilt es zunächst zu berücksichtigen, daß die gemessenen Werte in Lebensmitteln möglichst nicht die festgelegten Grenzwerte übersteigen. Denn sonst müßte ein Großteil der Nahrungsmittel vom Markt genommen werden. In diesem Zusammenhang sei auf das Phänomen Muttermilch – Kuhmilch verwiesen (s. S. 70). Auch hier werden wir mit einer eigenartigen Schizophrenie konfrontiert, die nicht gerade vertrauenerweckend ist, da ganz offensichtlich, je nach Bedarf, mit zweierlei Maß gemessen wird. Darüber hinaus haben wir hinlänglich die Bemühungen der Agrarlobby kennengelernt, die Grenzwerte einfach nach oben „anzupassen", da sich zwischenzeitlich viele Grenzwerte nicht mehr einhalten lassen.

Risiken der Höchstmengenverordnung

Die praktizierte Höchstmengenbegrenzung von Schadstoffen ist ganz sicher nicht geeignet, die Bevölkerung, insbesondere Kinder, zu schützen. Nicht nur, daß der überwiegende Teil von Fremdstoffen bezüglich der Auswirkungen auf den menschlichen Organismus unerforscht ist, sondern auch die Problematik der Interaktion einzelner Substanzen bleibt unberücksichtigt. Das Testergebnis eines Einzelstoffes im Tierversuch kann nur einen Teil der Wahrheit zutage bringen. Wir wissen, daß Immun- und Nervengifte wie Pestizide, Lösungsmittel oder Schwermetalle sich gegenseitig in ihrer Giftigkeit verstärken können oder die Reaktionsfähigkeit (Anfälligkeit) des Organismus erhöhen können. Darüber hinaus führen individuelle Gegebenheiten der einzelnen Person zu unterschiedlichen Belastungsgraden. Zum Beispiel wird ein Alkoholiker auf Nervengifte auch bei Konzentrationen reagieren, die von Gesunden problemlos vertragen werden. Leber- oder Nierenkranke leiden unter einer eingeschränkten Entgiftungsfähigkeit und sind somit erheblich stärker gefährdet. Letztlich

---

Procedere zu Ermittlung von Grenzwerten.

Prüfung der chronischen Toxizität im Tierversuch durch Fütterungsversuche

⇓

Feststellung der Wirkstoffmenge, die gerade noch keine beobachtbaren gesundheitlichen Beeinträchtigungen beim Tier hervorruft
(NOEL = non observable effect level = unwirksame Dosis)

⇓

Umrechnung auf den Menschen. Die „unwirksame Dosis" beim Tier wird durch 10, 100 oder 1000 geteilt, weil davon ausgegangen werden soll, daß der Mensch entsprechend empfindlicher reagiert.

⇓

Daraus wird der ADI-Wert abgeleitet
(= acceptable daily intake = duldbare tägliche Aufnahme). Bemißt die Rückstandsmenge eines bestimmten Pestizids, die – hypothetisch – ein Mensch offiziell über das ganze Leben gefahrlos zu sich nehmen kann.

⇓

Errechnung der duldbaren Rückstandsmenge im Nahrungsmittel
(mg Pestizid/kg Nahrungsmittel) nach folgender Formel:

$$\frac{ADI \times \text{Körpergewicht (in kg)}}{\text{Tagesverzehr (Nahrungsmittel in kg)}}$$

⇓

Festsetzung einer erlaubten Höchstmenge im Nahrungsmittel in mg/kg
(auch als Richtlinie für die landwirtschaftliche Praxis)

---

spielen auch die Lebensgewohnheiten eine entscheidende Rolle. DAUNDERER nennt als Beispiel Kleinkinder, die bevorzugt auf dem Boden spielen und sich so mit den Atemwegen dicht am Teppich aufhalten (Inhalation von Giften aus dem Teppich sowie von kontaminiertem Hausstaub). Frauen halten sich länger in eventuell durch Wohngifte belastete Räume auf als Männer. Sehr schlanke Personen reagieren aufgrund ihrer geringeren Fettdepots stärker auf Gifte als dicke. Nicht nur die Art und die Konzentration eines Giftes entscheiden über die Auswirkungen auf den Organismus, sondern ganz wesentlich auch die Disposition.

Letztlich ist aufgrund mangelnder Kenntnis bezüglich vieler Stoffe die Gefahr eines fatalen Irrtums durchaus gegeben. So ergab z.B. im Juli 1994 eine Dioxin-Studie der amerikanischen Umweltbehörde, daß die bisherigen Grenzwerte neu bewertet werden müssen.

Die Studie belegte, daß der ADI-Wert (acceptable daily intake = akzeptierbare tägliche Aufnahme) um den Faktor 10–100 unter dem TDA-Wert (TDA = täglich duldbare Aufnahme) des ehemaligen Bundesgesundheitsamtes liegt:

– **Neubewertung USA:** 0.1 pg TE/kg KG/d[4],
– **aktueller Wert BGA:** 1–10 pg TE/kg KG/d.

Unter Berücksichtigung des Krebsrisikos fordert die **EPA** sogar einen Grenzwert von 0,006 pg TE/kg KG/d (GREENPEACE 1994). Die tatsächliche Dioxinaufnahme in Deutschland liegt aber bei 2–3 pg TE/kg KG/d! Somit muß mit Sicherheit damit gerechnet werden, daß Krebserkrankungen durch Dioxine in der Bevölkerung manifest werden.

---

[4] Pikogramm Toxische Äquivalente pro Kilogramm Körpergewicht pro Tag.

Wird nun noch berücksichtigt, daß durch sogenannte **koplanare PCB-Kongenere** (verhalten sich ebenso toxisch wie Dioxine) eine zusätzliche Belastung existiert, werden rechnerisch die vorgegebenen Grenzwerte um den Faktor 20 000 und mehr alleine durch die Hintergrundbelastung (nicht vermeidbare tägliche Belastung) überschritten [5].

Die **Höchstmengenpolitik** hat zu viele Schwächen [181]:

- Logischerweise können bei den Tierversuchen nur die beobachteten Effekte berücksichtigt werden; es kann nicht ausgeschlossen werden, daß Effekte übersehen wurden.
- Mögliche Langzeiteffekte können in den relativ kurzen Testphasen der Tierversuche, auch bedingt durch die im Vergleich zum Menschen kurze Lebensdauer der Versuchstiere, kaum erfaßt werden.
- Die Versuchstiere werden im allgemeinen nur einem Schadstoff ausgesetzt; es ist unmöglich, alle Kombinationswirkungen mit Schadstoffen, die die reale Umwelt belasten, oder auch nur alle potentiell rückstandsrelevanten Pestizide zu testen.
- Die eingesetzten „Sicherheitsfaktoren" sind wissenschaftlich nicht begründet.
- Die Übertragung der Ergebnisse von Tierversuchen auf den Menschen ist mit Problemen behaftet.
- Bei zahlreichen schwerwiegenden Wirkungen, wie der Entstehung von Krebs, ist es extrem schwierig, den Zusammenhang zwischen der Einwirkung z. B. eines Pestizids und dem tatsächlichen Auftreten einer Erkrankung eindeutig festzustellen (industriefreundliche Gutachter bevorzugen dieses Problem in ihrer Argumentation). Die Weltgesundheitsorganisation führte insbesondere bezüglich krebserregender Pestizide aus, daß es in den Fällen, in denen ein sehr hoher Sicherheitsfaktor als erforderlich erachtet wird, klug ist, ein solches Pestizid nicht anzuwenden, falls Rückstände in Nahrungsmitteln auftreten können (WHO, 1990).

- Ganz davon abgesehen, daß Tierversuche zu Recht heftig kritisiert werden, sind der Gültigkeit der Daten ökonomische Grenzen dadurch gesetzt, daß nicht beliebig viele Tierversuche an beliebig vielen Spezies beliebig lange durchgeführt werden können. Die Gültigkeit der Daten steht jedoch im Verhältnis zur Menge der Tierversuche.
- Die Höchstmengen werden auf durchschnittliche und nicht auf extreme Verzehrgewohnheiten bezogen. Bei exzessivem Verzehr von Produkten, die mit Rückständen stark belastet sind, erhöht sich das Risiko – vor allem auch in Abhängigkeit des Alters (Säugling) – einer gesundheitlichen Schädigung erheblich.
- Bei der Festlegung der Höchstmengen ist nicht berücksichtigt, daß die Bevölkerung nicht nur z. B. Pestiziden in der Nahrung, sondern einer kaum übersehbaren Anzahl weiterer Schadstoffe ausgesetzt ist. Es kann nicht ausgeschlossen werden, daß diese sich in ihrer Wirkung verstärken. Von einigen Substanzen ist dies bereits bekannt.
- Bei „alten" Wirkstoffen, die nicht mehr zugelassen sind, für die aber aufgrund ihrer Rückstandsrelevanz Höchstmengen existieren (z. B. Aldrien, Dieldrin, DDT®) die ist „fraglich, ob den Höchstmengen dieser Stoffe zugrundeliegenden duldbaren täglichen Aufnahmen unter Anlegung neuerer toxikologischer Maßstäbe überprüft worden sind" (RSU, 1988).
- Eine öffentlich nachvollziehbare Nutzen-Risiko-Abwägung findet nicht statt. Insoweit Verdachtsmomente für eine potentielle Schädlichkeit vorliegen, kann im Zweifel immer zugunsten des Einsatzes entschieden werden.
- Für den Schutz von Kindern ist von besonderer Bedeutung, ob Höchstmengen am Gewicht des Durchschnittsmenschen oder am Gewicht eines Kindes orientiert sind.

Von den weltweit etwa 10 Millionen registrierten Chemikalien sind lediglich ca. 100

in ihrer Auswirkung auf den Menschen untersucht! Grenzwerte sind für einzelne Substanzen festgelegt worden und beziehen sich auf einen gesunden Erwachsenen! Kommen mehrere Gifte zusammen, ist es nach derzeitigem wissenschaftlichem Stand nicht möglich, eine Aussage über die Auswirkungen auf den Menschen zu machen. Somit sind Grenzwerte genaugenommen sinnlos. Für chronisch belastete Menschen gelten keine Grenzwerte! Je höher die Verweilzeit eines Giftes im Körper, desto geringer ist die krankmachende Dosis!

5.9 Physikalische Belastungen

UV-Strahlen

> **Ultraviolette Strahlung (UV-Strahlen) wird entsprechend unterschiedlicher Wellenlängen in UV-A- (Bräunungsstrahlen), UV-B- (erythemerzeugend, führt zur Vitamin-D-Photosynthese) und UV-C-Strahlen (erythem- und konjunktivitiserzeugend) unterschieden. Insbesondere UV-B-Strahlen führen bei zu langer oder zu intensiver Einwirkung zu Hautentzündungen im Sinne einer Dermatitis actinica bzw. Dermatitis solaris sowie zu chronisch-degenerativen Hautveränderungen.**

UV-Strahlen sind also **hochaggressiv** – ein Sonnenbrand ist jedem bekannt. Der überwiegende Teil der Strahlung wird allerdings durch die ca. 30 km dicke Ozonschicht, die unseren Planeten umgibt, abgehalten. Würden die UV-Strahlen ungehindert auf die Erde treffen, wäre ein biologisches Leben auf unserem Planeten nicht in dieser Art möglich. Seit ca. 30 Jahren nun wird die schützende **Ozonschicht** zunehmend dünner. In den

Wintermonaten erreicht die Ausdünnung ihren Höhepunkt, als Ozonloch über der Antarktis. Über der Nordsee wird im Winter die stärkste Schwächung der Ozonschicht beobachtet. Es ist eine Frage der Zeit, bis wir auch hier von einem Ozonloch sprechen können. Es wird ein jährliches Abnehmen der Schutzschicht von 0,5 % erwartet. In Australien und Chile z. B. treten seit Jahren ernsthafte Komplikationen in der Natur auf. Pflanzenarten verkümmern, Tiere erblinden. Die Bevölkerung kann nur mit Schutzbekleidung ins Sonnenlicht, und in den Nachrichten werden regelmäßig notwendige Verhaltensweisen bzw. Aufenthaltszeiten bezüglich der Sonnenexposition bekanntgegeben.

> Die aggressive UV-A- und -B-Strahlung führt ab einer bestimmten Intensität (wie sie heute längst erreicht ist) zu einer Veränderung der Zellstruktur.

Das liegt daran, daß diese Strahlung tief genug in das Gewebe eindringen kann. Solche Schäden, die sich im Zellinneren (DNS) abspielen, sind irreversibel. Die Fähigkeit, solche Schäden zu reparieren, sind zwar prinzipiell vorhanden, doch letztlich beschränkt und abhängig von vielen weiteren Umständen. Diese Voraussetzungen sind nicht mehr ausreichend gegeben: Hautkrebs entwickelt sich rasend auch innerhalb der jüngeren Bevölkerungsgruppen! Somit ist jeder Sonnenbrand eine massive Attacke auf die DNA-Strukturen der Zellen. Die Folge ist ein mutiertes Zellwachstum, die Entartung der Zelle. Die UV-B-Strahlung hat die stärkste Auswirkung in bezug auf Hautrötung und die Ausbildung von Karzinomen (Abb. 8).

Es muß also der nachdrückliche Rat gegeben werden, sich nicht unbekleidet in die Sonne zu begeben. Was besonders für Kinder gilt, da sie zum einen wesentlich empfindlicher sind und zum anderen schon zu Beginn ihres Le-

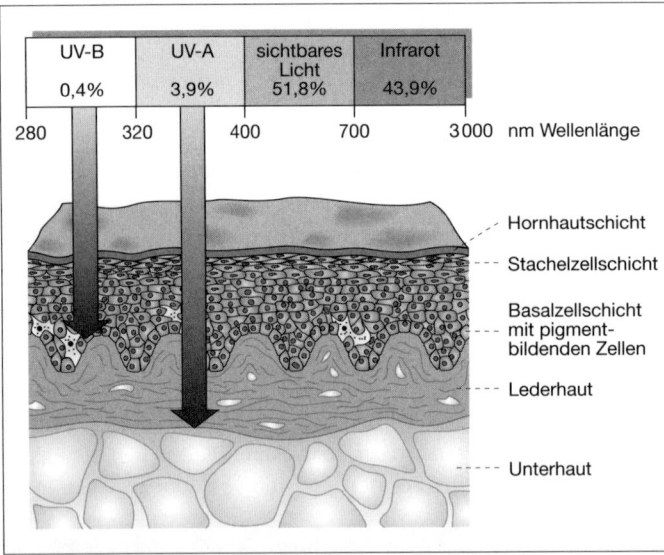

Abb. 8 Der äußerst schädliche UV-B-Anteil des Son-
nenlichts ist abhängig von
der geographischen Breite,
der Tageszeit und dem Ausmaß der Luftverschmutzung.
Die Verringerung der Ozonschicht läßt die UV-Strahlung vor allem in diesem
Bereich ansteigen.

bens mit einer gefährlich erhöhten UV-Strahlung konfrontiert sind.

> Sun-Blocker mit hohem Lichtschutzfak-
> tor, Zinkoxidsalben, Kopfbedeckungen,
> T-Shirts, Hosen und Schuhe, die den
> Fußrücken bedecken müssen, sowie eine
> gute Sonnenbrille sind als Standard-
> ausrüstung absolut notwendig gewor-
> den.

Wenn heute immer noch Menschen absichtlich stundenlang in der Sonne schmoren und
diverse Hilfsmittel benutzen um die Sonneneinstrahlung zu erhöhen (Aluschirme, die
man sich vor das Gesicht hält, um die Sonne
zu reflektieren), ist das sicher ein Ausdruck
dafür, wie unbeschreiblich groß die menschliche Fähigkeit ist zu verdrängen.

Sonnenschutz
Da das Auge auf die Strahlen ebenfalls
äußerst empfindlich reagiert, sind **Sonnenbrillen** sehr wichtig. In Australien erblinden zunehmend freilaufende Tiere durch
die hohe Strahlenbelastung. Sonnenbrillen
müssen einige Qualitätsmerkmale aufweisen, so daß der Rat eines Optikers sinnvoll
ist.
Bösartige Hautveränderungen treten besonders an den Stellen auf, die intensiv der
Sonnenbestrahlung ausgesetzt sind (Ohren,
Gesicht, Nasenspitze, Kopfhaut). Aber auch
die Bereiche Schultern, Rücken, Brüste, Ge-
säß und Fußrücken sind besonders gefährdet.
Sun-Blocker mit hohem Lichtschutzfaktor
sollten schon 30 Minuten vor der Sonnenexposition aufgetragen werden.
Neueste Erkenntnisse lassen vermuten, daß
eine erhöhte UV-Exposition die Entstehung
des Non-Hodgkin-Lymphoms fördert. Der
immunsuppressive Effekt des UV-Lichts
könnte die Entstehung von bösartigen
Lympherkrankungen fördern. Ein erhöhtes
Auftreten von Herpes labialis ist bekanntermaßen ebenso als immunsuppressiver Effekt
der Sonneneinstrahlung zu bewerten [2].
Je nach Hauttyp und Jahreszeit sowie Aufent-
haltsort (auch die Höhe über dem Meeresspiegel ist relevant) variiert die Dauer einer
ungefährlichen Sonnenbestrahlung. Je hel-
ler der Hauttyp, um so kürzer die Bestrah-

lungszeit und um so höher der Lichtschutzfaktor.

> Wichtig: Auch ein mehrfacher Gebrauch
> von Sonnenschutzmitteln dient nicht
> einer Verlängerung der maximalen Be-
> strahlungsdauer.

Auch im Schatten beträgt die UV-A-/UV-B-
Strahlung noch bis zu 50% ihrer Intensität, in
50 cm Wassertiefe noch 60–80%!

Sonnenallergie (polymorphe Licht-
dermatose)

In den letzten Jahren mehren sich in den
Sommermonaten die Klagen über heftige
Hautreaktionen nach Sonneneinstrahlung.
Nicht zuletzt spielt der Ferntourismus eine
wichtige Rolle, da immer noch große Bevölkerungsgruppen trotz ständiger Warnungen
eine starke Sonneneinstrahlung suchen, um
sich zu bräunen [190]. So wird man inzwischen in der Praxis des öfteren auch in der
kühleren Jahreszeit mit Lichtdermatosen
konfrontiert.

Symptome. Unbedeckte Hautareale bilden
juckende Erytheme, die bei genauem Hin-
sehen als ca. stecknadelkopf- bis erbsgroße
Rötungen imponieren. Die Erscheinungen
können unmittelbar nach den ersten Sonnen-
kontakten auftreten und mehrere Tage bestehen.
Die meisten Patienten gehören zum Hauttyp 1
oder 2 (s. oben). Frauen sind viermal häufiger
befallen als Männer. Hypothetisch könnte
dieses Phänomen mit hormonellen Besonderheiten, Antikonzeptiva und/oder hormon-
wirksamen Umweltchemikalien (Pestiziden,
PCP, Alkylphenolen) zusammenhängen.

Empfehlungen für die maximale Expositionszeit in Abhängigkeit vom Hauttyp.			
Hauttyp	**Haut**	**Empfindlichkeit**	**max. Eigenschutzzeit***
1	sehr hell	immer Sonnenbrand keine Bräunung	10 min
2	hell	schnell Sonnenbrand bräunt wenig	20 min
3	leicht getönt	leichter Sonnenbrand bräunt gut	30 min
4	dunkel	fast nie Sonnenbrand intensive Bräunung	45 min

* Die Eigenschutzzeiten sind nur Richtwerte. Sie werden beeinflußt von Tageszeit, Höhe über dem Meeresspiegel, Reflexion der Umgebung, Breitengrad oder Vorbräunungsgrad.
Lichtschutzfaktor: Um das Potential eines Sonnenschutzmittels zu erfassen, wurde der Lichtschutzfaktor
eingeführt. Er gibt an, wieviel länger ein Sonnenbad mit Sonnenschutzmittel höchstens dauern sollte
als ein Sonnenbad ohne Schutz. Je höher der Faktor, desto höher die Schutzwirkung. Sehr hohe Lichtschutz-
faktoren nach DIN oder COLIPA haben wenig praktische Bedeutung. So schützt der Faktor 30 z.B. nur
unwesentlich mehr als der LSF 20.

Therapie. Hier gibt es viele Ansätze, die aber überwiegend frustrieren. Kalzium, Kortikoide, Lichtschutzsalben, Carotine usw. bringen meist nicht den erwünschten Erfolg.
Das Meiden der Sonne bzw. ein möglichst vollständiges Bedecken der Haut ist der einzige Schutz.

Interessant ist die Beobachtung, daß das Vitamin B$_3$, Nicotinsäureamid, bei Mangelerscheinungen das Krankheitsbild Pellagra hervorruft (s. auch S. 158 ff.). Charakteristischerweise tritt bei Pellagra eine Lichtüberempfindlichkeit auf, die sich ebenfalls auf allen unbedeckten Hautarealen manifestiert. Nicotinsäureamid in der Nahrung fördert die Folsäureaufnahme aus der Darmflora. WEBER folgert daraus, daß die Lichtsensibilität sowohl durch eine Synthesestörung als auch durch den Mangel von Nicotinsäureamid und/oder Folsäure eingeleitet wird.
Die Störung der Synthesehemmung von Nicotinamid bedeutet zugleich eine Störung der Folsäureproduktion. Beide Phänomene führen zu einer eingeschränkten Bildung von Melaninpigment. Bezüglich Folsäure ist auch bekannt, daß durch die Einnahme der „Pille" ein Defizit auftreten kann. Ein Niacinmangel könnte entgegen bisheriger Auffassung durch den Synergismus diverser Allopathika, Fehlernährung und Dysbiosen auftreten.
Schon 1938 wurde von URBACH erkannt, daß die Lichtdermatose durch eine fehlerhafte Darmflora gefördert wird. Schon zu dieser Zeit arbeitete Urbach mit Coli-Stämmen (Mutaflor®) und konnte sehr günstige Auswirkungen auf die Entwicklung der Sonnenallergie feststellen. PRZYBILLA ET AL. konnten diese Zusammenhänge in einer Studie mit 62 Patienten bestätigen. Ca. 50% der Studienteilnehmer entwickelten entgegen dem bisherigen Krankheitsverlauf im Urlaub keine oder nur sehr leichte Reaktionen. Patienten, die zuvor an sehr schweren Erscheinungen gelitten hatten, profitierten am stärksten von der Therapie.

Empfehlung. Patienten mit polymorpher Lichtdermatose sollten 2–3 Wochen vor dem Urlaub sowie während der Sonnenexposition wie folgt vorgehen:
1 Kps. Mutaflor® 100 mg täglich (Coli-Bakterien-Stamm Nissle 1917),
3 × 1 Tablette merSol-ratiopharm® täglich (Folsäure und Niacinamid),
Sonnenschutz mit hohem Lichtschutzfaktor und geringem Allergiepotential (z.B. Asche Basis-sun).

Atomare Verseuchung

„Die Erde ist eine Scheibe, Schweine können fliegen und Kernkraft ist sicher"
GREENPEACE

Die atomare Verseuchung gibt es nicht erst seit Tschernobyl. Atomkraftwerke und Nuklearwaffentests haben schon seit Jahrzehnten zu einer globalen Verseuchung durch die gefährliche Niedrigstrahlung geführt. Es gibt keine künstliche Strahlendosis – auch wenn sie noch so gering ist –, die nicht gesundheitsschädlich ist. Wir wissen, daß Niedrigstrahlung zu Immunstörungen und Krebs führt.
Die sogenannten **Radionuklide** haben die Eigenschaft, sich in bestimmten Organen bzw. Geweben abzulagern. Dieses Phänomen macht man sich auch in der medizinischen Diagnostik zunutze.
Die unkontrollierte, nichtmedizinische Verstrahlung führt ebenfalls zu einer Anreicherung mit Radionukliden – hauptsächlich im Knochen und in der Schilddrüse. Während die medizinisch-diagnostische radioaktive Substanz nur Stunden oder wenige Tage benötigt, um vollständig ausgeschieden zu werden bzw. zu zerfallen, haben die weitaus gefährlicheren Radionuklide aus Atomanlagen oder Atombomben ungeheuer lange Zerfallszeiten (Halbwertszeiten[5]). Dementsprechend lange kommt es am Ort der Ablagerung zu einer Dauerbestrahlung.

- **Strontium** 90 wird hauptsächlich im Knochen abgelagert und führt zur Zerstörung der Blutbildung (Leukämie) und Knochenkrebs.
- **Jod** 129 wird in der Schilddrüse angereichert und verursacht Schilddrüsenkrebs.
- **Plutonium,** ein künstliches Radionuklid, das als das giftigste Element überhaupt gilt, wird durch Inhalation in der Lunge

[5] Halbwertszeiten reichen von Sekunden bis Milliarden Jahre (Jod 129 = 17 Mio. Jahre)

angereichert. 500 g in der Atmosphäre verteiltes Plutonium würde bei ca. 9 Milliarden Menschen Lungenkrebs auslösen!

Einen bedingten Schutz bietet Jod. Bei einem ausreichenden Jodangebot wird das strahlende Jod 129 nicht im gleichen Maße in der Schilddrüse abgelagert (bis zu 70 % reduziert). Eine hochdosierte prophylaktische **Jodgabe** ist allerdings mit den Risiken einer Schilddrüsenfunktionsstörung verbunden. Wichtig ist auf jeden Fall, einen Jodmangel zu verhindern bzw. vorzubeugen (dies gilt vornehmlich für Jodmangelgebiete). Ansonsten besteht nur die Möglichkeit, auf bekanntermaßen strahlende Nahrungsmittel zu verzichten. Die größte Rolle bezüglich der Strahlengefahr spielt die Nahrungskette. Durch die Verseuchung der Bodens und der Pflanzen gelangt das radioaktive Material z. B. über Kuhmilch und Fleisch sowie alle anderen landwirtschaftlichen Produkte in den Nahrungskreislauf.

Als Folge des Reaktorunglücks in Tschernobyl 1986 hat die Wahrscheinlichkeit, daß Kinder in Weißrußland an Schilddrüsenkrebs erkranken, um etwa das 20fache zugenommen. Neuesten Berichten zufolge ist die Krebsrate von 0,14 Fällen pro 100 000 Einwohner und Jahr zwischen 1978 und 1988 auf 2,25 Fälle im Jahr 1991 angestiegen.

Auch in Deutschland wirkte sich das Reaktorunglück akut aus. Wissenschaftler ermittelten, daß die **Säuglingssterblichkeit** im Frühsommer 1986 (zur Zeit der Katastrophe) in den höher radioaktiv belasteten Regionen Deutschlands (Süddeutschland, v. a. Bayern) erheblich höher war als in Norddeutschland (geringe Belastung).

> Auf Münchner Böden wurden Werte von 290 000 Becquerel (Bq)/m^2 gemessen. Dieser Wert verpflichtet in Atomkraftwerken laut Strahlenschutzverordnung zum Tragen von Schutzanzügen.

Wie schlecht der Staat letztlich für solche Katastrophen gerüstet war und wie uneinheitlich die wissenschaftlichen Vorstellungen bezüglich einer atomaren Gefahr sind, verdeutlicht die chaotische Grenzwertpolitik 1986. In Hessen wurden z. B. für Milch Grenzwerte von 20, in Hamburg von 50, in Berlin von 100 Bq angegeben. Die EG-Grenzwerte betrugen 370, und die Strahlenschutzkommission gab gar 500 Bq/l Milch als gefahrlosen Grenzwert an.

Vorsicht bei: Haselnüssen, schwarzem Tee vor allem aus der Türkei, Pfefferminz- und Hagebuttentee besonders aus Bulgarien, Gewürzen wie z. B. Oregano oder Pfeffer vor allem aus den Balkanländern, Muscheln, einigen Fischen, Wildtieren und Wildpilzen, wildwachsenden Beeren, Schafskäse (Bulgarien, Italien, Griechenland) und auch Honig. Wie das Bundesamt für Strahlenschutz mitteilt, werden in Pilzen aus Südbayern und dem bayerischen Wald auch heute noch bis zu einigen tausend Becquerel je Kilogramm gemessen. Steinpilze und Pfifferlinge weisen allerdings „nur" noch einige hundert Becquerel pro Kilogramm auf. Im Sommer 1989 wurden bei 57 untersuchten Proben 14 mit Werten zwischen 25 und 100 Bq/kg und fünf mit mehr als 500 Bq/kg registriert. Die höher belasteten stammten aus Wald-, Heide- und Gebirgsregionen der BRD oder Österreich [61].

Türkische Haselnüsse weisen auch heute noch erhöhte Strontium-90-Werte auf.

Wir brauchen aber nicht nach Weißrußland zu sehen, um mit den gefährlichen Auswirkungen der Radioaktivität in Berührung zu kommen. Die in Jülich betriebene Kernforschungsanlage steht in dem dringenden Verdacht, im Umkreis von 15 km bei Kindern Leukämie hervorzurufen. Statistisch gesehen hätten lediglich sieben Leukämie-Fälle auftreten dürfen, was somit unauffällig wäre. Tatsächlich sind aber 15 Kinder an Blutkrebs erkrankt.

Auch das KKW in Krümmel oder die Wiederaufbereitungsanlage in Sellafield haben für beängstigende Nachrichten gesorgt. Für Krümmel wurde Anfang Oktober 1994 nach umfangreichen Untersuchungen Entwarnung gegeben. Es sei aufgrund der Untersuchungsergebnisse keine Auffälligkeit bezüglich Leukämie bei Kindern festgestellt worden. Daß zwischen 1989 und 1991 sieben Kinder im Umkreis des Atomkraftwerkes an Leukämie erkrankt sind, scheint also andere Ursachen zu haben oder ist rein zufällig. Am 13. Oktober 1994 konnte man aus der Presse entnehmen, daß bei der Suche nach den Ursachen der häufigen Blutkrebserkrankung dem Bundesgesundheitsamt (BGA) möglicherweise Fehler unterlaufen sind. Die inzwischen aufgelöste Berliner Behörde hatte bei einer Kontrolluntersuchung ein absichtlich bestrahltes Präparat nicht erkannt.

Die Kontrolle war veranlaßt worden, weil bei einer Analyse der Blutzellen die vom BGA ermittelten Werte „auffallend" unter denen der beiden anderen beteiligten Labors lagen.

Im Februar 1995 berichtete das Fernsehmagazin „Panorama" von acht weiteren leukämiekranken Kindern. Nach Recherchen des Magazins wurden diese Fälle bereits im Sommer 1994 bekannt, von den Behörden jedoch nicht veröffentlicht.

Medizinische Strahlung

In der Medizin werden radioaktive Strahlen verschiedener Art und Dosierung für die bildgebende Diagnostik und für gewisse Therapien, z.B. zur Krebstherapie, eingesetzt. Neben der klassischen Röntgendiagnostik, deren Weiterentwicklung die Computertomographie ist, werden bestimmte Organe mittels der sog. Szintigraphie dargestellt. Sehr kurzlebige, gammastrahlende Radionuklide bzw. Radiopharmaka (radioaktive pharmakologische Substanzen zur Therapie und Diagnostik) werden oral oder per Injektion verabreicht. Durch die spezifische Eigenschaft der Radionuklide, sich in bestimmten Organen anzureichern, kann mittels eines Meßgeräts (z.B. Szintiscanner) die Konzentration und Verteilung der radioaktiven Substanz registriert werden, was Rückschlüsse auf Form und Funktion des untersuchten Organs zuläßt.

So birgt natürlich auch die medizinische Strahlenbelastung massive und tödliche Risiken in sich, die zu einem heftigen Streit zwischen Röntgenologen und Strahlenexperten geführt haben.

Der **Grad der Belastung** ist abhängig von der Strahlendosis, der benutzten Strahlenart, der Dauer der Einwirkung und der kontaminierten Körperregion. So spielt auch der Zustand der Röntgengeräte neben der Erfahrung des Anwenders eine ganz erhebliche Rolle.

Röntgenologische Ganzkörperuntersuchungen (z.B. komplette Skelettaufnahmen) oder langwierige Anwendung (z.B. während der Operation komplizierter Frakturen) sind natürlich anders zu bewerten als z.B. die Aufnahme der Hand oder eines Zahnes. Dringend erforderlich ist die Einführung eines Röntgenpasses, in dem sämtliche Strahlenanwendungen dokumentiert sind. Darüber hinaus sollten „Röntgenhäuser" eingerichtet werden, in denen auf bundesweiter Ebene sämtliche Aufnahmen und Befunde verwaltet werden. Bei Bedarf kann von jedem Behandler auf bereits existierende Befunde zurückgegriffen werden, was zur Folge hätte, daß überflüssiges und risikoreiches Mehrfachröntgen entfällt.

Die **Mammographie** ist ein haarsträubender Beleg für die Auswirkungen der Massenanwendung eines so aggressiven diagnostischen Verfahrens: Rund jedes zweite Mammographiegerät zur Diagnose von Erkrankungen der Brust ist veraltet oder technisch defekt und liefert Röntgenaufnahmen, die zur Diagnose ungeeignet sind.

Die Strahlenbelastung ist dadurch weit höher als notwendig. Zusätzlich zu diesen technischen Problemen kommt oft noch mangelnde Erfahrung von Ärzten, die selbst einwandfreie Röntgenbilder nicht korrekt auswerten können. Außerdem wird immer noch das Strahlenrisiko unterschätzt. Es besteht der dringende Verdacht, daß durch zu hohe Strahlendosen beim Röntgen bösartige Zellentartungen provoziert werden und somit erst der Grundstein für Brustkrebs gelegt wird. Ohnehin sind bei Frauen zwischen 40 und 50 Jahren die regelmäßigen Röntgenaufnahmen der Brust keine „Lebensretter". Das fand eine kalifornische Analyse von 13 Brustkrebsstudien heraus. Ähnliche Ergebnisse brachten auch Studien in Kanada und Deutschland. Jährlich gehen 1,7 Millionen Frauen zur Mammographie!

Insgesamt wird viel zu häufig geröntgt. Mit rund 74 Millionen Untersuchungen gehört die Bundesrepublik zur Weltspitze im Röntgen. Die jährliche Gesamtdosis pro Kopf wird auf über 200 Millirem hochgerechnet das ist mehr als die Belastung durch alle Atomkraftwerke in Deutschland zusammen. Die Bremer Physikerin SCHMITZ-FEUERHAKE schätzt nach diesen Angaben die Zahl der Krebstoten durch Röntgendiagnostik im Jahr auf bis 40 000 [163].

Therapie. Eine kausale Therapie ist logischerweise nicht möglich. Expositionsstop und Vermeidung von Strahlenquellen ist eines der größten Themen der Gegenwart und unserer Zukunft.

Sinnvoll ist ein Zellschutz mittels Substitution von Antioxidantien. Dabei spielt reduziertes Glutathion eine besonders wichtige Rolle (Scave® Forte Tabletten, Syncomp Pharma).

Elektrosmog

Eine ganz besondere Form der Umweltbelastung stellt der sogenannte Elektrosmog dar. Dieses Thema ist derart komplex und viel-

schichtig, daß sich ganze Bücher alleine damit auseinandersetzen. In den USA läuft derzeit ein 65-Millionen-Dollar-Forschungsprojekt, das sich mit den Auswirkungen von elektromagnetischen Feldern auf lebende Organismen beschäftigt. Durch Strom entstehen niederfrequente elektrische und magnetische Wechselfelder, durch Funkwellen hochfrequente elektromagnetische Wellen oder Felder; beides ist je nach Quelle unterschiedlich stark und durch entsprechende Messungen nachweisbar.

Der Baubiologe WOLFGANG MAES: *„Diese Phänomene entstehen, wenn Elektrizität produziert, transportiert und verbraucht wird, wenn Spannung anliegt und Strom fließt, wenn Sender senden und Funker funken."* [177]

Durch die globale Stromversorgung und die zunehmenden Kommunikationsmöglichkeiten (Radio, TV, Funktelefone) ist es zu einer derartig intensiven Vernetzung der Erde mit unnatürlichen elektromagnetischen Feldern gekommen, daß sich als Folge davon die ursprünglichen elektromagnetischen Wechselfelder radikal verändert haben.

Haben elektrische Erscheinungen bis zur Jahrhundertwende aus relativ wenigen, natürlichen Phänomenen bestanden (Licht, Blitze etc.), so existiert heute ein regelrechter Dschungel an elektrischen Einflüssen. Forschungen haben eindeutig belegt, daß die ursprünglichen **elektromagnetischen Energien,** denen wir seit Jahrtausenden ausgesetzt sind, steuernde und regulierende Einflüsse auf lebende Systeme ausüben. So orientieren sich beispielsweise Zugvögel über solche **Energiefelder,** um sicher ihr Reiseziel zu erreichen. Genauso konnte nachgewiesen werden, daß abnorme elektromagnetische Felder zu deutlichen Regulationsstörungen in lebenden Organismen (auch Bäume und Pflanzen) führen können.

Besondere Aufmerksamkeit erlangten Studien, die den Zusammenhang zwischen Krebs und starken Elektrofeldern beobachteten. WERTHEIMER und LEEPER konnten 1979 belegen, daß Kinder, die an Krebs verstorben waren, in der Nähe von Stromverteilungsleitungen lebten. COLEMAN und BERAL dokumentierten 1988 den Zusammenhang zwischen Leukämie und „elektrischen Berufen" (z.B. E-Lokführer der Bahn). Aber auch Befindlichkeitsstörungen und Depressionen oder Kopfschmerzen können in Zusammenhang mit Elektrizität gebracht werden [59]. 1993 veröffentlichten POOLE et al. eine Untersuchung, die diesen Zusammenhängen bei Menschen, die sich regelmäßig in der Nähe von Oberstromleitungen aufhielten, nachgingen. Das Deutsche Krebsforschungszentrum in Heidelberg fand in einer in der Region Rhein-Neckar-Odenwald durchgeführten Untersuchung heraus, daß bei Frauen, die längere Zeit in der Elektrotechnik- oder in Elektronikberufen tätig waren, ein auffällig erhöhtes Hirntumorrisiko vorliegt. Im Gegensatz dazu scheinen Männer nicht betroffen zu sein [59].

Auch in der Tierärztlichen Hochschule Hannover wird seit Jahren intensiv bezüglich dieser Phänomene geforscht. So konnte in Tierversuchen belegt werden, daß z.B. Brustkrebs unter dem Einfluß elektromagnetischer Felder schneller wächst.

Weiterhin kam man zu der Erkenntnis, daß der Einfluß von elektromagnetischer Energie hormonelle Störungen hervorrufen kann. Es kommt zu einer Veränderung der Melatoninproduktion. **Melatonin** ist ein körpereigenes Hormon, was vielerlei Funktionen hat. So steuert es z.B. den Schlafrhythmus und dient als Radikalenfänger (Schutz vor Krebs und anderen degenerativen Erkrankungen).

Alle Untersuchungen deuten allerdings darauf hin, daß die künstlichen elektromagnetischen Felder keinen unmittelbar krankmachenden Einfluß haben. Vielmehr kommt es zu einer deutlichen Sensibilisierung oder Anfälligkeit gegenüber anderen, krankmachenden oder gar krebsauslösenden Faktoren. Somit lassen sich auch die unterschiedlichen Reaktionen der Menschen erklären.

> Je stärker der Betroffene vorbelastet oder vorgeschädigt ist, je stärker er anderen krebsfördernden Umständen ausgesetzt ist (z.B. Tabakrauch, Chemikalien etc.), um so stärker können elektromagnetische Einflüsse zu erheblichen Störungen oder Krankheiten führen (koinduzierende Wirkung).

So ist es möglich, daß sensibilisierte und bereits umweltkranke Patienten sogar auf Starkstromleitungen innerhalb des Haushalts reagieren (Elektroherd). Ebenso können Computer, Fernseher oder andere elektrische Geräte zu starken Beeinträchtigungen führen. Diese Menschen leiden in der Regel immer unter einer Vielfachbelastung. Das heißt, wir finden hier häufig auch Allergien, Schwermetallbelastungen (Amalgame), Candida-Infektionen (Hefepilzinfektionen).

Säuglinge und **Kleinkinder** allerdings können primär äußerst empfindlich auf Elektrosmog reagieren. Besonders kritisch müssen Eltern deshalb mit den **akustischen Überwachungsgeräten** umgehen, die zunehmend Einzug in die Kinderzimmer halten. „Öko-Test" ließ 21 drahtlose Babyphone von dem Baubiologen WOLFGANG MAES untersuchen. Die Ergebnisse sind beunruhigend. In einer Entfernung von 10 cm zu den elektrischen Geräten wurden elektrische Wechselfelder bis zu 700 V/m und magnetische Wechselfelder von einer Stärke bis zu 9800 nT festgestellt. Das Magnetfeld eines Babyphons ist nicht selten um ein Vielfaches stärker als das Magnetfeld, das direkt unter Hochspannungsleitungen gemessen werden kann [59].

Selbst in 50 cm Entfernung übersteigt die Abstrahlung noch die Werte, die an einem Computerarbeitsplatz gemessen werden. Häufig plazieren Eltern das Überwachungsgerät unmittelbar in der Nähe des Kopfes ihrer Kinder. Immunstörungen, Allergien, Nervosität, starke Schlafstörungen, Kopfschmerzen, Unwohlsein, Reizbarkeit, Wachstumsstörungen und Krampfanfälle können die Folge sein. Sogar der plötzliche Kindstod könnte in

Zusammenhang mit Elektrostreß stehen. Bei verstorbenen Säuglingen fanden sich auffällig niedrige Melatoninwerte.

Beim Einsatz von akustischen Überwachungsgeräten muß ein Sicherheitsabstand von 1 Meter unbedingt eingehalten werden.

Eine weitere Besonderheit stellt die zunehmende Flut der **Funktelefone** dar. Da hierbei relativ starke Sender (Antennen) in unmittelbare Nähe des Kopfes gebracht werden, kann durch die nicht spürbaren Funkwellen das Gehirn beeinflußt werden. Eine **lokale Erwärmung** des **Gehirns** kann die Folge sein. Da jedoch das Gehirn schmerzunempfindlich ist, wird diese Erwärmung nicht wahrgenommen. Dies könnte nach Meinung seriöser Wissenschaftler bei dauerhafter Einwirkung sogar Hirntumoren induzieren. Auch im Bereich der Augen kann es zu unnatürlichen Erwärmungen kommen. Degenerative Augenerkrankungen werden folglich für möglich gehalten. Selbst wenn die Antennen für die Funktelefone in Kraftfahrzeugen im Bereich der Heckscheiben installiert sind, können z.B. hinten sitzende Kinder in einen starken Strahlenbereich gelangen. Durch die gigantische wirtschaftliche Bedeutung des boomenden Funktelefonmarktes (C- und D-Netz-Anlagen), muß damit gerechnet werden, daß alarmierende Forschungsergebnisse verschwiegen oder bagatellisiert werden [59].

Aber auch die explosionsartige Verbreitung der **Mikrowellengeräte** kann zu Problemen führen. Ganz entgegen den Erwartungen bezüglich der Betriebssicherheit strahlen neuere Geräte immer stärker. Aufgrund verschiedener Untersuchungen wird von Experten eine Senkung der Strahlengrenzwerte auf ein Fünftel der derzeitigen Werte gefordert – was technisch keinerlei Probleme macht. Durch die sogenannte **Leckstrahlung** besteht eine la-

Grenzwertempfehlungen für elektromagnetische Felder (aus [176]).		
Empfehlung von	elektrisches Feld	magnetisches Feld
Deutsche Elektrotechnische Kommission (DKE)	20 000 V/m	5 mT
Strahlenschutzkommission	5000 v/m	0,1 mT
Baubiologen	0,2 V/m	0,00002 mT

tente Gefahr für Hypersensible, Kranke und Kinder.

Vorsicht vor offiziellen Grenzwerten

Bedenklich sind die festgelegten Grenzwerte nach DIN/VDE 0848 nicht nur alleine deshalb, weil sie von 14 Industrievertretern (AEG, Badenwerk, Bundesbahn, Isar-Amper-Werke, Phillips, Siemens usw.) festgelegt wurden, sondern auch deshalb, weil die Werte z.B. die Schwedennorm MPR-2 und TCO für den Arbeitsplatz und die Empfehlungen der Hamburger Umweltbehörde für Wohngebiete deutlich überschreiten!

Der Baubiologe WOLFGANG MAES gibt folgende Empfehlungen:

Abstand halten! In 30 cm Abstand von einem netzbetriebenen Radiowecker werden Feldstärken gemessen, die der Größenordnung von Hochspannungsleitungen entsprechen. In 1 m Abstand ist kaum noch etwas nachweisbar.

Die Einmetergrenze gilt für Geräte, Kabel, Transformatoren. Zwei bis drei Meter Abstand sollten zu Fernsehern, Mikrowellenherden, Sicherungskästen, elektrischen Heizungen eingehalten werden.

Sogenannte **Netzfreischalter**[6] an der Schlafraumsicherung sind genauso sinnvoll wie abgeschirmte Kabel in der Baumasse. Konsequente Erdung aller Kabel und Geräte sowie technisch einwandfreie Installationen sind angezeigt.

Lärm

Das Maß für die Lautstärke ist der Schallpegel, der in Dezibel (dB) gemessen wird. Bei einer Erhöhung des Schallpegels um 10 dB empfinden wir eine Verdopplung der Lautstärke. Der Schallpegel selbst verdoppelt sich bei einem Anstieg um 3 dB.

Der **Straßen-** und **Luftverkehr** ist die Hauptursache der Umweltgeräusche. Seit Ende der sechziger Jahre hat sich der Lärmpegel fast verdoppelt. Obwohl inzwischen viele wirksame geräuschdämpfende Maßnahmen bei Kraftfahrzeugen und Flugzeugtriebwerken durchgeführt wurden, hat der massive Anstieg des Verkehrsaufkommens zu einer Verschlechterung der Situation geführt.

Schallwellen können derart massiv auf das Gehörorgan einwirken, daß es zu bleibenden Schäden im Sinne einer Schwerhörigkeit kommt. Im Extremfall kann das Trommelfell platzen. Da das menschliche Ohr keine Schutzmöglichkeit hat, ist das gesamte Sinnesorgan ständig den vorhandenen Geräuschpegeln ausgesetzt. Das kann selbst bei relativ geringen Geräuschbelästigungen zu vielfältigen Störungen führen.

---

[6] Netzfreischalter werden beispielsweise von Öko-Baumärkten angeboten. Mittlerweile kennen aber auch viele Elektrikbetriebe diesen Schalter und können ihn fachgerecht montieren. Der Vorteil: Das Schlafzimmer bleibt spannungsfrei, solange kein Verbraucher (z.B. Licht) eingeschaltet wird. Betätigt man den Lichtschalter, wird der Stromkreis wieder eingeschaltet.

Der Verkehrslärm z.B. birgt dadurch große Gefahren, da wir uns nicht selten über Jahre oder gar Jahrzehnte anscheinend an die permanente Geräuschquelle gewöhnt haben und sie deshalb kaum noch richtig wahrnehmen. Trotzdem kommt es aber zu Schäden. Insbesondere in der Nacht sind die wichtigen Tiefschlafphasen gestört.

Die Konsequenzen sind klar:

– mangelnde Erholung,
– Streßintoleranz,
– emotionale Labilität.

Die Folge ist nicht selten der Griff zu diversen Pharmaka wie Psychodrogen und Schlafmitteln. Die Auswirkungen von Lärmstreß sind vielfältig und nicht nur auf das Gehörorgan beschränkt.

Eine **Veränderung der Hormonproduktion**, Geschwüre im Bereich des Verdauungstraktes oder Störungen der Herz-Kreislauf-Funktionen sind nachgewiesene Lärmreaktionen. Studien haben eindeutig belegt, daß Lärm das Herzinfarktrisiko deutlich erhöht. Das Berliner Umweltbundesamt rechnet dadurch mit 3000 Lärmtoten jährlich.

Brutale Lärmattacken können akute anatomische Veränderungen am Gehörorgan nach sich ziehen. Neben dem bereits erwähnten Bersten des Trommelfells kann es zu einer Schädigung der Sinneshärchen im Innenohr kommen. Meist sind es berufsbedingte Ursachen, die dadurch zu einem zunehmenden Hörverlust führen (Maschinenführer, Diskothekenpersonal etc.).

Neben der objektiv meßbaren Lärmeinwirkung kann aber auch die ganz subjektiv als unangenehm erlebte Geräuschkulisse zu gesundheitlichen Problemen führen. Meßbare Streßreaktionen (verstärktes Freisetzen von Noradrenalin, Blutdruckanstieg) sind die Folgen.

Symptome einer Lärmschädigung können sein:

– Einschlaf-/Durchschlafstörungen,
– Kopfschmerzen,

– Nervosität, Gereiztheit,
– Unruhe,
– Abgespanntheit/Müdigkeit,
– Streß,
– mangelnde Konzentrationsfähigkeit,
– Herz-Kreislauf-Symptome,
– Magenprobleme [61].

Neben lärmreduzierenden Maßnahmen, Meiden von lärmintensiven Bereichen (soweit das überhaupt möglich ist) und Schutzvorkehrungen (z. B. Gehörschutz wie Ohrstöpsel usw.) scheint ein ausreichender Magnesiumspiegel vor lärmbedingten Organschäden zu schützen. Im Tierversuch konnte nachgewiesen werden, daß Tiere mit optimaler Magnesiumversorgung besser vor Schäden gefeit waren als Tiere mit schlechter Mg-Versorgung.

Hilfe für Lärmgeplagte soll der „Lärmindex '95" bieten. Der vom Umweltbundesamt herausgegebene Band soll auch Laien in die Lage versetzen, sich schnell zu orientieren, und nennt wichtige Adressen. Erschienen in der Reihe „Texte" des Umweltbundesamtes (Nr. 56/95). Gegen DM 20,– zu beziehen über die Firma: Werbung und Vertrieb, Ahornstr. 1–2, 10787 Berlin.

DIAGNOSTIK UMWELTBEDINGTER ERKRANKUNGEN

Die Möglichkeiten, sich zu vergiften, sind außerordentlich vielseitig. Ganz im Gegensatz dazu steht die Durchführung einer routinemäßigen Diagnostik von giftbedingten Erkrankungen. Zum einen müssen konkret das mangelnde Wissen und das unzureichende Interesse der Schulmedizin beanstandet werden, zum anderen scheint auch von staatlicher Seite kein rechtes Interesse an einer Veränderung der Problematik vorzuliegen. Mal finden wir Mediziner, für die es überhaupt keine Umweltkrankheiten oder Vergiftungen gibt, mal sind es die medizinischen Gutachter, die dem behandelnden Arzt unzureichende Sachkenntnis der Allgemeinmedizin vorwerfen und die nur aus diesem Grund giftbedingte Krankheiten vermuten würden. Somit wird letztlich eine Umwelterkrankung (in den konkreten Fällen) als absurd bezeichnet. Kommt es nun zu einem Nachweis einer giftbedingten Erkrankung, fängt das Drama für den Betroffenen in der Regel erst richtig an.

Industriefreundliche Gutachter, eine lasche Rechtsprechung sowie mangelnde Sachkenntnis der Gerichte bringen die Betroffenen regelrecht zur Verzweiflung. Oft genug kommen Ärzte ohnehin zu dem Entschluß, daß die Betroffenen am besten eine psychiatrische Behandlung in Anspruch nehmen sollten.

Wie dubios angebliche Experten ihre „Gutachten" erstellen, ist nicht selten für die gesamte Wissenschaft beschämend. Die Vernetzung und Abhängigkeit von der Industrie einerseits und das Wissensmonopol dieser Gutachter andererseits führen immer wieder zu skandalösen Beurteilungen. Wichtige Daten werden zurückgehalten oder verfälscht, Untersuchungsreihen falsch aufgebaut. Auch das ehemalige BGA fiel von einem Skandal in den nächsten. Da die Gerichte im Streitfall auf Gutachter angewiesen sind, verschärft sich die Situation in der Rechtsprechung – in der Regel zuungunsten der Geschädigten. Doch seit dem Holzschutzmittelprozeß scheint sich eine gewisse Wende abzuzeichnen. All die bagatellisierenden „wissenschaftlichen" Aussagen der Experten konnten das Gericht nicht davon abbringen, den vergifteten Klägern recht zu geben.

Aber auch ganz persönliche Interessen von Wissenschaftlern können zu manipulierten Untersuchungsergebnissen führen. Im Februar 1995 wurde bekannt, daß ein leitender Wissenschaftler, der mit der Messung von Benzolwerten im Straßenbereich beauftragt war, die Werte grob nach oben manipuliert hat. Er hatte die Meßergebnisse um ca. 50% nach oben abgerundet, da diese so besser zum theoretischen Ansatz seiner wissenschaftlichen Arbeit paßt. Der Wissenschaftler wollte die Untersuchungen für seine Doktorarbeit verwenden.

6.1 Umweltsituationen

Die nachstehende Tabelle zeigt die verschiedenen Belastungen unserer räumlichen Umwelt und die verursachenden Stoffe. Der Tabelle liegen umweltmedizinische Analysen zugrunde.

Umweltsituationen (nach [174]).

Umweltsituation	Exposition	Umweltmedizinische Analysen
Wohnung		
offene Hölzer, Verkleidungen, Fenster, Türen	Holzschutzmittel, Carbolineum, Farben, Lacke	Pestizide, Chromate, Borate, polyzyklische aromatische Kohlenwasserstoffe, Lösungsmittel
Spanplatten	Formaldehyd	Formaldehyd und Metaboliten, Allergiediagnostik; TDI, HDI, MDI, Lösungsmittel
Teppichboden	synthetisch Naturfaser Klebstoffe	PCP, Formaldehyd Lindan, Pyrethroide Lösungsmittel
PVC-Belag	Vinylchlorid	Vinylchlorid, Thiodiglykolsäure
Holzfußboden	Farben, Lacke	Lösungsmittel, TBTO
Parkett	Holzschutzmittel	Pestizide, Chromate, Borate
Möbel	Holz Leder, Stoffe Beize, Lacke	Holzschutzmittel, Fomaldehyd PCP, Lindan, Formaldehyd Lösungsmittel, TBTO
Dichtungsmaterialien	Polyurethanschaum Styropor PCBs Mineralfasern	Isocyanate Styrol PCB Asbest (Faseranalytik, Raumluft, Staub)
Feuchtigkeit	Schimmelpilze	Pilzsporen, Allergiediagnostik
Wände, Tapeten	Farben, Lacke	Lösungsmittel, TBTO
Heizung	Nachtspeicher Öl Kohle	Asbest Lösungsmittel CO-Hb
Schädlingsbekämpfungs-mittel	Sprays, Köder Elektroverdampfer Kammerjäger	Pyrethroide, Alkylphosphate, Propuxur u. a.
Wohnumfeld		
Garten	Brunnenwasser Pflanzenanbau Insektenvertilgung (Boden-)Altlasten	Schwermetalle Pflanzenschutzmittel Pestizide Metalle, Lösungsmittel, Pestizide, Dioxine, Schwermetalle
Müllverbrennungsanlage	Schwermetalle Dioxine	Schwermetalle Dioxine
Tankstelle	Lösungsmittel	BTEX, Alkane, Benzol
Reinigung	Lösungsmittel	Perchlorethylen

Umweltsituationen *(Fortsetzung).*

Umweltsituation	Exposition	Umweltmedizinische Analysen
Wohnumfeld *(Fortsetzung)*		
Industrie	entsprechend dem Industriezweig:	
	z. B. Schredderanlage	Metalle, Chrom
	Gerberei	je nach Produkt, z. B. Chrom, PCP
	chemische Industrie, Lackiererei	Lösungsmittel
Kernkraftwerk	Radioaktivität	Cäsium u. a.
Arbeitsumfeld		
Büro	s. o. und je nach Exposition	
Produktionsstätte	je nach Produkt	
	z. B. Batterien	Blei
	Katalysatoren	Palladium
	Gerberei	Chrom, PCP
	Gummi	Schwefelkohlenstoff
	Textilien	Lindan, Dioxin, Formaldehyd,
	Lackiererei	PCP, Lösungsmittel
Reinigungsmittel	nach Anamnese	Lösungsmittel, Aldehyde
Bekleidung	Baumwolle	Lindan, PCP, Formaldehyd
	Wolle	Lindan, PCP
	Leder	PCP, Azofarbstoffe (Benzidine)
Matratzen	Latex	Styrol, CS_2,
	Roßhaar, Kokos	Allergiediagnostik
	Sisal, Jute	DDT, PCP, Lindan, Pyrethroide
	Jute, Wolle	DDT, PCP, Lindan, Pyrethroide
Zahnersatz		
Amalgam	Amalgambestandteile	Hg, Cu, Zn, Sn, Ag
Goldkronen		Ga, Ir, In, Pd
	Legierungsbestandteile, Monomere	Methylmetacrylat
Silikon-Implantate	Zinn, Platin, Vinylchlorid	organ. Zinn, Pt, Thiodiglykolsäure, ANA, Antikörper gegen Kollagen
Lebensmittel		
Trinkwasser	je nach Standort	Pestizide, Metalle, Keime
pflanzliche Produkte	Pflanzenschutzmittel	Alkylphosphate
Fleisch	Zusatzstoffe Kontamination	Hormone
Fisch	Kontamination	PCB, Schwermetalle

Glossar

Ag	Silber
ANA	Antinukleäre Antikörper
BTEX	Benzol, Toluol, Ethylbenzol, Xylole
Cu	Kupfer
CS_2	Schwefelkohlenstoff
CO-Hb	Kohlenmonoxid-Hämoglobin
DDT	Dichlordiphenyltrichlorethan, 1,1,1-Trichloro-2,2-bis (4-chlorophenyl)ethan
Ga	Gallium
HDI	Isocyanate
Hg	Quecksilber
Ir	Iridium
In	Indium
MDI	Isocyanate
Pd	Palladium
Pt	Platin
Sn	Zinn
TDI	Toluylendiisocyanat
PAK	Polyzyklische aromatische Kohlenwasserstoffe
PCB	Polychlorierte Biphenyle
PCP	Pentachlorphenol
TBTO	Bis(tributylzinn)oxid
Zn	Zink

Zur Erklärung

Psyche. Seelischer Streß bzw. seelische Labilität wirken sich bekanntermaßen sehr negativ auf unser Immunsystem und somit auf unsere körpereigene Abwehrfähigkeit aus. Ausgeglichenheit, Sorglosigkeit, Fröhlichkeit, Entspanntheit sind alles Dinge, die einen kräftigenden und stabilisierenden Einfluß haben. Als Streß gelten für Kinder besonders schulischer Leistungsdruck, familiäre Spannungen (Trennungskinder!), mangelnde Liebe und Aufmerksamkeit, körperliche Züchtigung mit den daraus resultierenden ständig präsenten Ängsten. Bei Erwachsenen stehen Beziehungsprobleme, Beruf und das Überforderungssyndrom, z.B. Alleinerziehender, an erster Stelle.

Nahrung. ZAHN von der Umweltmedizinischen Beratungsstelle in Straubing rechnet heute mit mehr als 5 kg Nahrungsmittelchemikalien pro Jahr und Person. Zusätzlich kämen noch einmal 6–8 kg Zusatzstoffe, die nur in Backwaren verwendet werden, dazu. Laut ZAHN nimmt ein Mensch, der vorwie-

Umweltscore: ein Score zur Abschätzung des individuellen Risikos gegenüber Umweltbelastungen [22].			
Punkte	**0**	**1**	**2**
Psyche	stark gestreßt belastet	angespannt labil	entspannt stabil
Nahrung	schadstoffbelastet	schadstoffbehaftet	schadstoffarm
Wohnung	schadstoffbelastet	schadstoffbehaftet	schadstoffarm
Beruf, Schule, Kindergarten	schadstoffbelastet	schadstoffbehaftet	schadstoffarm
Hobby	schadstoffbelastet	schadstoffbehaftet	schadstoffarm
Auswertung:			
Summe	0–4	5–7	8–10
Belastung	stark	mäßig	gering
behandlungsbedürftig	dringend	notwendig	nicht

gend Fertignahrung und Tiefkühlkost aus nichtökologischem Anbau zu sich nimmt, sehr viele Schadstoffe auf (= 0 Punkte). Supermarktkost (auch Obst und Gemüse) = 1 Punkt. Wird Nahrung aus vorwiegend kontrolliertem Anbau zubereitet = 2 Punkte.

Wohnung. Wie schon dargestellt, kann innerhalb der Wohnung die Schadstoffbelastung 10 000mal höher sein als im Freien. Holzschutzmittel können über Jahrzehnte ausdünsten. Nach umfangreichen Renovierungen mit großen Mengen verarbeitetem Holz, bei neuen Möbeln oder Erstbezug eines neu errichteten Gebäudes, kann die Giftbelastung erheblich sein. In einem solchen Fall = 0 Punkte. ZAHN gibt Wohnbereichen, die bewußt schadstoffarm gebaut wurden, 1 Punkt. Eine Wohnung, die nach streng baubiologischen und ökologischen Kriterien gebaut wurde, bekommt 2 Punkte. Aber auch die Lage der Wohnung spielt eine Rolle. Hauptverkehrsstraßen, Sondermülldeponien oder diverse Industriebetriebe in der Nähe der Wohnung = 0 Punkte.

Beruf, Schule, Kindergarten. Hier gilt das gleiche wie unter Wohnung. Auch bezüglich der Lage. Ebenso muß der Weg zur Schule bzw. zum Arbeitsplatz mit einbezogen werden: regelmäßig in der Stadt zur Hauptverkehrszeit, besonders zu Fuß oder mit dem Rad = 0 Punkte. Ein baubiologisch einwandfreier Arbeitsplatz wird eher selten sein. Auch Schulen und Kindergärten sind leider noch viel zu häufig belastet. Achten Sie auch auf Desinfektionsmaßnahmen und den regelmäßigen Einsatz von Kammerjägern. Großraumbüros mit Klimaanlage, Kunstlicht, Computeranlagen etc. bekommen 0 Punkte. Das gleiche gilt für den Friseurberuf, für Lackierer, Tankstellen- und Flughafenpersonal usw.

Hobby. Wenn viel handelsübliche Farben, Kleber, Abbeizmittel oder andere Chemikalien verarbeitet werden = 0 Punkte. Ähnliche Verhältnisse bei Hobbygärtnern, die regelmäßig Pestizide einsetzen. Beachtenswert ist hier natürlich auch die Nachbarschaft! Sport in der Nähe von Hauptverkehrsstraßen oder in der Stadt reduzieren je nach Intensität oder Häufigkeit ebenfalls die Punktzahl.

> Je niedriger die Gesamtpunktzahl, desto wichtiger ist es, bestehende Beschwerden in Zusammenhang mit einer Umweltbelastung zu bringen.

Wann ist an eine umweltbedingte Erkrankung zu denken?

> **Das Heimtückische an giftbedingten Erkrankungen ist die unspezifische und meist schleichende Symptomatik. Mit Ausnahme akuter Vergiftungen gibt es für den nichtinformierten Therapeuten keine klassischen Symptome, die an eine Giftbelastung denken lassen. Meist handelt es sich um Niedergeschlagenheit, Müdigkeit und Leistungsschwäche, Verhaltensstörungen, häufige Infekte, Kopfschmerzen, Augenreizungen, multiple Allergien, Ekzeme, Gliederschmerzen (rheumatische Beschwerden), Neuralgien (Nervenschmerzen), Schwindel und Benommenheit, Haarausfall, Leberfunktionsstörungen und viele andere Symptome.**

Dies sind Erscheinungen, die mit anderweitigen Erkrankungen, mit Überbelastung oder psychischem Streß verwechselt werden können. In zunehmendem Maße weist auch unerfüllter Kinderwunsch auf eine Umweltbelastung hin.

Die **chronische Vergiftung,** die am häufigsten vorzufinden ist, stellt durch den meist heimtückischen Verlauf gleichzeitig das größte diagnostische Problem dar. Erst nach Jahren der Gifteinwirkung kommt es zu schleichenden Symptomen. So kann z. B. **Pentachlorphenol** in „aller Ruhe" abdampfen, die Raumbelastung wird immer geringer – aber die schädlichen Auswirkungen im menschlichen Organismus fangen erst jetzt an. Werden jetzt Raumuntersuchungen durchgeführt, täuschen niedrige Werte normale Verhältnisse vor.

> Umweltchemikalien schädigen in erster Linie das Nervensystem, die Entgiftungsorgane Niere und Leber sowie das Immunsystem.

Immer dann, wenn die Symptome sehr vielfältig und hartnäckig sind, wenn jegliche Therapieversuche keine wesentlichen Veränderungen bringen, sollte über die Möglichkeit einer Umweltbelastung nachgedacht werden. Besonders kritisch sind Beschwerden, die zeitlich in Zusammenhang mit folgenden Ereignissen oder Umständen stehen:

- Durchgeführte Renovierungsarbeiten, nach Umzug oder Einzug in Neubauten (auch an den Arbeitsplatz denken!).
- Kontakt mit Farben, Holzschutzmitteln, Teppichböden (auch „echte" Teppiche wie China- oder Perserteppiche).
- Entfernung oder Legen von Amalgamfüllungen oder anderen Zahnmaterialien.

Patienten, die an einer Hauptverkehrsstraße wohnen, in der Nähe einer Müllverbrennungsanlage oder einer chemischen Fabrik leben, sind besonders exponiert. Bezüglich Elektrosmog sind Hochspannungsleitungen oder Elektrizitätswerke von Bedeutung (s. auch S. 125 ff.). Größte Vorsicht, wenn in der Umweltanamnese angegeben wird, daß das Auto im Innenraum nach Treibstoff riecht. Riecht es in der Umgebung (auch im PKW) der Patienten modrig oder nach Feuchtigkeit und Schimmel, müssen unbedingt die Ursachen gesucht und beseitigt werden.

Einen deutlichen Hinweis geben auch häufig kranke oder sterbende Haustiere. Ebenso können auffallend viele tote Insekten oder schlecht gedeihende und absterbende Zimmerpflanzen Indikatoren sein. In vielen Arbeitsbereichen werden Insektenvernichtungsmittel (z. B. Pyrethroide) eingesetzt: Kaufhäuser, Kindergärten, Schulen, Bäckereien, Krankenhäuser, Schwimmbäder etc. Größte Vorsicht bei Einsätzen von Kammerjägern!

Bezüglich der Holzschutzmittelproblematik stößt man immer wieder auf das Vorurteil, „daß das behandelte Holz nun schon seit Jahren in den Wohnräumen vorhanden" sei und somit ja kaum noch relevante Giftmengen abgeben könne. Natürlich ist die Ausdünstung von Giften in der Initialphase, also unmittelbar nach dem Aufbringen von Holzschutzmitteln, am größten. Jedoch kann auch nach langer Zeit Gift nachgewiesen werden, da:

- unnötigerweise nichttragende Holzteile behandelt wurden,
- unglaublich große Mengen an Holzschutzmitteln auf kleiner Fläche verarbeitet wurden („viel hilft viel"),
- Zwischendepots in Polstern und Teppichen entstehen (hier werden die in der Luft vorhandenen Substanzen angelagert),
- Holzschutzmittel aufgrund ihrer Eigenschaften sehr langsam ausgasen.

Ganz besonders verdächtig sind Bauten aus den 70er und 80er Jahren.

Die Möglichkeit, durch die Einwirkung toxischer Substanzen zu erkranken, kann auf besonderen Umständen beruhen, die häufig im ersten Moment alltäglich oder banal erscheinen. So kann sich Alkoholgenuß in Verbindung mit einer PCP-Kontamination katastrophal auswirken (s. S. 99).

Die Untersuchungen von Holzschutzmittel- und PCB-Vergiftungen führten zu dem Begriff des **CKW-Syndroms** [174]. Symptome sind:

- Allgemein: Kopfschmerzen, Unwohlsein, Konzentrationsstörungen, vermehrte Müdigkeit, Schlafstörungen, Schwindel.
- Psychiatrisch: schnelle Ermüdbarkeit, Mattigkeit, Reizbarkeit, Affektlabilität, Aggressivität, Störungen der Konzentrationsfähigkeit und des Kurzzeitgedächtnisses, innere Unruhe, Schlafstörungen, Libidoreduktion.
- Internistisch/immunologisch: Harnwegs- und Nasenrachenrauminfekte, Rachenschleimhaut- und Tonsillenrötung, Bronchitis, Asthma bronchiale, Pseudokrupp, rezidivierende Mykosen des Darms, Milz- und Lymphknotenschäden, Nierenfunktionsstörungen, Lebererkrankungen.
- Hormonell: Zyklusstörungen, Fertilitätsstörungen, primäre Sterilität, habituelle Aborte, Hirsutismus (männliche Behaarung bei Frauen), Haarausfall, Schilddrüsenstörung.
- Neurologisch: Hyperästhesie (Schmerzüberempfindlichkeit), Neurasthenie (vegetative Schwäche oder Labilität), Polyneuropathie (Nervenschäden), hirnorganische Befunde, Sehstörungen, Mißempfindungen.
- Dermatologisch: Akne, Neigung zu Mykosen, Haarausfall.

Was tun bei Verdacht auf eine umweltbedingte Erkrankung?

Es ist erstaunlich, wie selten umweltdiagnostische Maßnahmen in der Praxis durchgeführt werden. Für den Teil der Therapeuten, die von vornherein umweltbedingte Erkrankungen als Spinnerei abtun, ist das kaum verwunderlich. Doch auch offene Therapeuten, die die Zusammenhänge zwischen Umweltbelastungen und zunehmenden chronischen Erkrankungen ernst nehmen oder für möglich halten, scheinen die diagnostischen Möglichkeiten zu meiden oder zu übersehen. Sicherlich sind es viele Gründe, die das Phänomen der zögerlichen Anwendung umweltdiagnostischer Maßnahmen erklären könnten. Nicht zuletzt müssen wir bedenken, daß das ganze Thema noch sehr jung ist und insgesamt wenig darüber geschrieben und gelehrt wurde. Ein denkbarer Grund kann also mangelnde Information sein.

Vielleicht ist es aber auch die Annahme, daß die Kosten der notwendigen Untersuchungen zu hoch seien. Statt dessen wird bei vielen toxisch bedingten Erkrankungen unsinnigerweise ein Vermögen für die verschiedensten konservativen und/oder alternativen Diagnostik- und Therapieversuche ausgegeben. Vielleicht in der Hoffnung, doch Glück mit dieser oder jener Methode zu haben.

Auch mangelnde Erfahrung im Umgang mit einem toxischen Befund könnte eine Rolle spielen. An dieser Stelle möchte ich alle Therapeuten dazu ermutigen, die Möglichkeiten, die ein modernes Labor diesbezüglich bietet, doch einfach in Anspruch zu nehmen. Gerade bei den Problempatienten kann eine solche Maßnahme durchaus berechtigt sein.

> Ein gutes Labor steht immer für Beratungen und Informationen zur Verfügung.

Fällt ein Befund negativ aus, so könnte das bedeuten, daß eine toxische Ursache (bzw. die vermutete toxische Ursache) auszuschließen ist (was letztlich ebenfalls ein Stück Klarheit schafft) oder daß die diagnostischen Methoden bzw. das Spektrum der zu suchenden Toxine erweitert werden müssen. Auch dabei ist das Labor in der Regel der richtige Ansprechpartner. Bei negativen Befunden muß immer daran gedacht werden, daß die Giftstoffe bereits metabolisiert sein können, nachdem sie Symptome oder Erkrankungen hervorgerufen haben.

Der einfachste Weg, Erfahrung zu sammeln und gleichzeitig einen Eindruck von der Bedeutung der Umweltmedizin zu bekommen, ist, „es zu tun".

Somit sind eine gute Diagnostik und eine fachlich fundierte Betreuung des Patienten zunächst das Allerwichtigste. Leider müssen in den meisten Fällen die Betroffenen die Sache selbst in die Hand nehmen, da selten der betreuende Hausarzt die Initiative ergreift.

Selbsthilfegruppen

Vielfach weiß der Hausarzt auch gar nicht, an welches Labor er sich wenden kann, um eine entsprechende Diagnostik und Unterstützung oder Beratung zu finden. Aus diesem Grund haben sich seit Jahren sehr erfolgreiche Selbsthilfegruppen gebildet, die über entsprechenden Sachverstand, über Kontakte zu Spezialisten und über Adressen der notwendigen Speziallabors verfügen. Genauso findet man juristische Betreuung und Unterstützung. Erst kürzlich haben sich drei große Selbsthilfeverbände zusammengetan:

- Allergie-Verein in Europa e.V. (AVE), Marienstraße 57, 99817 Eisenach, Tel. 0 36 91–21 30 88.
- Interdisziplinäre Gesellschaft für Umweltmedizin e.V. (IGUMED), Poststraße 11, 79730 Murg-Hänner, Tel. 0 77 63–20 01 14.
- Interessengemeinschaft der Holzschutzmittel-Geschädigten e.V. (IHG), Unterstaat 14, 51766 Engelskirchen, Tel. 0 22 63–37 86.

Gemeinsam wird die Zeitschrift „Umwelt & Gesundheit" herausgebracht. Anschrift der Redaktion: Mannheimer Straße 103, Postfach 12 23, 68723 Oftersheim, Tel.: 0 62 02/5 34 08. Interessengemeinschaft der Umweltgeschädigten c/o E.Sumser: Fichtenstraße 23; 85774 Unterföhring, Telefon 0 89/9 50 52 54.

Durch den Zusammenschluß wird gewährleistet, daß eine umfangreiche Beratung und Betreuung für Betroffene in fast allen Fragen umweltbedingter Erkrankungen ermöglicht wird.

Nachweis toxischer Belastungen

Es ist außerordentlich schwierig, toxisch bedingte Erkrankungen auch vor Gericht zu beweisen. Opfer verschiedenster Gruppierungen, privat wie beruflich durch Gifte erkrankt, kämpfen immer wieder einen schier aussichtslosen Kampf gegen Institutionen, Gerichte und Gutachter. Ein ganz wesentliches und gleichzeitig groteskes Problem ist, daß der überwiegende Teil der Bevölkerung mit toxischen Substanzen hochgradig belastet ist.

Die sterblichen Überreste zivilisationsgeschädigter Menschen sind derart giftbelastet, daß sie eigentlich als Sondermüll deklariert werden müßten. Genau diese Tatsache verhindert nun, daß Gerichte eine umweltgiftbedingte Erkrankung anerkennen wollen. Denn wenn die Erkrankung eines Klägers durch Gifte entstanden ist, muß er das auch nachweisen. Und da bei der Mehrheit der Bevölkerung eben die gleichen oder sehr ähnliche Konzentrationen von unnatürlichen Substanzen in Urin, Blut und Fettgewebe nachgewiesen werden können, diese aber anscheinend (zur Zeit noch) nicht erkrankt ist, fehlt der Beweis!

Der Grund: Eine Untersuchung von verschiedenen Gewebeproben repräsentiert einzig die gegenwärtige Belastung, da die Analyse in der Regel erst nach dem Auftreten von Symptomen veranlaßt wird. Die Tatsache, daß jeder Organismus anders reagiert, ein anderes Immunsystem hat, andere Vorerkrankungen aufweist oder ganz einfach andere genetische Schwächen bzw. Stärken hat, ist nicht meßbar und wird somit in der Bewertung ignoriert. Könnte man über eine längere Zeit die Entwicklung der Konzentrationen verschiedener Gifte nachweisen, könnte man auch belegen, daß vor dem Auftreten von Erkrankungen das entsprechende Gift geringer oder gar nicht nachweisbar war! Das war bis heute aber aufgrund fehlender Probenmaterialien unmöglich.

Die kürzlich gegründete HumanProbenBank GmbH (An der Turnhalle 10, 34134 Kassel,

Tel.: 051–406829) bietet jetzt erstmalig die Möglichkeit, sogenannte Humanproben sachgerecht und langfristig zu lagern und erst zu gegebener Zeit (bei Auftreten von Krankheitssymptomen) durch dann vorgenommene Analysen eine Erhöhung von Schadstoffbelastungen zu dokumentieren. Die in Frage kommenden Untersuchungen können dann an aktuellem Probenmaterial sowie an seit Jahren eingelagerten Proben durchgeführt und miteinander verglichen werden. So erhält man ein zeitabhängiges, dynamisches Belastungsprofil, das einen Anstieg von Giften beweisführend dokumentiert. Die Kosten sind gering (34,50 DM pro Jahr). Ganz besonders für Personen, die beruflich chemikalienexponiert sind, ist diese Möglichkeit eventuell irgendwann einmal von Bedeutung.

Empfehlenswerte Laboruntersuchungen

Es gibt eine Reihe sinnvoller Labortests, die über eine umweltbedingte Belastung oder Erkrankung Aufschluß geben. Da in der Kassenmedizin viel zu selten an die Zusammenhänge zwischen Umwelt und daraus resultierenden Krankheiten gedacht wird, werden solche Untersuchungen fast nie durchgeführt. Andererseits können z. B. Nährstoffdefizite oder durch Streß und Fehlernährung bedingte Stoffwechselstörungen (z. B. Hypoglykämie-Syndrom; s. dort) Beschwerden hervorrufen, die nicht nur ausgesprochen hartnäckig und massiv, sondern auch der üblichen (von der Kassenmedizin geprägten) Diagnostik nicht zugänglich sind. Ein entsprechendes Untersuchungsprogramm kann hier den richtigen Weg weisen.

Standarduntersuchungen:
– Blutsenkungsgeschwindigkeit,
– Fettstoffwechsel (Lipidstoffwechsel),
– Leberwerte,
– großes Blutbild inkl. Differentialblutbild,

– Immunglobuline (IgA, IgG, IgE, IgM; umweltbedingt oft zu finden: erhöhtes IgE und/oder erniedrigtes IgA),
– Immunelektrophorese,
– Mineralstoff- und Spurenelementstatus (mittels Atomabsorption; nur Vollblut untersuchen),
– Vitamine (Vitamin A, B_1, B_2, B_6, C, Beta-Carotin),
– Allergiediagnostik (s. auch S. 245ff.),
– Schilddrüsenhormone (giftbedingte Schilddrüsenüberfunktion).

Spezielle Untersuchungen:
– Immunprofil (Leukozytendifferenzierung, s. S. 23ff.)
– Leberentgiftungstest (s. S. 140ff.),
– Malondialdehyd-Bestimmung im Blut (s. S. 78),
– Mobilisationstests für Schwermetalle (s. S. 193f.),
– Pestizid-Holzschutzmittelscreening, Formaldehyd, Lindan, Pentachlorphenol und andere Gifte, die in Blut, Urin, Haaren, Muttermilch oder Fettgewebe untersucht werden,
– Untersuchungen in der Raumluft, Materialproben, Staub.

Informationen über Besonderheiten der Probenentnahme (z. B. Spezialröhrchen) und des Transports sind über die im Anhang aufgeführten Laborinstitute erhältlich.

Diagnostik bei schadstoffbedingter Sterilität

Bei Paaren mit unerfülltem Kinderwunsch sollte dringend an eine Umweltvergiftung gedacht werden. Durch Fachärzte können Gebärmutterhalsschleim, Follikelpunktat und Sperma auf Gifte untersucht werden.
Ein umfangreiches **Screening** bezüglich Pestiziden und Schwermetallen (auf Amalgame achten!) ist notwendig. Darüber hinaus sollte ein umfangreicher Hormonstatus erhoben werden.

Empfehlung. Umweltmedizinische Abteilung der Universitätsfrauenklinik in Heidelberg sowie der praktizierende Gynäkologe und Umweltmediziner Dr. Claus Schulte-Übing; Weinstraße 7 in 80333 München.

Immunprofil

Die **Lymphozytendifferenzierung** untersucht die Anzahl der unterschiedlichen Lymphozyten-Zelltypen. So wie das Differentialblutbild die Anzahl der verschiedenen Leukozyten (Oberbegriff aller weißen Blutkörper) differenziert, gibt das Immunprofil Aufschluß darüber, welche Lymphozytentypen gerade aktiviert oder supprimiert sind. Anhand der Verschiebungen können Rückschlüsse auf Immunvorgänge geschlossen werden, die durch das Differentialblutbild nicht zu erkennen wären. Veränderungen der prozentualen Zusammensetzung der unterschiedlichen Lymphozyten lassen nicht nur allergische, autoaggressive oder virusbedingte Veränderungen erkennen, sondern zeigen häufig schon erste Hinweise auf eine toxische Belastung an, bevor klinisch manifeste Schäden auftreten.

Durch Untersuchungen konnte belegt werden, daß z.B. das Chlorgift Hexachlorbenzol die Anzahl der natürlichen Killerzellen erniedrigt. PCP zeigt negative Wirkungen im Bereich der Suppressorzellen. Schwermetalle z.B. aus Amalgam reduzieren ebenfalls signifikant die Immunwerte. Es konnte nachgewiesen werden, daß Quecksilber aus Amalgam zu einem deutlichen Abfall der T-Lymphozyten (T-Helfer- und T-Suppressorzellen) und der natürlichen Killerzellen führt.

Das Immunprofil ist auch dann hilfreich, wenn bereits spezifische Belastungen aufgedeckt wurden. So können wir die Auswirkungen und Risiken im immunologischen Bereich besser abschätzen und haben des weiteren einen zuverlässigen Verlaufsparameter an der Hand, um eine Therapiekontrolle durchzuführen.

Gute Labors unterstützen den Therapeuten, sich mit der schwierigen und auf den ersten Blick verwirrenden Materie der Immunologie auseinanderzusetzen und geben wichtige Hinweise zur richtigen Interpretation.

Leberentgiftungstest

> **Die Leber gehört zu den wichtigsten Entgiftungsorganen. Sie metabolisiert giftige Substanzen – gleich ob im körpereigenen Stoffwechsel entstanden oder von außen zugeführt – hauptsächlich über zwei Wege: die Phase-I- und Phase-II-Reaktionen.**

In der **ersten Phase** werden die Stoffe verändert, indem sie oxidiert (mit Hilfe von Sauerstoff verbrannt) werden (daraus resultiert der bereits beschriebene oxidative Streß = freie Radikale-Streß).

In der **zweiten Phase** werden nun die Substanzen zur besseren Wasserlöslichkeit an Transportmoleküle gebunden, wodurch die Ausscheidung über Gallenflüssigkeit oder den Urin erleichtert wird. Für diesen Schritt benötigt die Leber diverse Enzyme und Mikronährstoffe, die in ausreichender Menge vorhanden sein müssen. Über einen von dem Umweltmediziner RUNOW entwickelten Lebertest wird die Verstoffwechselung zweier Substanzen ermittelt, die die Entgiftungsfähigkeit der Leber bezüglich der Phase I und II dokumentiert.

Coffein wird durch die in der Phase I eingeleiteten Vorgänge abgebaut. Für den Test wird eine genau festgelegte Menge Coffein verabreicht. Im Speichel wird dann nach zwei und nach vierzehn Stunden das Absinken des Coffeinspiegels untersucht. Ist dieser Vorgang verlangsamt, liegt eine reduzierte Entgiftungsfähigkeit der Leber in der Phase I vor.

Die Substanz **Natriumbenzoat** wird im Anschluß getestet. Diese Substanz wird zu Hippursäure umgebaut und als solche über die Nieren ausgeschieden. Eine verzögerte oder verlangsamte Ausscheidung zeigt

Störungen der Phase II im Leberstoffwechsel an.

Nähere Auskünfte: Institut für Umwelterkrankungen; Dr. Runow; Im Kurpark 1; 34308 Bad Emstal.

Paraffinöltest im Stuhl

Um Gifte aufzuspüren, die in der Leber metabolisiert und über den Stuhl ausgeschieden werden, kann der einfache Paraffinöltest eingesetzt werden [37]. Die Ölmenge muß individuell ermittelt werden. Jeder Patient reagiert anders. Der Wirkungseintritt kann 2–3 Tage dauern.

Procedere bei fettlöslichen Giften. Täglich 3×1 Kaffee- bis Eßlöffel Öl einnehmen, bis der charakteristische glasig-breiige Stuhl auftritt. Ab dann 3 Tage fasten (Einschmelzen von Fettdepots, damit lipophile Toxine freigesetzt werden), mit der halben Öldosis. Viel trinken. Den letzten Stuhl im Anschluß an die Fastenperiode ins Labor einschicken.

Procedere bei wasserlöslichen Giften. Täglich Öl wie oben einnehmen bis zum Auftreten des glasig-breiigen Stuhls. Davon eine Probe einschicken.

Spezialisierte Laborinstitute

Gifte werden auch in Raumluft, Staub oder anderen Materialien (Holz, Leder, Teppich) untersucht. Mittlerweile gibt es spezialisierte Institute, die sich auf das „Sick-Building-Syndrom" („krankmachende Gebäude") konzentrieren. Vor der Durchführung wird mit den Betroffenen beraten, ob und welche Untersuchungen sinnvoll sind.

Empfehlungen bestimmter Labors sind im Anhang aufgeführt.

Kosten. Die Kosten für die einzelnen Leistungen sind sehr unterschiedlich und abhängig von Art und Umfang der Untersuchungen. Ein Preisvergleich lohnt sich oft, da einige Labors ab einem gewissen Auftragsumfang hohe Rabatte gewähren.

Die Krankenkassen übernehmen die Untersuchungen von Körpermaterialien, wenn ein begründbarer Verdacht auf eine Giftbelastung vorliegt. Raumanalysen werden nicht erstattet. Während Privatversicherte und Beihilfeberechtigte auch die von Heilpraktikern veranlaßten Untersuchungen von ihren Versicherungsunternehmen bzw. der Beihilfestelle erstattet bekommen, müssen Pflichtversicherte die Leistungen aus eigener Tasche zahlen.

ENTGIFTUNG

7.1 Mesenchym- entschlackung und Entgiftung

In der Naturheilkunde ist der Begriff der Entgiftung („Entschlackung") altbekannt, und es werden seit geraumer Zeit die verschiedensten Maßnahmen mit dem Ziel der Detoxifikation durchgeführt. Da man die Stoffwechselrückstände mit Schlacken vergleichen kann, bürgerte sich der Begriff der „Entschlackung" ein. Diese Maßnahme richtet sich also primär gegen körpereigene Stoffwechselrückstände, die aufgrund von Ausscheidungsschwächen oder falscher Lebensweisen im Organismus angesammelt wurden.

Wenn die verschiedensten Gifte, die täglich in unserem Stoffwechsel entstehen oder die von außen zugeführt werden, zu Stoffwechselveränderungen bis hin zu tödlichen Erkrankungen führen, sollten wir uns Gedanken darüber machen, welche Möglichkeiten unserem Organismus zur Verfügung stehen, sich von solchen Substanzen zu befreien. Es ist wichtig, darüber nachzudenken, wie wir unseren Körper in seinen Entgiftungsbemühungen unterstützen und wie wir am besten eine zusätzliche und unnötige Giftaufnahme vermeiden. Die Bestrebungen des Körpers, sich der verschiedenen Gifte zu entledigen, kann durch spezifische Maßnahmen erheblich unterstützt werden.

Das Thema Entschlackung und Entgiftung ist so aktuell wie nie. Durch die gigantische Belastung durch Zehntausende chemischer Gifte und Schwermetalle in der Luft, der Nahrung, in Medikamenten usw., mit denen wir heute in Berührung kommen, ist die Fähigkeit unseres Körpers, sich von diesen **Xenobiotika** (Fremdsubstanzen) zu befreien, nur allzuoft überfordert.

Es kommt zur sogenannten **Kumulation**, zur Anreicherung der Gifte in Fettgewebe, Knochen, Nervengewebe, Blut, Leber und Niere und dem Bindegewebe. Hier „schlummern" diese Substanzen, um plötzlich irgendwann ihre schädliche Wirkung auszuüben. Keiner kann vorhersagen, wann, wie und ob überhaupt es dazu kommen wird. Wir wissen einfach zuwenig über die Zusammenhänge. So gibt es Menschen, die unter den gleichen Umständen und Bedingungen leben, aber ganz unterschiedlich reagieren. Der eine stirbt nach relativ kurzer Zeit an einer bösartigen Erkrankung, der andere bleibt gesund. Hier gibt es sicher noch viel Forschungsbedarf. Und: Sicher läßt sich das ganze Problem nicht ausschließlich auf eine Ursache reduzieren. Viele Einflüsse und individuelle Verschiedenheiten müssen erfaßt werden, um einigermaßen zu verstehen, was eigentlich passiert.

Organe und Mechanismen der Entgiftung

Unser Körper verfügt über hochentwickelte Entgiftungssysteme, die nicht nur Gifte einfach ausscheiden, sondern auch chemische Prozesse einleiten, die toxische Substanzen unschädlich machen können. Bis zu einem gewissen Grad kann sich unser Organismus also unerwünschter oder gar gefährlicher Stoffe entledigen. Aber wir wissen schon lange, daß diese Bestrebungen nur allzuoft maßlos überfordert werden. Wir müssen bedenken, daß es in der gesamten Menschheitsgeschichte noch nie notwendig war, daß ein Organismus ca. 500 Chemikalien täglich entgiften mußte.

Der regelmäßige Konsum von toxischen Substanzen wie Alkohol (ein Zellgift) und Tabakrauch führt bei Millionen Menschen zu einem Zusammenbruch der Entgiftungsmöglichkeiten. Lebererkrankungen bis hin zur tödlichen Leberzirrhose und zum Bronchialkrebs sind die häufigsten und bekanntesten Folgen einer Langzeitvergiftung, gegen die der Organismus nichts mehr ausrichten konnte.

Genau das gleiche kann natürlich auch bei Holzschutzmitteln, Pestiziden, bei Nitrit (aus Gemüse) oder anderen Giftstoffen des täglichen Lebens passieren. So ist es heute möglich, bei Säuglingen durch das Füttern von bestimmten Gemüsen eine lebensgefährliche Nitritvergiftung auszulösen.

Folgende Organe spielen bei der **körpereigenen Entgiftung** eine Rolle:

– Leber,
– Niere,
– Haut,
– Lunge,
– Darm.

Ein Teil der Gifte wird sofort unverändert über die Ausscheidungsorgane Niere, Lunge oder Haut beseitigt. Die Substanzen zirkulieren im Blut und gelangen zwangsläufig z.B. zur Niere, wo sie dann passiv durch den Flüssigkeitsstrom ausgeschwemmt werden. Hier kann man häufig durch geeignete Labortests im Urin ebensolche Stoffe nachweisen.

Ein anderer Teil wird in der Leber verstoffwechselt. Mittels Enzymen werden die toxischen Substanzen zersetzt und unschädlich gemacht. Oder aber sie werden konjugiert, d.h. mit Hilfe körpereigener Substanzen verbunden und umgebaut, um dann zur Aus-

scheidung z.B. über die Nieren gebracht zu werden. Dies ist bei den Substanzen notwendig, die nicht in einer sogenannten **hydrophilen Form** vorliegen (die sich also nicht an Wasser binden lassen). Diese Vorgänge sind nur dann weitgehend optimal gewährleistet, wenn das Grundsystem oder Mesenchym voll funktionsfähig ist. Aus diesem Grund muß eine eventuelle latente Azidose beseitigt werden.

> Eine basische Kost oder das sogenannte Basenpulver (z.B. Erbasit®) „entsäuert" das Bindegewebe und schafft die notwendigen Voraussetzungen für eine maximale Entgiftungsmöglichkeit.

Aber das alleine würde viel zu schnell nicht mehr ausreichen, um ein Überleben zu sichern. So verfügt der Organismus weiterhin über sogenannte **Antioxidanzien,** die in der Lage sind, direkt mit den giftigen Substanzen zu reagieren und diese dadurch unschädlich zu machen. Während entgiftende Enzyme durch ihre Aktivität nicht verbraucht werden, müssen Antioxidanzien ausreichend und regelmäßig ersetzt werden (s. auch S. 151 ff.).

Körpereigene Entgiftung als Gesundheitsrisiko

> Es kommt nicht nur darauf an, in welcher Konzentration und wie lange ein Gift einwirkt, sondern es ist auch von Bedeutung, wie fähig der Organismus ist, Gifte zu metabolisieren (zu verstoffwechseln). Diese Fähigkeit kann z.B. durch bestimmte Vorerkrankungen erheblich eingeschränkt sein (Leberstoffwechselstörungen, Diabetes mellitus, Nierenstörungen, gravierende Verstopfung).

Nun gibt es einige besonders problematische Stoffe, die erst **nach** der Metabolisierung in der Leber zu einem gefährlichen Risiko werden (z. B. Benzol oder Pyrethroide; s. S. 105 ff.). Durch den körpereigenen Umbau entstehen Substanzen, die wesentlich aggressiver sind als ihre Ausgangsstoffe. So gibt es z. B. **alkoholische Verbindungen,** die extrem toxisch sind. Andere wiederum sind weniger gefährlich, führen aber ebenso ab einer bestimmten Konzentration zu schwerwiegenden Erkrankungen oder gar zum Tod. Alkohol selbst führt zu Veränderungen in den Zellen der Leber und des Gehirns. Es kommt z. B. zu einer erheblichen Zunahme von freien Radikalen in den Zellen, die hier nun ihre aggressive Wirkung entfalten, indem sie u. a. die Mitochondrien innerhalb der Zellen zerstören. Nun kann die Leber ja bekanntlich Alkohol entgiften und abbauen. Aber dies geschieht über Umwege, die alles andere als gesundheitsfördernd sind. Um Alkohol abzubauen, wird die Substanz nämlich zunächst in hochgiftiges **Acetaldehyd** umgebaut. Acetaldehyd ist eine flüchtige, hochtoxische Substanz und entsteht auch beim Rauchen von Zigaretten. Bevor nun wiederum diese Substanz im weiteren Entgiftungsprozeß zu Essigsäure umgebaut werden kann, hat sie schon ihre toxische Wirkung entfalten können.

Auch beim Abbau von **Lindan** finden komplexe Umwandlungsprozesse statt, bei denen u. a. das hochgiftige **Pentachlorphenol** oder das von der WHO als extrem gefährlich eingeschätzte **Hexachlorbenzol** entstehen. Groteskerweise ist die Anwendung dieser beiden Substanzen – im Gegensatz zu Lindan – aufgrund ihrer hohen Toxizität verboten [181].

> Viele Gifte sind lipophil, d. h., sie haben eine ausgeprägte Affinität zu fetthaltigen Geweben (Fettgewebe, Bindegewebe) und reichern sich in ihnen an. Somit sind letztlich fast alle Organe bzw. Zellen betroffen.

Hier kumulieren sie im Laufe der Jahre und entziehen sich den Entgiftungsvorgängen. Ca. 400 solcher Substanzen konnten im menschlichen Organismus nachgewiesen werden, ca. 48 im Fettgewebe, 40 in der Muttermilch und über 250 im Blut. Es handelt sich im wesentlichen um:

– lipophile Kohlenwasserstoffe,
– chlorhaltige aromatische Kohlenwasserstoffe (DDT®, Lindan, Hexachlorbenzol, Diphenyl, Pentachlorphenol, polychlorierte Biphenyle).

Die größte Anzahl wurde in der Leber gefunden: 73 verschiedene Chemikalien wurden bereits analysiert. Da nur selten akute Vergiftungen durch diese Substanzen auftreten, kommt es in der Regel „nur" zu den sogenannten **subklinischen Vergiftungssymptomen**, d. h. Symptomen, die im Vorfeld einer massiven Intoxikation auftreten: Müdigkeit, Muskelschmerz, Gelenkschmerzen, Kopfschmerzen, Depressionen usw. Aber auch Zivilisationskrankheiten wie Immunstörungen, Krebs und Allergien werden durch Giftbelastung initiiert oder gefördert. Heute wissen wir, daß bestimmte Genußmittel wie z. B. Kaffee und Bier, aber auch diverse Medikamente die gespeicherten Gifte z. B. aus der Leber mobilisieren können. Es kann also nach dem Genuß einer gewissen Menge Kaffee, Bier oder nach Anwendung bestimmter Pharmaka dazu kommen, daß der Organismus mit einer größeren Menge eines gespeicherten Giftes überschwemmt wird. Subakute Erscheinungen in Form von starkem Unwohlsein, Müdigkeit, emotionalen Störungen (Aggressivität) können als Folge auftreten.

Besondere Bedeutung haben die lipophilen Toxine für Ungeborene. Kommt es bei der Mutter durch Gewichtsabnahme zur Einschmelzung von Körperfett, werden zwangsläufig die darin massenhaft gespeicherten Gifte frei. Die Folge ist eine Vergiftung des ungeborenen Kindes. Fatal wird die Wirkung von Alkohol in bezug auf solchermaßen fettlösliche Gifte. So können z. B. Pentachlorphenol oder Pestizide durch Alkohol gelöst und ins Gehirn transportiert werden und hier Schäden verursachen. Da auch die Muttermilch und die weibliche Brust sehr fetthaltig sind, finden wir ebenfalls besonders viele Schadstoffe in der Milch.

Übrigens haben Forschungsergebnisse belegt, daß ein hoher Fettgehalt im Blut förderlich für die Ausscheidung von PCB ist. Wie neueste Erkenntnisse der WHO (Weltgesundheitsorganisation) bezüglich der Pilzgifte vermuten lassen, könnte hier eventuell mit ein Grund zu finden sein, warum immer mehr Menschen an erhöhten Blutfettwerten „leiden". Die Fette dienen der Entgiftung und sind somit als eine sinnvolle Reaktion des Organismus zu deuten. Eine gewaltsame medikamentöse Senkung der erhöhten Werte würde also den Körper bei seinen Bemühungen, Gifte zu neutralisieren oder auszuscheiden, behindern.

Besonderheiten des kindlichen Organismus

Was von den meisten Kinderärzten noch immer leichtfertig nur familiären Verhältnissen, Erbanlagen oder dem täglichen Schulstreß zugeschrieben wird, gehört auch zu den schleichenden Langzeitauswirkungen der toxischen Gesamtsituation und damit zur Generation ökosomatischer Erkrankungen.

> Einzelstoffbezogene und für Erwachsene festgelegte Grenzwerte bei Lebensmitteln, Trinkwasser und Luft haben dazu geführt, daß die Grenzen der körperlichen und psychischen Belastbarkeit, besonders bei Kindern im Vorschulalter, längst überschritten sind.

Dabei spielt die Ernährung bei Kindern schon deshalb eine wichtige Rolle, weil sie aufgrund ihres noch nicht vollständig entwickelten Immun- und Nervensystems in verstärktem Maße gesundheitlichen Risiken durch Schwermetalle, Pestizidrückstände und andere toxische Substanzen ausgesetzt sind. Erst unlängst hat der US-amerikanische Natural Resources Defence Council Alarm geschlagen, weil Kinder im Verhältnis zu ihrem Körpergewicht mehr essen als Erwachsene und damit einer bis zu zehnmal höheren Schadstoffbelastung ausgesetzt sind.

Folgende **Kriterien** sind von Bedeutung:
- Die Hautoberfläche eines Kindes im Verhältnis zu seinem Gewicht ist um das ca. 2,5fache größer als beim Erwachsenen. Die Haut als ein wesentliches Organ zur Schadstoffaufnahme ist deshalb weit mehr belastet als bei Erwachsenen.
- Kinder haben pro Kilogramm Körpergewicht eine stärkere Atmung und nehmen dadurch mehr Schadstoffe aus der Luft auf. Außerdem werden durch die geringere Körpergröße von Kindern weit mehr Schadstoffe vom Boden und von einem der Hauptemittenten, dem Autoverkehr, aufgenommen.
- Der kindliche Stoffwechsel ist höher als beim Erwachsenen und nimmt damit pro Kilogramm Körpergewicht weitaus mehr Schadstoffe auf.
- Der kindliche Körper enthält weitaus mehr Wasser als der eines Erwachsenen. Die Schadstoffaufnahme konzentriert sich damit auf weitaus weniger Körpermasse. Die Zellen sind im Durchschnitt kleiner und haben im Verhältnis zu ihrer Masse eine größere Oberfläche, die von Chemikalien angegriffen werden kann.
- Kinder nehmen Stoffe aus dem Magen-Darm-Trakt wesentlich effizienter auf, als Erwachsene dies tun. Die Membranen sind dünner und deshalb empfindlicher, und die Durchlässigkeit des Körpergewebes für Chemikalien ist vor allem im Magen- und Darmtrakt größer.

- Gefährliche Schadstoffe verbleiben wesentlich länger im Körper als bei Erwachsenen, da Enzymkonzentrationen bei Kindern geringer sind und Entgiftungsenzyme noch nicht vollständig funktionieren.
- Kinder verfügen über weitaus geringere Möglichkeiten, Schadstoffe im Blut an Proteine (Eiweißkörper) zu binden. Die Proteinbildung ist wesentlich für den Entgiftungsmechanismus.
- Die Möglichkeit, Schadstoffe über Leber und Nieren zu eliminieren, ist bei Kindern geringer, da diese Organe erst nach und nach voll funktionsfähig werden.
- Kinder haben weit schlechter abgeschirmte Nervenzellen als Erwachsene.
- Das kindliche Immunsystem ist – besonders in den ersten Lebensjahren – wesentlich schlechter ausgebildet als bei Erwachsenen.
- Kinder sind wesentlich empfindlicher gegenüber krebserzeugenden Stoffen als Erwachsene [22].

Bei den beliebten Hinweisen auf die unbestrittenen Vorzüge von Vollwert- und Naturkost ist deshalb ausschlaggebend, daß sie aus geprüfter, ökologisch orientierter Landwirtschaft stammen. Was aber bislang von einem Anteil bäuerlicher Betriebe, der in Deutschland nicht mehr als 0,5% ausmacht, erwirtschaftet wird, kann leider nur eine Vorzugsernährung für wenige sein. Zumal es – nicht zuletzt durch die verfehlte Agrarpolitik der EG – nach wie vor keinen Weltmarkt für pestizidfreie Landwirtschaftsprodukte gibt. Was also in immer verlockenderen und Gesundheit versprechenden Variationen als Vollwertkost angeboten wird, hat in den wenigsten Fällen mit einer reduzierten Schadstoffbelastung zu tun.

Wenn in den USA inzwischen etwa 17% aller Vorschulkinder mit toxischen Stoffen belastet sind, die über den empfohlenen Werten liegen, dürfte das – allenfalls leicht variierend – auch für die übrigen Industrienationen zutreffen. Dabei darf nicht länger verdrängt werden, daß die meisten Umweltgifte nicht nur krebserregend und nervenschädigend sein können, sondern auch die Fortpflanzungsfähigkeit beeinträchtigen, das Abwehrsystem schwächen oder Organschäden, Fehlbildungen oder Veränderungen der Erbsubstanz bewirken. Welche Zusatzgefährdung in den Anreicherungsprozessen chemischer und radioaktiver Substanzen liegt oder in den unübersehbaren Kombinations- und Wechselwirkungen, das läßt sich auch von Experten nicht mehr zuverlässig einschätzen. Denn zu den 10 Millionen Chemikalien, die bereits unsere Lebensräume aus dem natürlichen Gleichgewicht bringen, kommen täglich um 1500 neue dazu. Nie zuvor ist die Anpassungsfähigkeit des menschlichen Organismus nur innerhalb weniger Jahrzehnte derart überfordert worden.

7.2 Medizinische Entgiftung als Basistherapie

Wir kennen sogenannte **Antidota,** Gegengifte, die bei akuten und schwerwiegenden Vergiftungen eingesetzt werden. Dazu werden „von außen" chemische Substanzen in den Körper gebracht, die hier Gifte zur Ausscheidung bringen oder aber neutralisieren. Eine solche Substanz wird z.B. bei Quecksilbervergiftungen eingesetzt. Ansonsten bleiben diese Maßnahmen der akuten Vergiftung und der Klinik vorbehalten.

Es gibt aber auch zahlreiche andere Möglichkeiten, die körpereigenen Entgiftungsmaßnahmen zu unterstützen und zu beschleunigen. Ebenfalls kann man bestimmte **Mikronährstoffe** einsetzen, die genaugenommen zu den körpereigenen Substanzen zu zählen sind, um Toxine unschädlich zu machen. Umweltmediziner haben zehn Säulen der kurmedizinischen Entgiftung (s. S. 148 ff.) zusammengestellt, um durch Stoffwechselbeschleunigung und vermehrte Ausscheidung die Entgiftung zu fördern.

Wie bereits dargestellt spielen Leber, Niere, Darm und Haut eine zentrale Rolle bei der Entgiftung. Es gibt viele Möglichkeiten, diese Organe zu unterstützen und sie vor allem vor überflüssigen Belastungen (Alkohol, Tabakrauch, bekanntermaßen belastete Nahrungsmittel, säureüberschüssige Ernährung, Giftstoffe in Wohnräumen und Büros etc.) zu schützen.

- Durch eine erhöhte Zufuhr von Flüssigkeit, vorzugsweise in Form von stillen Mineralwässern und Kräutertees (Brennessel, Löwenzahn, Hafertee etc.) wird die Nierentätigkeit angeregt.
- Mariendistel, Löwenzahn, Artischocke (erhältlich in Form von Preßsäften, Dragees, Tabletten) enthalten leberwirksame Substanzen.
- Die Zufuhr von Mikronährstoffen (Vitamine, Spurenelemente und Mineralien) sowie z. B. Saunen und Joggen tragen ebenfalls zur Entgiftung bei.

Aber: in Maßen! Gerade hier werden oft katastrophale Fehler gemacht, die gerade das Gegenteil von dem bewirken, was man eigentlich im Sinn hatte.

So kann ein übertriebener **Saunabesuch** zu einem enormen, schädlichen Streß ausarten. Zu hohe Temperaturen und zu lange Verweildauer sind nicht Ausdruck von hoher Belastbarkeit, sondern von besonderer Dummheit. Das von so vielen praktizierte extreme Saunen führt zu einer Erhöhung der Streßhormone wie z. B. der Katecholamine. Dadurch steigen u. a. die Lipoproteine im Blut, was letztlich schädlich für die Gefäße ist. Außerdem fallen durch diesen Streß vermehrt freie Radikale an. Auch bei richtig dosierten Saunabesuchen ist es sinnvoll, vor dem Saunagang Antioxidanzien, z. B. in Form von **Vitamin** C, in hohen Dosen einzunehmen. Diese blocken dann eventuell vermehrt auftretende freie Radikale ab. Die immer häufiger anzutreffenden Biosaunen sind der normalen Trockensauna vorzuziehen. Hier herrschen wesentlich gemäßigtere

Temperaturen und eine hohe Luftfeuchtigkeit, die den Saunaeffekt noch besser wirksam werden lassen.

Ganz ähnlich ist es beim **Joggen.** Marathonleistungen sind unsinnig, uneffektiv und letztlich schädlich. Körperliche Höchstleistung führt zu einem bis zu 20fach erhöhten Sauerstoffumsatz. Davon werden bis zu 10% nicht vollständig verbrannt, sondern in freie Radikale umgewandelt. Weiterhin kommt es zu einer Stimulierung des Hypophysenvorderlappens, was letztlich zur Entstehung eines körpereigenen Biostoffes (Beta-Endorphin) führt. Beta-Endorphin führt neben einer euphorisierenden Wirkung zu einer Hemmung der Schmerzrezeptoren. Dadurch gehen die körpereigenen Selbstkontrollen verloren, was schnell zu einem Überlastungssyndrom führt. Ebenfalls vermehrt freigesetztes Cortison hemmt das Immunsystem [86].

> Leistungssport bzw. Marathonleistungen führen zu einem frühzeitigen Alterungsprozeß.

Sportmediziner konnten anhand genauer Untersuchungen feststellen, daß ein dreimaliges Lauftraining in der Woche für ca. 20 Minuten mit einem Puls von etwa 120 Schlägen pro Minute und einer Atmungsfrequenz, die gerade noch eine Unterhaltung ermöglichen würde, den besten Trainingseffekt und den kräftigsten Einfluß auf die Gesundheit hat. Alles, was darüber hinausgeht, ist der Gesunderhaltung nicht stärker förderlich.

Zehn Säulen der kurmedizinischen Entgiftung

1 **Sauna:** Stoffwechselbeschleunigung durch Erhöhung der Körpertemperatur.
2 **Niacin:** Stoffwechselbeschleunigung durch Gabe des wichtigsten Koenzyms (Vitamin B_3).

3 **Trinkkur:** Giftelimination durch forcierte Diurese (beschleunigt die Ausscheidung via Niere).

4 **Darmspülungen** und **Darmtherapie** zur forcierten Entgiftung via Darmschleimhaut und zur weitreichenden Beseitigung darmtypischer Stoffwechselgifte bei den verbreiteten Dysbiosen.

5 **Thermal-Mineral-Bäder:** Verbesserung der Nierentätigkeit.

6 **Bewegungstherapie:** Stoffwechseltherapie durch Aktivierung des Kreislaufs.

7 **Schulungsprogramm:** verminderte Giftexposition durch verbesserte Information des Patienten.

8 **Psychologische Betreuung.**

9 Antioxidative Medikation: Begrenzung der Zellschädigung durch Schadstoffe.

10 **Ernährungsumstellung:** schadstoffarme Vollwertkost; dabei achten auf: basische Kost und/oder Basenpulver (z.B. Erbasit®) zur Therapie der latenten Azidose und zum Ausgleich der für die Entgiftung wichtigen, aber säuernden schwefelhaltigen Aminosäuren [183].

Beispiel eines Entgiftungsprogramms bei Schadstoffbelastungen

- 8.00 Uhr:
  antioxidative Medikation mit Selen, Zink, B-Vitaminen, schwefelhaltigen Aminosäuren (z.B. Scave 1 forte®) und Vitamin E; 250 ml Bad Emstaler Heilwasser; Basenpulver nach Vorschrift und Urin-pH (in der Orginalpackung Erbasit® befindet sich Lackmuspapier zu regelmäßigen Kontrolle des pH-Wertes; somit läßt sich die Dosierung genau überprüfen).
- 13.00 Uhr:
  Niacinamid 250 mg, Vitamin C 1–2 g, Zink, Beta-Carotin 25 mg, 250 ml Bad Emstaler Heilwasser, Urin-pH prüfen: eventuell Basenpulver
- 17.00 Uhr:
  Jogging, Gymnastik, Fahrradfahren

- 18.00 Uhr:
  Niacinamid 250 mg, Vitamin C 1–2 g, 250 ml Bad Emstaler Heilwasser, Urin-pH prüfen: eventuell Basenpulver
- 19.00 Uhr:
  Sauna 2 Gänge, 500 ml Bad Emstaler Heilwasser, Massage 15 min.
- 20.30 Uhr:
- antioxidative Medikation mit Selen, Zink, B-Vitaminen und schwefelhaltigen Aminosäuren sowie Vitamin E, 250–500 ml Bad Emstaler Heilwasser
  12 mg Melatonin 30 min. vor dem Schlafen
- Ab 22.00 Uhr:
  Bettruhe [183]

Dosierungshinweise: Die Zinkdosis sollte abhängig von einer Vollblutuntersuchung gewählt werden. Bei Defiziten gibt man 50–100 mg elementares Zink/Tag. Bei ausgeglichenem Zinkstatus 10–20 mg elementares Zink (entspricht ca. 50–100 mg Zinkorotat).

Selen 35–50 µg täglich,

Vitamin B_1 und B_6 10 mg täglich,

Vitamin B_6 50 mg (als Pyridoxinhydrochlorid) oder 10 mg in der aktiven Form als Pyridoxal-5-phosphat täglich,

schwefelhaltige Aminosäuren in Form von L-Cystein-HCl und Glutathion 20–50 mg täglich,

Vitamin E 150–300 mg täglich.

Fachlich kompetente Unterstützung und Herstellung bezüglich Indivdualrezepturen über den Apotheker und Lebensmittelchemiker Dr. Lothar Kreutzig, Kreuzapotheke, Frankfurter Str. 60, 34121 Kassel; Telefon 05 61–2 23 32.

Die meisten der aufgeführten Maßnahmen sind leicht selbst durchzuführen. Mit Sicherheit kann man sagen, daß ein entsprechendes Engagement des Patienten mit chronischen Erkrankungen die therapeutischen Bemühungen eines Heilpraktikers oder Arztes ganz entscheidend unterstützt. Nicht selten wird dadurch überhaupt erst die Therapierbarkeit einer Erkrankung ermöglicht!

Kohletherapie

Lassen sich durch Schadstoffanalysen **Fettspeichergifte** nachweisen, kann eine Entgiftungskur mit Kohle durchgeführt werden.

> Medizinische Kohle verfügt über die Fähigkeit, große Mengen Toxine zu binden und damit zur Ausscheidung zu bringen. Eine Rückresorption wird damit verhindert.

Um lipophile Gifte aus den Fettdepots zu mobilisieren, empfiehlt es sich, eine Fastenkur mit einer Kohletherapie zu verbinden. In Ergänzung mit dem Paraffinöltest läßt sich gleichzeitig über das Ausmaß der Vergiftung und die Giftart eine diagnostische Aussage treffen.

Eine Kohletherapie sollte bei allen Fastenkuren in Betracht gezogen werden, um die erwähnte Rückresorption von Giften, die via Galle in den Darm ausgeschieden wurden, zu verhindern.

Nosodentherapie

Nosoden sind nach den Regeln der Homöopathie aufbereitete Verdünnungen verschiedenster Substanzen, die aus krankhaft veränderten Organen (von Mensch oder Tier), inaktivierten Krankheitserregern oder Giften hergestellt werden. Beobachtungen haben ergeben, daß man mit Hilfe von Verdünnungen bestimmter Giftstoffe ebendieses Gift mittels einer induzierten Enzymreaktion aus seinem Depot herauslösen kann.

> Die Nosodentherapie erfolgt streng entsprechend der symptomatischen Ähnlichkeit, d.h., ein Giftstoff, der Krankheiten oder Symptome verursacht, wird in einer homöopathisch aufbereiteten Form verabreicht und bekämpft so die Vergiftungserscheinungen bzw. induziert Entgiftungsvorgänge.

PARACELSUS *prägte den Satz „denn es ist die Dosis, welche ein Gift zum Heilmittel macht".*

Die Firma Pascoe, Gießen, bietet seit langer Zeit Toxingruppen in Nosodenform an, die in Zusammenhang mit ganz bestimmten Industriezweigen stehen, wodurch die Behandlung gewerblich bedingter toxischer Erkrankungen erleichtert werden soll.

Erhältlich sind sogenannte **Nosodenkomplexe** in Form von Tropfen, die eine Fülle von Chemikalien (auch Medikamente) und Giften (z.B. Pflanzenschutzmittel) in unterschiedlich zusammengestellten Mischungen enthalten.

Informationen und Therapiehinweise sind über den Hersteller Pascoe, Gießen, zu erhalten.

In der Erfahrungsheilkunde gilt der Grundsatz, daß ein zuvor gelöster Giftstoff mittels weiterer humoraler Drainagemittel über die Entgiftungsorgane ausgeleitet werden muß. **Solidago vigaurea (Goldrute)** läßt sich mit ihrer diuretischen Wirkung für eine forcierte Ausscheidung sehr gut einsetzen.

> Drainagemittel dienen der Unterstützung der Ausscheidungsorgane Niere, Leber, Haut, Lunge und Darm.

Auch wenn es sich bei der Nosodentherapie um eine seit langer Zeit eingeführte empirische Therapie handelt, beruht sie dennoch lediglich auf Hypothesen. Die beobachteten Reaktionen (als Ausdruck einer Entgiftungsreaktion) wurden bis heute noch nicht objektiviert. Das heißt, daß es noch keine eindeutigen Belege darüber gibt, ob und in welchem Umfang und bei welchen Toxinen eine Entgiftung tatsächlich stattgefunden hat. Die bisher beschriebenen Reaktionen können durchaus aufgrund anderer Umstände (z.B. Therapeut-Patient-Verhältnis usw.) zurückzuführen sein. Es ist daher davor zu warnen, sich z.B. bei Verdacht auf eine Amalgam-Quecksilbervergiftung darauf zu verlassen, daß eine Detoxifikation durch die Nosodentherapie zuverlässig möglich ist. Es ist derzeit nicht möglich abzuschätzen, wie lange die Nosoden verabreicht werden müssen, um eine maximale Entgiftung zu erwirken, und wie hoch der Grad der Vergiftung ist – was Rückschlüsse auf die erforderliche Dauer einer Therapie zuließe.

> Die Nosodentherapie sowie die Homöopathie können also nur als **adjuvante Therapien** empfohlen werden und sind als alleinige Maßnahmen sicher nicht geeignet.

Autonosoden

Autonosoden werden aus **körpereigenem Material** wie Blut oder Urin hergestellt. Der besondere Vorteil einer solchen individuellen Therapie liegt darin, daß sämtliche Toxine und deren Metaboliten im Blut und in meist noch konzentrierterer Form im Urin zu finden sind.

> Durch eine nach homöopathischen Regeln hergestellte Verdünnungsreihe (Potenzierung) der Körpersäfte erhält man ein individuelles Medikament, das exakt der toxischen Situation des Patienten entspricht.

Durch den bekannten Umkehreffekt (Arndt-Schulz-Regel) können durch eine regelmäßige Einnahme der Autonosoden die durch Toxine ausgelösten Symptome behandelt und die Entgiftungsvorgänge angeregt werden.

Das Institut Mentop stellt zur einfachen und schnellen Anwendung solcher Autonosoden fertige Praxiskits her, die als ISF-Kit (Immunstimulationsfaktor) vertrieben werden. Institut Mentop, Lollfuß 43–45, 24837 Schleswig.

Vorsicht Eigenurintherapie!

Aufgrund der oben geschilderten Zusammenhänge muß die häufig gepriesene Urintrinkkur äußerst kritisch betrachtet werden.

> Es muß bedacht werden, daß die Niere Toxine konzentriert ausscheidet. Die unkritische regelmäßige Zufuhr größerer Mengen Urin (es wird ja nicht selten 1 Glas und mehr des Morgenurins empfohlen) führt somit die über Nacht vom Körper eliminierten Gifte zurück.

Da in der Regel eine Daueranwendung empfohlen wird, kann sich das im Laufe der Zeit – je nach Belastungssituation – ganz erheblich auswirken. Vor Durchführung einer solchen Therapie sollte zumindest eine gründliche Schadstoffanalytik stehen.

7.3 Entgiftung, Oxidationsschutz und Immunmodulation mittels orthomolekularer Substanzen

> Die orthomolekulare Medizin beschäftigt sich mit der Bedeutung der Mikronährstoffe für die Gesundheit. Ziel der orthomolekularen Therapie ist es, durch eine Optimierung des Nährstoffstatus eines Individuums krankmachende Faktoren auszuschalten, einen maximalen Selbstschutz zu ermöglichen oder die Selbstheilungskräfte des Organismus im Falle eingetretener Krankheiten zu unterstützen.

Dabei werden auch die pharmakologischen Eigenschaften der verschiedenen Nährstoffsubstanzen im Megadosisbereich ausgenutzt, wie es z.B. die Therapie mit hochdosiertem Vitamin C anbietet. Der besondere Vorteil dieses in Deutschland noch sehr jungen Medizinzweiges ist die große therapeutische Sicherheit. Nebenwirkungen sind bei fachgerechter Anwendung der Therapie kaum zu erwarten. Die Erfassung eines **Mikronährstoffstatus** sollte heute bei jedem Patienten zur Routinediagnostik gehören. Insbesondere auch bei Kindern ist eine solche Untersuchung bedeutsam. Aussagekräftig ist bei vielen Elementen nur eine Untersuchung des Vollblutes. Bei dieser Methode wird neben dem Serumgehalt eines Elementes auch der Blutzellengehalt mittels der sogenannten AAS (Atom-Absorptions-Spektrometrie) gemessen. Nicht alle Labors können diese moderne Technik anbieten.

Die Elemente Zink, Magnesium, Selen, Kalium und Eisen beispielsweise kommen zu 70–90% in den Blutzellen vor. Eine Serumanalyse (eine Probe aus der Blutflüssigkeit) repräsentiert also keinesfalls die tatsächliche Elementkonzentration. Wenn nun überhaupt an eine entsprechende Unterversorgung mit Mineralien, Vitaminen oder Spurenelementen gedacht wird, wird zumeist die falsche Labortechnik und/oder das falsche Untersuchungsmaterial benutzt.

> Im wesentlichen dienen der orthomolekularen Therapie Substanzen aus der Gruppe der Vitamine, Spurenelemente, Mineralien, Aminosäuren, Enzyme und Fettsäuren.

In der klinischen Ökologie stehen viele dieser Substanzen als Antioxidanzien zur Verfügung, die als Schutzfaktoren gegenüber Umweltgiften, zur Unterstützung der körpereigenen Entgiftungsvorgänge und zur immunologischen Stimulation vorzügliche Dienste leisten. Bekannt ist z.B., daß Spurenelemente Komponenten des antioxidativen Systems beeinflussen. Ein Mangel an Spurenelementen stimuliert primär die Gewebezerstörung und sekundär die Zytokinproduktion. Proteindefizite, die bei bestimmten Grunderkrankungen, Mangelernährungen oder bei Alkoho-

lismus auftreten können, führen insbesondere in den lymphatischen Organen zu erheblichen Aktivitätsminderungen, was empfindliche Immunstörungen zur Folge hat.

Die wichtigsten Vertreter dieser **Schutzfaktoren** sind:

– Vitamine (A, C, E und Beta-Carotin, Niacin),
– Spurenelemente wie Selen und Zink,
– Bioflavonoide,
– reduziertes Glutathion,
– Alpha-Liponsäure (schwefelhaltige Fettsäure mit hoher antioxidativer Eigenschaft),
– Melatonin (Hormon aus der Epiphyse).

Andere **Antioxidanzien** bzw. **Enzyme** werden mittels dieser Stoffe im Körper aufgebaut:

– Glutathion (Vitamin C, L-Cystein),
– Glutathion-Peroxidase (enthält Selen, Vitamin E, Riboflavin, Niacin),
– Katalasen (enthalten Eisen),
– Superoxid-Dismutasen (enthalten Zink, Mangan, Kupfer).

Zur Therapie sollten sinnvollerweise **sich ergänzende Substanzen** (also Vitamine und Spurenelemente sowie Mineralien und Bioflavonoide) eingesetzt werden. Nur so kann das schützende Potential dieser Substanzgruppen optimal genutzt werden.

- So bewirkt Vitamin E einen Schutz vor Oxidation im Bereich lipidartiger Strukturen, wie wir sie in den Zellmembranen finden.
- Vitamin C dagegen weist eine besondere Beziehung zum Zytoplasma auf und schützt damit den Zellkern.
- Beta-Carotin ist „Spezialist" für den Zwischenzellraum.
- Aminosäuren greifen als Bestandteile von Enzymen und regulierende Faktoren des Zellstoffwechsel in die Entgiftungsvorgänge ein.
- Die Aminosäuren Methionin sowie Cystein enthalten Schwefel und sind in der Lage, Schwermetalle zu binden.
- Ebenso cheliert Histidin Schwermetalle.

Die solchermaßen entstandenen Komplexe werden via Niere ausgeschieden.

> Eine Kombination von Antioxidanzien erzielt eine stärkere Wirkung als eine einzelne Substanz.

Ballaststoffe können die Resorption von Mineralien und Spurenelementen u.U. nahezu vollständig unterbinden. So ist bei einer Substitutionstherapie bezüglich solcher Elemente darauf zu achten, daß nicht gleichzeitig ballaststoffreiche Nahrungsmittel verzehrt werden. Dies gilt insbesondere für die diversen Ballaststoffpräparate!

Vorsicht: unerwünschte Zusätze

In der Pharmaindustrie werden Unmengen von Zusätzen zur Herstellung der Präparate verwendet, die sich dann neben dem eigentlichen Wirkstoff in der Zubereitung befinden. Einige dieser Zusätze sind insbesondere für Allergiker oder besonders empfindliche Patienten bedenklich. So können diverse Farbstoffe, Aromen, Hefen, Zucker, Mais, Milchpulver, Laktose, magensaftresistente Überzüge, Bindemittel usw. unter Umständen den Wert einer Therapie vollständig zunichte machen, weil der Betreffende mit Unverträglichkeit reagiert.

Es sollte aus diesem Grunde bei der Verordnung von Arzneien unbedingt darauf geachtet werden, daß die Präparate möglichst **hypoallergen** hergestellt sind. Auf der Packung eines jeden Fertigarzneimittels sind Angaben über die Inhalts- und Hilfsstoffe zu finden. Bei entsprechender Herstellung findet sich somit auch der Hinweis „hypoallergen und frei von ...".

Eine weitere Möglichkeit ist die individuelle Rezeptur. Versierte Apotheker sind heute immer noch in der Lage, z. B. Kapseln oder Suppositorien selbst herzustellen. Das garantiert eine hilfsstofffreie Zusammensetzung.

Vitamin A

Dieses Vitamin kommt fast ausschließlich im tierischen und menschlichen Organismus vor. In der Pflanzenwelt sind Vitamin-A-Vorstufen, die sogenannten **Carotinoide**, (z. B. in hoher Konzentration in der Karotte) zu finden. Carotinoide haben für den Menschen die wichtige Funktion eines sogenannten Provitamins. Innerhalb des Darms kann der menschliche Organismus daraus Vitamin A selbst bilden. Die Leber ist ein wesentlicher Vitamin-A-Speicher. Das gilt auch für die tierische Leber, die teilweise so hohe Konzentrationen von Vitamin A aufweist, daß der regelmäßige Verzehr – vor allem für Schwangere und Kleinkinder bzw. Säuglinge – unerwünschte Überdosierungen hervorrufen kann. Am geläufigsten ist die Beziehung zwischen Vitamin A und den Augen. Ein Mangel an diesem fettlöslichen Vitamin führt zur Nachtblindheit. Aber viele weitere Funktionen des Organismus hängen von einer ausreichenden Versorgung ab. So kommt es aufgrund der immunmodulierenden Wirkung von Vitamin A zu einer gesteigerten Infektanfälligkeit oder zu Akneerscheinungen der Haut.

Vitamin-A-Mangelzustände sind eigentlich leicht zu verhindern und kommen auch relativ selten vor. Aber bei bestimmten Grunderkrankungen kann es zu Aufnahmestörungen kommen. Besonders zu erwähnen sind Veränderungen im Verdauungssystem, z. B. der chronische Durchfall oder eine – durch eine Bakterienfehlbesiedelung im Darm bedingte – Resorptionsschwäche. Auch chronisch entzündliche Prozesse können langfristig zu einem Mangel führen.

Eine **Vitamin-A-Therapie** wirkt sich positiv auf Haut und Schleimhäute (auch Darmschleimhäute!) aus. Gerade bei Kindern mit chronischen Infekten und z. B. einer ausgeprägten Neurodermitis kann eine Substitution sinnvoll sein (niedrige Dosierung). Der erwähnte Effekt auf die Schleimhaut verbessert deren Funktion im Sinne einer höheren Erregerabwehrfähigkeit. Außerdem wird Vitamin A zur Synthese von bestimmten Eiweißbausteinen benötigt, die zur Bildung von Antikörpern bedeutsam sind. Das Präparat Multi-Mulsin® enthält neben Vitamin A noch Vitamine der B-Gruppe. Besonders Vitamin B_6 ist für immunkompetente Zellen von Bedeutung. Bei Defiziten konnte eine Atrophie (Abbau) des lymphatischen Gewebes beobachtet werden.

> Vorsicht vor sogenannten Retinoiden (synthetische Derivate der Vitamin-A-Säure) in der Schwangerschaft.

Retinoide rufen Fehlbildungen und Intelligenzdefekte hervor. Eine Vitamin-A-Therapie in der Schwangerschaft ist nur bei nachgewiesenem Mangel indiziert. Leber sollte in der Schwangerschaft nicht verzehrt werden, da nachgewiesen wurde, daß z.B in 100 g Kalbsleber 42 000 I.E. Vitamin A enthalten sein können (künstliche Zufuhr). Als fehlbildungsauslösend gelten 25 000–40 000 I.E. im ersten Schwangerschaftsdrittel.

Diagnostik. Der Vitamin-A-Spiegel wird im Plasma gemessen. Um eine zuverlässige Beurteilung des Vitamin-A-Status zu gewährleisten, sollte das retinolbindende Protein mitbestimmt werden, da dieses Protein für die Ausschleusung von Vitamin A aus dem Speicherorgan Leber verantwortlich ist. Weiterhin spielt der Zinkspiegel eine Rolle für den Vitamin-A-Stoffwechsel, da Zink ebenfalls ein Schlüsselelement für die Mobilisierung von Vitamin A ist.

Dosierung. Maßeinheit für Vitamin A ist meist die I.E.
Zur Prophylaxe gelten 1500–10 000 I.E./die, für eine Therapie werden 5000 bis 150 000 I.E./die empfohlen. Bei Kindern ist besondere Vorsicht geboten, da hier schnell Überdosierungen möglich sind. Es treten dann Symptome wie Schälung der Haut, Schlaf-, Appetitstörungen und Gewichtsverlust auf.

Beta-Carotin

Beta-Carotin wird auch als Provitamin A bezeichnet, da es im Organismus zu Vitamin A umgewandelt werden kann. Es gibt ca. 500 verschiedene Carotinoide, von denen Beta-Carotin der wichtigste ist. In der klinischen Ökologie hat sich das Provitamin in seiner Eigenschaft als Antioxidans bewährt. Darüber hinaus scheint insbesondere bei Rauchern eine protektive Wirkung bezüglich der Entwicklung eines Bronchialkarzinoms zu bestehen. Auffallend ist, daß bei Rauchern neben Vitamin C auch der Beta-Carotin-Spiegel erniedrigt ist.

Diagnostik. Beta-Carotin kann im Plasma nachgewiesen werden.

Dosierung. In frischen Früchten und Gemüsen ist Beta-Carotin reichlich enthalten. Trotzdem wird insbesondere für gefährdete Personen (Raucher) eine Substitution (ca. 15 mg/die) empfohlen. Nebenwirkungen sind selbst in weit höheren Dosierungen nicht zu erwarten. Die sich einstellende Bräunung der Haut bei Dosierungen von über 30 mg/die wird gerne genutzt und ist unschädlich.

Vitamin E

Vitamin E (Tocopherol) wird ausschließlich von Pflanzen gebildet und findet sich als fettlösliches Vitamin besonders reichlich in pflanzlichen Ölen, vor allem in Weizenkeimöl [113]. Vitamin E dient u. a. dem Oxidationsschutz der Öle, da es einen sehr hohen antioxidativen Charakter hat.

Die Bedeutung für höhere Organismen wurde erstmals in den zwanziger Jahren in Zusammenhang mit der Vermehrungsfähigkeit von Ratten beobachtet. Erst 1968 wurde die Bedeutung für den menschlichen Organismus erkannt. Das mag daran liegen, daß ein Vitamin-E-Mangel beim Menschen nicht deutlich erkennbar ist.

In der Medizin hat **Alpha-Tocopherol** – möglichst natürlichen Ursprungs (z. B. aus Weizenkeimöl gewonnen) – inzwischen einen festen Platz als eines der wichtigsten Antioxidanzien und Fänger freier Radikale.

> Es konnte nachgewiesen werden, daß Vitamin E insbesondere die ungesättigten Fettsäuren der Zellmembranen vor oxidativen Schäden schützt.

Ungesättigte Fettsäuren sind essentieller Bestandteil biologischer Membranen. An den besonders oxidationsempfindlichen Stellen der Zellmembran können Sauerstoffmoleküle und/oder andere freie Radikale sehr leicht reagieren. Diese gefährdeten Zellmembranen lagern in regelmäßigen Abständen Alpha-Tocopherol ein, das in der Lage ist, die aggressiven Stoffe zu neutralisieren und die Oxidation zu stoppen. Somit kommt aufgrund der zunehmenden Konfrontation des Organismus mit aggressiven Radikalen dem Vitamin E eine bedeutende Stellung zu.

Die **Vitamin-E-Therapie** hat inzwischen ihren festen Platz bei Erkrankungen, die vermehrt mit der Bildung freier Radikale reagieren (z. B. antientzündliche Rheumatherapie, kardiovaskuläre Erkrankungen, Hauterkrankungen usw.). Darüber hinaus bietet sich eine Substitution aber auch in der klinischen Ökologie als Schutztherapie vor Umwelteinflüssen an. Da Vitamin E durch die Reaktion mit Oxidanzien verbraucht wird, muß es – vor allem bei vermehrtem Auftreten freier Radikale – substituiert werden. Vitamin C ist in begrenztem Umfang in der Lage, Vitamin E wieder zu regenerieren.

Eine Erniedrigung von Alpha-Tocopherol im Serum kann durch ein Magnesiumdefizit hervorgerufen werden. So konnte erklärt werden, daß ein Magnesiummangel eine erhöhte Lipidperoxidation nach sich zieht, oder anders ausgedrückt, daß ein Magnesiummangel die Entstehung freier Radikale begünstigt. Die zunehmend auf dem Pharmamarkt angebotenen Kombinationen von Magnesium und Vitamin E haben somit durchaus ihre Berechtigung.

Indikationen. Alle Erkrankungen oder Lebensumstände, die zu einer erhöhten Konfrontation mit freien Radikalen führen, stellen klassische Indikationen für eine Vitamin-E-Therapie dar. Ebenso kann ein Magnesiumdefizit als Indikation gelten.

Typische Indikationen:
– Gefäßerkrankungen (inkl. notwendiger Verbesserung der Blutfließeigenschaften),
– Herzkrankheiten,
– sympathikotone Reizzustände (Dauerstreß; Distreß),
– Diabetes mellitus,
– Innenohrschäden durch Lärm,
– neurologische Erkrankungen,
– vegetative Störungen,
– Hyperthyreose,
– primärer und sekundärer Hyperaldosteronismus,
– Skelett- und Gelenkerkrankungen,
– Sport,
– Schwangerschaft/Geburt,
– oxidativer Streß (Raucher, Strahlenschäden, Konfrontation mit Photooxidanzien und Abgasen etc.).

Diagnostik. Vitamin E wird im Plasma untersucht. Da Tocopherol im Plasma an Lipoproteine gebunden ist, ist eine Standardisierung auf den Cholesteringehalt sinnvoll. Die Bestimmung von Malondialdehyd (s. auch S. 78) läßt Rückschlüsse auf den antioxidativen Status und damit eine Beurteilung der Versorgung mit Vitamin E zu.

Dosierung. Der Bedarf an Vitamin E ist nicht genau bekannt. Von Bedeutung ist natürlich auch die unterschiedliche Konfrontation einzelner Personen mit freien Radikalen bzw. einer Erkrankung, die mit einer erhöhten Bildung freier Radikale einhergeht (Rheuma, Diabetes, Atherosklerose etc.). Forschungsergebnisse weisen darauf hin, daß ein sehr hoher Vitamin-E-Spiegel einen krebsprophylaktischen Effekt hat.

In der orthomolekularen Medizin sowie in der Umweltmedizin werden je nach Situation Dosierungen zwischen 200 und 500 mg/die empfohlen.

Vitamin E in natürlicher Form (z.B. in Weizenkeimöl) ist synthetischem Alpha-Tocopherol vorzuziehen. Eine Kombination mit Magnesium und Vitamin C ist sinnvoll.

Alpha-Liponsäure

Diese Säure wird auch Thioctsäure genannt und ist eine schwefelhaltige Fettsäure [51]. Die Substanz wird vom Organismus in ausreichender Menge produziert. Es bestehen enge Beziehungen zu Vitamin B_1. Alpha-Liponsäure reagiert aufgrund ihrer chemischen Struktur mit zahlreichen Oxidanzien. Da die Konzentration von Alpha-Liponsäure in Herz und Leber besonders hoch ist, wird eine besondere Bedeutung für den Stoffwechsel dieser Organe vermutet.

Indikationen. Die Behandlung der diabetischen Neuropathie mit Alpha-Liponsäure steht an erster Stelle der Indikationen. Doch durch das hohe antioxidative Potential der Substanz wird Liponsäure zunehmend in der klinischen Ökologie eingesetzt. So stellt auch die toxische Neuropathie eine sinnvolle Indikation dar. Untersuchungen konnten zeigen, daß bei der diabetischen Neuropathie Alpha-Liponsäure-abhängige Stoffwechselvorgänge

reduziert sind. Die Folge sind Funktionsstörungen der Nervenfasern, die zu dem typischen Beschwerdebild Taubheitsgefühle, Mißempfindungen und Reflexverlusten führen.

Eine Substitution von Liponsäure in hoher Dosierung verbessert die Nervenleitfähigkeit. Durch die antioxidativen Eigenschaften kommt es zu einem Membranschutz der Zellen gegenüber freien Radikalen (die letztlich bei einer diabetischen Stoffwechsellage genauso vermehrt auftreten wie bei toxischen Belastungen, z.B. durch Pestizide).

Weiterhin wird ein positiver Einfluß von Alpha-Liponsäure bei Schwermetallvergiftungen beschrieben. Die Speicherung toxischer Metalle wird verringert und deren Ausscheidung gesteigert.

Darüber hinaus sind Erfolge bei der Therapie verschiedener Formen der Hepatopathie gut dokumentiert.

Durch die Summe der Eigenschaften ergeben sich für die Umweltmedizin äußerst interessante Aspekte, die Alpha-Liponsäure zunehmend in der Vordergrund rücken wird.

Dosierung. Für die Therapie stehen die orale und die parenterale Applikationsform vieler Hersteller zur Verfügung. Initial sollte in Dosen zwischen 300 und 600 mg täglich über ca. 2 Wochen infundiert werden. Danach können die Infusionstermine auf zwei- bis dreimal wöchentlich beschränkt werden. An den infusionsfreien Tagen steht die orale Therapie zur Verfügung. Diese sollte nach Abschluß der parenteralen Therapie – je nach Krankheitsbild – über mehrere Monate fortgesetzt werden.

Optimale Kombination: Vitamin C und Bioflavonoide.

Vitamin C

Während Vitamin C allgemein gut bekannt ist und bereits von vielen Therapeuten in Megadosen eingesetzt wird, spielen Bioflavonoide eine eher untergeordnete Rolle. Eine recht bekannte Indikation ist überwiegend die Venentherapie mit Rutin. Doch Bioflavonoide zeichnen sich durch ein erheblich größeres Wirkspektrum aus und bergen phantastische therapeutische Möglichkeiten. Dabei ist die **Kombination** mit Vitamin C besonders hervorzuheben.

> Vitamin C wird durch Flavonoide stabilisiert und vor Oxidation geschützt.

Vitamin C wird von vielen Pflanzen und Tieren aus Glukose synthetisiert. Der menschliche Organismus hat dagegen diese Fähigkeit im Laufe seiner Entwicklung verloren, so daß er auf eine regelmäßige Zufuhr über die Nahrungskette angewiesen ist. Dabei spielt Frischkost eine besonders große Rolle, da Vitamin C bei Lagerung schnell abgebaut wird. Darüber hinaus wird das Vitamin durch Umweltgifte (auch durch Schwermetalle) zerstört. So muß der Vitamin-C-Gehalt in vielen Agrarprodukten sicherlich bedeutend niedriger angesetzt werden als allgemein angenommen.

Vitamin C spielt in unzähligen Zellreaktionen eine bedeutende Rolle. Besonders hervorzuheben ist aber auch die Hemmung der Nitrosaminbildung, die Wirkung als Radikalenfänger und die Inaktivierung vieler anderer Giftstoffe (und Allopathika).

Die **Ascorbinsäure** ist eine der wichtigsten Substanzen für den Bereich der Umweltmedizin. Interessant ist auch die Bedeutung der Ascorbinsäure für das wichtigste fettlösliche Antioxidans, das Vitamin E (Tocopherol). Vitamin C kann Tocopherol teilweise im Organismus regenerieren, so daß für eine optimierte Wirksamkeit von Vitamin E die Ascorbinsäure sehr wichtig ist.

Vitamin C spielt bei der Verhütung oder bei der Bekämpfung von Infektionskrankheiten eine besonders große Rolle. So wird z.B. durch Vitamin C die Freßtätigkeit (Phagozytose) der weißen Blutkörperchen unterstützt.

Darüber hinaus werden die Phagozyten und deren Membranen vor einer oxidativen Selbstzerstörung durch freie Radikale geschützt, die bei Entzündungen vermehrt auftreten. Aber auch die Interferonproduktion und das Komplementsystem werden stimuliert. In hohen Dosen kann man mit Vitamin C regelrecht „antibiotische Effekte" zur Bekämpfung von Infektionen erzielen.

Eine gute Vitamin-C-Auswahl bietet die Firma Orthica, 40599 Düsseldorf, in Form der Präparate Super C Komplex®, Acid free C® und speziell für Kinder C 500®.

Diagnostik. Der Vitamin-C-Status wird im Plasma bestimmt (Spezialröhrchen).

Dosierung. Dosierungen von 3–10 g sind anzustreben (3000–10 000 mg). Wichtig ist, zu wissen, daß der Vitamin-C-Bedarf nicht konstant gleich ist. Das heißt, daß bei bestimmten Erkrankungen wie z.B. akuten Infekten der Bedarf deutlich höher liegt als im gesunden Zustand. Bei einer Therapie mit Acetylsalicylsäure und/oder Antibiotika (Tetracycline) kommt es zu einer erhöhten Vitamin-C-Ausscheidung. Somit empfiehlt sich die Gabe von Ascorbinsäure in einer Dosierung von ca. 200–400 mg zum Ausgleich der Verluste. Vorzugsweise nimmt man sogenanntes gepuffertes Vitamin C, bei dem die Säure (es handelt sich um Ascorbinsäure) gebunden und neutralisiert ist. So sind hohe Dosen besser magenverträglich.

Vitamin-C-Tabletten, möglichst aus natürlichen Rohstoffen und ohne unnötige Begleitstoffe, sollten dem einfachen Ascorbinsäurepulver vorgezogen werden, da sie in den notwendigen Dosierungen deutlich angenehmer einzunehmen sind.

Da die Resorptionsquote von Ascorbinsäure mit steigender Dosis deutlich abnimmt (nach Gabe von 3 g als Einzeldosis nur noch 40% Resorption), bietet sich für eine Therapie mit Megadosen die parenterale Applikationsform an.

Bei Erwachsenen mit bakteriellen oder viralen Infekten, Allergien und anderen Erkrankungen (auch in der Tumortherapie als Adjuvans) erlebt man bei Vitamin-C-Infusionen in Megadosen verblüffende Reaktionen. Dabei ist darauf zu achten, daß die Lösung keine Konservierungsstoffe enthält. Die Firma Pascoe, Gießen, z. B. bietet eine Vitamin-C-Injektionslösung ohne Konservierungsstoffe und ohne Stabilisatoren in einer Konzentration von 7,5 g/50 ml (Durchstechflaschen) an.

Bioflavonoide

Bioflavonoide wurden ursprünglich **Permeabilitätsvitamin** (Vitamin P) genannt. Diese Substanz verfügt über eine dem Vitamin C ähnliche Wirkung auf die Durchlässigkeit der Gefäßwände. Da Tierversuche ergaben, daß ein Mangel an dieser Substanz nicht hervorzurufen war, wurden die Flavonoide nicht mehr als Vitamin bezeichnet.

Auch die Bioflavonoide sind in der Natur massenhaft zu finden. Sie kommen insbesondere vor in Früchten, Kernen, Blättern und in Rinden. Koniferen besitzen in ihrer Rinde einen hohen Anteil eines besonders wirksamen Flavonoids, des **Procianidins.** JACQUES MASQUELIERS gelang der Nachweis, daß Procianidin (OPC = oligomere Procianidine) um ein Vielfaches wirksamer als z. B. Rutin (Bioflavonoid aus Zitrusfrüchten) und erheblich besser therapeutisch nutzbar ist. MASQUELIER geht davon aus, daß die Wirksamkeit von Crataegus, Mistel, Ginkgo biloba oder grünem Tee auf OPC zurückzuführen ist. Auch Rotwein enthält in hoher Konzentration Procianidine. Mittlerweile wurde die regulierende Wirkung von Rotwein auf den Cholesterinstoffwechsel und die Gefäßwände erkannt.

> OPC gilt als einer der größten Radikalenfänger. In Japan wurde durch Untersuchungen belegt, daß Procianidine 50mal aktiver als Vitamin E und 20mal aktiver als Vitamin C freie Radikale abfangen.

Niacin

Niacin wird auch als **Vitamin** B_3 bezeichnet und ist der Oberbegriff für verschiedene, aber sehr verwandte Substanzen.

> Nicotinsäure, Nicotinamid und Niacin haben fast identische Wirkungsprofile. Nicotinsäure ist vorwiegend im Pflanzenreich zu finden, während Nicotinamid in tierischen Zellen vorliegt.

Nicotinsäure ist in den verschiedenen Schichten der Getreidekörner zu finden. Ca. 84% des Vitamins kommt in der Aleuronschicht des Korns vor. Allerdings ist noch unklar, ob aufgrund der natürlichen Bindung von Nicotinsäure an Makromoleküle des Korns die Bioverfügbarkeit für den Menschen ausreicht. Die lebensgefährliche Niacinmangelkrankheit **Pellagra** ist in Gebieten aufgetreten, in denen sich die Menschen überwiegend mit Mais ernährten.

Obwohl Mais Niacin enthält, ist es für den Organismus nicht verwertbar, so daß die schwerwiegenden Pellagraerscheinungen auftraten. Aber auch ein Mangel an dem Eiweißbaustein Tryptophan wirkt sich auf den Niacinstoffwechsel aus, da die Leber aus Tryptophan Niacin bilden kann. So wurde die durch die ausschließliche Maisernährung hervorgerufene Pellagra letztlich als eine Niacin- und Tryptophanmangelkrankheit entlarvt.

Gehalt einiger Getreidearten an Nikotinsäure, Tryptophan und Leucin (Angaben in g/100 g Protein; (aus [60]).			
	Nikotin-säure	Tryptophan	Leucin
Reis	1,2	1,2	8,0
Weizen	5,5	1,1	6,5
Mais	1,4	0,8	14,9

Niacin wird im Dünndarm vollständig resorbiert. Die (physiologische) Darmflora ist an der Spaltung von Niacin beteiligt. In niedrigen Konzentrationen wird das Vitamin nach Aufspaltung carriervermittelt aufgenommen.

Der menschliche Organismus kann für ca. 2–6 Wochen Niacin in der Leber und in den roten Blutkörperchen speichern.

Stoffwechselfunktion. Vitamin B_3 ist in seiner aktivierten Form ein Coenzym, daß in mehr als 200 Enzymen im menschlichen Stoffwechsel eine essentielle Rolle spielt. Insbesondere für den Bereich der Energieerzeugung (Fett-, Eiweiß- und Kohlenhydratstoffwechsel) sowie beim Nerven- und Gehirnstoffwechsel ist Niacin von besonderer Bedeutung. Aber auch der Haut- und der Schleimhautstoffwechsel werden von Niacin beeinflußt, ebenso die Bildung von Hormonen (z.B. Insulin und Sexualhormone). Interessant ist die Bedeutung von Vitamin B_3 für die Funktion der Haut. Bereits im Jahre 1771 wurde eine Krankheit beschrieben, die neben Magen-Darm-Störungen auch Hautveränderungen nach sich zog. Besonders die Hautbereiche, die der Sonne ausgesetzt waren, zeigten Veränderungen in Form von Blasen, Pusteln und Verhärtungen. Es sollte sich später herausstellen, daß die Veränderungen durch einen Niacinmangel zustande kamen.

Mangelerscheinungen

Die Vorstufe eines Vitamin-B_3-Mangels zeigt uncharakteristische **Symptome** in Form von:

– Appetitmangel, Gewichtsverlust,
– Erschöpfung, Unlust,
– Verringerung der geistigen Leistungsfähigkeit,
– Schlafstörungen,
– Verwirrungszustände,
– Zungenbrennen,
– Diarrhö.

Im weiteren Verlauf treten typische **Hautveränderungen** vor allen an den Hautstellen auf, die dem Sonnenlicht ausgesetzt sind. Es bilden sich entzündliche Rötungen, Verdickungen (Hyperkeratose) und eine verstärkte Pigmentierung. Veränderungen an der Zunge imponieren als „Himbeerzunge" (Glossitis), die häufig in Verbindung mit Mundwinkelrhagaden und Mundschleimhautentzündungen auftritt.

Die weitere Entwicklung eines schweren Niacinmangels führt zu geistigen Störungen in Form von Verwirrtheitszuständen, Bewußtseinseintrübungen, depressiven Psychosen.

Die **Niacinmangel-Enzephalopathie** führt neben spastischen Lähmungen zu Zittern, Verlust von Reflexen, Erhöhung des Muskeltonus und Veränderung der Lichtreaktionen der Pupillen.

In dieser Extremform wird bei uns der Niacinmangel kaum anzutreffen sein. Darüber hinaus muß davon ausgegangen werden, daß auch weitere Mikronährstoffdefizite den Niacinmangel begleiten.

Durch die bei uns heute nicht seltene Fehlernährung (und in bezug auf Mikronährstoffe auch Mangelernährung) ist zunehmend mit latenten Vitamin-B_3-Defiziten zu rechnen. Alkoholiker sind besonders gefährdet. Aber auch Schwangere, chronisch Kranke und Patienten, die regelmäßig bestimmte Pharmaka einnehmen, können Defizite entwickeln. Es muß daran gezweifelt werden, daß auch nur ein Bruchteil der Chemikalien bekannt ist, die zu Vitamindefiziten führen. Das gleiche gilt für allopathische Substanzen.

Medikamente, die Niacinmangel verursachen können [8]:

– Tuberkulostatika,
– Analgetika/Antirheumatika (Morazon, Salizylamid, Dextropropoxyphen, Paracetamol, Ethenzamid),
– Psychopharmaka (Diazepam),
– Antiepileptika (Phenytoin, Phenobarbital),
– Immunsuppressiva (Azathioprin),
– Zytostatika (Mercaptopurin)

Interessant ist die Beobachtung einer Dortmunder Ärztin, die bei Patienten mit Sonnenallergien stark erniedrigte Vitamin-B_3-Spiegel nachweisen konnte [25]. Die meisten Patienten litten darüber hinaus an:

- häufigen oder dünnflüssigen Stühlen (aber auch Obstipation),
- Magen-Darm-Beschwerden,
- Haarausfall,
- Nackendruck,
- Visusminderung,
- Haut- und Schleimhautreizzustände (besonders Blase),
- Gedächtnis- und Konzentrationsstörungen,
- Müdigkeit und Erschöpfung,
- Antriebsschwäche
- verlangsamte Auffassungsfähigkeit.

Einige der Patienten litten an Neurodermitis und Allergien. Die Ärztin gibt an, daß nach Substitution von 200 mg Niacin täglich (in Verbindung mit einer mikrobiologischen Darmtherapie) die Beschwerden verschwanden.

Die folgenden **Hypothesen** stehen zur Diskussion:

- Die Vitamin-B_3-Versorgung oder die Resorption im Darm ist schlechter als bisher angenommen. Gründe dafür könnten neben der bereits erwähnten Ernährungsproblematik die Veränderung der Darmflora sein (Massenantibiotikatherapie, Dysbiosen und Candidosen). Die erhöhte Empfindlichkeit der Schleimhäute könnte die Entstehung von Veränderungen der Darmflora bzw. der Entwicklung einer Candidose beschleunigen. Da physiologische Darmbakterien Vitamin B_3 verstoffwechseln bzw. spalten können, wäre es denkbar, daß pathogene Keime Niacin zerstören und/oder für den eigenen Stoffwechsel verbrauchen.
- Der Vitamin-B_3-Bedarf könnte sich aufgrund der zunehmenden Umweltbelastung deutlich erhöht haben.

Hauptsächlicher Niacinlieferant sind Fleischprodukte.

Auch Cerealien (besonders Weizen und Hülsenfrüchte) und tryptophanhaltige Nahrungsmittel tragen zur Versorgung bei. Trotzdem gibt es genügend Umstände, die zu einer unzureichenden Bedarfsdeckung führen. Ob sich der Bedarf aufgrund zunehmender Umwelteinflüsse sowie Alkohol- und Medikamentenabusus verändert hat, ist dringend zu klären.

Anwendungsmöglichkeiten

Zunächst gilt zu beachten, daß Nicotinsäure schnell unerwünschte Nebenwirkungen in Form von Flush (heftige Hautrötung) und (oft starken) Juckreiz auslöst. Viele Patienten setzen deshalb die Therapie erschrocken ab, weil sie die Erscheinungen für eine allergische Reaktion halten. Diese Erscheinungen verschwinden relativ rasch und treten dann zunehmend milder auf.

Bei längerer hochdosierter Anwendungsdauer von Nicotinsäure kann es allerdings zu einer verminderten Kohlenhydrattoleranz, zu Leberfunktionsstörungen und Blutdruckabfall kommen.

Nicotinamid führt nicht zu solchen Erscheinungen, kann aber auch (zu milderen) Hautrötungen und Juckreiz führen. Nicotinamid eignet sich damit am besten für eine Substitutionstherapie bei Vitamin-B_3-Defizit.

Indikationen. Die wesentliche Indikation für eine Substitution stellt natürlich ein Mangel dar. So können rezidivierende Mundwinkelrhagaden, Mundschleimhautentzündungen, häufige Diarrhöen, entzündliche Hautveränderungen und Pigmentationsstörungen, Müdigkeit und Gedächtnisstörungen den Verdacht auf einen Niacinmangel nahelegen und einen Therapieversuch durchaus rechtfertigen. Darüber hinaus kann bei „Risikopatienten" (s. S. 159) eine prophylaktische Substitution gerechtfertigt sein.

Da mit hohen Dosen von Nicotinsäure auch andere pharmakologische Effekte erzielt werden können, stellen auch Fettstoffwechsel- und Durchblutungsstörungen eine Indikation dar. Bei Dosierungen über dem 100fachen des Tagesbedarfs (1,5–6 g/Tag) übt Nicotinsäure einen cholesterin- und triglyceridsenkenden Effekt aus. Darüber hinaus kommt es zu einer Weitstellung der Gefäße und zu einem Anti-Sludge-Phänomen (wirkt gegen die Verklumpung der roten Blutkörperchen).

Die zunehmenden Sonnenallergien (polymorphe Lichtdermatose) stellen ein weiteres Indikationsgebiet für Niacinamid dar. Depressionen, Demenz sowie Schizophrenien zählen ebenfalls zu den Indikationen.

Dosierung. Die übliche Dosierung liegt bei 100–250 mg Tagesdosis (z. B. von Orthica in Form von Niacin 100 oder Orthica Niacinamid 250).

Um einen cholesterin- und triglyceridsenkenden Effekt zu erreichen, ist eine Dosierung über dem 100fachen des Tagesbedarfs (1,5–6 g/Tag) anzuwenden.

Bei Sonnenallergie führen hohe Dosen von 3mal täglich 1 g Nicotinamid über 2 Wochen möglichst vor Sonnenexposition in vielen Fällen zu einer Verhinderung der Hauterscheinungen. Da Nicotinsäureamid auch die Folsäurebildung aus der Darmwand fördert und Folsäure wiederum in Verbindung mit Vitamin B_3 die Melaninproduktion in der Haut beeinflußt, ist zur Therapie die Kombination mit Folsäure (15 mg/Tag) sinnvoll (z. B. Folsäure 800 von Orthica).

Auch das Granuloma anulare[1] stellt eine Indikation für eine hochdosierte Nicotinamidtherapie dar (1,5 g/Tag).

In der Umweltmedizin wird Niacinamid zur Entgiftung eingesetzt (400–500 mg/Tag). Um schadstoffausscheidende Enzyme zu aktivieren, spielt Vitamin B_3 eine besondere Rolle.

[1] Derbe, ringförmige, dicht aneinandergereihte, rötliche, häufig zentral eingedellte Knötchen. Die Herde neigen zu peripherer Ausbreitung, besonders an Hand- und Fußrücken im Kindesalter. Gefäßveränderungen sollen eine Rolle spielen. Bei älteren Patienten liegt häufig ein Diabetes mellitus zugrunde.

Psychische Störungen werden in der orthomolekularen Therapie mit Niacinamid in Verbindung mit Vitamin B_6 und Vitamin C behandelt.

Sinnvoll ist die Kombination mit anderen B-Vitaminen, da ein isolierter Vitamin-B_3-Mangel unwahrscheinlich ist.

Darüber hinaus sollte die Erhebung eines Mikronährstoffstatus im Vollblut und/oder im Blutserum einen möglichst umfassenden Überblick über die Versorgung mit Nährstoffen objektivieren. Weitere diagnostische Schritte sollten Resorptionsschwächen (Dysbiosen, Darmschleimhautentzündungen, Magensäuremangel, Pankreasinsuffizienz etc.) ausschließen, Umweltbelastungen sowie eventuelle Einwirkungen von Medikamenten überprüfen. Eine gezielte Ernährungsberatung ist im Falle von Defiziten unumgänglich.

Kupfer

Auch Kupfer erfüllt im Organismus eine Vielzahl wichtiger Funktionen und spielt als lebensnotwendiges Spurenelement besonders bei der **körpereigenen Infektabwehr** eine zentrale Rolle. So gehören Veränderungen der Serumkupferkonzentration zu den am schnellsten eintretenden Abwehrreaktionen des Organismus bei verschiedenen Infektionen, insbesondere bei Viruserkrankungen.

Letztlich spielt Kupfer aber bei allen **entzündlichen Veränderungen** im Körper eine zentrale Rolle, ganz gleich ob es sich um Zahnfleisch-, rheumatische oder Haut- und Schleimhautentzündungen handelt. Durch schnelle Erhöhung der Kupferkonzentration im Blut wird der antientzündliche Effekt des Kupfers genutzt. Ohne Kupfer bricht die Funktion des sogenannten RES (retikuloendotheliales System) zusammen. Das RES gehört zu den hochaktiven Immunsystemen des Organismus. Wir finden das RES besonders konzentriert in den Lymphknoten, der Milz und im Knochenmark. Chronische

Entzündungen führen zu einem Kupferdefizit im Vollblut.

Aber auch bei der Blutbildung spielt Kupfer eine primäre Rolle.

> Durch Kupfermangel kommt es zur Blutarmut, die sich letztlich auch wieder negativ auf das Immunsystem auswirkt.

Zwischen Kupfer und **Zink** besteht ein unmittelbarer Zusammenhang. Zinkmangel führt zu einem Kupferüberschuß und eine zu hohe Zinkzufuhr zu einem Kupfermangel und umgekehrt. Beide Elemente reagieren spezifisch bei Infekten und Entzündungen, so daß man bei einer entsprechenden Verteilungsstörung im Blut Rückschlüsse auf eventuelle Entzündungsherde im Körper ziehen kann.

Auch hier gilt, daß eine medikamentöse Zufuhr von Kupfer (Kupferorotat, Tagesbedarf unter normalen Umständen 1–2 mg) ohne geeignete Laborkontrollen zu empfindlichen Störungen im Mineralien- und Spurenelementhaushalt führen kann. Durch Untersuchungen konnte belegt werden, daß durch die heute übliche Nahrungsaufnahme die erforderliche Mindestaufnahme von 1–2 mg täglich deutlich unterschritten wird. Sie liegt in den meisten Fällen bei nur 0,76–0,78 mg.

Zink

Zink erfüllt in der Biologie einzigartige Funktionen [94]. Im menschlichen Stoffwechsel sind mittlerweile ca. 200 Enzyme bekannt, in denen Zink als aktiver Bestandteil identifiziert wurde. So hat dieses Element in den letzten Jahren eine herausragende Bedeutung in der Medizin gewonnen. Aufgrund der ungewöhnlich vielschichtigen Bedeutung von Zink in der Praxis soll dieses Element hier sehr ausführlich beschrieben werden, zumal Zinkdefizite weitverbreitet sind. Fast alle me-

dizinischen Kapitel in diesem Buch nehmen wegen seiner Bedeutung auf Zink Bezug.

In der relativ spärlichen deutschsprachigen Literatur wird meist von eher seltenen Grunderkrankungen, die zu einem Zinkmangel führen können, gesprochen. Darüber hinaus geht man zu oft davon aus, daß bezüglich der Ernährungsseite eine ausreichende Zinkversorgung gewährleistet sei. Immer wieder wird von einer Zinkserumbestimmung gesprochen, obwohl wir heute längst wissen, daß der überwiegende Teil des (Blut-)Zinks intrazellulär zu finden ist (im Blut sind ca. 90 % überwiegend in den Erythrozyten und ein geringerer Teil in den Leukozyten gebunden). Im Blutplasma findet sich lediglich ca. 0,1 % des Körperzinks. Somit ist derzeit die Zinkbestimmung im Vollblut mittels der AAS (Atom-Absorptions-Spektrometrie) die derzeit empfehlenswerte Untersuchungsmethode.

Ursachen des Zinkmangels

Hauptursachen eines Zinkmangels sind sicherlich die unzureichende Versorgung in der Nahrungskette und die globale, toxische Vernetzung von Umweltgiften. Zum einen scheinen durch Monokulturen und die üblichen Eingriffe der modernen Landwirtschaft in die Natur schon primäre Defizite in den Nahrungsmitteln zu bestehen, zum anderen führt die Lebensmittelindustrie zu weiteren Verlusten.

> Schwermetalle und andere Gifte wie z. B. PCP verdrängen Zink oder verhindern die Zinkbindung. Eine **Selensubstitution** kann zu einer erhöhten Zinkausscheidung führen.

Die Zinkaufnahme wird deutlich verschlechtert durch phytinhaltige Nahrungsmittel wie z. B. Soja- und Getreideprodukte sowie Hülsenfrüchte (alle pflanzlichen Nahrungsmittel enthalten mehr oder weniger Phytin). Zink geht mit **Phytaten** eine sehr stabile Verbindung ein und wird somit einer Resorption entzogen.

Vegetarier leiden häufig unter starkem Zinkmangel.

Auch **Ballaststoffe** behindern die Resorption. Zinktabletten sollten also möglichst nicht in Verbindung mit phytinhaltiger oder ballaststoffreicher Nahrung eingenommen werden. Ebenso wirkt sich der Konsum von raffinierten **Kohlenhydraten** (Zucker, Weißmehl, Süßigkeiten, Cola, Fanta etc.) negativ auf die Zinkbilanz aus. Es kommt zu einer erhöhten Ausscheidung über die Niere. Natürliche Kohlenhydrate allerdings, insbesondere Traubenzucker aus Früchten, verbessern die Zinkaufnahme. Aus tierischen Nahrungsmitteln wird Zink bedeutend besser resorbiert. Fleisch und Innereien weisen die höchsten Konzentrationen auf. Natürlich ist nach wie vor ein verringerter Fleischkonsum anzustreben.

Somit gelten aufgrund der heutigen globalen Auswirkungen innerhalb der zivilisierten Bevölkerung hinsichtlich einer Gesunderhaltung andere Maßstäbe. Zink ist ein Beispiel dafür, wie wichtig eine Nahrungsergänzung geworden ist. Die heute üblichen Empfehlungen anerkannter Ernährungsfachleute werden diesen Tatsachen nicht gerecht. Befolgt man solche Ernährungsvorschriften, kommt es zwangsläufig zu einer negativen Zinkbilanz. Letztlich ist ein bestehendes Defizit ausschließlich mit einer hochdosierten Supplementierung beherrschbar.

Zink und Immunsystem

Die Infektanfälligkeit gehört zu den Leitsymptomen eines Zinkmangels. Bei Defizienzen kommt es zu einer Reduktion der Gesamtzahl der Lymphozyten und besonders auch der T-Killer- und T-Helferzellen. Beide Zellarten spielen bei der Tumor- und Infektabwehr eine Schlüsselrolle.

In Tierversuchen konnte nachgewiesen werden, daß die Thymusdrüse, die Ausbildungsstätte für das Immunsystem, unter Zinkmangel mit einer Verkleinerung und einer damit verbundenen Funktionseinschränkung reagiert. Die Folge ist eine immunologische Schwäche mit verminderter Antikörperbildung. Im Vergleich zu anderen Spurenelementen konnte nur bei Zink eine eindeutig stimulierende Wirkung auf das Immunsystem nachgewiesen werden. Bestimmte immunologische Vorgänge können ausschließlich nur von Zink und keinem anderen Spurenelement sonst erfüllt werden. So läßt sich beobachten, daß Lymphozyten aktiver werden und einen schnelleren Proliferationsprozeß (Wachstumsprozeß) durchlaufen. Zink hemmt darüber hinaus überschießende Immunprozesse.

Sehr wichtig ist der Zusammenhang zwischen Zink und **Vitamin A.**

Durch Zinkdefizit kommt es zu einer Störung der Vitamin-A-Umwandlung (von Retinol in Retinal), was letztlich einem Vitaminmangel gleichkommt.

Vitamin A ist als schleimhautschützendes Vitamin von besonderer Bedeutung für das Immunsystem.

Bei der Therapie der Infektanfälligkeit wird von seiten der Schulmedizin regelmäßig zu antibiotischen Substanzen gegriffen, was letztlich natürlich in eine iatrogene (ärztlich verursachte) Chronifizierung führt. Einige Autoren geben an, daß **Antibiotika** zusätzlich zu Zinkdefiziten führen. In diesem Zusammenhang kann das Übersehen eines Zinkmangelzustandes als Kunstfehler bezeichnet werden. Die hochproblematischen Antibiotika, die uns heute aufgrund ihrer mißbräuchlichen Massenanwendung im Laufe der vergangenen Jahrzehnte mit gravierenden Problemen konfrontieren, werden überflüssig, wenn die Ursache der Immunschwäche behoben ist.

Die alternative Medizin nutzt die Möglichkeiten einer phytotherapeutischen, homöopathischen oder mikrobiologischen Immunstimulation. Hier gilt prinzipiell das gleiche. Zwar ist die alternative Therapie bedeutend risikoärmer, doch auch hier gilt das Prinzip der ursächlichen Zusammenhänge. Eine Unterversorgung mit Zink führt zu einer Art „Regulationsstarre", woran Phytotherapeutika usw. nichts ändern können.

Zink und Haut

Zink und Haut stehen in engem Zusammenhang. Bei der **Neurodermitis** finden wir in ca. 70–80% der Fälle eine Unterversorgung. So gehört Zink auch für die Neurodermitis zu den wichtigsten Elementen! Liegt ein unerkannter Zinkmangel vor, sind in der Regel alle anderen Therapieversuche zum Scheitern verurteilt! Insbesondere bei Kindern findet man sehr ausgeprägte Defizite. Zink spielt im Hautstoffwechsel sowie bei den allergischentzündlichen Vorgängen im Gewebe eine sehr wichtige Rolle.

Histamin ist in den Mastzellen mittels Zink an Heparin gebunden. Fehlt Zink, ist diese Bindung erheblich eingeschränkt. Die Folge: Die Mastzelle kann Histamin nicht ausreichend binden, was eine vermehrte Freisetzung zur Folge haben könnte.

Histamin ist neben anderen aggressiven Gewebshormonen für die akuten, juckenden Hauterscheinungen verantwortlich, da durch den entstehenden Reiz ganze Kaskaden von Entzündungsreaktionen in der Haut gestartet werden.

Zinkpasten eignen sich sehr gut zum Auftragen auf die befallenen Hautstellen, besonders wenn es sich um akute und blutige Ekzeme handelt (weiche Zinkpaste oder Zinklotion bei nässenden Ekzemen). Die akute Reaktion wird schnell gelindert, das Nässen läßt deutlich nach. Allerdings führt die Behandlung zu einem starken Austrocknen der Haut, so daß es sinnvoll ist, bei nicht nässenden Ekzemen

gleichzeitig eine fettreiche Salbe anzuwenden (z. B. Linola®-Fett). Da die äußerliche Anwendung stark weiß und schmierig aufträgt, eignet sich die Anwendung besonders für die Abendstunden und in der Nacht.

Der Zusammenhang zwischen Zink und Hauterkrankungen wurde Mitte der 70er Jahre erstmals beschrieben. Bei der sogenannten Akrodermatitis enteropathica, einer vererbten Hauterkrankung mit gravierenden Erscheinungen, liegt ein Defekt der Zinkaufnahme aus dem Darm vor. Bei der Therapie dieser Erkrankung wurde erstmals Zink oral verabreicht. Schon nach kurzer Zeit konnten die Krankheitserscheinungen zum Abheilen gebracht werden. Keineswegs muß es immer nur zu den drastischen Hautveränderungen kommen, die wir von der Akrodermatitis her kennen. Typische Hautveränderungen sind weiterhin die Ausbildung von flachen Blasen an den Beugeseiten der Finger, an den Fersen sowie an den Streckseiten der Zehen. Es kann zu häufigen Entzündungen im Bereich des Nagelfalzes kommen (Panaritium).

Bei der Behandlung der Akne ist eine Zinksubstitution vielen anderen Therapien (vor allem der Antibiotikatherapie) deutlich überlegen.

Auch Störungen im Sinne von Haarausfall und Nagelveränderungen (Furchen, weiße Flecken, Brüchigkeit) zählen zu den Mangelsymptomen.

Die **antivirale Wirkung** von Zink wurde gut untersucht. Es konnte festgestellt werden, daß die Inaktivierung von Viren z. B. beim Herpes labialis sehr ausgeprägt ist. Untersuchungen von KÜMEL zeigten, daß dabei die Kombination von Zink und Heparin am wirksamsten ist (z. B. Lipactin® Gel).

KÜMEL berichtet auch über Versuche, mittels vaginaler Zinkapplikation das Risiko der HIV-Übertragung beim Intimverkehr zu senken (persönliche Information).

Zink und Gehirnstoffwechsel

Fehlt Zink, wird die Synthese von DNA, RNA und Eiweiß im Gehirn negativ beeinflußt.

Liegt in der Schwangerschaft ein Defizit vor, kann es zu Entwicklungsstörungen des fetalen Gehirns kommen, was sich nach der Geburt in starker Unruhe, vermehrtem Schreien sowie Schlafstörungen ausdrücken kann. In späteren Lebensphasen kann es zu Aggressivität, Lethargie, mangelndem Konzentrationsvermögen und schlechten schulischen Leistungen kommen. Es sei hier nochmals wiederholt, daß bei Schwangeren unbedingt der Zinkstatus regelmäßig kontrolliert werden muß.

Bei der Bildung verschiedener Neurotransmitter (Glutaminsäure und Gammaaminobuttersäure) wird Zink benötigt. Eine Beeinträchtigung der Funktion der Hypothalamo-Hypophysen-Nebennierenrinden-Achse wird aufgrund zahlreicher Befunde seit kurzer Zeit vermutet. Die Folgen: eine Abnahme der Streßtoleranz und die Entwicklung einer Depression.

Ein Zinkdefizit führt außerdem zu einer Kupferverteilungsstörung im Sinne einer erhöhten Cu-Konzentration im Vollblut, der sich wiederum negativ auf die Gehirnfunktion auswirken kann. Es wird vermutet, daß ein erhöhter Cu-Spiegel eine Verschlechterung des Vitamin-B_{12}-Transports im zentralen Nervensystem nach sich zieht. Die Folge wäre ein zerebraler Vitamin-B_{12}-Mangel mit entsprechenden Auswirkungen.

Van Tiggelen, Niederlande, fand bei seinen Untersuchungen, daß Patienten mit Altersschwachsinn und M. Alzheimer deutlich erhöhte Kupfer-Zink-Quotienten im Serum aufwiesen. Orthomolekulartherapeuten des Brain Bio Center (USA) berichten über eine Korrelation zwischen erniedrigten Histaminspiegeln und erhöhten Kupferwerten im Blut bei Patienten mit Depression, Psychose, Hyperaktivität oder Migräne (Histapenie).

> Die Therapie zur Senkung des Kupferspiegels besteht u.a. in einer Zinksupplementierung. Die Symptome sollen sich dadurch zuverlässig beeinflussen lassen.

Andererseits mindert ein ausgeglichener Zinkstatus die Auswirkungen von Schwermetallbelastungen (Quecksilber, Kadmium), die sich bekanntlich negativ auf den Gehirnstoffwechsel auswirken. Liegen solche schleichenden Vergiftungen vor, ist Zink ein Entgiftungsmittel von besonderer Bedeutung (s.u.)!

Nach Magnesium, Kalzium und Eisen ist Zink das häufigste Metallion im Gehirn. Zahlreiche neurochemische und metabolische Prozesse sind zinkabhängig oder werden von diesem Metall beeinflußt.

Viele Neurotransmitter[2] und biogene Amine[3] sind zinkabhängig. So wird in der Literatur ein Zinkdefizit in Verbindung mit seniler Demenz, Depression, geistiger Retardierung und Schizophrenie beschrieben.

Tatsächlich finden wir in der Praxis bestätigt, daß sich ein Zinkdefizit ganz erheblich auf die innere Ausgeglichenheit, die Streßtoleranz und das Verhalten auswirkt. Insbesondere Kinder reagieren sehr gut auf eine entsprechende Substitution. Die Eltern berichten immer wieder, ihr Kind sei „nicht wiederzuerkennen". Aggressionen lassen erheblich nach, die Aktivität nimmt zu, das ganze Wesen erscheint ausgeglichener und freundlicher, die schulischen Leistungen werden zunehmend besser.

Zink und Schwermetalle

Zwischen Zink und toxischen Schwermetallen besteht ein enger Zusammenhang. So konnte nachgewiesen werden, daß **Quecksilber,** das aus Amalgamfüllungen freigesetzt wird, den Zinkspiegel senkt. Daunderer gibt an, daß Zink durch toxische Metalle wie Amalgam, Blei, Kadmium, aber auch durch PCP gebunden wird und dem Körper nicht mehr zur Verfügung steht. Durch die große chemische Ähnlichkeit mit Kadmium und Quecksilber wird Zink durch diese Metalle

---

[2] Überträgerstoffe, dienen der Reizweiterleitung im Nervensystem.

[3] Z.B. Hormone bzw. Gewebshormone wie Histamin, Serotonin, Melatonin.

aus wichtigen Enzymen und Körperstrukturen verdrängt. Auf die deutlich höhere Bindungsfähigkeit zwischen Kadmium und Blei und dem Transportprotein Metallothionein wurde bereits hingewiesen. Bei einem Mangel an Metallothionein sind die Zinkaufnahme und der Transport in die Zelle blockiert. Wenn Schwermetalle Zink verdrängen, so kann umgekehrt auch durch eine erhöhte Zinkzufuhr Schwermetall wieder aus den Zellen verdrängt werden. Eine Zinksupplementierung stellt somit eine gute Entgiftungsmöglichkeit dar.

> Zinkdefizite (häufig in Verbindung mit Selendefiziten) sind laut DAUNDERER ein direktes Zeichen einer chronischen Vergiftung.

Es ist empfehlenswert, bei entsprechender Schwermetallmobilisation (z. B. mittels DMPS®) vorher den Zinkstatus zu bestimmen. Ein gravierender Mangel sollte durch eine hochdosierte Zinkzufuhr antherapiert werden, bevor die Mobilisation durch einen Chelatbildner durchgeführt wird, und anschließend weitergeführt werden. So läßt sich eine akute Verschlechterung des Zinkstatus verhindern.

Zink und Zuckerstoffwechsel

Zink spielt, wie bereits dargestellt, in einer Vielzahl von Stoffwechselvorgängen eine Rolle. So ist auch die Beziehung zwischen Zink, Insulin und dem Zuckerstoffwechsel von großer Bedeutung. Diabetiker scheiden häufig zwei- bis dreimal mehr Zink über den Urin aus als Gesunde. Somit erklärt sich sehr wahrscheinlich der häufig gefundene Zinkmangel bei Diabetikern. Das wiederum hat zur Folge, daß die Blutzuckerregulation noch stärker beeinträchtigt wird. Bereits 1934 wurde nachgewiesen, daß Insulin eine große Menge Zink enthält. Bei der Synthese von Proinsulin zu Insulin spielt das Metall eine entscheidende Rolle. Die Insulinsynthese wird durch Zinkdefizit verlangsamt, was einen Insulinmangel nach sich zieht. Ein Defizit scheint darüber hinaus eine verminderte Insulinspeicherung zu bewirken.

Erfahrungen mit dem Hypoglykämie-Syndrom zeigen immer wieder, daß bei Patienten mit einer gestörten Glukosetoleranz Zink ein wichtiger Faktor ist. Fast immer läßt sich ein Mangel feststellen.

Zinkdefizite im Säuglingsalter

Die Untersuchungen bezüglich Spurenelementdefiziten innerhalb der Pädiatrie sind alarmierend lückenhaft und vernachlässigt. Der Anästhesist HOLZKI betreut im Rahmen der Intensivmedizin Früh- und Neugeborene. HOLZKI beklagt sich über die Verschlossenheit der Pädiater, sich mit seinen Erkenntnissen über Zinkdefizite bei Risikokindern und Neugeborenen auseinanderzusetzen. Durch seine Untersuchungen konnte er die Bedeutung von Zinkdefiziten belegen. So kann man Zusammenhänge zwischen der Sterblichkeit von Risikokindern und der Versorgung mit Zink feststellen. Darüber hinaus konnten Gedeih- und Wachstumsstörungen beobachtet werden, die innerhalb kürzester Zeit durch eine adäquate Zinksubstitution behoben werden konnten. Besonders Frühgeborene leiden an einer kritischen Unterversorgung mit Zink. Vollblutuntersuchungen bei Schwangeren haben ergeben, daß im dritten Drittel der Schwangerschaft eine Abnahme der Zink- und Magnesiumspiegel bei der Mutter zu beobachten ist. Dieses Phänomen ist als erhöhter Bedarf des Kindes zu werten, der zu diesem Zeitpunkt durch Einschwemmung via Nabelschnur gedeckt wird. Kommt es nun zu einer Frühgeburt, kommen die Kinder mit Sicherheit mit Zink- und Magnesiumdefiziten (und sicherlich noch anderen Mängeln) zur Welt.

Weiterhin fand HOLZKI bei Kindern mit Fehlbildungen (Ösophagus-, Duodenal- und Analatresien) erhebliche Zink- und Kupferdefizite. Ebenso zeigten Neugeborene mit

einer deutlich ausgeprägten Hyperbilirubin-
ämie derartige Mangelerscheinungen. Wurden Neugeborene innerhalb der ersten drei
Lebensmonate einem operativen Eingriff zugeführt (hier Herniotomie), konnte in der
postoperativen Phase ein deutlich erhöhter
Zinkverlust via Niere festgestellt werden.

Therapie des Zinkmangels

Entscheidend für den Erfolg einer Zinksubstitution ist neben den in der Tabelle aufgeführten Zusammenhängen eine ausreichend
hohe Dosierung. Die hier üblichen Empfehlungen von ca. 15 mg als Tagesdosis reichen bei einem Zinkdefizit absolut nicht
aus. Diese Dosis ist höchstens geeignet, bei
relativ ausgeglichenen Zinkverhältnissen
einen Mangel vorsorglich zu verhüten.

Verwirrend sind die üblichen Angaben bezüglich der Zinkkonzentrationen in Tabletten oder Dragees. So bedeutet Zinkorotat 20
nicht, daß pro Tablette 20 mg Zink enthalten
sind! Lediglich ca. 16% von 20 mg entfallen
auf elementares Zink, also wären das pro Tablette nur 3,2 mg!

Bei ausgeprägten Defiziten und entsprechenden Symptomen müssen 30–100 mg
elementares Zink pro Tag über Wochen oder
gar Monate zugeführt werden (z.B. mit Tri-
Zink® = enthält 50 mg Zink oder Zink 15®;
Zinkorot 25® enthält 25 mg elementares
Zink).

Auch bei Kindern ist eine Therapie mit 2 ×
30–40 mg täglich völlig problemlos (alters-
abhängig).

> Wichtig sind regelmäßige Laborkontrol-
> len.

Dabei hat sich ein **vierteljähriger Untersu-
chungsabstand** als sinnvoll erwiesen. Bei ausgeprägten Defizienzen wird man so schnell
feststellen, daß es bis zu 12 Monaten und länger dauern kann, bis die Werte ausgeglichen
sind. Parallel zum stetigen Anstieg des Zink-

gehalts in den Zellen läßt sich die stetige Verbesserung der Symptomatik beobachten. Es
ist zu vermuten, daß zum einen die Zink-
resorption im Gegensatz z.B. zu der von Selen prinzipiell erheblich langsamer stattfindet
(oral aufgenommenes Zink wird bei abgesät-
tigtem Status nur zu ca. 30% resorbiert) und
zum anderen das supplementierte Zink sofort
in Stoffwechselvorgänge eingebaut wird. Darüber hinaus ist die renale Zinkausscheidung
während der Substitution prinzipiell erhöht.
Auf jeden Fall ist die Dosierungsempfehlung
von 1, 2 oder 3 Tabletten eines niedrig dosierten Zinkpräparats über ca. 4 Wochen praxis-
fremd! Häufig wird nach der Regel „ein oder
zwei Schachteln werden schon ausreichend
sein" verfahren.

> Die Substitution darf erst dann auf eine
> Erhaltungsdosis reduziert werden, wenn
> die Laborbefunde entsprechende Nor-
> malbefunde zeigen.

Eine **Erhaltungsdosis** (15–20 mg/Tag) ist
sinnvoll, um ein erneutes Defizit zu vermeiden. Wie bereits mehrfach betont, müssen die
anderen Spurenelemente und Mineralien
ebenfalls in die Laborkontrollen mit einbezogen werden.

Wir bevorzugen in der Praxis eine Kombination verschiedener Vitamine mit Zink wie
z.B. in folgender Rezeptur:

Rp.:
Zinkorotat 125 mg
Aneurinhydrochlorid 10 mg
Pyridoxal-5-Phosphat 10 mg
Biotin 1 mg
Alpha-Tocopherolacetat 50 mg
L-Cystein 20 mg
L-Methionin 10 mg
m.f.caps. Größe 1 tal. dos. Nr.
(z.B. 90 Kapseln)
1–2 × täglich 1 Kapsel

Die Kapseln können über die Kreuz-Apotheke,
Frankfurter Str. 60, 34121 Kassel, bezogen werden.

Wechselwirkung von Zink mit anderen Spurenelementen/ Mineralien

Bei einer Therapie mit Mineralien und Spurenelementen muß unbedingt bedacht werden, daß es zu Wechselwirkungen kommen kann, die den Therapieerfolg in Frage stellen können.

Bezüglich Kupfer und Zink wurde das schon dargestellt. Aber auch andere Elemente beeinflussen sich gegenseitig ungünstig.

> Eine Zinktherapie muß die gleichzeitige Einnahme von Kalzium-, Kupfer- oder Eisenpräparaten ausschließen.
> Es sollte ein Zeitabstand von ca. 1,5 bis 2 Stunden zwischen den Einnahmen eingehalten werden.

Selen

Durch relativ selenarme Böden läßt sich Selenmangel bei Laborkontrollen recht häufig finden. Selen wirkt sich ebenfalls auf viele Organsysteme aus. Besonders betroffen sind der Herzmuskel und das Immunsystem.

Selen stimuliert die **Immunabwehr.** Mangelerscheinungen können mit der Entstehung vieler Krebsarten in Verbindung gebracht werden. Von ganz wesentlicher Bedeutung ist der Schutz vor freien Radikalen durch das Element Selen. Das entgiftende Enzym Glutathion-Peroxidase kann nur in Verbindung mit Selen gebildet werden. Umweltgifte wie Chemikalien, Quecksilber und das Ozon werden durch die antioxidative Wirkung von Selen abgefangen. Selen geht mit Quecksilber eine weitgehend unschädliche Verbindung ein.

Bei **manifesten Selendefiziten** kommt es zu kardialen Veränderungen im Sinne einer dilatativen Kardiomyopathie und schweren Gelenkerkrankungen.

Wechselwirkungen von Zink und anderen Spurenelementen/Mineralien (aus [20]).			
Element	**Wechselwirkung mit**	**unterdrückt**	**wird unterdrückt von**
Kalzium	Eisen, Phosphor, Magnesium	**Zink,** Kupfer, Fluor, Mangan, Lithium	Blei, Chrom, Schwefel
Kupfer	**Zink,** Molybdän, Eisen	Phosphor, **Zink**	Kalzium, Schwefel, Mangan, Kadmium, Silber
Eisen	Kalzium, Kupfer, Phosphor, Kalium, Mangan		Kobalt, Blei, **Zink,** Magnesium
Blei		Kalzium, Eisen, Kalium	**Zink,** Selen
Phosphor	Mangan, Magnesium **Zink,** Eisen, Kalzium, Aluminium	Natrium	Molybdän, Kupfer
Schwefel	Molybdän	Kalzium, Kupfer, Selen	**Zink**
Zink	Kupfer, Phosphor	Eisen, Schwefel, Kadmium, Blei	Kalzium

Erkrankungen, die in Verbindung mit einem Selenmangel stehen können, sind:

- immunologische Schwächen,
- Kanzerosen,
- Herz- und Gefäßerkrankungen,
- Herzinfarkt,
- rheumatische Erkrankungen,
- Lebererkrankungen,
- Diabetes mellitus,
- Pankreatopathien,
- Augenerkrankungen,
- Schilddrüsenstörungen,
- Schwermetallintoxikationen.

Der **Selenspiegel** wird im Vollblut gemessen. Kontrolluntersuchungen sind besonders wichtig, da zu hohe Selenspiegel negative Reaktionen wie Kopfschmerzen, Haarausfall und gastrointestinale Störungen auslösen. Außerdem gehört Selen zu den Elementen, die sich ungewöhnlich schnell und zuverlässig substituieren lassen. Es sollte nur so lange verabreicht werden, bis optimale Werte erreicht sind (120–140 µg/l).

Dosierung. Die übliche Tagesdosis für Selen liegt zwischen 50 und 100 µg/die. In besonderen Fällen können auch Dosen von 500 bis 1000 µg/die (Erwachsene) verabreicht werden, ohne daß mit Nebenwirkungen zu rechnen ist.

Die gleichzeitige Einnahme von anorganischem Selen und Vitamin C ist ungünstig, da die Resorption gefährdet wird.

Dies spielt bei Selenhefe keine Rolle (organisches Selen).
In den meisten Fällen werden Selenpräparate auf Hefebasis angeboten. Da zunehmend Allergien und Unverträglichkeiten gegenüber verschiedenen Hefestämmen auftreten, ist von solchen Präparaten abzuraten. Hefefreies Selen gibt es z. B. als Selenomethionine (Orthica).

Glutathion/Glutathion-Peroxidase

Glutathion wird in der Leber aus den Aminosäuren Glycin, Glutamat und Cystein synthetisiert und findet sich in fast allen lebenden Zellen [84]. Im Organismus wirkt Glutathion in verschiedenen Strukturformen in einem – anderen Systemen übergeordneten – Glutathionsystem, das eine Fülle von Aufgaben bewerkstelligt.

OHLENSCHLÄGER bezeichnet die körpereigene Substanz Glutathion (als reduziertes Glutathion) als multifunktionelle Basis aller vitalen Zell-Leistungen und als die wichtigste Grundlage der Lebens-, Anpassungs- und Arbeitsfähigkeit jeder Zelle. Es dient der komplexen, konzentrierten Aktion gegen aktivierte Sauerstoffstufen, gegen freie Radikale, gegen oxidativen Streß und damit gegen alle Erkrankungen, Intoxikationen mit Xenobiotika, gegen Strahlenschäden und gegen Krebserkrankungen [110].

Das **Glutathionsystem** hat eine Schlüsselrolle in der Strukturbildung von Proteinen und bei der Reparatur von DNA-Schäden. Die Aktivierung von Enzymen durch GSH (reduziertes Glutathion) ist dabei ein wesentlicher Aspekt. Weiterhin wird der Transport von Aminosäuren und Peptiden durch Zellmembranen ermöglicht. Gleichsam werden die Zellmembranproteine und das Hämoglobin vor oxidativen Prozessen geschützt. Auch die Synthese einiger Interleukine und Prostaglandine sowie die Regulation des Lymphozytenstoffwechsels sind von Glutathion abhängig. So verringert ein Glutathionmangel die Anzahl bestimmter Lymphozyten (beeinträchtigte Proliferation von T-Lymphozyten) und reduziert die zytotoxische T-Zellaktivität. Nach OHLENSCHLÄGER wird durch GSH allgemein eine optimale spezifische biologische Funktionalität und Adaptabilität aufrechterhalten.

In der **Zelle** steht GSH normalerweise in einem steten Gleichgewicht mit aggressiven „Abfallprodukten" des Zellstoffwechsel wie dem Glutathion-Disulfid GSSG. Es handelt sich um ein Oxidationsprodukt, das z. B. durch die katalytische Wirkung der selenhaltigen Glutathion-Peroxidase entsteht, nachdem diese das toxische Wasserstoffperoxid reduziert hat. Unter physiologischen Bedingungen wird der intrazelluläre Gehalt an GSSG deutlich unter 10 % der reduzierten Form gehalten. Kommt es nun zu oxidativem Streß (z. B. durch Inhalation von Zigarettenrauch oder Aufnahme anderer Umwelttoxine), kann der GSSG-Spiegel schnell auf toxische Werte ansteigen. Hier gewährleistet das Glutathionsystem den ständigen Ausscheidungsvorgang von GSSG aus der Zelle.

In der **klinischen Ökologie** findet Glutathion zunehmend Verwendung zur Unterstützung von Entgiftungsvorgängen und als Schutzenzym vor freien Radikalen. Außerdem zeigen Experimente, daß in der adjuvanten Tumortherapie eine Glutathionsubstitution sinnvoll ist. In Tierversuchen konnte eindrucksvoll belegt werden, daß ein erhöhter Glutathionspiegel die Entstehung von aflatoxinbedingtem Leberkrebs verhindert bzw. zum Abheilen bringt. Zellwachstum und -vermehrung konnten nicht nur durch Substitution von reduziertem Glutathion gehemmt werden, sondern es wurde darüber hinaus eine Auflösung von Tumorzellen beobachtet. Die Glutathiontherapie führt zu:

- Verbesserung aller Zellfunktionen durch Normalisierung des Redoxpotentials und Optimierung des Schutzes vor Zerstörung wichtiger Biomoleküle und Zellstrukturen durch freie Radikale.
- Optimierung der Funktion vieler Zellenzyme durch die Sicherung eines optimalen Redoxpotentials.
- Normalisierung der Mitosepotenz einer Zelle über die Einstellung des Redoxpotentials; dadurch tumorprotektiv und tumortherapeutisch wirksam.

- Gewährleistung von Enzymreaktionen, da Glutathion Bestandteil vieler wichtiger Enzyme ist.

Weitere Forschungsergebnisse ließen einen unzweifelhaften Zusammenhang zwischen **Zellalterung** und Glutathion erkennen. Es scheint, daß die Substanz tatsächlich die Lebenserwartung erhöhen kann. Wissenschaftler in den USA konnten feststellen, daß Vitalität, geistige Frische, die allgemeine Widerstandsfähigkeit gegenüber körperlichen Leiden, ein normaler Fettstoffwechsel, ein gesundes Herz-Kreislauf-System, eine rasche Rekonvaleszenz sowie letztlich ein hohes Lebensalter mit einem überdurchschnittlich hohen Glutathionspiegel korrespondieren. JULIUS vermutet, daß manche Kettenraucher nicht an Bronchialkrebs erkranken, weil sie einen hohen Glutathionspiegel haben. Dieses Phänomen ist sehr wahrscheinlich auf die stark entgiftende und radikalenfangende Eigenschaft von Glutathion zurückzuführen.

Weitere Untersuchungen identifizierten den Wirkstoff als einen vorzüglichen **Chelatbildner,** der in der Lage ist, Schwermetallkomplexe zu entgiften.

> Ein Defizit an Glutathion fördert degenerative Prozesse im Organismus. Dies scheint besonders stark im Bereich des ZNS und des Immunsystems ausgeprägt zu sein.

Ein Mangel an Glutathion tritt besonders häufig bei schwerer körperlicher Arbeit oder bei Leistungssportlern sowie bei oxidativem Streß auf. Dadurch kann der intravasale Spiegel an reduziertem Glutathion um 50–60 % seines Ausgangswertes fallen, was bei Wiederholungen bis zu 60 Stunden anhalten kann. Die Folge: Es kann mangels ausreichender Detoxifikationskapazitäten zu einer verstärkten Sensibilisierung gegenüber giftigen Substanzen kommen. Dies gewinnt besonders dann an Bedeutung, wenn z. B. durch Fasten die ohnehin schlecht ablaufende Biosynthese des Glutathions noch zusätzlich durch Toxine gehemmt wird.

Die **Syntheseleistung der Leber** kann primär oder sekundär beeinträchtigt sein (Lebererkrankungen, Mangel an Mikronährstoffen etc.). Eine erhöhte Konfrontation mit freien Radikalen und/oder Xenobiotika ist ebenfalls als Ursache einer Minderversorgung zu berücksichtigen, da so GSH vermehrt verbraucht wird. Letztlich beeinträchtigt jede schwerwiegende Erkrankung das Glutathionsystem.

OHLENSCHLÄGER betont, daß die Voraussetzung einer wirksamen Substitutionstherapie die Stabilisierung der äußerst oxidationsempfindlichen Substanz ist. Reines Glutathion ist ungeeignet, da es oft schon im Magen oxidiert wird. Eine optimale Verbindung stellt eine Mischung aus reduziertem Glutathion, L-Cystinol und Anthozyane dar. Anthozyane gelten ebenfalls als starke Radikalenfänger und als stabilisierend für GSH, optimieren das Vitamin-C- und -E-Recycling und schützen darüber hinaus vor kanzerogenen Aldehyden. Der kapillarstabilisierende Effekt von Anthozyanen wird bereits seit geraumer Zeit zur Therapie von degenerativen Gefäßleiden und zur Verbesserung der Mikrozirkulation (z. B. Retinopathien bei Diabetikern) mit sehr gutem Erfolg eingesetzt (z. B. Difrarel® 100).

Da reduziertes Glutathion rasch eine stabile Verbindung mit Metallen eingeht, muß bei einer Substitution darauf geachtet werden, daß die Substanz ca. 2 Stunden vor den Mahlzeiten auf nüchternen Magen eingenommen wird. Keinesfalls dürfen gleichzeitig mineralstoff- oder spurenelementhaltige Präparate verabreicht werden, da sich sonst Glutathion durch Chelatbildung sofort verbrauchen würde.

Da bei der adjuvanten Krebstherapie sehr hohe Dosen angewendet werden, ist eine regelmäßige Kontrolluntersuchung bezüglich essentieller Metalle im Blut notwendig.

Eine **Substitutionstherapie** mit Glutathion ist zur Zeit noch sehr teuer. Es sollten nur Präparate zum Einsatz kommen, die mit Anthozyanen und L-Cystein kombiniert sind. Diese Kombination ist allen anderen Kombinationen überlegen.

Dosierung. Die empfehlenswerte Tagesdosis zur Prävention und Therapie umweltbedingter Erkrankungen liegt zwischen 20 und 100 mg/die. (Scave® Forte enthält 1,7 mg Anthozyane und 25 mg red. Glutathion.)
In der adjuvanten Krebstherapie werden 2000 mg für ca. 10 Tage verabreicht (entspricht 2 × 5 Kps. Recancostat® comp.). Vom 11. bis 16. Tag wird die Dosierung üblicherweise auf 2 × 3 Kps. reduziert. Danach erfolgt eine Erhaltungsdosis, die von Tumormarkern und klinischem Bild abhängig gemacht wird.
100 Kps. Recancostat® comp. kosten derzeit 968,– DM.

Melatonin

Melatonin ist ein Hormon aus der Epiphyse (Zirbeldrüse) und zählt somit nicht zu den oben aufgeführten Nahrungsergänzungen [58]. Letztlich handelt es sich jedoch um eine körpereigene Substanz, die z. B. in den USA – als Nahrungsergänzung deklariert – frei verkauft wird.

Nur relativ kurz stand Melatonin in Deutschland zur Verfügung. Die juristische Situation bezüglich des Arzneimittelgesetzes ist in Deutschland noch unklar. Auch wenn in anderen Ländern Melatoninprodukte frei verkäuflich sind, weisen in Deutschland manche Hersteller bzw. Importeure darauf hin, daß ein ärztliches Rezept vorliegen muß. Bei Drucklegung war der Import von Melatonin untersagt.

Die **Zirbeldrüse** reguliert mit dem Hormon Melatonin im wesentlichen den Biorhythmus des Menschen. Es wird hauptsächlich nachts gebildet, so daß im Tagesverlauf ein niedriger Melatoninspiegel im Blut zu finden ist. Wie bei „Elektrosmog" beschrieben, kann durch vielfältige Einflüsse die körpereigene Melatoninproduktion verschoben oder vermindert werden, da die Epiphyse wohl ein auf Umwelteinflüsse sehr empfindlich reagierendes Organ ist. Anhaltender Streß, Zeitverschiebungen durch Flugreisen, unnatürliche elektromagnetische Felder oder das Fehlen natürlicher elekromagnetischer Felder durch Isolation (z.B. Betonbauten), mangelnde Lichtreize und letztlich der Alterungsprozeß können die Melatoninproduktion verändern.

Aufgrund der Forschungsergebnisse wurde künstlich zugeführtes Melatonin mit großem Erfolg bei hartnäckigen Schlafproblemen eingesetzt. Die Beobachtungen und Forschungen zeigten aber bald, daß dieses Hormon weit mehr Fähigkeiten besitzt als angenommen. So ist heute belegt, daß sich immunologische Vorgänge positiv beeinflussen lassen, ein Schutz vor freien Radikalen ausgeübt wird und sogar ein bremsender Einfluß auf die Zellalterung des gesamten Organismus nachweisbar ist. Dieses Phänomen wirkt sich insofern auf das Immunsystem aus, als daß die Thymusdrüse stimulierende Impulse erhält und gekräftigt wird. In Tierversuchen ließ sich eindrucksvoll demonstrieren, daß mit Melatonin versorgte Mäuse virale und bakterielle Infektionen weit besser überstehen als die Tiere, die kein zusätzliches Melatonin erhielten. Weiterhin waren die Testtiere mit erhöhter Hormonzufuhr gegenüber Angriffen freier Radikale deutlich widerstandsfähiger.

> Melatonin gehört zu den stärksten Antioxidanzien. Das Hormon reduziert Genschäden, die z.B. durch Umweltchemikalien hervorgerufen werden. Es verzögert Alterungsvorgänge und stimuliert das Immunsystem durch Aktivierung des Thymus und eine Erhöhung der Streßtoleranz, es reguliert den Biorhythmus und verringert Störungen und Schäden, die durch Schichtarbeit, Elektrosmog oder Fernreisen entstehen.

Dosierung. 12 mg/die vor dem Schlafen

Bezugsadresse: medmed international, Niederlassung München 0 89/52 65 54.

Antioxidation und Vitaminsubstitution für Kleinkinder. Ab dem sechsten Lebensmonat (bei nicht gestillten Säuglingen auch früher) wird im täglichen Wechsel folgende Rezeptur empfohlen [135]:

Vitamin B_1: 5 mg
Vitamin B_2: 5 mg
Vitamin B_6: 5 mg
Calciumpantothenat: 5 mg
Calciumascorbat: q.s.
M.f.cps. (ungefärbte Kapseln) Größe 3
tal. dos. Nr. (Anzahl d. gewünschten Kapseln angeben)

Selen (z.B. als S.Methionin): 10 µg
Beta-Carotin: 5 mg
L-Cystein-HCl: 10 mg
Glutathion, red.: 10 mg
Dimethylglycin: 10 mg
Zinkorotat: 20 mg
Vitamin E: 50 I.E.
Niacinamid: q.s.
M.f.cps. (ungefärbte Kapseln) Größe 3
tal. dos. Nr. (Anzahl d. gewünschten Kapseln angeben)
(Kapseln der 2. Rezeptur kühl aufbewahren und nicht zusammen mit Vitamin C einnehmen.)

Die Kapseln können über die Kreuz-Apotheke, Frankfurter Str. 60, 34121 Kassel, bezogen werden.

KRANKHEITEN DURCH TEXTILIEN

MICHAEL RIELÄNDER (Sachverständiger für Textilien)

Bekleiden zählt wie Ernähren und Wohnen zu den sog. menschlichen Grundbedürfnissen. Wir alle kommen täglich 24 Stunden lang mit Textilien in Berührung: Tagsüber tragen wir Unter- und Oberwäsche, nachts einen Schlafanzug oder Pyjama. Selbst wer nackt schläft, hat Kontakt mit den Bett-Textilien. Während sich der Körper von Wohn- oder Umweltgiften immer wieder einmal erholen kann (Verlassen der Wohnung, Aufenthalt in Regionen mit guter Luft), besteht diese Möglichkeit bei Textilien nicht.

Textilien können vor allem **folgende Erkrankungen** auslösen:

- Allergien der Haut,
- Reizungen der Atemwege,
- verschiedene Krebsarten, z.B. der Leber, Blase oder Niere.

Leider wissen darüber Heilpraktiker, Ärzte und erst recht der Großteil der Bevölkerung so gut wie nichts. Deshalb wollen wir mit den folgenden Ausführungen diese eklatante Informationslücke schließen. Wir wollen die Leser/Innen jedoch keinesfalls in Angst und Schrecken versetzen, vielmehr zeigen wir immer wieder Wege und Lösungen auf, mit denen man sich gezielt vor textilbedingten Krankheiten schützen kann. Dabei beschränken wir uns auf diejenigen Textilfasern, die zusammen nahezu 100% des Weltfasermarktes darstellen, nämlich die Naturfasern Baumwolle und Wolle sowie Chemiefasern.

Sehr häufig findet man auch Mischgewebe, z.B. aus 65% Polyester und 35% Baumwolle oder 50% Wolle und 50% Polyacryl.

8.1 Baumwolle

Baumwollanbau

Baumwolle wird weltweit in riesigen Monokulturen gezüchtet, die bekanntlich extrem anfällig gegenüber Schädlingen sind. Um Ertragsverluste von bis zu 50% zu vermeiden, werden die Sträucher während der Wachstumsperiode etwa 25mal von Flugzeugen aus besprüht, um Schädlinge, Unkraut sowie Pilze zu bekämpfen.

Dazu verwendet man Chemikalien wie DDT®, Lindan, Dieldrin oder Heptachlor, die hierzulande wegen ihrer extremen Toxizität streng verboten sind. Anschließend werden die Pflanzen chemisch entlaubt, damit man die reifen Kapseln mit gewaltigen vollautomatischen Pflückmaschinen ernten kann. Eine manuelle Ernte, die früher üblich war, erscheint heute angesichts des weltweiten harten Preis- und Konkurrenzkampfes zu teuer. Zur Entlaubung wurden bis vor kurzem noch Substanzen eingesetzt, die mit dem Supergift Dioxin verunreinigt waren. Heute verwendet man meistens Phenoxycarbonsäure, die im übrigen auch als chemischer Kampfstoff eingesetzt werden kann (Nervengift).

Es sei an dieser Stelle bereits vorweggenommen, daß Rückstände all dieser Gifte auch nach der industriellen Wäscherei und Reinigung in der Rohfaser verbleiben können. Möglicherweise gelangen sie dann beim Tragen des Textils durch Migration (s. auch S. 179) direkt in die menschliche Blutbahn. Dort können sie Krankheiten auslösen. Hier besteht allerdings noch erheblicher Forschungsbedarf.

Die Verbraucher können sich vor diesen Gefahren schützen, indem nur Baumwolle aus ökologisch-dynamischem Anbau erworben wird. Solche Projekte, Baumwolle ohne Pestizide (Schädlingsbekämpfungsmittel), Herbizide (Unkrautvernichter), Fungizide (Pilzbekämpfer), Entlaubungsmittel und ohne treibende Mineraldünger zu züchten, werden zur Zeit vor allem in den USA und in der Türkei durchgeführt. Derart ökologisch zertifizierte Baumwolle beinhaltet keinerlei gesundheitliche Gefahren. Nur besteht das Problem leider darin, daß viel Schwindel mit solcher Ware betrieben wird. So mußte z. B. WAKELYN von National Cotton Council (Nationaler Baumwollrat) in Washington auf der 22. Baumwolltagung in Bremen einräumen, daß:

– 1992 mehr „Öko-Baumwolle" verkauft als geerntet worden sei;
– der Anteil an ökologischer Baumwolle seiner Schätzung nach derzeit weltweit 0,1 bis höchstens 0,2% betrage.

Baumwollveredlung

Die Baumwollrohfaser weist von Natur aus zahlreiche Eigenschaften auf, die Verbraucher/Innen heute kaum noch akzeptieren würden. Sie:

– knittert stark,
– läuft ein,
– ist nicht maßstabil,
– wenig reißfest,
– glänzt nicht,
– nimmt Farbstoffe schlecht auf,
– verschmutzt leicht usw.

Deshalb weist der „Textilhilfsmittel-Katalog" über 8000 verschiedene chemische Substanzen auf, mit denen die obenerwähnten unerwünschten Fasereigenschaften nachträglich korrigiert werden können.

Wir beschränken uns bezüglich der Darstellung der einzelnen Textilgifte auf die besonders kritischen Substanzen wie Formaldehyd, Glyoxal und Chlorverbindungen.

Formaldehyd und Glyoxal

> **Man benötigt Formaldehyd, um die Baumwollfasern pflegeleicht auszurüsten. Unter Beigabe von Formaldehyd wird die Ware knitterfrei und maßstabil, auch läuft sie nicht mehr ein. Somit verbessert man zwar deutlich die Fasereigenschaften, allerdings kann Formaldehyd zu schweren Allergien der Haut und der Atemwege führen. Die Beschwerdebilder bei Hautreizungen reichen von der einfachen Rötung über Nässen und Ausschlag bis hin zum Ekzem (Juckflechte).**

Formaldehyd. Bereits 1986 warnte der Allergologe KLEINHANS: „Textilien können formaldehyd-allergische Kontaktekzeme verursachen."

So entschloß sich die Bundesregierung 1986 endgültig für einen Grenzwert für Formaldehyd, bei dessen Überschreitung Textilien gekennzeichnet werden müssen: „Enthält Formaldehyd". Diese Deklaration muß ab einem Grenzwert von 0,15% Formaldehyd erfolgen.

> Es sollten grundsätzlich niemals Textilien gekauft werden, auf deren Etikett der Hinweis „Enthält Formaldehyd" zu finden ist, denn es muß mit hohen Konzentrationen dieser Chemikalie gerechnet werden.

Sollten Patienten dennoch in Besitz eines solchen Textils gelangen (z. B. als Geschenk), so kann das Kleidungsstück vor dem ersten Tragen mehrfach mit der höchstmöglichen vom Hersteller angegebenen Temperatur gewaschen werden. Dadurch kann immerhin der Gehalt an Formaldehyd bzw. Glyoxal um bis zu 80% gesenkt werden.

Glyoxal. Derart in Verruf geraten, meiden immer mehr Hersteller Formaldehyd. Als Ersatzstoff verwenden sie dann Glyoxal, ein Dialdehyd, das ebenfalls der Pflegeleicht-Ausrüstung dient. Damit allerdings kam man vom Regen in die Traufe, denn Glyoxal ist weit schlimmer als Formaldehyd. Es wirkt ebenfalls allergen, ist (noch) nicht kennzeichnungspflichtig und kann zudem gar Krebs auslösen. Seine allergiefördernde Konzentration stuft das BGA als „unerwünscht" ein, wie die Rückstandskontrolleure des Freiburger Landesuntersuchungsamtes berichten.

> Glyoxal löst Kontaktdermatitis (entzündliche Hautreaktion) aus und kann das Erbgut schädigen, also Krebs verursachen [6].

Hingegen kann man bei **Fasermischungen** (etwa 65% Polyester und 35% Baumwolle) davon ausgehen, daß weder Formaldehyd noch Glyoxal zugesetzt wurden, wenn der Anteil an synthetischen Chemiefasern mindestens 50% beträgt. Da Chemiefasern von Hause aus pflegeleicht, maßstabil und knitterfrei sind, kann man bei derartigen Mischgeweben auf die genannten problematischen Appreturen verzichten.

Chlorverbindungen

HUTZINGER, weltweit anerkannter Toxikologe und Dioxin-Experte von der Universität Bayreuth, fällt ein geradezu vernichtendes Urteil über das Element Nr. 17, das Chlor [120]:

„Gott schuf 91 Elemente, der Mensch mehr als ein Dutzend und der Teufel eines – das Chlor."

Die Wissenschaftler bestätigen einstimmig, daß Chlor der Umwelt erheblich schadet und zudem für den Menschen höchst gefährlich ist. Warum aber setzt man dann Chlor weiter in der Textilveredlung ein? Die Antwort lautet: Weil man bei Naturfasern für Schmutzentfernung und Färbung keinen Ersatzstoff findet. Alle Naturfasern weisen eine poröse Struktur auf, d.h., sie enthalten zahllose Hohlräume und -kanäle. In diese Zwischenräume nun sickern Schmutz und Schweiß ein, sie setzen sich also tief im Inneren der Faser fest, von wo aus man sie nur entsprechend schwer entfernen kann. Bei einer „Easy-Wash-Ausrüstung" mit **FCKW** (Fluor**chlor**kohlenwasserstoff) hingegen lassen sich unerwünschte Schmutz- und Schweißpartikel problemlos entfernen, und zwar sogar bei relativ niedrigen Waschtemperaturen.

> Alle Kleidungsstücke, auf deren Etikett die Bezeichnung „Easy-Wash" zu finden ist, sollten gemieden werden, denn diese enthalten Chlor.

Es besteht noch ein weiterer Grund, um Baumwolle mit Chlor zu behandeln: Die Rohfaser weist eine gelblich-braune Tönung auf, weshalb alle anderen Farben in ihrer Echtheit negativ beeinträchtigt würden. Mit der **Hyperchloridbleiche** erzielt man einen optimalen Weißheitsgrad der Rohfaser, so daß alle später aufgetragenen Farbstoffe optisch brillant zur Geltung kommen. Die Hyperchloridbleiche unterliegt allerdings keiner Kennzeichnungspflicht. Man kann aber davon ausgehen, daß bei allen besonders strahlend-leuchtenden Farben sowie einem perfekten Weiß die Ware einer Hyperchloridbleiche unterzogen wurde. Diese entfällt hingegen bei nicht auffälligen Tönungen, besonders im dunkleren Bereich.

Wolle

Australien und Neuseeland liefern weltweit mit Abstand die meiste Wolle, was nur durch Massenschafzucht ermöglicht wird. Bei dieser Form der Tierhaltung breitet sich sehr leicht Ungeziefer im Fell der Tiere aus, z. B. Wanzen oder Zecken. Zur Vorbeugung von Erkrankungen badet man die Tiere mehrfach vor der Schur in hochgiftigen **Pestiziden,** etwa in Lindan.

Bei den wochenlangen Schiffstransporten vom anderen Ende der Welt nach Europa wird die kostbare Fracht mit dem hochgiftigen **Dieldrin** eingenebelt, andernfalls würde sie von Motten nicht nur angefressen, sondern weitgehend aufgefressen. Zudem wird häufig eine Chlorbehandlung gegen Befall durch Schimmelpilze vorgenommen, und zwar mit **PCP** (Pentachlorphenol).

> Rückstände all dieser Gifte können – wie bei Anbaugiften der Baumwolle – auch nach der industriellen Wäsche und Reinigung in der Rohfaser verbleiben und später beim Tragen in den Organismus eingeschleust werden.

Diese Pestizid- und Mottenschutzbehandlung stuft selbst das IWS (Internationales Woll-Sekreteriat) als bedenklich ein (IWS Development Centre, „Environmental issues in the wool textile industry", Tagungsbericht Neuseeland, 02/90). Das IWS unterstreicht, daß auf diesen Gebieten ein großer Handlungsbedarf bestehe.

> Die Verbraucher sollten daher ökologisch zertifizierte Wolltextilien bzw. Wolle aus Deutschland bevorzugen, weil hierzulande Pestizidbehandlungen streng verboten sind, auch Motten- und Schimmelpilzmittel entfallen wegen der kurzen Transportwege.

Besonderheiten der Wollfaser

Aufgrund ihres hohen Bauschvolumens (Einschluß isolierender Warmluft in den Poren des Textils) eignet sich Wollkleidung sehr gut zum Schutz vor Kälte. Andererseits stehen bei Wolle unzählige feine Häkchen und Spitzchen vom Faserrumpf ab, die gezackt und verdrillt verlaufen. Bewegt man sich nun, so können bei empfindlichen Personen durch die Reibung zwischen Haut und Textil Irritationen auftreten, die von Rötungen über Schwellungen bis Jucken und Nässen führen. Dieser Effekt verstärkt sich deutlich bei schweißnasser Haut (z. B. beim Sport).

Auffällig erscheint dabei, daß bereits bei gesunden Versuchspersonen eine hohe Anzahl allergisch auf Wolle reagiert (18% der Männer sowie 26% der Frauen), während sich dieser Anteil bei den Atopikern (allergische Überempfindlichkeit vom Typ des Sofortcharakters) ohne und mit Ekzem gar auf 41 bzw. 45% steigert.

> Empfindliche Personen sollten grundsätzlich keine Wolle auf der bloßen Haut tragen (keine Wollunterwäsche), vor allem nicht bei schweißtreibenden Aktivitäten.

Bei Oberbekleidung aus Wolle bestehen keine Bedenken, solange Hautkontakt (etwa beim Tragen einer Wollhose ohne lange Unterhose aus einem anderen Material, hierbei kommt es zum direkten Hautkontakt an Ober- und Unterschenkel) vermieden wird.

Synthetische Chemiefasern

Chemische Fasern wie Polyester, Polyamid oder Polyacryl werden aus Erdöl gewonnen. Dabei handelt es sich um ein neutrales, in keiner Weise toxisch vorbelastetes Ausgangsmaterial. Auch Baumwolle und Wolle wären von Haus aus nicht schädlich, würde sie der Mensch nicht beim Anbau bzw. bei der Schafzucht derart massiv chemisch verunreinigen und damit vergiften (kontaminieren). Als Problemschwerpunkt erweist sich hingegen bei der Chemiefaserproduktion, daß man nicht erneuerbare Ressourcen beansprucht, während es sich bei allen Naturfasern um nachwachsende Rohstoffe handelt.

Bei der Chemiefaserproduktion muß man mit **Lösemitteln** arbeiten. Diese stellen zwar eine inhalative (die Atmung betreffende) Belastung für das Personal bei der Herstellung dar, nicht jedoch für den späteren Träger solcher Kleidung. Da man die Spinnmasse von synthetischen Chemiefasern durch Zugabe weniger Substanzen, entsprechend ausgelegte Spinndüsen und hochmoderne Verfahrenstechnik so gestalten kann, wie es dem späteren Verwendungszweck entspricht, kann man bei der Textilveredlung auf gesundheitlich fragwürdige Mittel verzichten.

Synthetische Chemiefasern enthalten 0,0% Rückstände von Schädlingsbekämpfungsmitteln, Unkrautvernichtern, Pilzbekämpfern, Entlaubern, Motten- oder Schimmelpilzmitteln.

Da sie zudem von Hause aus pflegeleicht sind, werden stark allergene Substanzen wie Formaldehyd oder Glyoxal niemals zugesetzt.

Wir haben Chlor bereits als eine gesundheitlich höchst bedenkliche Substanz charakterisiert. Im Bereich der synthetischen Chemiefasern findet man Chlor nur in **Polyvinylchloridfasern** (PVC), die jedoch fast ausschließlich für technische Textilien (etwa Reifencord, Förderbänder oder Stadiondächer) und Heimtextilien (Vorhänge) verwendet werden.

Perücken aus PVC-Fasern sollte man wegen des direkten Körperkontaktes meiden. Zu bedenken ist außerdem, daß bei der PVC-Herstellung und -Entsorgung das Supergift Dioxin entstehen kann.

In den 80er Jahren wurden bei Damenfeinstrumpfhosen aus Polyamid wiederholt Allergien beobachtet. Jedoch ergaben Untersuchungen einwandfrei, daß dieser Effekt nicht auf die Chemiefaser, sondern auf den Farbstoff Ursol zurückzuführen war. Seit der Verwendung moderner, entsprechend ausgetesteter Farbstoffe trat kein Allergiefall mehr auf.

Es besteht jedoch heute noch immer in weiten Kreisen der Bevölkerung eine gewisse Skepsis gegenüber Textilien aus synthetischen Chemiefasern. Dies erscheint insofern erstaunlich, als 54% aller in Deutschland verkauften Textilien aus synthetischen Chemiefasern bestehen. NINOW fand eine plausible Erklärung für diesen scheinbaren Widerspruch:

Betrachtet man den Bekleidungsmarkt, dann besteht eine erstaunliche Diskrepanz zwischen dem Image der Chemiefasern einerseits und ihres trotz Naturfaserwelle höchsten Marktanteils andererseits. Der Konsument scheint emotional pro Naturfaser zu argumentieren, aber doch sehr rational Chemiefasern zu kaufen, weil er die Leistungen der Chemiefasern zu schätzen gelernt hat.
[aus: Textil Leader, 11/92, S.74].

Bereits 1989 attestierte der bekannte Erlanger Dermatologe HORNSTEIN Textilien aus synthetischen Fasern deren gesundheitliche Unbedenklichkeit:

Synthetische Fasern werden heute häufig als Ursache von allergischen Hautreaktionen angesehen. Tatsächlich aber kommen sichere allergische Hautreaktionen gegen synthetische Fasermaterialien fast nie vor. Wolle und andere tierische Fasern werden schlechter als synthetisches Material vertragen. *[125]*

All dies gilt jedoch nicht für die Chemiefasern allgemein, sondern nur für solche deutscher Herkunft. Höchste Vorsicht ist auch bei Chemiefasern geboten, wenn sie aus Billiglohnländern stammen, weil dort keinerlei Gesundheits- und Umweltauflagen existieren. So arbeitet man dort noch heute mit bestimmten zwar preiswerten, aber nachweislich kanzerogenen (krebserzeugenden) Azo-Benzidin-Farbstoffen. Meiden Sie folglich Textilien aus synthetischen Chemiefasern zu Schleuderpreisen auf „Wühltischen" mit Etiketten wie „Made in Taiwan", „Made in Korea" usw. Immerhin stammen ca. 85% aller hierzulande verkauften Textilien aus dem Ausland.

Doch bringen auch deutsche Kunstfasern andere, allgemeine Umweltprobleme mit sich. Die Produktion von künstlichen Textilfasern führt z. B. zu Umweltbelastungen durch die chemische Industrie. Die Entsorgung kann bei einigen Fasern problematisch sein.

Farbstoffe

Wir haben bis jetzt die Textilfasern getrennt behandelt, weil jeweils faserspezifische Produktions- bzw. Veredlungstechniken angewendet werden, so etwa bei Baumwolle Formaldehyd, bei Wolle Lindan oder bei Chemiefasern Lösemittel. Allen gemeinsam hingegen ist, daß sie gefärbt werden müssen – mit einer einzigen Ausnahme. Es gibt inzwischen grün und braun wachsende Baumwolle – erzielt durch gentechnische Verfahren – so daß bei solcher Ware der gesamte Färbeprozeß entfällt. Man experimentiert zur Zeit mit Indigo (Blau) für den Verkaufs-Dauerbrenner Jeanswear. Diese Ergebnisse sollten unter Vorbehalt aller Bedenken gegenüber den möglichen Gefahren der Genmanipulation unter gesundheitlichem Aspekt als sehr positiv gewertet werden.

Von den zahlreichen Farbstoffklassen sollen hier nur die wichtigsten aufgeführt werden, nämlich Dispersions-, Azo-, Schwermetallkomplex- und Naturfarbstoffe.

Das besondere Problem bei den **Dispersionsfarbstoffen** besteht darin, daß insgesamt neun dieser Tönungen **stark allergen** wirken, vor allem Blau.

Natürlich wissen auch Fachverkäufer/innen nicht, was z. B. „Dispersions Blau 124" bedeutet. Die Verbraucher gehen nur dann diesen gesundheitlich bedenklichen Farben sicher aus dem Wege, wenn Textilien mit dem Gütesiegel „Schadstoffgeprüft nach Öko-Tex-Standard 100" erworben werden (s. auch S. 179).

Gewisse **Azo-Benzidin-Farbstoffe** können in aromatische Amine aufgespalten werden, die dann nachweislich **krebserzeugend** (kanzerogen) wirken. Auch derlei brisante Materialien werden auf dem Textiletikett nicht deklariert. Bei der deutschen Textilproduktion wird diese Klasse der Azofarbstoffe niemals verwendet.

> Vorsicht bei Ware aus Billiglohnländern!

Schwermetallkomplexfarbstoffe, die auf Nickel, Chrom und Kupfer basieren, gelten als problematisch. Sie können stark **allergen** wirken, und zwar vor allem Nickel, wie von dem berühmten Jeansknopf auf der bloßen Haut und billigem Modeschmuck her hinreichend bekannt ist. Ferner können Schwermetalle über die geschilderte Migration in den menschlichen Organismus gelangen.

Schwermetalle werden weder in der Natur noch im menschlichen Organismus abgebaut, so daß eine ständige Anreicherung in der Umwelt wie auch in unserem Organismus eintritt. Derlei Schwermetalle werden zum Färben von Textilien aus deutscher Herkunft überhaupt nicht verwendet, bei Kleidung aus Naturfasern garantiert Ihnen der „Öko-Tex-Standard 100" entweder Freiheit von Schwermetallen oder aber minimale, gesundheitlich unbedenkliche Konzentrationen.

Bei **Naturfarbstoffen** sollte man eigentlich annehmen, daß diese keinerlei Risiken für die Gesundheit beinhalten. Aber selbst der Hersteller von Green Cotton (Novotex), der sich um die Produktion gesundheits- und umweltverträglicher Kleidung anerkennenswerterweise bemüht, gibt in einem Werbeprospekt fairerweise wörtlich zu:

> *„Der Gedanke, die der Natur eigenen Farben, Pflanzenfarben (und Tierfarben, d. Verf.), zu verwenden, ist höchst verlockend, aber nicht haltbar. Meterware muß vor dem Färben mit Pflanzenfarben nämlich erst gebeizt werden, und diese Beize enthält Schwermetallkomplexe. Schwermetalle aber sind äußerst schädlich ...“*

Der Gelbton Safran ist problemlos. Leider fällt die Kennzeichnung auf den Textiletiketten immer noch viel zu mager aus. Sie können aber auch „zwischen den Zeilen lesen" und daraus indirekt manch wichtige Information erhalten:

> Kaufen Sie keine Kleidung mit den Hinweisen „färbt ab", blutet aus" oder „separat waschen".

Im Klartext bedeutet das nämlich, daß solche Textilien nicht farbecht sind. Giftige Färbekomponenten gelangen so nicht nur nach dem Waschen in die kommunalen Kläranlagen, sie können durch Migration sehr wohl auch in den menschlichen Körper geschleust werden.

Gesundheits- und umweltbewußte Verbraucher sollten schwarze Kleidung vermeiden – auch wenn diese im modischen Trend liegt. Denn damit Schwarz auf dem Stoff haftet, müssen die Produzenten bei der Textilveredlung Schwermetalle einsetzen, auf deren gesundheitliche und ökologische Problematik wir bereits eingehend hingewiesen haben.

Migration

> Unter **Migration** (lat. migrare = wandern) versteht man den Vorgang, daß toxische Substanzen beim Tragen von Textilien aus diesen herausgelöst und über die Epidermis (Oberhaut) in die menschliche Blutbahn eingeschleust werden. Dieser Mechanismus funktioniert besonders „gut", wenn die Haut durch Schweißeinwirkung stark aufgeweicht (hydratisiert) ist.

Noch heute glauben die meisten, die menschliche Haut sei eine Art „Waterproof-Hülle", die als sichere Barriere vor allen Umwelt- und Textilgiften wirke. Doch damit irren sie sich gewaltig. Naturheilkunde und Schulmedizin haben mit Heilpflastern und -salben längst eindeutig bewiesen, wie gut durchlässig (permeabel) die Haut ist – für therapeutisch sinnvolle ebenso wie für toxische Substanzen.

Besonders gefährlich sind folglich alle schweißintensiven Aktivitäten wie Sport, Spiel, Heimwerken, anstrengende Garten- und Hausarbeiten, wenn man diese Tätigkeiten in giftbelasteter Kleidung ausübt.

Textiles Vertrauen

Im Jahre 1994 gelang es erstmals, mit dem Gütesiegel **„Schadstoffgeprüft nach Öko-Tex-Standard 100"** für alle Verbraucher/Innen ein Kriterium für gesundheitlich und ökologisch unbedenkliche Kleidung zu schaffen. Die Prüfmethoden und Grenzwerte für Schadstoffe wurden gemeinsam erarbeitet vom:

– Deutschen Forschungsinstitut Hohenstein in 74357 Bönnigheim,
– Österreichischen Textilforschungsinstitut in A–1050 Wien,
– Schweizer Textilprüfinstitut in CH–8027 Zürich.

Es gelten strenge Grenzwerte für Schadstoffe wie Formaldehyd oder Rückstände von Pestiziden. Allergene und kanzerogene Farbstoffe werden überhaupt nicht zugelassen. Textilien mit diesem Etikett garantieren allen Verbraucher/Innen, daß eine Gefährdung ihrer Gesundheit sowie eine Belastung der Umwelt bei der Kleidungsproduktion ausgeschlossen werden.

Einige Bezugsadressen für chemiefreie Bekleidung sind im Anhang genannt.

UMWELTBEDINGTE POLYNEUROPATHIEN

Die Polyneuropathie, eine Erkrankung der Nervenleitungsbahnen, kann nicht nur eine Fülle verschiedener Symptome hervorrufen, sondern auch die verschiedensten Ursachen aufweisen. Bei einer toxisch bedingten Polyneuropathie kommt es zu Veränderungen der Zellstrukturen im Bereich der Markscheide, der Isolierschicht des betroffenen Nervs. Die Markscheide quillt auf, was einen Funktionsverlust der Nerven zur Folge hat.

Die häufigste Ursache für giftbedingte Veränderungen am Nervensystem ist der Alkoholismus. Darüber hinaus spielen aber auch diverse Allopathika wie Mittel gegen Herzrhythmusstörungen, Antibiotika oder Zytostatika eine häufig unterschätzte Rolle. NEUNDÖRFER gibt 19 Substanzen an, die mit der Entstehung von Polyneuropathien in Verbindung stehen [106]. Umweltbedingte Erkrankungen des Nervensystems werden durch folgende Substanzen hervorgerufen:

– Arsen,
– Barium,
– Benzin,
– Benzol,
– Blei,
– DDT®,
– n-Hexan,
– Methyl-n-bytyl-keton,
– Quecksilber,
– Schwefelkohlenstoff,
– Thallium,
– Trichlorethylen,
– Triorthokresylphosphat.

Zahnärzte entwickeln aufgrund der hohen Belastung mit Quecksilber aus Amalgam überdurchschnittlich häufig eine Polyneuropathie (s. auch S. 190).
Die Bleibelastung ist trotz Einführung von bleifreiem Benzin kritisch hoch. Besonders gefährdet sind Mitarbeiter bleiverarbeitender Betriebe.

Bleihaltige Glasuren (Eßgeschirr), Zinnfiguren und Zinnbecher, Hautsalben, Batterien sind mögliche Vergiftungsquellen.

Tatsächlich gab es schon Vergiftungsfälle durch bleihaltiges Trinkwasser, weil als Wasserzuleitungen Bleirohre verlegt wurden. Eine weitere Ursache für die Zerstörung von Nervengewebe können Mikronährstoffdefizite sein. Resorptionsstörungen oder eine mangelhafte Zufuhr von Vitaminen der B-Gruppe sind durchaus möglich.
Während die sogenannte **periphere sensomotorische Neuropathie** (betrifft die Nervenbahnen z.B. der Beine) relativ charakteristische Symptome verursacht, kann die sog. **autonome Neuropathie** heimtückischer verlaufen. Je nach betroffenem Nervengebiet können die unterschiedlichsten Symptome imponieren, die den Therapeuten zunächst an alle möglichen internistischen Syndrome denken lassen. So können Kreislaufregulationsstörungen, Verdauungsstörungen, Restharnbildung in der Blase, Hypoglykämien mit einer Fülle von unterschiedlichen Symptomen (bei Männern mit einer erektilen Impotenz) auftreten.

Nicht selten werden die Verlegenheitsdiagnosen vegetative Dystonie, Erschöpfungssyndrom usw. gestellt.

Symptome

Neben den obengenannten Allgemeinsymptomen sind folgende Anzeichen charakteristisch:

- Symmetrische Sensibilitätsstörungen im Bereich des körperfernen Teils der Extremitäten, die nach rumpfwärts nicht scharf abgegrenzt sind. Typisch die Angabe von handschuh- oder strumpfartiger Ausdehnung der Beschwerden; auch Abschnürgefühle werden angegeben;
- Wadenkrämpfe und Muskelzuckungen, gestörtes Vibrationsempfinden (Test durch Aufsetzen einer schwingenden Stimmgabel);
- unruhige Beine (restless legs), Fußbrennen (burning feet);
- Taubheitsgefühle und Kribbeln (nicht selten in Verbindung mit Schmerzempfinden der Haut);
- Schlafstörungen;
- fehlende oder abgeschwächte Reflexe (häufig: abgeschwächter ASR bei relativ unauffälligen Reflexen der Arme);
- Überempfindlichkeit der Haut;
- in späteren Phasen Gangunsicherheit, Lähmungserscheinungen und Muskelschwund.

Therapie

An erster Stelle steht natürlich der Expositionsstop von eventuell identifizierten Giften. Darüber hinaus wird mit hochdosierten B-Vitaminen (B_1, B_6 und B_{12}) sowie Alpha-Liponsäure therapiert. Alle Substanzen besitzen einen ausgeprägt neuroreparativen Effekt und haben eine hohe analgetische (schmerzdämpfende) Potenz. Es gilt zu beachten, daß die Erhebung des Vitaminspiegels im Plasma keine Auskunft über den Vitamingehalt im Nervengewebe gibt. Somit dient die Bestimmung von B-Vitaminen keineswegs der Fragestellung, ob eine Therapie mit einem B-Komplex indiziert ist oder nicht. Maßgebend ist der intraneurale Spiegel.

Sinnvoll ist zunächst die intramuskuläre Injektion, um möglichst rasch einen hohen Vitaminspiegel anzufluten. Außerdem gibt es so keine Resorptionsprobleme. Später kann oral weiterbehandelt werden.

Die **Alpha-Liponsäure** wird bei der diabetischen Polyneuropathie mit Erfolg eingesetzt. Es wird vermutet, daß die antioxidativen Eigenschaften der schwefelhaltigen Fettsäure der eigentliche Grund für die therapeutische Wirkung sind. Alpha-Liponsäure kann initial per Infusion verabreicht werden, später in oraler Form (z.B. Thiogamma® von Wörwag).

ERKRANKUNGEN DURCH DENTALWERKSTOFFE

10.1 Quecksilber

Geschichte des Amalgams

Im Jahr 1826 wurde erstmals versucht, Kavitäten der Zähne mit einer Paste aus Quecksilber und Silberfeilstaub zu füllen. Diese Paste wurde ohne weitere Vorbehandlung in die Löcher der geschädigten Zähne eingebracht, und man freute sich darüber, daß die schmerzhafte Entfernung kariöser Zahntrümmer anscheinend vermieden konnte. Doch schon nach einigen Jahren gab es große Zweifel an dem tatsächlichen Nutzen dieses „Wundermittels". Es gab Zahnärzte, die herkömmlich behandelten, und solche, die Amalgam verarbeiteten. Es wurde offiziell gefordert, Amalgam zu meiden. 1840 sprach die American Society of Dental Surgeon ein Amalgamverbot aus. Aber bereits 1855 wurde dieses Verbot zurückgezogen.

Es wurden neue Amalgamlegierungen, die andere Metallmischungen enthielten, entwickelt, die in bezug auf Haltbarkeit und Verarbeitungsmöglichkeit wesentliche Verbesserungen mit sich brachten. Auch die Prophezeiungen über mögliche Quecksilbervergiftungen bestätigten sich anscheinend nicht [156].

Im Jahre 1866 begann der Neurologe BREAD ein amerikanisches Phänomen zu untersuchen. Es handelte sich um eine zunehmende Verbreitung von Ängsten, Gedächtnisstörungen, Lustlosigkeit und Erschöpfung. BREAD prägte den Namen **Neurasthenie**. Allerdings konnte BREAD nur insofern eine Verbindung zu kariösen Zähnen herstellen, als er glaubte, daß Zahnfäulnis ein Symptom der Neurasthenie sei. Er beschrieb nämlich die Tatsache, daß Neurastheniker auffallend häufig zahnärztlich versorgt werden mußten. Es war ihm nicht möglich zu erkennen, daß die eigentliche Ursache der Neurasthenie in der zahnärztlichen Praxis zu suchen war.

Erst 1926, nachdem Amalgam bereits seinen Siegeszug durch alle Kontinente gehalten hatte, erkannte STOCK die extreme Giftigkeit von Quecksilberdämpfen. In seiner Veröffentlichung „Die Gefährlichkeit des Quecksilberdampfes und der Amalgame" beschreibt der Chemiker 1928 folgende Symptome bei Patienten, deren Zähne mit Amalgamfüllungen versorgt worden sind:

- Ermüdung,
- Depression,
- Reizbarkeit,
- Schwindelgefühle,
- Gedächtnisschwäche,
- Mundentzündungen,
- Durchfall,
- Appetitlosigkeit,
- chronische Katarrhe.

Das heute verwendete Amalgam wird vom Zahnarzt unmittelbar vor der Anwendung aus ca. 50% flüssigem metallischem Quecksilber und je einem Drittel aus Zinn-, Kupfer- und Silberspänen gemischt. So entsteht eine Knetmasse, mit der die Kavitäten gefüllt werden. Es kommt vor, daß Amalgamanteile weit über die Kavität hinausstehen und dort so belassen werden. Durch den Zahnkontakt beim Beißen und Kauen werden diese Anteile dann mechanisch abgerieben und natürlich verschluckt. Immer wieder sieht man Füllungen, die unsachgemäß gelegt wurden, oder es werden nicht nur Löcher gestopft, sondern nahezu ganze Zähne mit Amalgam wieder aufgebaut.

Nachdem die Masse in den Mund gebracht worden ist, kommt es innerhalb der nächsten Stunden und eventuell Tage zum Aushärten. Dabei werden große Mengen Quecksilber abgedampft und verschluckt. Je größer und je zahlreicher die Füllungen sind, um so stärker ist die Belastung. Ein erheblicher Teil erreicht über die Nase und die Nebenhöhlen das Gehirn und die Hirnanhangdrüse. Das verschluckte Amalgam wird von den Darmbakterien zu dem krebserregenden, ca. 100mal giftigeren organischen Quecksilber umgewandelt.

In Deutschland werden jährlich ca. 20 t Quecksilber von Zahnärzten verarbeitet.

Vergiftungsmechanismen

Ganz entgegen den Aussagen der „Amalgamlobby" ist die Quecksilberverbindung in Amalgamen **instabil**. Durch individuelle Unterschiede im Mundbereich bei Amalgamträgern kommt es zu mehr oder weniger starkem Austreten von Quecksilber (Hg). So spielen der pH-Wert des Speichels, Ernährungs-, Kaugewohnheiten und letztlich natürlich auch die Zusammensetzung der Amalgame eine große Rolle.

Sehr saure Speisen, saurer Speichel, heiße Getränke und kräftiges Kauen sind Faktoren, die auf das Ausscheiden von Hg aus den Füllungen Einfluß nehmen. Ebenfalls beschleunigen unterschiedliche Metalle im Mund, z.B. Gold und Amalgam, durch entstehende Mundströme in erheblichem Ausmaß das Freisetzen von Hg. Durch fluoridhaltige Zahnpasten wird aufgrund der Reaktionsfreudigkeit von Halogenen (Fluorid) ebenfalls Hg aus Amalgam gelöst.

Aerobe und anaerobe Mundbakterien sowie die Keime der Darmflora sind in der Lage, anorganisches Quecksilber in hochgiftiges Quecksilbersalz zu verwandeln.

Der Kaugummitest. Jegliche Skepsis gegenüber der Feststellung, daß Hg aus Amalgamen ständig freigesetzt wird, ist durch den banalen Kaugummitest zu widerlegen. Bei dieser simplen Untersuchung werden ca. 5 ml Mundspeichel des Probanden in ein erstes Gefäß entnommen. Zuvor darf der Proband für 2 Stunden nicht gekaut haben (2 Stunden vor dem Test nüchtern, kein Kaugummi kauen). Nach der ersten Probenentnahme kaut der Betreffende 10 min lang Kaugummi – mindestens ca. 30mal pro Minute kauen, vorzugsweise auf den Zähnen mit Amalgamen –, ohne seinen Speichel zu schlucken. Während dieser 10 Minuten werden wieder ca. 5 ml Speichel in ein zweites Gefäß abgefüllt. Beide Proben werden nun in einem Labor auf Quecksilbergehalt untersucht. In der Regel wird man in der zweiten Probe deutlich erhöhte Hg-Werte finden! Die Höhe der Hg-Ausscheidung ist direkt abhängig von der Zusammensetzung der Amalgame und der Anzahl der Füllungen.

Doch selbst eine einzige veraltete Füllung kann so viele Gifte abgeben wie zahlreiche neuere. Durch Korrosion kommt es nach der kritischen Zeit von ca. 10 Jahren zu einer ganz erheblichen Freisetzung von Quecksilber und anderen Metallgiften aus der Amalgamfüllung. Wie bei jeder schleichenden Vergiftung spielt somit der Zeitfaktor eine entscheidende Rolle. So kann es erst über 25 Jahre, nachdem eine Füllung gelegt wurde, zu schweren Krankheitsbildern kommen!

Der Bundesminister für Arbeit und Soziales gibt in den Technischen Regeln für Gefahrstoffe vom 08.11.1990 die maximale Arbeitsplatzkonzentration (MAK-Wert) für Quecksilber mit 0,1 mg pro Kubikmeter Luft an. Dieser Wert bezieht sich auf eine maximale Verweildauer am Arbeitsplatz von 8 Stunden täglich. Demgegenüber wird Quecksilber aus

Amalgamen rund um die Uhr freigesetzt. Die Grenzwerte werden dabei noch um ein Vielfaches überschritten!

Sehr eindrucksvolle Untersuchungsergebnisse sind auch durch das direkte Messen von Quecksilberdämpfen in der Mundluft zu erzielen. Auch hier wird vor und nach Kaugummikauen gemessen. Leider gibt es bisher nur sehr wenige Praxen, die mit dem notwendigen Meßgerät ausgerüstet sind. Es existieren genau festgelegte Richtwerte für eine Hg-Belastung in der Ausatemluft. So liegt der Grenzwert, der 1976 von der WHO (Weltgesundheitsorganisation) festgelegt wurde, bei 0,05 µg. Auch nach Kauen darf sich der Wert logischerweise nicht erhöhen.

> In der Praxis finden sich bei Amalgamträgern schon vor dem Kauen Werte zwischen 0,8–10,0 µg, nach dem Kauen nicht selten bis 20,0 µg – das entspricht dem 400fachen der Norm!

So kommt es also im Laufe von Jahren und Jahrzehnten (viele Füllungen sind mehrere Jahrzehnte alt!) zu einer kontinuierlichen, schleichenden Vergiftung. Teils wird Hg verschluckt, teils im Zahnfleisch abgelagert und von dort resorbiert.

Quecksilberdämpfe vergiften vor allem Zahnärzte und zahnärztliches Personal beim Mischen der Rohstoffe für die Füllungen.

Ein weiteres Phänomen, was seitens der Amalgamlobby sträflich ignoriert wird: die unqualifizierte Verarbeitung der Quecksilberpaste. Zahlreiche Zahnärzte gefährden ihre Patienten durch unzulässiges Hantieren mit Amalgam im Mund des „Opfers" (wie lückenhaft das Wissen von Zahnärzten um die Gefahren im Umgang mit Quecksilber und Amalgam ist, zeigen TÜV-Gutachten). Schon beim Einbringen der Amalgame in den Zahn werden grobe Fehler begangen. Kritiker belegen durch Studien, daß in „35% der Zahnarztpraxen Pfusch in der täglichen Arbeit

ständige Realität ist" [127]. Die Untersuchungen sagen aus, daß

„ca. 10 000 Zahnärzte stümperhafte Arbeit leisten, ihr Handwerk nicht beherrschen und ihre Arbeit schlampig verrichten – und somit „einen immens dicken zahnärztlichen Bodensatz bilden".

Verfahrensfehler seitens der Behandlung führen zu unnötigen Mehrbelastungen:

- Werden im Rahmen einer Zahnsanierung die bisherigen Amalgamfüllungen ausgeschliffen, um die Zähne für eine sog. Präparation vorzubereiten (um anschließend Brücken oder Kronen anzufertigen), darf nicht gleichzeitig präpariert werden, da aufgrund der anatomischen Verletzung der Schleimhaut regelrechte Amalgamtätowierungen im Zahnfleisch entstehen. Es können sich auf diesem Wege Quecksilberdepots bilden, die im Laufe der Zeit resorbiert werden.
- Um Kronen auf präparierte Zähne aufbringen zu können, werden häufig sog. Stumpfaufbauten aus Amalgam gestaltet. Dieses Amalgam wird dann überkront! Der Patient lebt in dem Trugschluß, amalgamfrei zu sein.
- Beim Einbringen der Füllmasse Amalgam werden immer noch sogenannte Handstopfgeräte verwendet. Dabei entstehen zusätzliche, unnötige Hg-Belastungen, da der Füllstoff für diese Handgeräte sehr geschmeidig (wird durch Quecksilber erreicht) sein muß. Bei den modernen Kondensatoren kann für die Füllung fast krümeliges Amalgam verwendet werden (enthält also bedeutend weniger Quecksilber), was mit den obsoleten Handstopfgeräten nicht zu verarbeiten wäre.
- Amalgame müssen nach dem Legen der Füllung poliert werden. Dies darf nur mit ausreichend Flüssigkeit geschehen, da sonst durch die Wärmeentwicklung besonders viel Hg-Dämpfe entstehen. Ohnehin läßt sich dieses Phänomen auch unter ent-

sprechender Feuchtigkeit nicht vollständig vermeiden. Oft genug unterbleibt dieser Arbeitsschritt, was zu einem extrem schnellen Korrodieren der Amalgamoberfläche führt. Bei diesem Prozeß kommt es natürlich ebenfalls wieder zu einer unkalkulierbaren Belastung des Patienten, da Korrosion Quecksilber freisetzt.

- Es werden sehr häufig verschiedene Metalle im Mundbereich eingesetzt (Gold, Palladium, Edelstahl in Kombination mit amalgamversorgten Zähnen), was zu sehr hohen galvanischen Mundströmen führt. Aber auch unterschiedlich alte Amalgamfüllungen rufen ein solches Phänomen hervor. Dadurch können über den Weg der Korrosion erhebliche Mengen Quecksilber aus den Amalgamen freigesetzt werden (Abb. 9 und 10).

Trügerisch ist die Tatsache, daß es so fast nie zu einer akuten Vergiftung kommt, was die Gefährlichkeit der Amalgame schnell deutlich machen würde. Es kommt vielmehr zu einer schleichenden Vergiftung. Im Laufe der Jahre treten die typischen Symptome (siehe Tab. S. 191) immer stärker zutage. Die Dauer der Gifteinwirkung macht das Schicksal häufig endgültig. So kann es z.B. erst nach 20 Jahren Gifteinwirkung zu Manifestationen einer Intoxikation in Form einer Immunschwäche, von Persönlichkeitsveränderungen, akuten Gedächtnisschwächen, Allergien usw. kommen. In einem großen deut-

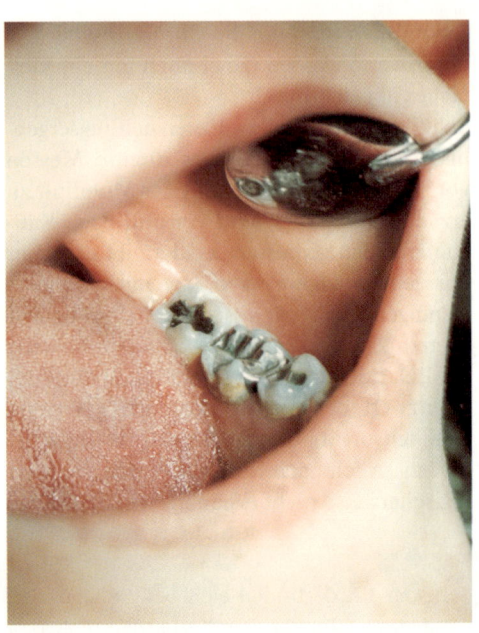

Abb. 10 Im Vergleich „lege artis"-gelegte Amalgam-Füllung mit kaugerechter Fissurengestaltung.

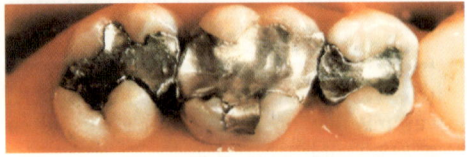

Abb. 9 Amalgam-Füllung nach ungewiß langer Tragezeit. Randspalt zwischen Zahn und Füllung stark vergrößert. Rest-Dentin sowie auch Schmelz sind verfärbt im Wesentlichen durch Einwanderung von Metallionen. Sehr schlechte Verarbeitung. Die Füllung weist keinerlei ausgearbeitete Fissuren auf und ist stark korrodiert.

schen Lehrbuch der Zahnmedizin, Jahrgang 1994, steht unter „Toxikologie des Amalgams" zu lesen:

„Die mit dem Auftreten erster Vergiftungssymptome assoziierten Minimalkonzentrationen im Urin liegen etwa fünffach, im Blut etwa zehnfach höher als bei Personen mit Amalgamfüllungen, d.h., daß das aus den Füllungen freigesetzte Quecksilber zur Auslösung einer Quecksilberbelastung nicht ausreicht." [130]

Hier wird offensichtlich, wie einseitig an dieses hochbrisante Thema herangegangen wird: Es wird erwartet, daß Quecksilber aus Amalgamen ausschließlich akute Vergiftungen hervorrufen kann. Dabei vergleicht man einfach diejenige Menge Quecksilber, die notwendig ist, um ebensolche akuten Vergiftungssymptome hervorzurufen, mit derjenigen Menge Quecksilber, die im Blut und Urin nach Amalgamen zu messen sind. Die oben erwähnten Gefahren einer schleichenden, chronischen Vergiftung werden einfach gar nicht erst diskutiert. Aber unabhängig davon sind die Untersuchungsergebnisse ohnehin sehr zweifelhaft. Denn die Diagnostik einer Hg-Belastung aus dem Untersuchungsmedium Blut ist nicht aussagekräftig.

Die unterschiedlichen Quecksilberverbindungen, die in den Organismus aufgenommen werden (dampfförmiges, elementares Quecksilber und Methylquecksilber), haben unterschiedliche Halbwertszeiten (Entgiftung einer Substanz auf die Hälfte der ursprünglichen Konzentration).

Das **elementare Quecksilber** tritt schnell und intensiv vom Blut in andere Körpergewebe über und ist somit auch im Blut nach kurzer Zeit nicht mehr nachweisbar. Letztlich spielen auch Anzahl und Größe der gelegten Füllungen, die Vorgehensweise beim Legen und die Ausarbeitung der Füllungen (Polieren der Oberfläche) eine Rolle. Hier können durch Fahrlässigkeit und mangelhaftes Können ganz erhebliche Mehrbelastungen entstehen, die die oben gemessenen Werte übersteigen können. Wie bereits erwähnt wird etlichen Zahnärzten mangelnde Qualifikation und unzureichende Sachkenntnis im Umgang mit Quecksilber vorgeworfen. Beschämend ist die Tatsache, daß Experten des TÜV die Empfehlungen der zahnärztlichen Standesorganisation bezüglich des Umgangs mit Amalgam als sinnlos und gefährlich bezeichnen [11].

Im Deutschen Ärzteblatt 91, Heft 8, vom 25. Februar 1994 wurde von STAEHLE die Vielfalt der angeblich möglichen Vergiftungssymptome durch Quecksilber aus Amalgamen als unhaltbar abgetan mit Sätzen wie:
„In diesem Zusammenhang darf man nicht vergessen, daß die Mundhöhle und das Gebiß psychisch stark besetzt sind!"
Oder: *„Die Fallberichte über Heilungen unklarer Beschwerden durch die Elimination zahnärztlicher Materialien lassen sich schwer bewerten. Es kann zum gegenwärtigen Zeitpunkt nicht exakt differenziert werden, ob es sich dabei um*
Placebo-Effekte oder um andere, z. B. toxikologisch begründbare Mechanismen handelt ... Es dürfte inzwischen eine nicht zu unterschätzende Zahl von Personen geben, die weniger durch Inhaltsstoffe von Dentalmaterialien, sondern vielmehr durch die Angst vor diesen Inhaltsstoffen krank geworden sind."
Aber ein paar Sätze weiter ist plötzlich zu lesen: *„Es besteht heute kein Zweifel mehr darüber, daß Personen mit Amalgamfüllungen in Körperflüssigkeiten wie auch in verschiedenen Organen höhere Quecksilberkonzentrationen aufweisen als Personen ohne Amalgamfüllungen."* STAEHLE behauptet lapidar, daß die *„von Amalgamkritikern propagierten ‚Amalgamtests' (zum Beispiel Speicheltest, Mobilisationstest) und ‚Entgiftungsbehandlungen' als toxikologisch unbegründet und ungeeignet eingeschätzt werden".*

Auffallend ist, daß Amalgambefürworter in der Regel keinerlei eigene Erfahrungswerte bezüglich der von ihnen in Grund und Boden gestampften Verfahren vorweisen können. Genausowenig haben sie sich mit entsprechend leidenden Patienten auseinandergesetzt, die sich nach einer erfolgreichen Sanierung und Entgiftung zunehmend besser fühlten oder gar beschwerdefrei wurden.

Verwunderlich ist die offizielle Empfehlung:
„... insbesondere bei Schwangeren, bei Patienten mit schweren Nierenfunktionsstörungen und bei Kleinkindern von einer Versorgung mit Amalgam abzusehen ... insgesamt soll doch die Belastung der Bevölkerung mit Quecksilber durch Verringerung der Amalgamanwendung reduziert werden."

Seltsam ist auch, daß auf dem Kongreß der „International Academy of Oral Medicine and Toxicology" (I.A.O.M.T.) im Oktober 1991 in Düsseldorf berichtet wurde, daß nach neuesten Erkenntnissen Amalgam eindeutig als giftig deklariert wurde. Die Untersuchungen und Erkenntnisse dieser Akademie sind aber anscheinend unbekannt oder werden gar als Spinnerei abgetan.

Symptomatik der chronischen Quecksilbervergiftung

> **Quecksilber wirkt als Zellgift. Es blockiert viele Enzymsysteme und schädigt die Zellmembranen. Besonders gefährdete Organe sind die Nieren und das Nervensystem. Das Ausmaß der Gesundheitsschäden wird von der Höhe der Giftdosis und der Dauer der Einwirkzeit beeinflußt.**

Schwermetalle sind deshalb so problematisch, weil die Giftwirkung selbst bei kleinsten Mengen erst nach vielen Jahren offenbar wird. Hierdurch entsteht die Schwierigkeit der Nachweisbarkeit zwischen Vergiftungsbeginn und dem Auftreten der Symptome. In der Regel beginnt die chronische Quecksilbervergiftung durch Amalgame schleichend. Es können jahrelang Allgemeinsymptome bestehen, die eine Fülle von Fehldiagnosen und -therapien nach sich ziehen. Wichtig erscheint die Beobachtung, daß Patienten, die von ihrem Typus her nervös und sensibel sind, besonders heftig auf das Nervengift Quecksilber reagieren. Häufig ist man geneigt, Symptome immer wieder auf diese Veranlagung zu schieben, und verurteilt diese Menschen dazu – häufig in Verbindung mit Psychopharmaka –, ihr Leid hinzunehmen.

> Amalgamträger reagieren meist wesentlich sensibler auf weitere Umweltgifte und leiden nachweisbar häufiger an Allergien.

Amalgam ruft zuerst psychische Symptome hervor, später kommt es zu organischen Krankheiten!

Frühsymptome einer Quecksilberintoxikation

Die folgenden Symptome können, alleine oder in Kombination, bei einer Quecksilbervergiftung entstehen. Sie sind weder Beweis noch Bedingung für eine Vergiftung!

– Appetitlosigkeit und Gewichtsverlust,
– Mattigkeit,
– Kopfdruck,
– Gliederschmerzen,
– Neigung zu Durchfällen,
– vermehrte Speichelsekretion.

Bei starken Vergiftungen, häufig bei Zahnärzten und ihrem Hilfspersonal sowie bei Patient mit zahlreichen Füllungen zu finden, treten Symptome des Nervensystems in den Vordergrund:

– feinschlägiges Zittern der Finger und der Augenlider sowie der herausgestreckten Zunge,
– Vergeßlichkeit und Konzentrationsstörungen,
– Persönlichkeitsveränderungen,
– Veränderungen der Aussprache.

Der Toxikologe DAUNDERER gibt als Leitsymptome an:

– Allergien,
– Bauchschmerzen,
– Energielosigkeit,
– Kopfschmerzen und Migräne,
– Schwindel.

Insgesamt können folgende Symptome durch Quecksilber hervorgerufen werden:

– allgemeine Schwäche, Ermüdung, Energielosigkeit,
– Blutarmut,
– niedriger Blutdruck,
– Empfindungsstörungen,
– Epilepsie,

- Erkrankungen der Atemwege (Asthma, Bronchitis, Lungenentzündung, Nasennebenhöhlenentzündung),
- Frösteln,
- gastrointestinale Störungen (Magenschmerzen, Durchfälle),
- Gelenkschmerzen,
- Gewichtsverlust,
- Haarausfall, Hautekzeme,
- Herzrhythmusstörungen,
- Infektanfälligkeit,
- Kopfschmerzen,
- Leberschäden,
- Metallgeschmack,
- Mundzuckungen,
- Nierendefekte,
- psychische Unausgeglichenheit (Reizbarkeit, Nervosität, Stimmungsschwankungen, Unentschlossenheit),
- psychogene Störungen (Depressionen, Wahnvorstellungen, Psychosen),
- Schilddrüsenüberfunktion,
- Schlaflosigkeit,
- Schnupfen,
- Schwindel,
- Seh- und Hörstörungen,
- Speichelfluß,
- Stammeln, verwaschene Aussprache,
- Tetanie,
- Trigeminusneuralgie,

Laborchemisch können erhöhtes Cholesterin, niedriges Serumeisen, erhöhtes Immunglobulin G und MCV (veränderte Größe der roten Blutkörperchen) nachweisbar sein.

„Subtile Folgen durch Methylquecksilber: Verhaltensabweichungen bei der Nachkommenschaft behandelter Muttertiere" hieß der Titel einer schockierenden Forschungsarbeit von 1972. Es ließ sich experimentell nachweisen, daß mit Bruchteilen eines Milligramms Methylquecksilber (Darmbakterien können Quecksilber in Methylquecksilber umwandeln) die Nachkommenschaft von giftbelasteten Mäusen starke Entwicklungs- und Gesundheitsschäden aufwies. Elektronenmikroskopische Aufnahmen des Gehirns ließen Degenerationserscheinungen des Gehirns und des Nervensystems erkennen. Und man konnte nachweisen, daß eine Störung der Entwicklung nicht unmittelbar nach der Geburt offenbar werden muß [39].

Bei Kindern, deren Mütter mit Quecksilber belastet waren, nehmen häufig die Schädigungen erst in der zweiten Lebenshälfte ausgeprägte Formen an.

Es wird gerne auf die angeblich hochwertigen Amalgame, die seit „geraumer Zeit" in Deutschland benutzt würden und die „kaum" Quecksilber freigäben, verwiesen. Selbst wenn dem so wäre: Was ist mit den unzähligen Patienten, die mit großen Mengen alter Amalgamfüllungen belastet sind? Kein Gedanke daran, die spezielle Frage von alten, äußerst minderwertigen Füllungen und den damit verbundenen Gesundheitsrisiken zu klären, geschweige denn, die Betroffenen wenn irgend möglich vor den Gefahren zu schützen. Ebensowenig wird die Langzeituntersuchung bzw. Langzeitauswirkung einer Quecksilber-Giftbelastung diskutiert. Keine (schulmedizinischen) Untersuchungen bezüglich lernbehinderter Kinder und zahnbehandelter Mütter. Statt dessen immer wieder der lapidare und extrem strapazierte Hinweis auf psychosomatische Zusammenhänge und Placebowirkung

Neueste Untersuchungen von Hals-Nasen-Ohren-Ärzten begründen die Annahme, daß Amalgamquecksilber aus Zahnfüllungen bei Schwangeren via Nabelschnur in den kindlichen Organismus gelangt und unter anderem eine Hörnervschädigung verursachen kann. Finnische Wissenschaftler stellten fest, daß Patienten, die eine Quecksilberbelastung aufweisen, in Abhängigkeit von der Hg-Konzentration ein bis zu dreifach erhöhtes Herztodrisiko haben.

Belastungen des Immunsystems durch Amalgam

Immunologische Untersuchungen vor und nach einem Mobilisierungstest von Quecksilber aus Amalgamfüllungen mittels heißen Zitronensafts, belegten einen erheblichen Einfluß auf das Immunsystem. Vor und nach der Mobilisation wurden im Vollblut die Elemente Quecksilber, Selen und Zink bestimmt.

Ein **Immunstatus** dokumentierte die Anzahl und das Verhältnis der Immunzellen. Eine Gruppe der Probanden erhielt Kaugummi zu kauen, während die andere Gruppe heißen Zitronensaft zu trinken bekam. In beiden Gruppen stieg die Hg-Konzentration an. Die Zitronensaftgruppe wies deutlich höhere Werte auf. In dieser Gruppe stieg der Quecksilberspiegel von 0,19 µg pro Liter auf 53 µg pro Liter an. Gleichzeitig fiel der Selenspiegel (in beiden Gruppen) deutlich ab.

Nach ca. 20 min konnten immunologische Veränderungen nachgewiesen werden: Die Zahl der immunkompetenten Zellen sank deutlich ab (z.B. die Killerzellen um ca. 50% vom Ausgangswert).

Aufklärungspflicht gegenüber Patienten

Aufgrund der gesetzlich festgelegten ärztlichen Aufklärungspflicht müßte jeder Zahnarzt vor dem Legen einer Amalgamfüllung den Patienten wie folgt aufklären:

- Im Vergleich zur Nahrungsaufnahme setzen Amalgamfüllungen wesentlich mehr Quecksilber frei.
- Patienten mit Nieren- und/oder Lebererkrankungen können unter einer eingeschränkten Entgiftungsfähigkeit leiden, so daß Quecksilber dadurch noch langsamer ausgeschieden wird.
- Auch die geringste zusätzliche Quecksilberaufnahme aus Amalgamen ist nicht garantiert ohne Nebenwirkungen. Es könnten außerdem schon vor dem Legen von Amalgamen kritische Werte vorliegen, die z.B. aus Belastungen am Arbeitsplatz stammen. Eine zusätzliche Belastung könnte fatale Folgen haben.
- Schwangere und Frauen im gebärfähigen Alter sollten laut Information des ehemaligen Bundesgesundheitsamtes kein Amalgam erhalten.
- Amalgamträger müssen heiße und saure Speisen meiden und sollten kein Kaugummi kauen sowie fluoridhaltige Zahnpasten meiden.
- Amalgam ist seit 01.01.1990 als Sondermüll deklariert und muß entsprechend entsorgt werden.

Quecksilberkonzentrationen in Organen

DRASCH vom Institut für Rechtsmedizin in München stellte durch Untersuchungen an 168 Leichen fest, daß in allen untersuchten Organen die Quecksilberkonzentration hochsignifikant positiv mit der Zahl der amalgamgefüllten Zähne korreliert.

Wie zahlreiche Untersuchungen zeigen, kann das zahnärztliche Füllungsmaterial Amalgam aber nicht nur bei den Patienten, sondern auch bei Zahnärzten und ihren Mitarbeitern zu einer erhöhten Quecksilberbelastung im Organismus führen. Zunehmendes wissenschaftliches Interesse finden Untersuchungen über die Freisetzung von Quecksilberdampf und die Auswirkungen auf das gesundheitliche Befinden des Zahnarztes. In einer von KOCH, Herne, vorgestellten Studie traten bei 63% der untersuchten Zahnärzte Symptome auf, die denen der chronischen Quecksilberintoxikation entsprechen. Jeder dritte Zahnarzt, der mit Amalgamfüllungen arbeitete, wies subklinische Polyneuropathien und neuropsychische Veränderungen auf [134].

Nicht nur Quecksilber aus Amalgam macht krank

Wie bereits dargestellt, enthalten Amalgame auch andere Metalle, die ebenfalls hochgiftig sind. So kommt es meist zu einer **Mischvergiftung.**

So wird auch **Zinn** im Körper eingelagert. Genauso wie Quecksilber wird es von Darmbakterien in das hochgiftige organische Zinn umgewandelt. Durch Zinn kann es zu starker Schwäche, Nervenstörungen, Lähmungen, Schmerzsensationen im Magen-Darm-Trakt, Kopfschmerzen, Heiserkeit, Husten und Bronchitis kommen.

Zinn kann zu Zinkmangel führen. Zink-mangel fördert eine Schwermetallvergif-tung und verursacht u.a. immunologi-sche Schwächen.

Silber führt ebenfalls zu mannigfachen Sym-ptomen:

- Angstzustände,
- Kopfschmerzen,
- Rückenschmerzen,
- rheumatische Beschwerden,
- Konzentrationsstörungen,
- Veränderungen an Knochen, Gelenken, Bändern und Knorpel.

Beiden giftigen Metallen ist gemeinsam, daß eine erhebliche Sensibilisierung gegenüber anderen Umweltgiften zustande kommen kann. Patienten mit mehreren Amalgamen leiden u.U. also wesentlich stärker unter der globalen Umweltsituation und sind so wesentlich gefährdeter. Ebenso ergeht es Patienten, die unter Nieren- oder Leberer-krankungen leiden oder die einen erhöhten Alkohol- oder Medikamentenkonsum auf-weisen.

Allergische Reaktionen

Amalgame können zu Allergien führen. Hauttests, die neben den subjektiven Elektro-akupunktur-Testverfahren derzeit die einzige Möglichkeit sind, eine Amalgamallergie nachzuweisen, führen nicht selten zu ganz er-heblichen Reaktionen. Wichtig dabei ist, daß neben Quecksilber auch die übrigen Inhalts-stoffe des Füllstoffs getestet werden (z.B. Kupfer, Zink, Zinn, Silber und eventuell Ei-sen, Nickel, Kadmium).
Für die Durchführung eines Allergietests ist zu beachten, daß einfache Metallproben, die auf der Haut für 48 oder 72 Stunden fixiert werden, ungeeignet sind. Falsch negative Re-sultate sind häufig. RUNOW empfiehlt eine Verwendung der Metalle in Salzform in einer Vaselineverreibung, die auf die zuvor entfet-tete Haut aufgebracht und mit einem hypo-allergenen Pflaster fixiert werden [136].

Allergische Symptome können lokal im Mundraum oder generalisiert, in Form einer Urtikaria, von Ekzemen, geschwol-lenen Lippen, Unwohlsein usw., auf-treten.

Symptome chronischer Vergiftungen durch Zinn, Kupfer und Silber (aus [34]).		
Zinn	Kupfer	Silber
Schwäche	Krämpfe (klonische)	Angst
Antriebslosigkeit	Koliken	Vergeßlichkeit
Neuralgien	Sehstörungen	Denkstörungen
Schmerzempfindlichkeit	Atembeschwerden	Kopfschmerzen
Lähmungen	Parästhesien	Gehirnerweichung
Magen-Darm-Schmerzen	Zittern	Schwindel
Kopfschmerzen	Schwäche	Rückenschmerzen
Heiserkeit	Verstopfung	Gelenkschmerzen
Kälteempfindlichkeit	Leberschädigung	
Blässe		

Da auch in anderen medizinischen Produkten Quecksilber in Form von **Thiomersal** enthalten sein kann, kann schon vor dem Legen von Amalgamen eine Quecksilberallergie vorliegen. Am häufigsten entstehen Sensibilisierungen durch mit Thiomersal konservierte Kontaktlinsenflüssigkeiten. Aber auch Impfstoffe für Kinder enthalten unverantwortlich hohe Konzentrationen von dieser Substanz (s. auch S. 301 ff.).

Eine Studie ergab, daß 7–7,6% der siebenjährigen Kinder bereits an Quecksilberallergien leiden [166].

Schon 1964 wird in einem pharmakologischen Standardwerk die Amalgam-Quecksilberallergie beschrieben:

> *„Bei einigen Menschen kann schon der kurze Aufenthalt in einem Raum, in dem sich nur kleine Mengen von Quecksilber etwa in Spalten des Fußbodens befinden, zu heftigen Schwellungen der Schleimhäute der Nase und Atemwege führen … Bei derartiger Überempfindlichkeit können Amalgamplomben in den Zähnen unangenehme Reaktionen auslösen. Auch allergische Hautreaktionen kommen vor."* [85]

Wichtig ist in diesem Zusammenhang auch, daß die Krankenkassen bei einer nachgewiesenen Amalgamallergie die Kosten einer Zahnsanierung anstandslos übernehmen. Dies ist nicht der Fall, wenn „lediglich" hohe Quecksilberausscheidungswerte nach einer Entgiftung nachgewiesen werden.

Therapie der Quecksilberintoxikation

> **Quecksilber wird zu unterschiedlichen chemischen Formen innerhalb des Organismus umgebaut. Dadurch reichert sich ein Teil in unterschiedlicher Form und in verschiedenen Organen an, während der andere Teil relativ kurzfristig über Atemluft, Schweiß, Urin und Kot wieder ausgeschieden wird. Die Halbwertszeit beträgt für den größeren Teil der aufgenommenen Menge ca. 50 bis 60 Tage, während man für das abgelagerte Hg z.B. im Gehirn bis zu 18 Jahren rechnet.**

Oberstes Gebot der Quecksilberentgiftung ist der **Expositionsstop**. Es müssen alle Amalgamfüllungen sorgfältig entfernt werden. Dabei ist vor der Sanierung durch geeignete Laboruntersuchungen (AAS) zu klären, ob eventuell Kupfer-, Zink- und/oder Selenmangel vorliegt.

Zink wirkt den Auswirkungen von toxischen Schwermetallen entgegen. Je höher der Zinkspiegel, desto stärker wird den giftigen Auswirkungen von Quecksilber entgegengewirkt. Außerdem fördert eine Zinkzufuhr die Ausscheidung von Hg, das sich nicht in den Zellen, also in den Depots, befindet. Ein Zinkmangel verstärkt also die Auswirkungen einer Quecksilbervergiftung.

Das Element **Selen** hat neben vielen bedeutenden Eigenschaften im menschlichen Organismus die Fähigkeit, Quecksilber zu binden. Es entsteht Quecksilberselenid, das der Organismus ausscheiden kann und das im Gegensatz zu Quecksilber keine zellschädigende Wirkung hat. Da Selen somit eine hohe Affinität zu Hg hat, kommt es bei Amalgamträgern und bei zahnärztlichem Personal sehr häufig zu einem Selenmangel. Eine verminderte Entgiftungspotenz und eine Schwächung des gesamten Immunsystems sind die Folgen. Somit sollte bei jeder Amalgamentfernung über mehrere Tage ein Selenpräparat eingenommen werden. Mundspülungen mit selenase® können vom Zahnarzt bei allen Eingriffen vorgenommen werden, bei denen an Amalgamfüllungen manipuliert wird. Generell gilt, daß sog. Antioxidanzien einen relativen Schutz vor Schwermetallbelastung gewährleisten. Selen sollte in flüssiger Form (selenase® Trinkampullen, rezeptpflichtig) unmittelbar nach jeder Manipulation an Amalgamen verabreicht werden.

Bei **Entfernung der Amalgamfüllungen** muß der Zahnarzt darauf achten, daß durch mangelhafte Kühlung des Bohrbereichs nicht unnötig viel Quecksilberdämpfe entstehen. Eine moderne Absauganlage (mit Hg-Abscheider) muß vorhanden sein. Eine akute Vergiftung kann bei einer Mißachtung dieser Kriterien die Folge sein. Der behandelnde Zahnarzt sollte unbedingt das neue System Clean Up® verwenden (Abb. 11). Dieses System wird unmittelbar an die Absaugvorrichtung angeschlossen und stellt somit eine entsprechende Verlängerung der Absauganlage dar.

Am Kopf dieser Konstruktion befindet sich eine Schutzkappe, die über dem zu behandelnden Zahn angebracht wird. Durch den gezielten Sog, der sich auf den zu behandelnden Zahn konzentriert, erzielt man eine äußerst effektive Absaugung von Amalgamstaub, sonstigen Partikeln sowie dem Kühlwasser des Bohrers. Der gesteuerte Luftstrom um den Zahn hält das Behandlungsgebiet trocken. Quecksilberdampfmessungen in Schweden haben gezeigt, daß bei der Entfernung von Amalgamen ohne geeignete Schutzvorrichtungen der Quecksilbergehalt im Mund der Patienten oft bis zu 100mal höher ist als bei entsprechend geschützten Patienten.

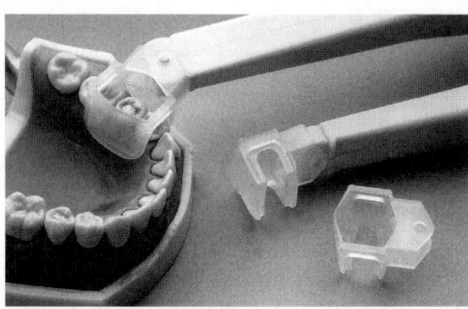

Abb. 11 Clean Up®-System.

In Praxen, in denen keine leistungsstarken Absauganlagen mit angeschlossenem Quecksilberabscheider zur Verfügung stehen, findet man bei entsprechenden Messungen katastrophal hohe Hg-Werte im Fußbodenbereich.

Besonders in Teppichen sammeln sich Konzentrationen an, die das Textil zum Sondermüll werden lassen. Eine schlecht ausgerüstete Zahnarztpraxis kann schnell zu einem unkalkulierbaren Umweltrisiko werden. So könnte es sein, daß Kleinkinder, die auf solchermaßen verseuchten Teppichböden umherkrabbeln, schwere Vergiftungen erleiden.

Im übrigen gilt, daß nach einer zahnärztlichen Sanierung unbedingt eine kontrollierte Entgiftung vorgenommen werden muß. Das geschieht mit dem Injektionspräparat Dimaval®, bei Kindern kann man auf DMPS®-Kapseln ausweichen. Es handelt sich um einen sogenannten **Komplexbildner** auf Schwefelbasis.

Die Substanz bildet einen Komplex mit Schwermetallen, der dann via Niere im Urin ausgeschieden wird. Hier läßt sich dann 30–45 min nach der Injektion der Hg-Wert bestimmen, was somit Rückschlüsse auf das Ausmaß der Vergiftung erlaubt. Mit jeder Applikation wird der Organismus meßbar und somit nachweisbar entgiftet.

DMPS® ist in der Lage, durch Diffusion auch die Quecksilberdepots bis zu einem gewissen Grad zu verringern. Die Substanz zeichnet sich bei richtiger Anwendung durch ausgesprochen geringe bis gar keine Nebenwirkungen aus.

Wichtig ist auch hier wieder, daß vor einer Injektion der Mineralstoff- und Spurenelementstatus erhoben wird, da DMPS® auch Kupfer und Zink ausscheidet. Demzufolge muß ein bestehender Mangel erst behoben werden. Durch Verfahrensfehler kann es leicht zu falsch niedrigen Quecksilberwerten nach DMPS® im Urin kommen. Um dies zu vermeiden, sollten folgende Aspekte beachtet werden:

- Körpergewicht des Patienten: die richtige Dosierung: 3 mg DMPS®/kg Körpergewicht. Eine Ampulle DMPS® enthält 250 mg Wirkstoff. Somit benötigt man für einen 80 kg schweren Patienten mindestens 240 mg, bei 100 kg Körpergewicht 300 mg usw.
- Vor dem Test Blase entleeren: Wird die Blase nicht entleert, verdünnt der verbliebene Urin die quecksilberhaltigen Ausscheidungen, die Meßwerte werden erniedrigt.
- Flüssigkeit nach der Injektion: Die Niere braucht Flüssigkeit, um ausreichend ausschwemmen zu können. Mindestens 150 ml Tee oder Wasser unmittelbar nach der Injektion trinken.
- Quecksilberwerte in bezug auf Kreatininausscheidung errechnen. Die Ausscheidungsfähigkeit der Niere und die Trinkgewohnheiten werden somit berücksichtigt. Wird Hg nicht auf Kreatinin bezogen, kann sich ein erheblich erniedrigter Hg-Wert ergeben.
Trinkt ein Patient insgesamt wenig, hat er nach dem Test viel Gift in wenig Urin, trinkt er allgemein sehr viel, hat er wenig Gift in viel Urin!
- Kupfer nach DMPS® im Urin messen! Bei Schwermetallvergiftungen (auch latenten) kommt es zu einer deutlichen Speicherung von Kupfer. Die Serumkupferwerte sind dabei unauffällig. Das Kupferdepot liegt also intrazellulär vor. Der Kupferwert im Urin nach DMPS® liegt bei maximal 500 µg/l.
Mit ziemlicher Sicherheit liegen bei solchen Werten auch die anderen Schwermetallwerte im unauffälligen Bereich. Je höher z. B. eine Quecksilberbelastung, um so höher ist die Kupferausscheidung nach DMPS®. Dieser Wert kann also auch insofern diagnostisch eingesetzt werden, als das erhöhtes Cu ein Indiz für eine vorliegende Schwermetallintoxikation ist – auch dann, wenn das gemessene Hg niedrig erscheint.

> Ein hoher Kupferwert kann langfristig zu Zinkmangel führen!

Von Bedeutung ist, daß DMPS® die Metalle in einer bestimmten **Reihenfolge** ausscheidet: Zink – Zinn – Kupfer – Arsen – Quecksilber – Blei – Eisen – Kadmium – Nickel – Chrom. Somit kann der Wirkstoff bei der ersten Injektion durch Kupfer, Zink oder Zinn so stark gebunden werden, daß nur relativ wenig Substanz für Hg übrigbleibt. Bei einer zweiten Mobilisation – die immer notwendig ist, wenn Kupfer deutlich über 500 liegt – kann es dann gegenüber dem ersten Hg-Wert zu einem deutlichen Anstieg von Quecksilber kommen. Kupfer erscheint dann meist schon deutlich niedriger.

Wiederholung der Mobilisation

Wie bereits erwähnt, stellt auch ein deutlich erhöhter Kupferwert (> 500 µg/l) eine Indikation für eine zweite Entgiftung dar – auch wenn Quecksilber selbst niedrig erscheint. Ansonsten empfiehlt DAUNDERER abhängig von den Werten folgendes Vorgehen:

- > 50 µg/l bzw. µg/l Kreatinin Hg: nach einem Vierteljahr wiederholen.
- > 100 µg/l bzw. µg/l Kreatinin Hg: nach vier Wochen wiederholen.
- > 1000 µg/l bzw. µg/l Kreatinin Hg: wöchentlich 1 Kapsel Dimaval®.

Für Kinder oder Patienten, bei denen keine Injektion vorgenommen werden soll, stehen Dimaval®-Kapseln zur Verfügung. Aufgrund der relativ schlechten Resorption muß die Einnahme nüchtern erfolgen. Die benötigte Dosis liegt bei 10 mg/kg Körpergewicht. Untersucht wird Quecksilber im Stuhl (im 3. Stuhl nach den Kapseln; insgesamt ungenaue Methode) oder im 24-Stunden-Urin. Aufgrund der Verdünnung im 24-Stunden-Urin und der schlechteren Aufnahme des Wirkstoffs über den Verdauungstrakt wird folgende Formel benutzt:

1 Kapsel Dimaval® enthält 100 mg Wirkstoff. Bei einer zu empfehlenden Dosierung von 10 mg/kg Körpergewicht (KG) ergibt dies bei 40 kg KG eines Patienten 400 mg bzw. 4 Kapseln. Bei 20 kg KG wären 2 Kapseln notwendig. Die Dosis wird als Bolus (nüchtern) gegeben (ca. 1 Stunde nüchtern bleiben).

Da die Wirkung beim oralen Test verzögert auftritt, wird der Urin über 24 Stunden gesammelt. Dazu wird wieder vor dem Einnehmen der Kapseln die Blase entleert (Uhrzeit notieren) und ab dem Zeitraum (unmittelbar nach dem Einnehmen) der Urin exakt 24 Stunden in einem Gefäß gesammelt. Nach 24 Stunden wird der gesammelte Urin kurz umgerührt und eine Probe entnommen. Soll Zink oder Magnesium bzw. Kupfer im Urin mitbestimmt werden, muß die Gesamturinmenge mit angegeben werden.

Die Quecksilberergebnisse werden jetzt mit 3 und mit 25 multipliziert:

- 24-Stunden-Wert $\times$ 25 = entspricht Spontanurin;
- Kapselwert $\times$ 3 = Spitzenwert.

Drei Kapseln im 24-Stunden-Urin ergeben z. B. 5 µg/g Kreatinin Hg = 5 µg/g $\times$ 3 $\times$ 25 = 375 µg/g Hg/Kreatinin.

Die von manchen Therapeuten behauptete negative Auswirkung auf die ohnehin vielfach schlechte Gesamtverfassung des Patienten, die durch die massive Wirkung von DMPS® zu erklären sei, ist unsinnig und unseriös. Allerdings muß beachtet werden, daß ab der dritten Injektion eine Allergisierung bezüglich DMPS® auftreten kann! Das heißt, daß bei disponierten Patienten nach der dritten Injektion mit allergischen Reaktionen auf DMPS® zu rechnen ist, die sich meist durch Hautveränderungen zeigen. Diese klingen aber nach relativ kurzer Zeit wieder ab.

Statt einer Mobilisation mit DMPS® wird z. B. die ausschließlich **homöopathische Ausschwemmung** bzw. Entgiftung propagiert.

Doch durch genaue Untersuchungen konnte eindeutig nachgewiesen werden, daß eine alleinige homöopathische Ausleitung sicher unzureichend ist. Viel eher sollte sie mit dem o. g. Entgiftungsverfahren kombiniert werden. DAUNDERER rät allerdings bei akuten Quecksilberbelastungen von einer homöopathischen Behandlung ab, da er sehr häufig negative und höchst unangenehme Erscheinungen bei den Patienten beobachtet hat.

Für eine homöopathische Therapie steht die Aufbereitung „Silberamalgam" als sogenannte **Nosode** zur Verfügung. Man verwendet vorzugsweise eine Potenzreihe zwischen D6 und D400, die in aufsteigender Reihenfolge einmal wöchentlich injiziert wird. Eine orale Applikation als Trinkampulle ist ebenfalls möglich. Eine solche „feinstoffliche" oder „energetische" Therapie sollte erst nach vollständigem Entfernen der Füllungen durchgeführt werden.

Prinzipiell muß eine Entgiftung durch entsprechend objektive Labortests dokumentiert und nachgewiesen werden. Die bloße Annahme, daß die Entgiftung nun sicher erfolgt sei, ist unter Umständen fatal. Es handelt sich hier um toxikologische Phänomene, bei denen Irrtümer unverzeihlich sind.

Praxisfall

Eine 60jährige Patientin kam wegen massiver Allgemeinsymptome und erheblicher Nervenstörungen in meine Praxis. Sie berichtete, daß sie bei einer bekannten Koryphäe der Elektroakupunktur auf Quecksilbervergiftung untersucht worden sei. Zuvor waren vom Zahnarzt sämtliche Amalgame entfernt worden. Mittels Elektroakupunktur wurde eine Hg-Vergiftung diagnostiziert und daraufhin eine homöopathische Entgiftung eingeleitet. Die Kontrolluntersuchungen mittels Elektroakupunktur zeigten den angeblichen Erfolg des Verfahrens. Der bei uns durchgeführte DMPS®-Mobilisationstest brachte nun Hg-Werte um über das 20fache der Norm zu Tage!

Es muß immer wieder betont werden, daß die Toxikologie ein besonderes Fach innerhalb der Medizin darstellt. Prinzipiell kann man sagen, daß viel zuwenig Erfahrungen im Umgang mit Giften, deren Diagnose und Therapie vorliegen. Keinesfalls lassen sich Erfahrungswerte aus anderen Bereichen der Medizin – auch nicht aus den Bereichen der alternativen Diagnose- und Therapieverfahren – einfach übertragen.

Sehr häufig wird behauptet, daß das mobilisierte Hg, das nach einer DMPS®-Injektion im Urin erscheint, viel eher aus kontaminierten Lebensmitteln als aus Zahnfüllungen stammt. Diese Behauptung wurde insofern widerlegt, als daß man eindeutige Grenzwerte für Hg-Werte aus Lebensmittelbelastungen festlegen konnte. Diese Werte erreichen nie die bei Amalgamträgern festgestellten Werte!

Quecksilberexposition

Im November 1990 behauptete die kanadische Zahnärztevereinigung in einem Rundbrief, daß die tägliche Quecksilberaufnahme durch Nahrungsmittel von bis zu 2,44 mg für den Erwachsenen unbedenklich sei. Schon 1986 hatte die Zahnärztevereinigung der Vereinigten Staaten veröffentlicht, daß die Quecksilberexposition durch Amalgam im Vergleich zum Verzehr von Fisch und anderen Meerestieren unbedeutsam sei und daß beispielsweise Thunfischsalat eine wichtigere Quecksilberquelle darstelle als Amalgamfüllungen.

In der Deutschen Ausgabe von „The Lancet" haben nun LORSCHEIDER und VIMY [91] von der Universität Calgary, Kanada, zu diesen offiziellen Verlautbarungen Stellung genommen. Nach gründlicher Prüfung müsse man wohl mehr als gelinde Zweifel an der Verläßlichkeit dieser Äußerungen haben. Die beiden kanadischen Mediziner schätzen, daß die tägliche Quecksilberaufnahme durch Nahrung, Wasser und Luft etwa 3 µg beträgt. Über die Nahrung werden pro Tag ungefähr 0,6 µg anorganisches Quecksilber und 2,4 µg Methylquecksilber aufgenommen. Die kana-

dische Zahnärztevereinigung schätzte, daß die durchschnittliche täglich Aufnahme ungefähr 600 µg beträgt. Dabei hat sie sich offenbar bei der Interpretation der internationalen Daten um den Faktor 1000 verschätzt. Falsch lag sie auch mit der Angabe, daß man 2,44 mg Quecksilber unbeschadet täglich aufnehmen könne. Dieser Wert sei, so die kanadischen Mediziner von der Universität Calgary, um das Sechsfache höher als die kritische Schwelle, bei der beim Erwachsenen die Symptome einer Quecksilbervergiftung auftreten [100].

Bei ausgeprägten Beschwerden durch Hg-Intoxikationen fühlen sich die Patienten unmittelbar nach der Injektion spürbar besser. Viele Beschwerden verschwinden im Laufe einiger Tage oder Wochen. Sehr häufig kann man beobachten, daß erst nach einer erfolgreichen Entgiftung Patienten auf andere therapeutische Maßnahmen positiv reagieren. Insbesondere sollte man bei chronischen Verdauungsstörungen und Dysbiosen an eine Belastung der Darmschleimhäute durch Hg denken. So kommt es häufig erst nach einer oralen DMPS®-Entgiftung zu einer spürbaren Wirkung einer mikrobiologischen Darmtherapie. Die orale Entgiftung kommt besonders im Kindesalter in Betracht und wenn eine intravenöse Ausleitung abgeschlossen ist. Da Dimaval®-Kps. nur zu ca. 30% resorbiert werden, muß eine entsprechend hohe Dosierung erfolgen. Die Gefahr der Sensibilisierung (Allergisierung) ist nach Auskunft von DAUNDERER höher. Eine intravenöse Entgiftung ist laut DAUNDERER bis zur Normalisierung der Hg-Werte im Urin der oralen Form vorzuziehen. Im Anschluß daran kann eine Behandlung der Darmschleimhäute erfolgen.

Entfernung von Amalgam

Die häufig vertretene Empfehlung, „klinisch einwandfreie Amalgame" nicht zu entfernen, bedeutet, man solle besser abwarten, bis Vergiftungssymptome aufgetreten sind. Gleichzeitig warnt man jetzt aber offiziell wegen der Gefahren beim Herausnehmen dieser Füllungen vor den gefährlichen Nebenwirkungen oder Risiken. Aktuelle Untersuchungen mittels hochempfindlicher Quecksilberdampfmeßgeräte in Zahnarztpraxen haben jedoch ergeben, daß bei Ausnutzung aller heute verfügbarer Techniken bei der Entfernung von Amalgamfüllungen (gezielte Absaugung, gekühlte Bohrer) deutlich geringere Mengen Quecksilberdämpfe entstehen als bisher angenommen. Auch die Belastung des Personals ist gesunken – unter der Voraussetzung, daß alle Handlungen mit Amalgam-Quecksilber korrekt ausgeführt werden. Wird mit dem richtigen System abgesaugt, läßt sich kein Quecksilber außerhalb des Patientenmundraums nachweisen. Die Empfehlung, sicherheitshalber die Amalgame in den Zähnen zu belassen, ist deshalb doppelt skandalös.

In der Europäischen Union sollen Leichen künftig schadstoffarm verbrennen: Die EU hat Krematorien in den Niederlanden, Italien und Belgien rund 160 000 Mark für die Erforschung umweltgerechter Feuerbestattungen zur Verfügung gestellt. So sollen etwa spezielle Filter entwickelt werden, mit denen Quecksilber aus Zahnfüllungen während der Einäscherung aufgefangen werden kann.

Die aus **Krematorien** stammenden Quecksilberdämpfe können nach Berechnungen der Universität Leicester (MILLS 1990) die Umwelt lokal erheblich belasten. Mit 11 kg Quecksilber pro Krematorium und Jahr ist die Grenze des Zumutbaren weit überschritten!

Auch ein TÜV-Bericht alarmiert über Quecksilberdämpfe in der Zahnarztpraxis. Seit nunmehr 3 Jahren bietet der Rheinisch-Westfälische TÜV, Essen, auf Anforderung oder Wunsch Messungen von Quecksilberdämpfen in Zahnarztpraxen an. Dabei werden im Bedarfsfalle auch Anregungen für einen verbesserten Umgang mit Amalgamen und Quecksilber gegeben. Bei inzwischen 1000 Untersuchungen in Zahnarztpraxen zeigten sich so große Mängel sowohl in der Handhabung als auch bei den verwendeten Amalgamzubereitungen und Geräten, daß der TÜV versuchte, mit dem Bundesverband deutscher Zahnärzte ins Gespräch zu kommen, um Verbesserungen vorzuschlagen.

Aber vergeblich. Statt dessen veröffentlichte der Ausschuß für zahnärztliche Berufsausübung in den ZM, Ausgabe Mai 1988, „Richtlinien zur Verarbeitung von Quecksilber in der Zahnarztpraxis", für die die TÜV-Richtlinien eine ziemlich vernichtende Kritik bereithält:

„Diese Richtlinien lassen jegliches Verantwortungsbewußtsein vermissen … Die gesundheitlichen Gefahren werden durch diese Richtlinie auf ein unerträgliches Maß bagatellisiert." [11]

Der Experte für Quecksilber in Zahnarztpraxen, SLABY, konnte aufgrund seiner Untersuchungen in Hunderten von Praxisräumen unvorstellbare Unzulänglichkeiten aufdecken.

- In 56% der untersuchten Praxen gaben die Zahnärzte an, bei sich oder ihrem Personal Anzeichen möglicher gesundheitlicher Störungen festgestellt zu haben, die auf eine beginnende Quecksilbervergiftung hindeuten könnten (dies äußert sich ja bekanntlich durch Müdigkeit, Schlafstörungen, Antriebslosigkeit, Reizbarkeit und ähnliche Allgemeinsymptome.

- Es muß davor gewarnt werden, den in Deutschland gültigen MAK-Wert (maximale Arbeitsplatzkonzentration) als Beurteilungskriterium für das Gefährdungspotential von Quecksilberdämpfen in Zahnarztpraxen heranzuziehen.

- Durch den Quecksilberdampfniederschlag wird auf allen Möbeln und Einrichtungsgegenständen das Schwermetall nachgewiesen. So kommt es zu ständigen Hautkontakten. Es wurde an den Händen von Helferinnen Quecksilber nachgewiesen, die an diesem Tag noch keinen Kontakt zu Amalgamen oder Quecksilber hatten.
Weibliches Personal im gebärfähigen Alter ist besonders stark gefährdet.

- Eklatante Mängel wurden bezüglich Bedienung und Wartung von Geräten, die der Amalgamzubereitung dienen, festgestellt.

- Sog. Quecksilberkapseln, die einen besseren Schutz vor Hg-Dämpfen beim Zubereiten von Amalgamen garantieren sollen, sind in vielen Fällen undicht und gasen Hg-Dämpfe aus.
- Sehr häufig mußte der falsche Umgang mit Amalgam- und Quecksilberresten bemängelt werden.

*Medserva Praxisentsorgungs- und Beratungs-GmbH; 65549 Limburg

Daß auch nach der Auflösung des ehemaligen BGA (Bundesgesundheitsamt) leichtfertige Fehlentscheidungen getroffen werden, zeigt ein Interview der ARD-Sendung „Monitor" Mitte November 1994. Es wurde in der Sendung darüber berichtet, daß die Forschungsergebnisse des Toxikologen DRASCH eindeutig den Zusammenhang zwischen Amalgamfüllungen von Müttern und der Quecksilbervergiftung ihrer ungeborenen Kinder nachgewiesen hat. Die Sprecherin des Bundesamtes für Arzneimittelsicherheit, ZINKE, hält die Ergebnisse der Untersuchung insofern nicht für relevant, als nicht nachgewiesen sei, daß das eingelagerte Quecksilber im kindlichen Organismus Schäden verursache. Auf die Anmerkung des Journalisten, daß aber auch diese Verharmlosung nicht nachgewiesen sei, meinte DR. ZINKE wörtlich: „Wir haben keine Daten darüber!" Da dem Amt keine Informationen vorliegen, wird voraussichtlich kein Verbot von Amalgamen zu erwarten sein. „Wir beziehen uns auf Daten von Erwachsenen. Nach derzeitigem Wissensstand liegt kein begründeter Verdacht bezüglich einer Schädlichkeit vor", war die Antwort auf die Feststellung des Journalisten, daß das Amt auf keine eigenen Untersuchungen zurückgreifen könne, die die Forschungsergebnisse des Münchner Toxikologen in Frage stellen könnten.

Neben etlichen hundert Strafanträgen von Privatpersonen und Selbsthilfegruppen hat jüngst eine Selbsthilfegruppe in Celle ebenfalls den Versuch unternommen, über gerichtliche Wege die skandalöse Situation in Bewegung zu bringen. Es wurde eine Strafanzeige in der Staatsanwaltschaft Köln eingereicht. Die Selbsthilfegruppe ruft alle Betroffenen auf, sich an dieser Aktion zu beteiligen.

10.2 Palladium

Aus Kostengründen werden statt hochwertigen Goldes bei Kassenpatienten billige Gold-Palladium-Legierungen als Zahnersatz eingesetzt. Es ist nicht bekannt, daß jemals eine Verträglichkeitsprüfung durchgeführt wurde, denn Legierungen fallen nicht unter das Arzneimittelgesetz! So muß man sich heute damit auseinandersetzen, daß Palladium in sehr vielen Fällen für die Patienten unverträglich ist. Es entwickeln sich Allergien und Intoxikationen durch gelöstes Palladium. Man findet es im Kiefer und im Gehirn. Von Bedeutung ist in diesem Zusammenhang, daß durch Katalysatorautos eine große Menge Palladium in die Atmosphäre abgegeben wird. Dies hat sehr wahrscheinlich dazu geführt, daß die Palladiumallergien drastisch zunehmen und Patienten die mit Zahnersatz aus dieser Legierung versorgt sind, schwere Reaktionen bekommen. Kreuzallergien mit anderen Metallen (vor allem Nickel) kommen häufig vor. Wie auch beim Amalgamallergietest bietet sich der Hauttest an. Allerdings bieten diese Testformen keine hundertprozentige Sicherheit.

Mögliche **Symptome:**
– Allergien,
– Depressionen,
– Beschwerden im Verdauungstrakt,
– Herzrhythmusstörungen,
– Migräne,
– Knochen- u. Muskelschmerzen,
– Mundtrockenheit,
– Schlafstörungen,
– Zungenbrennen,
– Übelkeit und Würgegefühle.

10.3 Alternativen

Amalgam wird noch verwendet – es ist ja noch nicht verboten. Jedoch ist der Zahnarzt nicht mehr allein auf Amalgam angewiesen, sondern kann z.B. auf Kunststoffe ausweichen. Kunststoffe sind jedoch auch nicht optimal. Unverträglichkeiten und Allergien können auftreten, die Haltbarkeit kann je nach Art des Kunststoffs eingeschränkt sein. Wir werden in Zukunft ganz sicher ständig damit konfrontiert werden, daß durch alternative Füllstoffe neue, bisher unbekannte Probleme auftreten. Darüber hinaus werden auch ganz sicher Zweifler vor allem und jedem warnen. Die Kostensituation trägt letztlich der Patient. Er bekommt das erstattet, was eine Amalgamfüllung kosten würde. Will er etwas anderes, muß er die Differenz selbst zahlen.

Kunststoff. Sogenannte Komposite, also aus verschiedenen Komponenten zusammengesetzte Materialien. Der Kunststoffanteil beträgt heute nur noch 30%, der Rest besteht aus sogenanntem Füllmaterial (Glas). Im Vergleich zum Amalgam werden Komposite weitgehend als gleichwertig eingeschätzt. Der Zeitaufwand bezüglich der Verarbeitung ist allerdings doppelt so hoch. Derzeit wird mit den Kassen diesbezüglich diskutiert, ob die höhere Leistung des Zahnarztes in Zukunft voll erstattet wird.
Ein wesentlicher Nachteil: Die Füllungen sind nicht absolut volumenbeständig, d.h., die Füllungen können nach dem Legen schrumpfen, wodurch zwischen Zahn und Füllung ein Spalt entsteht. Hier kann es zu Karies kommen. Darüber hinaus sind die Materialien nicht abriebfest, d.h., Zahnbereiche, die stark durch Kauen beansprucht werden, können nicht mit Kunststoff versorgt werden. Außerdem enthalten die Komposite den Zusatz Bisphenol, der derzeit unter Verdacht steht, Krebs auszulösen.

Keramik. Ein hoher Stellenwert kommt heute der Keramik zu. Keramik als Füllmaterial kann heute mit modernster Computertechnik direkt in der Zahnarztpraxis angefertigt werden. Die Zahnkavität wird mittels eines Scanners elektronisch vermessen. Diese Daten dienen einem computergesteuerten System

dazu, eine exakte Keramikfüllung zu „schnitzen" (CEREC-Verfahren). Die Paßgenauigkeit ist so hoch, daß ein Spalt zwischen Zahn und Füllung praktisch nicht vorhanden ist. Die Verbindung Zahn–Füllung wird mit Kunststoffkleber hergestellt.
Nachteil: hohe Kosten. Keramikfüllungen, die im zahntechnischen Labor ausgeführt werden, sind zwar auch sehr gut, aber genauso teuer wie Gold. Die Kostenkalkulation der computergesteuerten Industriekeramikfüllung obliegt dem Praxisbetreiber und kann mit dem Patient ausgehandelt werden.

Empfehlenswert. Hoch goldhaltige Goldfüllungen ohne Palladium oder Kupfer (z.B. Biobond® SG IV von Degussa). Nachteil: teuer!

Fazit. Es ist keine zufriedenstellende Situation in Sicht. Finanziell schlechter gestellte Patienten haben deshalb nur die Wahl zwischen Kunststoff und Amalgam.
Deshalb: Viel Augenmerk auf exakte Mundhygiene legen und vorbeugen. Inzwischen gibt es in Zahnarztpraxen zunehmend „Zahnkosmetikerinnen", die diesbezüglich hervorragende Arbeit leisten. Neben einer optimalen Schulung des Patienten werden Maßnahmen durchgeführt (Säuberung), die sich erheblich auf die Gesundheit von Zähnen und Zahnfleisch auswirken. Weiterhin können viele Praxen über eine Speichelprobe der Patienten eine Bakterienkultur anlegen, wodurch kariesauslösende Keimgruppen differenziert werden können. Eine Behandlung des Mundmilieus kann die Kariesauslöser beseitigen und somit Karies vermeiden. Die Kosten müssen auch hier wieder – genau wie bei der Zahnkosmetik – vom Patienten selbst getragen werden (ca. 40 Mark).

CANDIDA ALBICANS –
EIN UNTERSCHÄTZTER HEFEPILZ

In den letzten Jahren hat Candida eine „große Karriere" gemacht. Der Hefepilz ist in fast aller Munde, es wird viel darüber publiziert, in Fernseh- oder Hörfunksendungen diskutiert. Die einen raufen sich die Haare, weil sie Candida als Bestandteil der normalen Darmflora bezeichnen und in ihm keinerlei krankmachende Eigenschaften erkennen (wollen), die anderen geißeln Candida als den Krankmacher Nr. 1 und bringen ihn mit fast allen vorstellbaren Symptomen in Verbindung. Wie immer liegt die Wahrheit in der Mitte dieser beiden Extreme. Weder ist Candida zur normalen Darmflora zu rechnen, noch ist er ungefährlich oder harmlos, noch ist er die Ursache für alle erdenklichen Beschwerden – auch nicht wenn ein positiver Befund z. B. im Darm vorliegt. Auffallend und besorgniserregend ist die Tatsache, daß sich bereits in den Jahren zwischen 1968 und 1976 die Zahl der Hefepilzerkrankungen verzwanzigfacht hat. Wahrscheinlich ist mittlerweile jeder vierte oder gar jeder zweite Bundesbürger mit Hefepilzen besiedelt.

Hefen spielen eine übergeordnete Rolle und machen den Hauptanteil an Pilzinfektionen aus. Wichtigster Vertreter seiner Gattung ist Candida albicans.

Candida glabrata tritt in letzter Zeit ebenfalls vermehrt auf. Dies ist von Bedeutung, da sich gezeigt hat, daß es sich bei Candida glabrata um einen ausgesprochen hartnäckigen Hefepilz handelt, der eine hohe Therapieresistenz aufweist.

Mittlerweile finden wir sogar viele neue, bisher unbekannte Candidaspezies. Durch Laborverfahren können ihre pathogenen Eigenschaften untersucht und beurteilt werden.

Insgesamt allerdings zeigt der Befall mit Candida immer eine Störung des Körper- bzw. Darmmilieus an.

Medizinisch relevante Hefepilze:

– Candida albicans (macht ca. 80% der Infektionen aus),
– Candida glabrata,
– Candida krusei,
– Candida parapsilosis,
– Candida tropicalis.

Es gibt noch viele weitere Candidastämme, die aber keine medizinische Bedeutung haben. Einige Stämme werden vielfältig in der Lebensmittelindustrie eingesetzt, z. B. Candida robusta (Backhefe) oder Candida kefyr (Kefyr-Getränke).

Die medizinische Mykologie – die Lehre über Pilzinfektionen – spielt leider auch heute noch ein Schattendasein in der Medizin. Nicht nur die vielen unnatürlichen Lebensbedingungen wie z. B. eine falsche, mit Zucker überladene Ernährung, sondern auch die rasante Entwicklung in der Medizin hat den Pilzerkrankungen massiv Vorschub geleistet. So wird die gefährlichste Form einer Pilzinfektion, die sogenannte systemische Mykose, als iatrogene Erkrankung bezeichnet (durch ärztliche Maßnahmen bedingt).

Bei einer **systemischen Mykose** gelangen aggressive Pilzfäden via Darm ins Blut und führen hier zu lebensbedrohlichen Infektionen. Die Hauptursachen für iatrogene Pilzinfektionen liegt in einer aggressiven Medizin. Antibiotika, Kortikoide, Bestrahlung, Chemotherapie und schwere operative Eingriffe sowie die intensivmedizinische Therapie haben zur Folge, daß ein akuter Immun-streß die körpereigenen Abwehrkräfte so massiv supprimiert, daß sich als Folge die Pilze explosionsartig vermehren und ins Körperinnere gelangen können.

So kann z. B. der Umstand, daß der betreffende Patient einen Venenkatheter zur intravenösen Ernährung benötigt und über diesen unter anderem Zuckerlösungen verabreicht bekommt, zu einer massiven Pilzsepsis führen. Der Grund: An der Spitze von Venenkathetern finden sich nach einigen Tagen regelmäßig hohe Pilzzahlen, die von außen eingeschleppt wurden. **Glukoseinfusionen** beschleunigen nun durch die „Optimierung" des Körpermilieus die Vermehrung der vom Katheter abgespülten Hefen. Das Immunsystem und die Nieren (die Pilze ausscheiden) sind überfordert und können eine Organ- oder Blutinfektion nicht verhindern.

In den meisten Fällen ließe sich eine solche Komplikation, die für über 10 000 Patienten jährlich tödlich endet, vermeiden. Aber oft werden pilzbedingte Krankheitsbilder nicht erkannt, weil sie vielen Ärzten nicht geläufig sind. Eigentlich sollte man davon ausgehen, daß aufgrund der wissenschaftlichen Erkenntnisse über derartig gefährliche Komplikationen eine entsprechende Vorsorge betrieben wird. Durch relativ einfache Untersuchungen läßt sich nämlich recht schnell eine Gefährdung oder ein Risiko – namentlich ein positiver Pilzbefund im Mund- oder Darmbereich und/oder erhöhte Pilzabwehrkörper im Blut – erkennen und beseitigen. Unverständlicherweise wird aber auf eine vorsorgende Candidadiagnostik bei Patienten, die sich einer aggressiven Therapie unterziehen müssen, verzichtet.

Auch in der hausärztlichen Betreuung könnte man rechtzeitig jegliches Risiko und viele uncharakteristische Symptome, die ganz erhebliche Beeinträchtigungen mit sich führen können, vermeiden. Doch auch hier hält sich bei vielen Ärzten hartnäckig die überalterte Vorstellung, daß ein zufällig entdeckter Befall mit einem an sich apathogenen Hefepilz kei-nen Krankheitswert hat. „Der Befund ist normal, Hefen sind saprophytär (beleben nur totes Material und können nicht in den Körper eindringen), und eine Therapie ist nicht erforderlich", hören die Patienten immer wieder. RIETH antwortet auf die Frage eines Arztes, ob Candida albicans nicht in der Darmflora eines jeden Menschen zu finden sei:

„Diese Behauptung stammt aus der Spätmoderne. In Wahrheit ist sie längst widerlegt, aber es merkt nicht jeder."   [71]

Daß Patienten häufig mit solchen Falschaussagen konfrontiert werden, liegt u.a. daran, daß immer öfter bei alternativen Medizinern oder bei Heilpraktikern eine entsprechende Diagnostik durchgeführt wurde und dann bei den Hausärzten ein Rezept für die teuren Antipilzmittel von den Betroffenen erbeten wird (damit die Kosten von der gesetzlichen Krankenkasse übernommen werden). Darüber hinaus ist die Tatsache, daß die Untersuchung bzw. die Therapieempfehlung von einem „Außenseiter" stammt, Grund genug, eine Unterstützung abzulehnen. Die oft überzogene Darstellung des Mykosenproblems in der Regenbogenpresse verstärkt die destruktive Haltung meist zusätzlich.

Für die Betroffenen ist die Situation insgesamt eine Zumutung! Die Therapeuten, die eine Pilzdiagnostik oder bei bereits bekanntem Befund eine Antipilztherapie ablehnen, haben in der Regel keinerlei persönlichen Erfahrungen über die möglichen Auswirkungen einer Candidose.

Die anderen sind maximal bereit, für ca. zwei bis drei Wochen ein Nystatinpräparat zu verordnen. Es wird in der Regel kein Abstrich aus dem Mundraum vorgenommen, es wird kein Antikörpertiter im Blut festgestellt – genausowenig wie über eine Antipilzdiät gesprochen wird. Die dritte Gruppe schließlich verordnet über Monate ausschließlich Nystatin und eine strenge Diät und wundert sich über die eventuell unverändert positiven Befunde. Eine Ursachenklärung hierfür (z.B. Zinkmangel, Vitamin-A-Mangel, Candida-

Allergie, psychischer Streß, andere Grunderkrankungen, Milieustörungen usw.) wird nicht durchgeführt.

> Ein beim gesunden Menschen saprophytärer Pilz wird durch Reduzierung der Abwehrkräfte des Patienten oder durch eine Veränderung des körpereigenen Milieus (pH-Verschiebung) zu einem krankmachenden, gefährlichen Erreger.

Je massiver die Vorschädigung, um so gefährlicher ist eine Pilzinfektion. Das ist der Grund, warum sich die Infektionssymptome bei einem an sich gesunden von den schweren Symptomen eines vorgeschädigten Patienten so folgenschwer unterscheiden.

Natürlich besteht bei einem völlig Gesunden keine Veranlassung, jeder einzelnen Candida-albicans-Zelle hinterherzujagen! Der Grad der Vermehrung (Anzahl der Pilzzellen), die Lokalisation der Besiedelung und das Beschwerdebild des Patienten stellen die Indikation für eine Therapie dar.

> Vorsicht ist geboten bei Fieberkranken, Immunschwachen, nach schweren Unfällen, bei Operationen, bei einer Therapie mit Antibiotika und/oder Cortison, bei Krebskranken, bei Allergikern, Hautkranken (Kinder!) oder Diabetikern.

11.1 Symptomatik

Weitaus häufiger als zu lebensbedrohlichen Komplikationen kommt es zu umfangreichen und ausgeprägten Allgemeinsymptomen. Es gibt in der Tat viele Symptome, die Candida hervorrufen kann. Aber vorneweg: Nicht bei jedem Patient, der Hefepilze im Darm hat,

müssen solche Reaktionen auftreten. Bei dieser Gelegenheit sei erwähnt, daß wir bei der Beurteilung und Beschreibung der vielfältigen Symptome unterschiedliche Ansichten zu hören bekommen. Für diejenigen, die den Pilzen sowieso keinerlei pathogene Eigenschaften zusprechen, ist die Sache ohnehin klar: Es gibt keine Candidasymptome!

Aber auch die Mykologen, die sich mit der Untersuchung der Candidainfektionen beschäftigen und ihre ärztlichen Kollegen, die eine negative Auswirkung oder Gefahr leugnen, aufs heftigste kritisieren, sehen nur das Infektionsrisiko. Allgemeinsymptome oder gar Allergien gegen Candida sind für viele weitgehend unbekannt.

Symptome, die durch pathogene Hefepilze hervorgerufen werden können (Abb. 12 und Abb. 13):

– Kopfschmerzen, Migräne,
– Konzentrationsstörungen,
– psychische Störungen (Gereiztheit, Aggressivität, Lustlosigkeit, Hysterie etc.),
– chronische Müdigkeit,
– Muskelschwäche,
– rheumaartige Symptome,
– Schwindelanfälle,
– gesteigerte Geruchsempfindlichkeit,
– Beläge im Mund-Rachen-Bereich,
– Hauterkrankungen (Ekzeme, Juckreiz, Rötungen),
– Analjucken,
– schlecht heilende Wunden,
– Ausfluß,
– Harnwegsbeschwerden,
– gastrointestinale Beschwerden wie z.B. Blähungen, Völlegefühl, Wechsel zwischen Durchfall und Verstopfung, Darmkrämpfe, Druckgefühl,
– Nahrungsmittelunverträglichkeiten und -allergien.

Insbesondere scheint Candida eine ursächliche Rolle bei der Entstehung von Allergien zu spielen. HAUSS berichtet über einen Mechanismus, der die zunehmende Allergisierung – auch gegenüber anderen Substanzen

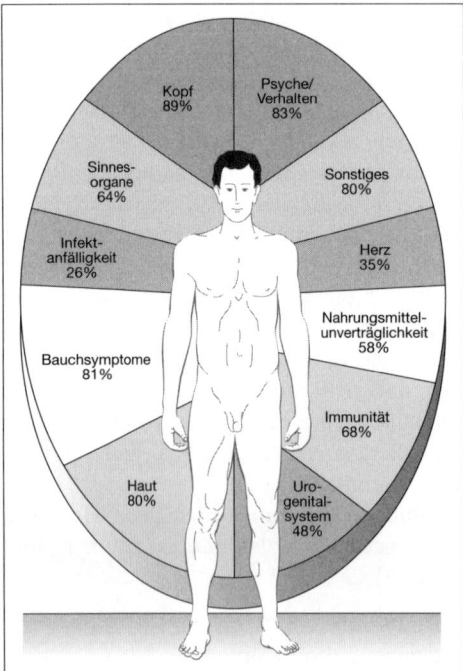

Abb. 12 Symptomhäufigkeit bei gesicherten Fällen mit einer Hefepilzbesiedelung der Schleimhäute (nach [53]).

wie z. B. Nahrungsmitteln – erklären könnte. Die von Candida abgegebenen Enzyme scheinen das schleimhautschützende Immunglobulin A (IgA) durch Spaltung zu inaktivieren und damit die Darmschleimhaut bzw. das Darmimmunsystem anfällig und schutzlos gegenüber einer unkontrollierten Sensibilisierung (Allergisierung) zu machen [71].

Da die Candidazellen aber auch direkten Kontakt zu dem in der Mukosa liegenden Immunsystem haben, können spezifische Sensibilisierungen gegen den Hefepilz entstehen. Nicht selten entwickeln sich dadurch auch **Kreuzallergien** bezüglich anderer Hefen (z. B. Bier- oder Backhefe). So läßt sich bei einer nicht geringen Anzahl von Patienten spezifisches Candida-IgE nachweisen. Dieses spezifische IgE scheint in der Lage zu sein, die Ausbildung von Lymphozyten und die

Funktion von Makrophagen zu behindern, so daß die daraus resultierende Reduzierung der Immunleistung eine Pilzinfektion begünstigt. In dem von uns durchgeführten umweltmedizinischen Allergietest kann ebenfalls auffallend häufig eine solche Allergie nachgewiesen werden.

Pathogene Candidahefen bilden im Rahmen ihres Stoffwechsels giftige Substanzen (abhängig vom Grad ihrer Vermehrung und Aktivität eventuell massenhaft). Diese werden via Darm in den Blut- und Lymphweg gebracht und gelangen so zur Leber. Da bevorzugt Kohlenhydrate (Zucker, Obst, Mehlspeisen etc.) von Candida vergärt werden, kommt es zur Bildung von **Fuselalkohol** und **Kohlensäuregas.** Fuselalkohol ist eine sehr minderwertige und toxische Alkoholverbindung. Das Gas führt nun zu heftigen Blähungen und zu einer starken Auftreibung des gesamten Bauches. Völlegefühl, Darmkrämpfe und Bauchschmerzen sind die Folgen. Der giftige Fuselalkohol führt nun über Wochen oder gar Monaten zu einer erheblichen Belastung der Leber (abhängig von der aktiven Anzahl der Hefen im Darm). Es kann so zu deutlich erhöhten Leberwerten, entsprechend einem zu hohen Alkoholkonsum, kommen, obwohl der Betroffene gar keinen Alkohol trinkt.

Aber auch andere Gifte (Myko- oder Candidatoxine), die bisher nur zum Teil bekannt sind, belasten den Organismus erheblich. Die angelsächsische Literatur bietet hierüber wesentlich mehr Informationen.

Zu den Candidatoxinen gehören neben Fuselalkohol auch Kohlenmonoxid, Acetaldehyd, steroidartige Verbindungen und vermutlich noch viele weitere chemische Verbindungen, die noch nicht näher untersucht sind.

Acetaldehyd ist eine flüchtige, hochtoxische Substanz. Sie entsteht auch beim Rauchen von Zigaretten. Eine Fülle der o.g. Symptome kann durch dieses Gift hervorgerufen werden. Insbesondere die Haut kann in solchen Fällen reagieren und eine primäre Ekzemerkrankung vortäuschen. Es können Erschei-

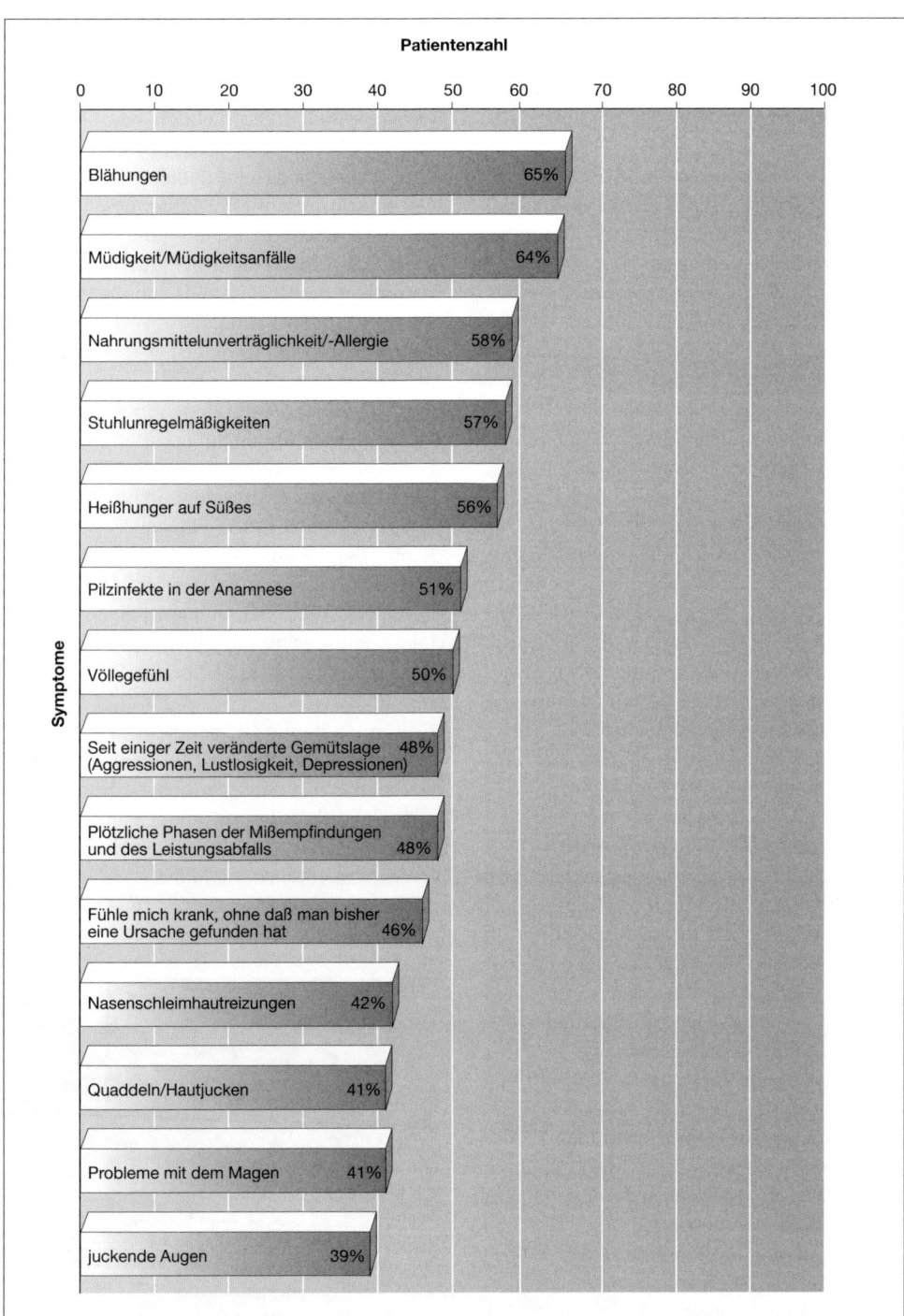

Patientenzahl

Symptom	%
Blähungen	65%
Müdigkeit/Müdigkeitsanfälle	64%
Nahrungsmittelunverträglichkeit/-Allergie	58%
Stuhlunregelmäßigkeiten	57%
Heißhunger auf Süßes	56%
Pilzinfekte in der Anamnese	51%
Völlegefühl	50%
Seit einiger Zeit veränderte Gemütslage (Aggressionen, Lustlosigkeit, Depressionen)	48%
Plötzliche Phasen der Mißempfindungen und des Leistungsabfalls	48%
Fühle mich krank, ohne daß man bisher eine Ursache gefunden hat	46%
Nasenschleimhautreizungen	42%
Quaddeln/Hautjucken	41%
Probleme mit dem Magen	41%
juckende Augen	39%

Abb. 13 Symptomhäufigkeit bei gesicherten Fällen mit einer Candidabesiedelung der Darmschleimhäute (nach [53]).

nungen auftreten, die an ganz andere Erkrankungen denken lassen. Bei Frauen finden wir nicht selten Beschwerden, die an ein Klimakterium erinnern oder an Depressionen denken lassen.

Auch das **prämenstruelle Syndrom** kann deutlich verschlimmert werden. Wahrscheinlich kommt es deshalb zu ausgeprägten hormonellen Störungen bzw. Symptomen, da Candida Steroide bildet. **Steroide** besitzen eine hormonelle Struktur, die östrogenähnlich wirkt.

Umweltmediziner in den USA vermuten einen engen Zusammenhang zwischen der Besiedelung des Hefepilzes Candida albicans im Darm und der **Unterzuckerung** (s. auch S. 70 ff.). Durch die Tatsache, daß Candidazellen in nur 20 Minuten ihre Keimzahl verdoppeln können, ist es möglich, daß ein enormer Abbau von Kohlenhydraten bereits im Darm stattfindet. Diese Kohlenhydrate werden durch die Pilze vergärt und stehen somit nicht mehr einer Resorption zur Verfügung. Candidatoxine stehen in Verdacht, eine Fehlregulation der Bauchspeicheldrüse auszulösen, was eine Unterzuckerung zur Folge haben könnte.

Bevorzugte Reviere von Candida

Der Mensch ist das größte und bedeutendste Candida-albicans-Reservoir. Dadurch, daß der Pilz zunehmend in der Mundhöhle und auf der Nasenschleimhaut zu finden ist, kann er durch intensives Küssen und durch gemeinsam benutztes Geschirr übertragen werden. Natürlich wird Candida auch durch Geschlechtsverkehr übertragen, wenn ein Partner infiziert ist.

Ein Hefepilzbefall kann im gesamten Verdauungstrakt einschließlich des Mundraums, im Genitalbereich (besonders bei Frauen), auf der Haut, in Wunden oder – als ernsthafte Komplikation – im Blut und in inneren Organen auftreten.

Die weitaus häufigste und viel zu oft verkannte Infektion findet im Verdauungstrakt statt. Wir sprechen von einer sog. **intestinalen**

Candidose. Vor allem der Dünndarm mit seinen vielen Millionen Zotten bietet optimale Verhältnisse für die Pilze. Bisher glaubte man übrigens, daß hauptsächlich der Dickdarm betroffen sei. Das ist nicht korrekt. Tatsächlich entzieht sich eine Hefepilzinfektion im Dünndarm wesentlich leichter einer Diagnostik, da zwischen Darmausgang und Infektionsort ca. 7 Meter Darmschlauch liegen. Das besondere Problem ist, daß sich die Pilze sehr intensiv mit der Schleimhaut verbinden können. Somit können Pilznester entstehen, die bei einfachen Stuhlproben übersehen werden, da in der entnommenen Probe keine Hefezellen zu finden sind. Unter „optimalen Bedingungen" kann nun ein dichter Pilzrasen auf der Darmschleimhaut entstehen, der zunehmend große Flächen überwuchert (Abb. 14). Nicht nur, daß diese Schleimhautareale ihre normale Funktion verlieren; durch den intensiven und großflächigen Kontakt kommt es zu einer Schleimhautentzündung und zu einer bedeutenden Irritation des Immunsystems.

Es können häufig entsprechend erhöhte Entzündungsparameter im Blut (z. B. IgA, Leukozyten, BSG) nachgewiesen werden. Wenn jetzt Candida aufgrund seiner Fähigkeiten in die Schleimhäute eindringt und sich hier vermehrt, sprechen wir nicht mehr von einer Besiedelung, sondern von einer Infektion.

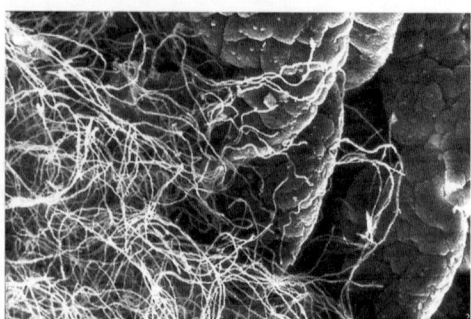

Abb. 14 Elektronenmikroskopisches Bild von Candida-albicans-Hyphen auf menschlicher Darmschleimhaut (mit freundlicher Genehmigung von Ardeypharm).

Der Ursprungsort solcher Darminfektionen liegt nicht selten im **Mundbereich.** In Zahnfleischtaschen, kariösen Zähnen und/oder zwischen den Papillen der Zunge können sich streuende Candidaherde befinden. Die Zahnbürste kann so natürlich auch schnell zu einem Pilznest werden!

Säuglinge und Kleinkinder sind häufig mit Candida befallen, insbesonders trifft das auf Neurodermitiskinder zu. Kommt es zu einer ausgeprägten Vermehrung der Pilze, können sogar Entwicklungs- und Gedeihstörungen auftreten. Aufgrund der relativ luftdichten Verpackung des Gesäßes durch Windeln können sich die aus dem Darm stammenden Hefen prächtig auf der Haut im Anogenitalbereich vermehren. Hochakute, nässende und schmerzhafte Hautinfektionen können entstehen, die sich immer mehr ausbreiten.

Mundsoor, ein Befall der Mundschleimhaut, erkennt man an weißen Stippchen auf der Wangenschleimhaut, die sich zu ausgedehnten Belägen wandeln. Auch hier kann es zu einer akuten und äußerst schmerzhaften Entwicklung kommen.

Viele Frauen haben schon ein- oder mehrmals die unliebsame Bekanntschaft mit Candida albicans gemacht. **Pilzinfektionen der Scheide** gehören zur täglichen Routine der Frauenärzte. Ein Grund hierfür sind weibliche Hormone, die das Bindungsvermögen der Pilze – die Fähigkeit, an die Schleimhäute anzuhaften – stimuliert. Somit stellen die „Pille" und die vielen anderen Hormonpräparate der Gynäkologie bekanntermaßen ein Candida-förderndes Risiko dar.

> Schwangere sollten rechtzeitig auf ein pilzfreies Scheidenmilieu achten, da sie aufgrund des erheblich höheren Östrogenspiegels in ca. 35% der Fälle an einem Befall mit Sproßpilzen leiden. Somit ist eine gründliche Überwachung während der Schwangerschaft unerläßlich, um eine Infektion des Kindes während der Geburt zu vermeiden.

In letzter Zeit mehren sich Patienten, die unter einer **chronischen Rhinitis** leiden. Die Nasenschleimhaut ist ständig geschwollen, so daß die Atmung stark beeinträchtigt ist. Ununterbrochen wird klares, dünnflüssiges Sekret gebildet.

Für viele Betroffene kommt es zu einer erheblichen Beeinträchtigung des Allgemeinbefindens, ganz zu schweigen von der unerhört lästigen Symptomatik. Die meisten haben etliche Therapieversuche erfolglos hinter sich gebracht. Auch hier kann die Ursache dieser Qualen eine Candidabesiedelung sein. Der Pilz kann in hoher Keimzahl die Nasenschleimhäute besiedeln und hier wie im Darm zu massiven Reaktionen führen. Ein Abstrich gibt schnell Aufschluß über die Problematik. Liegt ein positiver Candidabefund vor, wird mittels Inhalationen eines einfachen Antipilzmittels (steriles Nystatinpulver) therapiert.

Im Anschluß an eine acht- bis 14tägige Nystatin-Inhalation wird mit geeigneten Homöopathika (Nigersan®-Tropfen) und mit einem Bakterienpräparat (Symbioflor® 1) ebenfalls durch Inhalationen die Nasenschleimhaut gekräftigt und immunologisch stimuliert.

Wichtig ist in solchen Fällen, daß eine Stuhluntersuchung und ein oraler Abstrich (Mundabstrich) veranlaßt werden, da eine Sekundärinfektion des Verdauungstraktes durch Verschlucken von Nasensekret sehr wahrscheinlich ist.

> Hefepilze können wandern: vom kariösen Zahn in den Darm, vom Darm in die Blutbahn, von der Blutbahn in die Lunge oder die Niere usw.

Auch eine Infektion der **Netzhaut (Retinitis candidosa)** kann auf diesem Weg – also via Blutbahn – stattfinden. Der Augenarzt kann in diesem Fall bei der Augenspiegelung Candida-albicans-Herde auf der Netzhaut erkennen. Durch eine systemische Antimykose kann die Retinitis candidosa unter Narbenbildung ausheilen.

11.2 Eigenschaften von Candida albicans

Der Hefepilz hat die Fähigkeit, sich auf Haut- und Schleimhautoberflächen anzuhaften. Diese **Adhärensfähigkeit** gehört zu den wesentlichen Pathogenitätsmerkmalen der einzelnen Candidaspezies, da nicht alle Hefen diese Fähigkeit besitzen. Mittels Zuckerresten der Epithelzellen gelingt es dem Sproßpilz, einen festen Halt an der Schleimhautoberfläche herzustellen, der auch stärkeren mechanischen Reizen widersteht.

> Diese Fähigkeit wird durch Zucker in der Nahrung erheblich gefördert.

Durch die Bildung eines Enzyms **(saure Karboxyl-Proteinase)** kann er in die Oberflächen des Wirtsorganismus eindringen. Um tödlichen Abwehrvorgängen des Wirtsorganismus möglichst lange zu entgehen, kann Candida relativ leicht Täuschungsmanöver durch die Veränderung seiner äußeren Gestalt durchführen. Außerdem scheint er in der Lage zu sein, Oberflächenstrukturen von körpereigenen Zellen nachzuahmen, so daß das Immunsystem zunächst getäuscht wird und nicht angreifen kann.

Die meisten pathogenen Hefearten sind ausgesprochene Überlebenskünstler. Aus diesem Grund gelingt es auch nicht, alleine durch eine Antipilzdiät die Hefen abzutöten. Im Gegenteil: Ohne medikamentöse Unterstützung (Antipilzmittel) könnten die Hefen eher leichter entarten. Auch die Verdauungssäfte können vielen Hefen nichts anhaben. Selbst bei pH 1, also im sauren Milieu, können Candidaspezies überleben.

Entartung von Candida albicans

Folgendes muß man wissen:
- Die angeblich so harmlosen Sproßzellen von Candida albicans gelangen durch Spalten im Epithel (Schleimhautzellen) der 4 Millionen Darmzotten in die Lymph- und Blutbahn: sog. Persorption.
- Kontakt mit Blutserum veranlaßt Candida albicans dazu, daß die Sproßzellen Keimschläuche austreiben, aus denen sich die aggressiven Pilzfäden entwickeln, die Blutgefäßwände durchdringen und innere Organe durchwachsen. Es kommt also zu einer „aggressiven Entartung" des angeblich harmlosen Hefepilzes. Die Fähigkeit, anatomische Strukturen zu durchdringen, wurde bereits beschrieben.

In der **Myzelphase,** in der Candida ein aggressives Geflecht bildet, werden vermehrt Enzyme freigesetzt, mit denen die Pilzfäden immer weiter vordringen. Dieses Phänomen wird u.a. durch ein alkalisches Darmmilieu gefördert. Ein solches Milieu entsteht z.B. durch Fäulnisvorgänge, die von einer atypischen Bakterienflora hervorgerufen werden.

Fäulniserreger können sich massiv vermehren, wenn durch Antibiotika, falsche Lebensweise und Umweltgifte die normale Keimflora verdrängt wird. In einem gesunden Darmmilieu mit stabilen Besiedelungsverhältnissen und einem physiologischen, leicht sauren pH-Wert haften sich die Pilze nicht an die Darmschleimhäute an.

> Ist eine Candidabesiedelung bereits eingetreten, wird durch **Fasten** dem Pilz die Nahrungsgrundlage (Kohlenhydrate) entzogen, was zu gefährlichen Komplikationen führen kann. Auf der Suche nach Nahrung, also einer Kohlenhydratquelle, kann Candida angeregt werden, sich von der Hefephase in die Myzelphase (Fadenphase) zu wandeln, und nun in das Körperinnere gelangen.

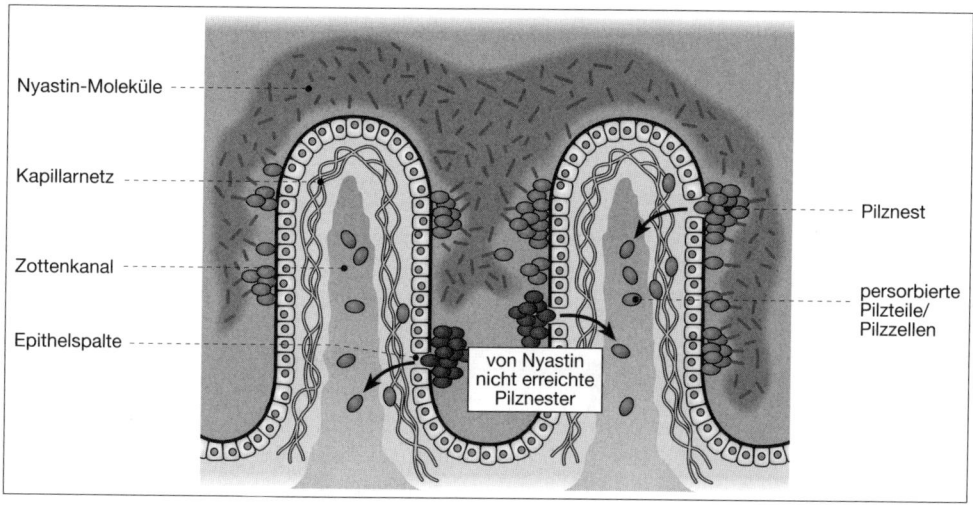

Abb. 15 Schematische Darstellung von zwei Dünndarmzotten mit Hefenestern und Persorption einzelner Hefezellen durch die unverletzte Schleimhaut in den zentralen Lymphsinus.

Diese Erkenntnis sollte auch bei Menschen, die Fasten möchten, unbedingt berücksichtigt werden. Sobald der Verdacht auf eine Hefebesiedelung des Darms vorliegt, sollte vor dem Fasten eine Laborkontrolle durchgeführt werden.

Es kann also nicht nur durch die oben beschriebene Persorption und den damit verbundenen Kontakt zu Blutserum zu einer gefährlichen Umwandlung von Candida kommen, sondern schon im Darm kann dieser Prozeß stattfinden (Abb. 15).

Die Folge der Durchdringung von Pilzfäden ist nun möglicherweise eine schwerwiegende und lebensbedrohende Infektion. Innere Organe können befallen werden. Eine unter kritischen Bedingungen lebensbedrohliche Pilzsepsis ist in vielen Fällen vermeidbar, wenn die „Durchwanderung" der Pilze durch die Darmwand radikal gestoppt wird (Abb. 16 und Abb. 17). Und das ist nur möglich, wenn zunächst nach Pilzen gesucht wird.

Ursachen für die Wandlung von Hefepilzen in die aggressive Myzelphase:

– Mineralstoff- und Spurenelementdefizite (bes. Zink, Magnesium und Eisen),

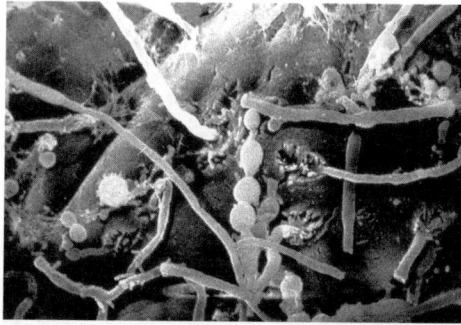

Abb. 16 Ausbildung aggressiver Pilzhyphen (mit freundlicher Genehmigung von Ardeypharm).

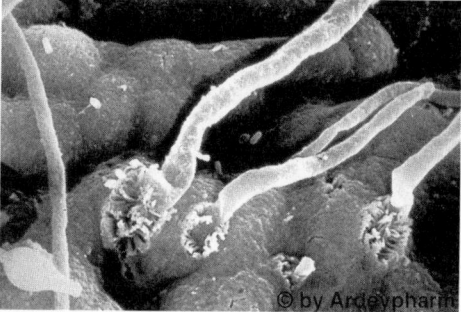

Abb. 17 Invasion der Hyphen in die Zellen der Darmschleimhaut (mit freundlicher Genehmigung von Ardeypharm).

- kohlenhydratarme Ernährung (für den Fall, daß eine Besiedelung mit Hefepilzen bereits vorliegt),
- alkalisches Darmmilieu (hoher pH-Wert z.B. durch eine Fäulnisbakterienflora),
- Kontakt mit Blutserum.

Die bevorzugten Organe eines systemischen Pilzbefalls scheinen in erster Linie die Nieren, in zweiter Linie das Gehirn und an dritter Stelle das Herz zu sein. Systemmykosen wurden am M.D. Anderson Cancercenter (Houston, Texas) im Jahre 1976 mit 2,5% angegeben, während 1985 schon 7,5% zu verzeichnen waren. Bei anderen Untersuchungen wurden bei 170 Autopsien in 27% tiefe Mykosen gefunden (Patienten mit malignen Bluterkrankungen).

11.3 Ursachen der Candidose

Die Candidose ist stark auf dem Vormarsch. Die zunehmende Reduzierung tatsächlich gesunder Menschen hat Candida zur Krankheit der Kranken werden lassen.

Die Ursachen für dieses Phänomen sind zu suchen in:

- Umweltbelastung (immunologische Schwächen),
- Fehlernährung (Süßigkeiten/Zucker),
- Symbiosestörungen im Bereich der Schleimhäute, vor allem der Darmschleimhaut,
- Nährstoffdefiziten (reduzierte Immunleistung, Funktionsbeeinträchtigung der Schleimhäute),
- allopathischen Therapien (Antibiotika, „Pille", Östrogene, Cortisone),
- Vorerkrankungen wie z.B. Diabetes mellitus.

Normalerweise zählen die an sich harmlosen Hefepilze zu den „durchlaufenden Posten" des Darms. Die Immunleistung und die Anwesenheit der normalen Keimflora verhindern, daß Pilze sich ansiedeln und vermehren können. Sie bekommen in einem gesunden Darmmilieu keine günstigen Lebensbedingungen geboten. Durch die oben aufgezählten Einflüsse jedoch kommt es zu empfindlichen Störungen dieser Regulation. Durch diverse Umweltgifte kommt es zu ausgeprägten **Schwächen des körpereigenen Abwehrsystems.**

Viele Chemikalien wie z.B. die Pestizide supprimieren die immunologischen Reaktionen. Dadurch gelingt es nicht mehr, den Pilz an einer abnormen Vermehrung zu hindern. Quecksilber aus Amalgamfüllungen z.B. wird durch Korrosion und Abrasion in den Speichel abgegeben und verschluckt.

Die bakterizide Wirkung von Quecksilber kann zu einer empfindlichen Störung des ökologischen Gleichgewichts auf der Darmschleimhaut führen, was eine eingeschränkte Kolonisationsresistenz nach sich zieht. In den so entstandenen ökologischen Nischen können sich nun Hefepilze weitgehend ungestört vermehren (s. auch S. 183 ff.).

Hefepilze „lieben" **Süßes und Kohlenhydrate** in jeder Form, ganz gleich ob es sich um Haushaltszucker, Fruchtzucker oder Honig, Obst oder Weißmehl handelt. Durch Zucker können sich die Pilze prächtig vermehren. Unter optimalen Umständen verdoppelt sich ihre Zahl in ca. 20 Minuten! So werden u.U. aus 100 Zellen in einer einzigen Nacht 10 Millionen.

> Der Versuch, eine bestehende Candidose ohne zusätzliche strenge Diät zu behandeln, ist deshalb immer zum Scheitern verurteilt.

Nährstoffdefizite spielen bei der Entwicklung einer Hefepilzinfektion eine sehr große Rolle. Ganz besonders wichtig ist dabei Zink. Das **Spurenelement Zink** spielt neben sehr vielen anderen Funktionen eine wichtige Rolle für das Immunsystem, die Haut und Schleimhaut sowie für das Mobilisieren des Schleimhautvitamins A aus der Leber. Ein unerkannter Zinkmangel macht eine erfolgreiche Antipilztherapie fast unmöglich! Untersuchungen haben ergeben, daß auch ein Eisen- und/oder Magnesiummangel bedeutsam sind. Anscheinend wird die Umwandlung vom harmlosen Hefepilz in den aggressiven Fadenpilz gefördert.

Ein besonderer Provokationsfaktor für die starke Vermehrung von Hefen im kindlichen Mundraum (Mundsoor) stellen chemische Desinfektionsmittel für Schnuller und Fläschchen dar. Solche „Errungenschaften" sollten unbedingt aus der Säuglings- und Kinderpflege verbannt werden.

Die normale Darmflora bietet einen ausreichenden Schutz vor einer ungehemmten Vermehrung von Pilzen. Durch die von den Bakterien abgegebenen Substanzen sowie durch das Schleimhaut-IgA werden die Pilze unterdrückt. Bekannterweise führt eine **antibiotische Therapie** genau hier zu empfindlichen Störungen des ökologischen Gleichgewichts im Darm. Durch die daraus resultierende Verminderung hemmender Bakterienstoffwechselprodukte sowie durch die entstandenen „Nischen" können sich die Pilze plötzlich sehr gut ausbreiten. Untersuchungen haben ergeben, daß bei 200 nicht antibiotisch behandelten Kindern nur ca. 30% „Pilzträger" zu finden waren. Demgegenüber waren die Stuhlproben von 200 antibiotisch behandelten Kindern zu 100% pilzpositiv (durchschnittlich 10^6 Pilzzellen pro Gramm Stuhl)!

11.4 Diagnostik

Leider wird viel zu häufig versäumt, an eine Candidose als Ursache von den vielen möglichen Symptomen zu denken. In einer Zeit der ständig zunehmenden umweltbedingten Immunschwächen sollte eine entsprechende Diagnostik zur Vorsorge gehören.

Vier wesentliche Säulen stehen für die Diagnostik zur Verfügung:

– Kultur (Abstrich, Stuhlanalyse und Urinuntersuchung),
– Fluoreszenzmikroskopie (Wood-Lampe),
– Pilzserologie im Blut (Antigen- und Antikörperbestimmung im Blut),
– Allergiehauttest.

Eine **Stuhlanalyse** sollte idealerweise dreimal durchgeführt und durch einen Mundabstrich ergänzt werden. Bei der Stuhlprobe gilt zu beachten, daß die Probe an mindestens acht bis zehn verschiedenen Stellen entnommen wird. So ist die Chance größer, Pilznester innerhalb der Stuhlmasse zu finden.

Da die Hefen wie beschrieben die Fähigkeit besitzen, sehr intensiv an der Schleimhaut zu haften, könnte es sein, daß in der entnommenen Stuhlprobe keine lebenden Pilze anzüchtbar sind. Wie bereits weiter oben dargestellt, wird die Fähigkeit von Candida, sich anzuheften, in einem alkalischen Darmmilieu stark gefördert. In einem sauren Milieu jedoch wird diese gefährliche Phase verhindert. Mehr noch: Bereits anhaftende Pilzhyphen lösen sich in einer sauren Umgebung. Dieses Phänomen kann man sich für die Diagnostik zunutze machen: 3 Tage vor der Probenentnahme täglich morgens 1 Teelöffel Apfelessig auf ein 1 Glas Wasser getrunken, säuert das Darmmilieu ausreichend stark an, um Candida zu bewegen, sich von der Schleimhaut zu lösen! Jetzt ist die Chance, lebende Zellen „zu erwischen", bedeutend größer!

Der **Mundabstrich** wird vom hinteren Teil der Zunge genommen. Dabei ist mit einem sterilen Spatel kräftig die Zunge abzustreifen, um die Papillen und deren Zwischenräume auszudrücken. Dann wird mit einem geeigneten sterilen Watteträger (mit Transportmedium) das ausgepreßte Sekret vom Spatel und von der Zunge entnommen. Die Gefahr, Candida zu übersehen, ist so am geringsten.

Bei **Prothesenträgern** befindet sich häufig die Hauptinfektionsquelle im Mundbereich. Ebenso können kariöse Zähne als Streuherd fungieren. Auch der Urin kann Hefezellen enthalten. Dann nämlich, wenn diese im Dünndarmbereich die Schleimhaut penetriert haben und via Niere mit dem Urin wieder ausgeschieden werden [129].

Da nur lebende Pilze auf den Kulturböden des Labors anwachsen und eine Diagnose zulassen, ist es sinnvoll, durch eine ultraviolette Bestrahlung der Probe nach abgestorbenen Pilzen zu suchen. Dadurch, daß die Zellen bei dieser Bestrahlung leuchten, kann man sie bei mikroskopischer Betrachtung identifizieren **(Fluoreszenzmikroskopie).** So läßt sich bei einer negativen Kultur zumindest nachweisen, daß Hefezellen existieren. Hat eine Candidatherapie stattgefunden, läßt ein alleiniger positiver Befund der Fluoreszenzmikroskopie die Vermutung zu, daß nun durch die Therapie Hefezellen absterben.

Lassen sich in der Probe (Stuhl, Sputum, Abstrich) Hefen kultivieren, so heißt das zunächst nur, daß eine entsprechende Besiedelung vorliegt. Ob eine Infektion stattgefunden hat, läßt sich so nicht abklären.

Das untersuchende Labor berichtet in der Regel über die gefundene Zahl von Hefen – den **quantitativen Befund.** Nun werden häufig Befunde wie 10^2/g oder 10^3/g Stuhl als unbedeutend und nicht behandlungsbedürftig abgetan. Dabei wird aber übersehen, daß sich Hefen unter ungünstigen Umständen (Nahrungsangebot, Dysbiose, Antibiotika, „Pille" etc.) alle 20–30 Minuten verdoppeln können. Es ist somit etwas schwierig, die vom Labor angegebenen Keimzahlen zu interpretieren. Zumal ein massiver Befund auf der Schleimhaut vorliegen kann, obwohl die Stuhluntersuchung „relativ unerhebliche" (oder gar keine) Keimzahlen vorweisen kann. Auch der Transport (Zeit, Temperatur) und die Menge an noch verwertbaren Nahrungsresten haben Einfluß auf die Zellzahl der Probe.

Sobald das Immunsystem aktiv gegen Pilze vorgehen mußte, es also zu einer Infektion gekommen ist, zirkulieren im Blut Antikörper. Sie haben die Besonderheiten des Pilzes registriert und lösen sofort Abwehrreaktio-

nen aus, wenn der Eindringling ab einer gewissen Zellzahl die Schleimhaut durchdringt. Allerdings muß der **antigene Reiz** hoch genug sein. Werden nur relativ wenige Pilzzellen aufgenommen, reagiert das Immunsystem nicht oder nur sehr träge. Vor allem die gefürchteten Organmykosen lassen sich meist nur über das Blutserum – also mittels **Candidaserologie** – diagnostizieren. Anhand der Höhe des Antikörpertiters kann man erkennen, wie stark sich das Immunsystem mit Candida auseinandersetzen muß. Dabei werden Antikörper, die bei akuten Prozessen erhöht anzutreffen sind, von Antikörpern unterschieden, die bei chronischen bzw. vor längerer Zeit durchgemachten Infektionen dominieren.

Bedeutung der Laborwerte in der Candidaserologie

Candida-Antigen-Test auf zirkulierende Antigene. Antigene sind Zelltrümmer (Zellbestandteile) von Hefen, die im Blut nachweisbar sind (= Antigen erhöht). In einem solchen Fall imponieren in der Regel immer deutliche Krankheitserscheinungen, da sich mit größter Wahrscheinlichkeit Pilze innerhalb des Körpers befinden und eines oder gar mehrere Organe befallen haben. Vorkommen: bei Hochrisikopatienten in der klinischen Medizin. In der Praxis sehr selten!

Therapeutischer Stellenwert. Indikation für eine sofortige, aggressive Antipilztherapie mit innerlich wirkenden (systemisch wirkenden, resorbierbaren) Antipilzmitteln.

IgA-Antikörper („Schleimhautbarriere"). Zuständig für die Schleimhautdesinfektion. Wird überwiegend im größten immunologischen Organ – dem Darmschleimhautsystem (mukosaassoziiertes Darmwandlymphatikum) –, aber auch in allen anderen Schleimhäuten gebildet. Erhöhtes IgA stellt einen sicheren Parameter für eine immunologische

Auseinandersetzung mit Candida auf Schleimhäuten dar.

Therapeutischer Stellenwert. Oberflächliches, also schleimhautwirksames Antipilzmittel (z. B. Nystatin) indiziert.

IgG-Antikörper. IgG-Antikörper dienen vornehmlich dem inneren Systemschutz (dem Körperinneren) als „Dauerwaffe". Eine Erhöhung ist mehrdeutig. Sie kann im Verband mit anderen Hinweisen (z. B. gleichzeitige Erhöhung von IgG und/oder IgM) eine aktuelle Auseinandersetzung mit Candida anzeigen oder aber nach einer erfolgreichen Therapie bzw. einem Überwinden der Auseinandersetzung ein „Restschutztiter" sein (wie nach einer Impfung).

Therapeutischer Stellenwert. Erst mittels Kulturen (Schleimhautabstrich, Stuhl- und Urinkulturen) oder in Verbindung mit den anderen Immunglobulinen klären, ob eine behandlungsbedürftige Situation vorliegt.

IgM-Antikörper. Sogenannter Frühantikörper. Reagiert als erster bei Erstkontakt und auch bei wiederholten Infektionen. Reagiert schnell und zuverlässig, ganz gleich ob sich die Auseinandersetzung auf der Haut, Schleimhaut oder im Körperinneren abspielt.

Therapeutischer Stellenwert. Bei erhöhten Werten ein Beweis für eine unbedingt therapiebedürftige Konfrontation mit Candida albicans.

IgE-Antikörper. Spezifische IgE-Antikörper gegen Candida zeigen eine Sensibilisierung im Sinne einer Allergie vom Soforttyp an. Dieser Allergietyp findet sich bei Candida eher selten.

Die **Bestimmung der Candidatiter** dient also der exakten Diagnosefindung. Darüber hinaus sind sie aber auch hilfreich als Therapiekontrolle und dienen somit auch der thera-

peutischen Effizienzabschätzung. Wir können anhand von fortlaufenden Kontrolluntersuchungen eindeutig feststellen, ob die Therapie anschlägt und ob sie auch ausreichend wirksam ist. Bei konsequenter Therapie, inklusive der diätetischen Maßnahmen (Anticandidadiät), kann man davon ausgehen, daß sich die zuvor erhöhten Werte innerhalb von 2–3 Monaten langsam normalisieren. Sollten sich wider Erwarten die Blutwerte nicht verbessern, so könnte das ein Hinweis dafür sein, daß die vorliegenden Hefestämme resistent auf das verabreichte Antipilzmittel sind. Eine eher seltene Situation.

Laborempfehlung: Labor Dr. Bayer, Stuttgart, Bopserwaldstraße.

Praxisfall
Ein 29jähriger Patient klagt über chronische Kopfschmerzen seit ca. 6 Monaten, vornehmlich nach dem Aufstehen, über zunehmende Nahrungsunverträglichkeiten (insbesondere Kohlenhydrate und Süßigkeiten), multiple, wechselhafte Muskel- und Gelenkschmerzen sowie Völlegefühl und massiven Meteorismus. Die Beschwerden haben sich allesamt erheblich verschlimmert, nachdem der Patient vor etwa 6 Monaten über 4 Wochen wegen einer chronifizierten Nasennebenhöhlenentzündung Antibiotika eingenommen hatte. Die Beschwerden im Nasenbereich hätten sich nur unwesentlich gebessert (Abb. 18).

Diagnostik. Es wurden drei aufeinanderfolgende Stuhlanalysen sowie je ein Zungen- und Nasenabstrich veranlaßt. Gleichzeitig wurde Blut für eine Candidaserologie entnommen. In allen Stuhlproben konnten erhöhte Candida-albicans-Zell-Zahlen (10^6/g Stuhl) nachgewiesen werden. Der Nasenabstrich zeigte ebenfalls einen massiven Candidabefall. Die AAS zeigte einen erhebliches Zinkdefizit im Vollblut.

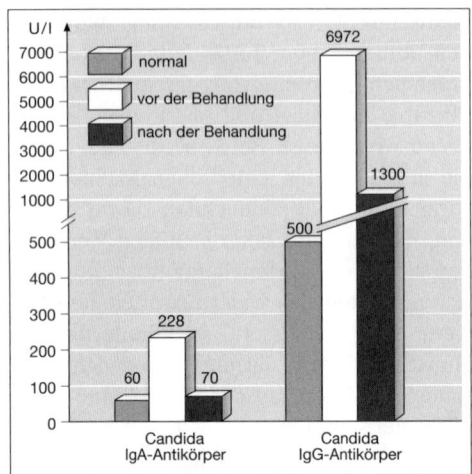

Abb. 18 IgA- und IgG-Antikörper. Candidatest **vor und nach** der Therapie mit Interpretation.

Befundinterpretation. *Die hier ermittelten Laborergebnisse korrelieren mit den anamnestischen Angaben. Wir sehen an diesem Beispiel einen Kombinationsbefund (Erhöhung der Titer von 2 oder 3 Antikörperklassen), der für eine aktuelle immunologische Auseinandersetzung mit dem Hefepilz Candida albicans spricht. Erhöhte IgA-Antikörper sprechen für eine Hochproduktion dieses Schleimhautschutzglobulins. Derartig erhöhte Titer werden in erster Linie durch eine pathologische Immunprovokation schleimhautfixierter, supra- und/oder intra- und/oder subepithelialer Candidaspezies induziert. IgA-Immunglobuline gelten als biologisches „Schleimhautdesinfiziens". Candidaspezifische IgG-Antikörper dienen nach Umschaltung einer anfänglichen IgM-Produktion (switching) als Hauptträger der Immunabwehr im Sinne einer Schutzfunktion gegen systemischen Pilzbefall. Die spezifischen IgE-Antikörper lagen hier im Normbereich, so daß eine*

Sensibilisierung im Sinne einer Soforttypallergie ausgeschlossen werden kann. Im vorliegenden Fall würde auch bei negativen Kulturergebnissen (Stuhl, Mundhöhlen- und Nasenabstrich) eine Therapieindikation mit Antimykotika bestehen, da – wie durch eine Studie belegt – eine in Richtung Mykose weisende Klinik in Kombination mit einem relevanten Serumbefund eine solche Indikation im allgemeinen sicher untermauert. Ob hier die Entscheidung zugunsten eines systemisch wirkenden Antimykotikums ausfällt oder nicht, würde sehr wesentlich vom klinischen Befund und zusätzlich vom Resultat kultureller Untersuchungsbefunde abhängen. So würden etwa steigende Titer bei möglicherweise mehrfach negativen Stuhlkulturen und Mundhöhlen-/Nasenabstrichen dringend auf eine systemische Endomykose hinweisen, also auf eine Pilzfixierung jenseits der Haut- und Schleimhautbarriere. Hier wäre der Einsatz lediglich oberflächenwirksamen Antimykotika kontraindiziert. Nach Abschluß einer konsequenten Antimykose mit einer im Regelfall anschließend notwendigen mikrobiologischen Therapie des Darmmilieus ist eine Serokontrolle nach etwa 6 bis 8 Wochen zum einen zur Sicherung der Therapieerfolges, zum zweiten zur Abschätzung der Immunreaktivität des Patienten (z. B. Beurteilung der Funktionsfähigkeit eines immunologischen Memory) indiziert.

Folgende Therapie wurde durchgeführt. Strenge Anticandidadiät nach RIETH für 12 Wochen (danach Fortsetzung in abgemilderter Form). Antimykose mittels Nystatin-Lactulose-Gemisch. Mikrobiologische Therapie mittels Lactobact Omni®FOS und Mutaflor®. Hochdosiert Bioflavonoide und Vitamin C (Super C-Komplex®). Substitution

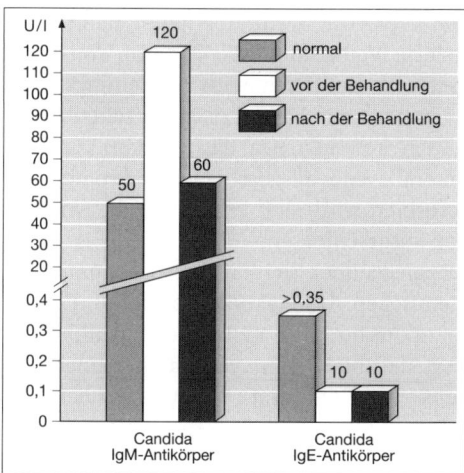

Abb. 19 IgM- und IgE-Antikörper. Candida-Test **nach** der Therapie (Kontrolle nach 2 Monaten Therapie).

von 50 mg elementarem Zink/die (Tri-Zink®). Inhalation von sterilem Nystatinpulver in physiologischer Kochsalzlösung 2mal täglich über 2 Wochen (Nystatin Pulv. Lederle I Op. mit 8 ml NaCl aufschwemmen; 2mal täglich mit 1 ml der Lösung inhalieren), danach über 4 Wochen 2mal täglich Inhalation von Symbioflor® 1, Nigersan®-Tropfen und Bronchoforton-Solinat-Solinette als Mischung (1 Solinette, 20 Tropfen Symbioflor® 1 und 10 Tropfen Nigersan® pro Inhalation).

Candidaserologie nach achtwöchiger Therapie. Die kulturelle Kontrolluntersuchung von Stuhl und Nasenabstrich zeigte nach Therapie negative Befunde (Abb. 19).

Candida- und Nystatinallergie

Der intrakutane (in der Haut angewendete) Provokations- und Neutralisationstest gibt Aufschluß über eine allergische Überreaktion gegenüber Hefepilzen. Bei diesem umweltmedizinischen Test wird gleichzeitig die neutralisierende Dosis gesucht, eine bei jedem Patienten spezifische Verdünnungsstufe, mit der die Candidaallergie wirksam behandelt wird. Das gleiche gilt für das klassische Anti-pilzmittel Nystatin. Auch gegen diese Substanz können sich manchmal Allergien zeigen.

Suche nach den Ursachen

Wie teilweise schon dargestellt, kommt es nicht nur auf die Beseitigung von Pilzen an, sondern auch auf eine Erkennung und Behandlung der primären Ursachen einer Candidose. Neben den sog. Grunderkrankungen (z. B. Diabetes mellitus, mit Cortison behandelte Rheumaerkrankungen etc.) spielen die oben aufgeführten Probleme Immunschwächen, Nährstoffdefizite, Quecksilbervergiftungen aus Amalgamen sowie Dysbiosen eine primäre Rolle.

Mittels Blutuntersuchungen kann man inzwischen sehr differenziert einen immunologischen Status zur Beurteilung der Leistungsfähigkeit des Abwehrsystems erheben. Auch lassen sich Schadstoffprobleme, unerkannte Viruserkrankungen, Herdbelastungen (z. B. unentdeckte Zahnwurzelentzündungen) oder Immunstreß verursachende Allergien gezielt suchen.

Differenzierte Stuhlanalysen lassen die aussagekräftigen Besiedelungsverhältnisse bezüglich einer normalen oder aber gestörten Keimflora der Darmschleimhaut erkennen.

> Die Psyche kann gerade die immunologischen Leistungen ganz erheblich stören. Ängste, Beziehungskonflikte, unterdrückte Emotionen oder ebenso unterdrückte Bedürfnisse wirken sich nachweislich immunsuppressiv aus.

Seelische Probleme werden in den Arztpraxen leider auch heute noch zuwenig berücksichtigt. Durch einfühlende Gespräche und ebenso sensibles Hinterfragen sollte routinemäßig in jeder Praxis eine vertrauensvolle Atmosphäre geschaffen werden, die es ermöglicht, auch den nichtkörperlichen Beschwerden und Nöten ausreichend Platz zu geben.

So kann also für jeden Patienten neben einer allgemeinen Basistherapie eine ganz spezifische, immunstimulierende oder -modulierende Therapie ausgewählt werden.

Keinesfalls sollte sich bei einer deutlichen Candidose die Therapie auf eine Antimykose beschränken. Über kurz oder lang wird es sonst zu einem Rückfall kommen.

11.5 Therapie

> Therapiert wird mittels spezifischer Antimykotika, „Symbionten" (lebende Darmbakterien), umweltmedizinischen Allergietest- und Therapieverfahren, unspezifischen immunstimulierenden Maßnahmen und der Antipilzdiät. Besonders wichtig ist die mikrobiologische Therapie mit Bakterien oder deren Stoffwechselprodukten (z.B. Lactobact Omni® FOS, Colibiogen®-Tropfen, Orthicaflora® Kps.). Ein gesundes Darmmilieu wird durch gesunde Ernährung und die normale, menschliche Keimflora gewährleistet. Die mikrobiologische Therapie dient der Wiederherstellung dieses Mikroökosystems (s. S. 36 ff., Kapitel „Immunsystem Darm").

Bezüglich der Antimykotika unterscheiden wir prinzipiell zwei Wirkgruppen: die topisch und die systemisch wirksamen Präparate.

Topisch bedeutet, daß das Präparat nur auf der Oberfläche, auf der es aufgebracht wurde, wirksam ist. Das klassische Antimykotikum ist Nystatin (erhältlich als Dragee und Lösung zum Einnehmen, als steriles Pulver zum Inhalieren [bei Atemwegsbefall mit Pilzen] und als Salbe bei Hautinfektionen).

Die **Nystatintherapie** hat den Vorteil, daß sie bei oraler Anwendung kaum Nebenwirkun-gen hervorruft; wenn überhaupt, dann lediglich im Verdauungstrakt in Form von Übelkeit oder Bauchschmerzen. Allerdings kann es in seltenen Fällen zu allergischen Reaktionen kommen. Da die Substanz zu 99% enteral wieder ausgeschieden und somit nicht resorbiert wird, sind kritische Nebenwirkungen ausgeschlossen.

Demgegenüber werden die sogenannten **systemischen Antimykotika** resorbiert. Die Indikation für eine systemische Antimykose liegt stets bei Organmykosen oder einer Pilzsepsis vor. Bei Einsatz von systemischen Mitteln muß immer mit Nebenwirkungen gerechnet werden. Durch eine Unterstützung der renalen Entgiftung, z.B. durch eine forcierte Diurese mittels hoher Flüssigkeitsmengen oder Kochsalzinfusionen, lassen sich diesen Nebenwirkungen einschränken. Die Indikation für eine Therapie mit systemisch wirksamen Präparaten muß aufgrund des hohen Nebenwirkungsrisikos gut abgewogen werden. So ist z.B. bei einem Scheidenpilz ohne Abklärung der bereits aufgeführten Ursachen eine systemische Therapie keinesfalls gerechtfertigt! Sollte sich andererseits aufgrund durchgeführter Untersuchungen der Verdacht erhärten, daß eine „innere" Infektion mit Pilzen vorliegt, muß eine Therapie mit systemischen Mitteln durchgeführt werden!

Alle Mühe, den Darm mit Diät und Arzneimitteln pilzfrei zu bekommen, ist vergebens, wenn die Mundhöhle, kariöse Zähne, Zahnstein, Zahnfleischtaschen oder Zahnprothesen als Pilzreservoir vergessen werden. Deshalb: Zahnarzt aufsuchen, Zahnbürste vor der Therapie und danach alle 2 Wochen wechseln, Entpilzung der Prothese, fungizide Mundwässer benutzen!

Wie bereits erwähnt, sorgt die **Ernährungsumstellung** für eine Veränderung des – bis dahin – für Candida idealen Darmmilieus. Werden bestimmte Nahrungsmittel und vor allem Süßes (in jeder Form) gemieden, findet der Pilz zunehmend schlechtere Lebensbedingungen vor.

> Nochmals: Eine Antipilztherapie ohne korrekte Diät ist erfolglos!

Diesbezüglich gibt es diverse Auffassungen über die Nahrungsmittel, die weggelassen werden sollen. Deshalb findet man in der Literatur abweichende Angaben. Ein wesentlicher Grund hierfür ist, daß die Empfehlungen der amerikanischen Schule nicht unmittelbar von Mykologen stammen, sondern von Umweltmedizinern, die den bereits angedeuteten Provokations- und Neutralisationstest (Allergietest) anwenden. Hier zeigt sich z. B., daß neben Candidaallergien häufig auch Kreuzallergien gegen andere Hefen (Back- oder Bierhefen) vorliegen. Die Empfehlung, solche Hefen zu meiden, indem beispielsweise auf hefehaltiges Brot oder alkoholische Getränke verzichtet werden soll, ist deshalb sinnvoll, weil die allergischen Symptome genauso ausgeprägt sein können wie bei der Candidaallergie. Erst bei einer derartigen Diät wird eine allergische Reaktion vermieden, was eine starke Entlastung des Immunsystems zur Folge hat.

Die Hefen in Lebensmitteln wirken sich also nicht primär fördernd auf einen Candida-albicans-Befall aus (wie z. B. Zucker[1] oder Weißmehl). Von seiten der Mykologen werden diese Zusammenhänge nicht untersucht und finden deshalb auch ablehnende Kritik.

Die Natur kennt viele antimykotische Substanzen. **Knoblauch** gehört dazu. Allerdings ist die verantwortliche Substanz, das **Allicin**, hitzeempfindlich. Ebenso kann es durch industrielle Herstellung (Knoblauchpillen) zerstört werden. Frischer Knoblauch ist also allen anderen Formen vorzuziehen.

Eine besonders starke Wirkung hat das Öl aus der Teebaumpflanze, Melaleuca alternifolia. Bei uns ist es als **Melaleuka-Öl** in den Apotheken erhältlich. Tatsächlich hat dieses Öl eine ausgezeichnete Wirkung. Es wird seit vielen tausend Jahren von australischen Ureinwohnern als Heilmittel genutzt. Inzwischen ist das Teebaumöl recht gut untersucht und seine antimykotische Wirkung belegt. Teebaumölhaltige Zahnpaste ist eine gute Alternative für die Mundhygiene. Auf die Haut aufgebracht oder in spezielle Vaginalzäpfchen[2] mit eingebracht, wirkt es zuverlässig und schnell gegen Candida.

Von großer Bedeutung ist die **Partnerbehandlung.** Nicht nur über die Geschlechtsorgane, auch beim intensiven Küssen kann eine Infektion übertragen werden. Vor allem dann, wenn das Körpermilieu des noch nicht infizierten Partners bereits geschwächt ist oder das Gedeihen von Candida begünstigt. So empfehle ich meinen Patienten/Innen immer auch den/die Partner/In auf Hefepilze untersuchen zu lassen.

---

[1] Außer Milchzucker – dieser kann von Hefen nicht verstoffwechselt und kann somit uneingeschränkt verzehrt werden. Milchzucker ist darüber hinaus sogar ein wertvolles Mittel zur Unterstützung der Darmflora.

[2] Rezeptur der Vaginalzäpfchen (sehr gut geeignet bei wiederkehrenden Scheideninfektionen durch Pilze oder Bakterien), die rezeptfrei in jeder Apotheke hergestellt werden können:

Rp.
Ringelblume ∅
Echinacea ∅
Beinwell ∅ aa 0,15
äther. Zitronenöl
äther. Salbeiöl
Melaleuka-Öl aa 3 gtt.
Vit. E
Vit. A aa 0,2
Tonerde 0,5
Bindemittel
q.s. Vaginal-Supp. a 2,0
S. Abends vor dem Schlafen 1 Zäpfchen einführen

Die gleiche Rezeptur kann man auch als Salbe anfertigen lassen (Partnerbehandlung).

Eine paradoxe Reaktion

Kommt es bei Patienten mit starkem Candidabefall während der antimykotischen Therapie zu einem massiven Absterben von Hefezellen, kann es zunächst zu einer erheblichen **Verschlechterung des Befindens** kommen. Dieses Phänomen kann einige Tage anhalten. Der Grund dafür liegt in dem plötzlichen Freiwerden größerer Mengen Pilzgifte. Die Toxine werden beim Zerfall der Zellen freigesetzt.

Aber auch bei einer explosiven Vermehrung von Candida aufgrund eines entsprechenden Ernährungsfehlers (z. B. viel Süßigkeiten, Obst und Alkohol) kann es durch einen anschließenden Nahrungsentzug (die Kohlenhydrate sind verbraucht, es kommt kein Nachschub) zu einem massiven Absterben von Hefezellen kommen – was den gleichen Effekt hat.

Linderung bringt die zusätzliche Einnahme von **Lactulose,** einem künstlichen Zucker, der von Candida nicht verstoffwechselt werden kann und vom Darm nicht aufgenommen wird. Lactulose fördert durch Bindung die Ausscheidung der Gifte und der abgestorbenen Candidazellen. Außerdem wirkt er ab einer gewissen Konzentration abführend. Darüber hinaus fördert Lactulose die physiologische Keimflora. Sinnvoll ist daher eine Rezeptur, in der Nystatin, mit Lactulose gemischt wird. Wegen des unangenehmen Geschmacks von Nystatin, empfiehlt sich zur Geschmackskorrektur Pfefferminzöl.

Beispiel für eine Nystatin-Rezeptur bei starkem Candidabefall.
Rp.
Nystatin-Pulver 50 Mill. I.E.
Pfefferminzöl 0,1
Lactulose 70% ad 200,0
M.D.S. Gegen Hefepilzinfektionen im Verdauungtrakt
3 × täglich 1 Teelöffel 15 Min. vor den Mahlzeiten

Zur Nach- oder Weiterbehandlung oder wenn ein nur mäßiger Befall vorliegt, kann die Nystatinkonzentration halbiert werden (25 Mill. I.E.). Bei Kindern sollte man nicht über 10 Mill. I.E. verordnen.

Liegt gleichzeitig eine **Nahrungsmittelallergie** vor, kann die gleiche Rezeptur mit dem schleimhautwirksamen Antiallergikum Cromoglicinsäure kombiniert werden:

Rp.
Nystatin-Pulver 25 Mill. I.E.
Cromoglicinsäure 10,0
Pfefferminzöl 0,1
Lactulose 70% ad 200,0
M.D.S. Gegen Hefepilzinfektionen im Verdauungstrakt und bei Nahrungsmittelallergien.
3 × 1 Teelöffel 15 Min. vor den Mahlzeiten

Die Zutaten Nystatin und Cromoglicinsäure sind sehr teuer. Günstige Preise bietet die Firma Audor Pharma GmbH Regensburg (09 41 – 5 12 90).

Auch die **Bioflavonoide** (Vitamin P genannt) sollen gegen die frei werdenden Pilzgifte wirksam sein. Neuere Forschungen aus Holland bestätigen die entgiftende Wirkung dieser natürlichen Substanz. Sinnvoll ist die Kombination mit Vitamin C (z.B. Super C Komplex® der Firma Orthica, Düsseldorf).

Verbotene Nahrungsmittel:
– Hefe und alle hefehaltigen Nahrungsmittel (häufig besteht bei Candidapatienten eine Unverträglichkeit gegenüber sog. Nutzhefen; darüber hinaus stehen auch Lebensmittelhefen in Verdacht, an verschiedenen Krankheitsprozessen beteiligt zu sein),
– Bier und andere vergorene Alkoholika (Hefen),
– Zucker und alle zuckerhaltigen Nahrungsmittel,
– Weißmehlprodukte,
– Obst (auch herbes oder saures Obst enthält ausreichend Fruchtzucker),
– getrocknete Gewürze (wegen häufigen Schimmelpilzbefalls und daraus resultierender Allergien/Kreuzallergien und Unverträglichkeiten sowie der hohen Toxizität der Mykotoxine: Immunstörungen),

- Senf, Ketchup und Mayonnaise sowie Barbecuesoßen (enthalten Zucker),
- Kartoffeln und Reis (auch Vollkornreis, da die Stärke im Korn sehr gut für Candida verwertbar ist),
- Honig,
- Rosinen,
- Pilze (häufig mit Schimmelpilzen kontaminiert),
- Salatfertigdressings,
- Fruchtsäfte,
- Produkte, die Malz enthalten,
- Getreidetrockenprodukte,
- Dosennahrung,
- Aufgewärmtes, sofern es nicht eingefroren war,
- Backmischungen,
- gemischtes Müsli,
- Sojaprodukte.

Die unumgängliche Ernährungsumstellung stellt für den Großteil der Betroffenen die größte Hürde in der Antipilztherapie dar. Liebgewonnene Gewohnheiten und Gelüste müssen aufgegeben werden, das Einkaufen und Zubereiten der Mahlzeiten ist plötzlich keine Routine mehr, und im Restaurant oder im Urlaub wird es besonders schwierig. Gerade jüngere Patienten verzweifeln oft, weil gerade das, was sie am häufigsten zu sich genommen haben, verboten ist. Der Unmut ist verständlich. Doch wer motiviert an die Sache herangeht, wird auch dieses Problem recht schnell meistern. Zunächst gilt es, die eigene, innere Trägheit und die Widerstände zu überwinden. Dazu sollten die Betroffenen bezüglich der Diät- und Therapiephase zu einem uneingeschränkten ‚Ja‘ finden. Vielen hilft es, sich innerlich auf einen bestimmten Termin einzustellen, zu dem die Ernährungsumstellung erfolgt.

Allerdings sollte der Zeitpunkt nicht länger als zwei oder drei Wochen hinausgeschoben werden. Letztlich ist die Diät ja auch zeitlich begrenzt, und es kann in sehr vielen Fällen gehofft werden, daß sich ein zunehmendes Wohlbefinden einstellt. Quälende Symptome verschwinden langsam, und das Leben fühlt sich wieder ganz anders an. Jede(r), die/der stark an einer unentdeckten Candidose gelitten hat, kann davon berichten.

Sinnvoll ist folgendes Vorgehen:
- Eine persönliche Liste anfertigen mit allem, was erlaubt ist und was gern gegessen wird.
- Entsprechende Einkaufsquellen ausfindig machen (z. B. Bäcker für hefefreie Backwaren).
- Pläne oder Rezepte für die nächsten Tage zusammenstellen.

Noch ist nicht jeder einzelne allergisch krank, doch es scheint, daß mittlerweile jeder zweite unter allergischen Symptomen leidet. Häufig, ohne es zu wissen. In den Medien wird fast täglich über die alarmierend wachsende Zahl der Allergiker berichtet. Kaum eine andere Krankheit hat derartig hohe Zuwachsraten. Pollenflugnachrichten sind selbstverständlich geworden, die Autoindustrie wirbt mit Pollenfiltern im Pkw, um Allergiker zu schützen. Zunehmend erkranken Heuschnupfenpatienten und Nahrungsmittelallergiker nach einigen Jahren an allergischem Asthma bronchiale, woran in Deutschland ca. 5000–6000 Menschen jährlich sterben.

Häufigkeitsentwicklung von Allergien (aus [115]).	
1969–1982	70%ige Zunahme im Kindesalter
1968–1981	30%ige Zunahme im Kleinkindesalter
	12%ige Zunahme im Jugendalter
1973–1988	100%ige Zunahme an Asthma 150%ige Zunahme an Ekzemen 70%ige Zunahme an Heuschnupfen
1926–1986	1200%ige Zunahme an Heuschnupfen (entspricht einer Steigerung von 0,82 auf 9,9%)

12.1 Was ist eine Allergie?

PIRQUET prägte 1906 den Begriff „Allergie". Es handelt sich um eine unangemessene und überschießende Reaktion des Immunsystems auf einen an sich unschädlichen Reiz. Dieser Fehlregulation geht stets die Phase der Sensibilisierung voraus: Bei erstmaligem Kontakt mit einer Substanz (Allergen oder Antigen) wird eine spezifische Zustandsänderung des immunologischen Systems herbeigeführt. Bei diesem Prozeß werden Immunzellen (Plasmazellen) aktiviert, die hochspezifische Antikörper bilden. Die Plasmazellen zeichnen sich u.a. durch ihr Gedächtnis aus. Ist diese Phase abgeschlossen, kann jeder erneute Kontakt mit dem gleichen Fremdstoff eine unterschiedlich heftige und unangemessene Immunantwort auslösen. Dabei werden immunologische Kettenreaktionen ausgelöst, die entzündliche und gewebsschädigende Auswirkungen nach sich ziehen. Hierdurch entstehen Symptome wie tränende Augen, Schnupfen, Hautausschlag etc.

In zunehmendem Maße werden alltägliche Substanzen (z.B. Pollen, Weizenmehl, Milch) in dieser Form als „gefährlich" verkannt und bekämpft. Diese „Bekämpfungsmaßnahmen" sollen ursprünglich dazu dienen, tatsächlich gefährliche Substanzen zu eliminieren.

Entwicklungsmechanismus der allergischen Reaktion.

Ererbte Anlage

⇓

Erster Antigenkontakt

⇓

Bildung von spezifischen Antikörpern oder T-Zellen

⇓

Wiederholter Kontakt mit gleichem Antigen

⇓

Erkennen des Antigens

⇓

Freisetzung von Mediatoren:

Erkrankung

Die klassische Allergologie teilt die überschießenden Immunantworten in vier Hauptgruppen ein. Diese Unterteilung entspricht laut der aktuellen Literatur nicht mehr den neuesten Erkenntnissen. Im folgenden Text wird deshalb die Darstellung auf die (IgE-vermittelte) **Typ-I-Allergie** und die **Pseudoallergie** beschränkt. Diese Formen finden wir ohnehin am häufigsten.

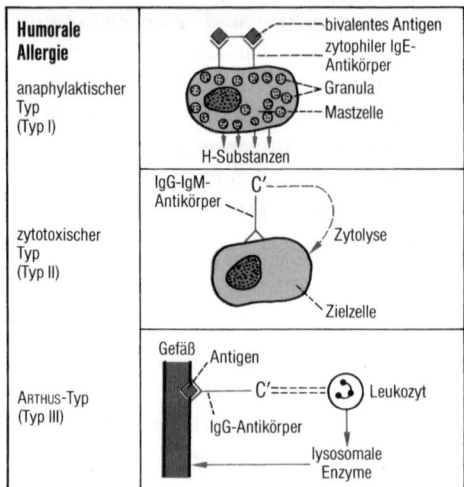

Abb. 20 Allergie.

Um das Kapitel Allergie und Neurodermitis verständlich darzustellen, müssen wir uns mit den immunologischen Vorgängen der Allergie auseinandersetzen (s. auch S. 24 ff.).

Das primäre Geschehen der Allergie spielt sich in den immunologisch aktiven Zellsystemen und deren Umgebung ab. Wie weitreichend die Umgebung definiert ist, hängt von der Art der Allergie ab. Sie variiert zwischen einer generalisierten Form (Ganzkörperreaktion, z. B. anaphylaktischer Schock) und einer lokalisierten Form (Haut, Bronchien, Gefäße etc.).

Ein übergeordnetes Steuerungsorgan im Gehirn, der **Hypothalamus,** fungiert als Kontrollorgan und greift regulierend in das immunologische Geschehen ein.

Bei allergischen Prozessen kommt es zu Kettenreaktionen von im Blut zirkulierenden Zellen ebenso wie von solchen, die im Gewebe positioniert sind. Makrophagen, eosinophile Granulozyten, Bindegewebsmastzellen und andere aktivierende Zellen des Immunsystems spielen die Hauptrolle. Die Suppressorzellen dienen dem Abfangen einer überschießenden Reaktion und dem „Herunterregulieren" zuvor aktivierter Abwehrzellen. Diejenigen Organsysteme, die reichlich mit stationären Immunzellen ausgestattet sind, reagieren am stärksten und verursachen einen Teil der Symptome.

Eine allergische Reaktion mit dramatischen Folgen ist der anaphylaktische Schock – ein lebensbedrohlicher Zustand, der sofortige notfallmedizinische Konsequenzen erfordert (sofortiger venöser Zugang, Adrenalin, Kortikoide, Antihistaminika).

Allergiespezifisch – Immunglobulin E

Eine Sonderstellung für das allergische Geschehen nimmt das Immunglobulin E ein. Es wird unter Einfluß der T-Helferzellen von den

Plasmazellen – überwiegend in den Schleimhäuten – gebildet. IgE weist unter normalen Umständen die geringste Serumkonzentration (0,01–0,03 mg/100ml) innerhalb der Immunglobuline auf. Bei atopischen Erkrankungen kann es zu einem erheblichen Anstieg der IgE-Konzentration kommen. Allerdings können auch parasitäre Ursachen (Wurminfektionen) eine Erhöhung nach sich ziehen.

> **Das IgE hat die Aufgabe, wie alle anderen Antikörpergruppen auch, Fremdstoffe in ihren Eigenarten kennenzulernen, diese Informationen zu speichern und bei einem Zweitkontakt das Antigen zu binden. Haben mindestens zwei auf der Mastzellmembran nebeneinander liegende IgE-Moleküle Antigenkontakt, wird die Aktivierung von Mastzellen (oder auch basophilen Granulozyten) ausgelöst. Erst eine relativ hohe IgE-Konzentration ermöglicht die Doppelbindung zwischen zwei IgE-Molekülen und dem zugehörigen Antigen. Dieses „bridging" genannte Phänomen dient der Sicherheit und verhindert, daß bei einer geringen Sensibilisierung eine Mastzell- oder Basophilenaktivierung erfolgt.**

Den „Haupttäterkreis", mit dem wir uns bei der allergischen Reaktion beschäftigen, stellen unbelebte, von ihrer Struktur her „große" Fremdstoffe dar (Pollen, Staub, Giftstoffe wie Bienengift usw., die Beziehung zu Darmparasiten soll hier nicht näher ausgeführt werden). Unter normalen Umständen läuft dieser Prozeß gemäßigt ab, so daß der Betroffene gar nichts oder nur sehr wenig davon spürt. Anders sieht das bei der allergischen Reaktion aus. Hier finden wir eine stark übertriebene IgE-Bildung, die entsprechend heftige Reaktionen nach sich zieht. Da die Immunglobuline im Blut zirkulieren, sind sie der Labordiagnostik leicht zugänglich.

Innerhalb der IgE-Gruppe wird zwischen einem Gesamt-IgE und einem spezifischen IgE unterschieden.

Die Höhe des **Gesamt-IgE** gibt Auskunft über die Intensität einer Allergie und faßt, wie die Bezeichnung schon zum Ausdruck bringt, sämtliche spezifischen IgE-Werte zusammen. Die Bestimmung dient dem ersten Schritt in der Allergiediagnostik (Norm: Erwachsene 0–90 IU/l; Kinder bis zum 5. Lebensjahr 0–60 IU/l; Kinder zwischen dem 6. und 9. Lebensjahr 0–90 IU/l sowie zwischen dem 10. und 15. Lebensjahr 200 IU/l).

> Ein hohes Gesamt-IgE entspricht einer hochallergischen Reaktion (oder aber einem starken Befall mit Parasiten).

Labortechnisch läßt sich nun das Immunglobulin E entsprechend seiner **hochspezifischen Antigenzugehörigkeit** differenzieren, da für jedes Allergen ein eigenes Immunglobulin entwickelt wird (Radio-Allergen-Sorbent-Test = RAST). Die Intensität einer Reaktion auf ein Antigen wird durch verschiedene RAST-Klassen und nach Konzentrationen festgelegt (Klasse 0: keine spezifischen Antikörper nachweisbar; Klassen 1–6: spezifische IgE-Antikörper in aufsteigender Konzentration nachweisbar).

Durch vielerlei Störeinflüsse, die später erklärt werden, kommt es zu einer übermäßigen IgE-Produktion, die sich den normalerweise stattfindenden Gegenregulationen entzieht.

Bei ca. 10–12% aller Neugeborenen lassen sich bereits erhöhte Nabelschnur-IgE-Werte finden. Die Bedeutung eines erhöhten Wertes wird heute kontrovers diskutiert [115]. Prognosen über die spätere Entwicklung von Allergien zeigten sich als unzuverlässig. Trotzdem sollten bei einem erhöhten IgE-Wert im Nabelschnurblut vorbeugende Maßnahmen bezüglich Stilldauer, Ernährung der Mutter während der Stillzeit, Ernährung des

Kindes nach der Stillzeit, Schutz vor überflüssiger Schadstoffexposition usw. getroffen werden.

Die **Voraussetzung** für eine allergische Reaktion ist die Sensibilisierung nach einem Zweitkontakt zwischen Immunglobulin E und dem entsprechenden Antigen. Mastzellen und eosinophile Granulozyten sind in der Lage, IgE zu binden, und werden im Anschluß daran durch Brückenbildung zwischen IgE und Antigen aktiviert. Die dadurch freigesetzten Mediatoren lösen lokale Gewebsreaktionen aus, die wiederum zur Entstehung weiterer Entzündungsmediatoren führen.

Mechanismus der chronischen Allergie

Die chronische Allergie beinhaltet einen fortlaufenden Prozeß immunologischer Kettenreaktionen (s. auch S. 278). Nach kurzer Zeit kann sich dieser verselbständigen und darüber hinaus dauerhaft aufrechterhalten werden. Diese Reaktionskaskade kann nur mit Hilfe der oben beschriebenen IgE-Übermittlung stattfinden. Die Markierung mittels IgE auf den Mastzellen ist somit eine Voraussetzung für die erste Phase (Frühphase) der allergischen Reaktion. Dadurch werden die Gewebshormone freigesetzt (Histamin), die zu den typischen Veränderungen im Gewebe führen.

So kommt es zunächst als Ausdruck einer **histaminbedingten Entzündung** zur Rötung und Schwellung. Sechs bis 24 Stunden nach Auftreten der Frühphase, die in Sekunden bis höchstens 60 Minuten nach Allergenkontakt abläuft, kommt die Spätphase in Gang, die weitere entzündliche Vorgänge im Gewebe induziert: Die Granulozyten werden an den Ort des Geschehens gelockt. Zwar verfügen eosinophile Granulozyten auch über Entzündungshemmstoffe, doch reicht die Kapazität dieser Substanzen nicht aus, um die Reaktionskaskade zum Stillstand zu bringen. Vielmehr dienen solche Hemmstoffe dem Eigen-

schutz der Eosinophilen. Somit können die abgegebenen Mastzellmediatoren ihre entzündungsfördernde Aktivität ungebremst ausüben.

Wie beschrieben besitzen die Immunzellen hochaggressive Enzyme, die unter normalen Umständen gegen Fremdmaterial aktiv werden sollen. Doch bei den chronischen Prozessen der Allergie richten sich diese auch gegen das körpereigene, mittlerweile entzündete Gewebe. Auf diesem Wege entwickeln sich am Ort des Geschehens (z. B. in der Haut oder in der Bronchialschleimhaut) Entzündungsprozesse, die dazu führen, daß weitere Freßzellen (die Mikro- und Makrophagen) in das irritierte Gewebe einströmen. Diese Freßzellen finden einen üppig gedeckten Tisch in Form von Bindegewebseiweiß und Zellmaterial vor, was dazu führt, daß sie sich regelrecht überfressen.

Die dadurch ausgelöste **Degranulation** dieser Zellen setzt ebenfalls wieder Botenstoffe frei, die durch eine weitere Immunaktivierung den entzündlichen Prozeß abermals aufheizen. Ein Teufelskreis entsteht, der durch die dabei entstehenden **Leukotriene** eine erhöhte Empfindlichkeit der sensiblen Nervenfasern nach sich zieht und somit z. B. bei der Neurodermitis den unerträglichen Juckreiz entstehen läßt. Grobe mechanische Einflüsse (kratzen) beschleunigen nochmals diesen Ablauf. Diese Zusammenhänge erklären die Tatsache, daß selbst dann, wenn der Kontakt mit einem Allergen über 24 Stunden zurückliegt, noch immer heftige Symptome vorherrschen können.

In der **Frühphase** der Soforttypallergie setzen Mastzellen Histamin frei. Dieses reagiert mit den H_1-Rezeptoren im Gewebe.
Die Folge:

– erhöhte Kapillarpermeabilität,
– Ödembildung,
– Reizung sensibler Nervenfasern (Schmerz, Juckreiz).

In der **Spätphase** der Soforttypallergie strömen Entzündungszellen wie eosinophile

Granulozyten in das irritierte Gewebe ein und setzen weitere entzündungs- und zellschädigende Mediatoren frei. Dadurch wird der Prozeß weiter angeheizt.

12.2 Ursachen

Daß Allergien immer mehr zunehmen, ist sicher nicht nur die Folge einer ständig wachsenden Zahl von Xenobiotika in der Luft, in der Nahrungskette und im Mund (Dentalwerkstoffe), sondern auch als vermehrte immunologische Schwäche zu interpretieren.

> Allergien entstehen durch eine Reiz- und Substanzüberflutung auf allen Ebenen des menschlichen Daseins (somit auch auf der seelischen und geistigen Ebene), was zu einem Erschöpfen der Regelkräfte für die Reizerkennung, -verarbeitung und korrekten Beantwortung der Reize führt.

Dieses Phänomen wird auch als **Anpassungs-Erschöpfungs-Syndrom** bezeichnet.

Die Fähigkeit unseres Organismus, sich an unterschiedliche Reize und Einwirkungen der Umwelt anzupassen, ist überlebensnotwendig. So waren Dinosaurier irgendwann nicht mehr in der Lage, sich den zu raschen Veränderungen ihrer Umwelt anzupassen, und starben aus. Hier hat also ein massives, letztendlich tödliches Anpassungs-Erschöpfungs-Syndrom vorgelegen, da die Veränderungen der Lebensbedingungen die Fähigkeit zur Anpassung überfordert haben.

SELYE [152] wird aufgrund seiner hervorragenden Studien über Streß in nahezu jedem Buch, welches sich mit Umweltmedizin beschäftigt, zitiert. Seine Erkenntnisse sollen im Folgenden nur zusammenfassend erläutert werden.

Tierversuche ermöglichen den Nachweis, daß durch Dauerschockerlebnisse (= massiver Streß), die auf einen Organismus einwirken, hochspezifische, akute Regulationsvorgänge über Hormone (hauptsächlich der Nebenniere) eingeleitet werden. Diese Regulationen führen zur Anpassungsfähigkeit. Es kommt also zu einer **Adaptation** an schädliche Dauereinflüsse. Zuvor allerdings reagiert der Organismus heftig im Sinne einer akuten Schockreaktion: erniedrigter Blutdruck, Sinken der Körpertemperatur, Verlust des Muskeltonus. In diesem Zustand wird von der Nebenniere ein Maximum an Cortison ausgeschüttet, was zu einer Schrumpfung der Nebenniere führt.

Wenn dieser allgemeine Alarmzustand durch die Wirkung des Cortisons überwunden ist, kommt es zu der erwähnten symptomlosen Anpassung als **zweitem Stadium**. In dieser Phase wird von der Hypophyse nebennierenstimulierendes Hormon produziert, worauf sich die cortisonproduzierende Nebenniere deutlich vergrößert. Cortison kann selbst bei akuten Erkrankungen oder massiven Entzündungen rasch eine Abheilung bewirken. Somit wird die vorher durch Streß gestörte Körperfunktion wieder normalisiert. Wirkt nun der Stressor nach einer gewissen Zeit in der gleichen Art nochmals auf das Tier ein, durchläuft der Organismus wieder die Alarmphase, um erst anschließend wieder streßtolerant zu werden. Es entsteht also **keine Immunität** gegenüber einem Stressor.

So konnte SELYE beobachten, daß die Versuchstiere trotz künstlichen Dauerstresses (z.B. Kälte) zunächst unauffällig weiterlebten, sobald sie die Alarmphase überstanden hatten. Doch nach einer bestimmten Zeit mündete die symptomfreie Anpassungsphase letztlich in Erschöpfung. Die **Gegenregulation** (sie ist gegen den Streß gerichtet und dient also der Aufrechterhaltung der Lebensfunktionen) brach vollständig zusammen, und die Tiere verstarben wesentlich früher als ihre ungestreßten Artgenossen. Dies ist die Anpassungs-Erschöpfungs-Phase.

> Durch Erhöhung der Streßhormonspiegel, aber auf Kosten der Lebenserwartung können für eine geraume Zeit massive Angriffe auf die Stabilität des Organismus kompensiert werden.

Viele Krankheiten können daher als Ausdruck einer Alarmphase – jedesmal nach Kontakt mit einem den Organismus belastenden Stressor – oder der Wechsel vom Anpassungsstadium in eine beginnende Anpassungserschöpfung interpretiert werden. Häufig kommt es zu einem ständigen Wechsel zwischen Anpassung und Alarmstadium.

> Eine Gegenregulation im Anpassungs- oder Widerstandsstadium ist „stressorspezifisch", d.h., für **jeden** Stressor ist eine **zusätzliche** Neuadaptation erforderlich.

Sobald der Organismus nicht mehr in der Lage ist, den erhöhten Bedarf an Streßhormonen zu bilden, um den Normalzustand künstlich aufrechtzuerhalten, rutscht der Patient in das dritte Stadium. Unerkannt und somit unbehandelt, führt diese Entwicklung zu einem Zusammenbruch ganzer Organsysteme oder über kurz oder lang sogar zum Tod.

Allergien durch Säuglingsnahrung

Der Salzburger Facharzt für Kinderheilkunde WERTHMANN hat sich besonders intensiv mit den Auswirkungen einer künstlichen Ernährung und des Verfütterns von artfremdem Eiweißen (Kuhmilch und Hühnereiweiß) auf das Immunsystem auseinandergesetzt. WERTHMANN vermutet, daß 70% der europäischen Bevölkerung unter einer Unverträglichkeit oder Allergie auf Kuhmilch und Hühnereiweiß leiden, da aufgrund der ca. 10 000jährigen Domestizierung (Umwandlung von Wildformen in Haus- oder Nutztiere) von Huhn und Kuh eine entsprechende allergische Komponente im Erbgut festgelegt ist. Insbesondere scheinen Kinder stark betroffen zu sein. Es konnte zwischenzeitlich nachgewiesen werden, daß die Kinder bereits im Mutterleib ab ca. der sechsten Fetalwoche Abwehrreaktionen auf die von der Mutter verzehrten Eiweiße zeigen. Auch in der Muttermilch können entsprechend intakte Eiweißkörper aus der mütterlichen Ernährung nachgewiesen werden, die somit im kindlichen Verdauungstrakt allergene Auswirkungen provozieren [186].

> Da das gesamte Immunsystem des Darms auf arteigene Muttermilch ausgerichtet ist, führen Fremdeiweiße häufig zu allergischen Reaktionen.

Durch diesen Prozeß wiederum kommt es zu einer starken Veränderung der Darmschleimhaut – einem Zottenverlust – und zu einer deutlichen Veränderung der Darmbakterienflora. Wichtige Keimgruppen wie z.B. milchsäurebildende Laktobazillen werden zugunsten von Fäulniserregern zurückgedrängt. Es kommt zunehmend zu entzündlichen Veränderungen auf den Schleimhäuten. Dies führt dazu, daß sich die auch nach der Geburt noch nicht vollständig entwickelte Darmschleimhaut zunehmend verändert. Hierdurch entstehen unnatürliche intensive Kontakte zwischen Darmwandlymphsystem und Darminhalt, da der schützende Bakterienrasen und die schützende Schleimhaut nur unvollständig ausgeprägt sind. Durch diesen unnatürlichen intensiven Kontakt entwickeln sich zunehmend allergische Reaktionen. Außerdem wird das gesamte Immunsystem irritiert. Es kommt zu einer Mitreaktion der Lymphsysteme und der Schleimhäute im Kopfbereich und im Atmungstrakt. Diese Reaktionen können anhand von Blutparametern nachgewiesen werden. Es zeigen sich veränderte Werte von Immunglobulinen, Gesamtleukozyten und Differentialblutbild. Das Neopterin, ein Parameter, der die Aktivität der Freßzellen anzeigt, fällt deutlich ab.

WERTHMANN gibt an, daß das Darmschleimhaut-Immunsystem erst innerhalb der ersten neunten Lebensmonate aufgebaut und voll funktionsfähig wird. Nur durch ein **neunmonatiges Vollstillen** kommt es zu einer regelrechten Ausreifung der Verdauungsorgane (Bauchspeicheldrüse und Darmschleimhaut), womit die Voraussetzung für den Abbau von Fremdeiweißen gewährleistet wird [186].

Allgemein kann man feststellen, daß unverändertes Kuhmilcheiweiß oder auch Sojaeiweiß in der Frühernährung des Menschen den Einstieg in allergische Erkrankungen zu fördern scheint. Zufuhr von Fremdeiweißnahrung in der Neugeborenenzeit erzeugt keine Toleranz, sondern gibt Anlaß zu gefährlichen Immunantworten im späteren Leben. Eine Sensibilisierung kann die nächste nach sich ziehen [22].

Allergien und Stillen

Untersuchungen der Muttermilch haben ergeben, daß auch intakte Fremdeiweißkörper (z. B. aus Kuhmilch oder Hühnerei) über die Brust abgegeben werden. So ist es insbesondere für Kinder, deren Eltern selbst an Atopien leiden, von großer Bedeutung, daß die stillende Mutter typische Nahrungsmittel, vor allem tierische Eiweißprodukte, meidet (Milch, Hühnereiweiß, Fisch, Schalentiere, Fleisch, aber auch auf Nüsse achten). Eventuell kann einmal wöchentlich Lammfleisch gegessen werden. Natürlich muß die Mutter dann besonders aufmerksam auf eine vitalstoffreiche Ernährung achten. Es ist sicher sehr sinnvoll, vor, während und nach der Schwangerschaft regelmäßig einen „Nährstoffstatus" im Blut bestimmen zu lassen. Mangelerscheinungen müssen unbedingt vermieden werden.
Eine wichtige und sinnvolle Maßnahme ist eine Nährstoffergänzung im Sinne der orthomolekularen Medizin. Borretschsamenöl, Eisen, Zink, Magnesium, Kalzium, evtl. pflanzliches Eiweiß können in einer entsprechenden Dosierung ohne Bedenken zugeführt werden.

Was tun, wenn nicht gestillt werden kann?
Falls aufgrund kindlicher oder mütterlicher Probleme nicht gestillt werden kann, sollte unbedingt eine **hypoallergene Säuglingsnahrung** zugeführt werden. Das gleiche gilt für Mütter, die verfrüht abstillen. Die Säuglingsnahrungsindustrie hat für diese Zwecke die Antigenität von Kuhmilch durch enzymatische Prozesse und gezielte Wärmebehandlung so stark verändert, daß recht zuverlässig allergische Entwicklungen vermieden werden können. Diese Produkte sollten ca. neun Monate als Basisernährung gegeben werden. (Handelsname: Aletemil HA®, Beba HA®).
Wenn die Mutter in den ersten Stunden nach der Geburt (bis zu 72 Stunden) nur wenig oder noch keine eigene Milch abgeben kann, sollte auch dringend darauf geachtet werden, daß das Kind keine fremdeiweißhaltige Nahrung verabreicht bekommt. Denn nicht selten wird durch das Personal die Mutter einfach übergangen und normale, kuhmilchhaltige Säuglingsnahrung verabreicht. Bis 72 Stunden nach der Geburt soll lediglich eine Zuckerlösung gegeben werden.
Läßt sich ein Zufüttern tatsächlich nicht vermeiden, ist hypoallergene Säuglingsnahrung zu geben.

Ab wann zufüttern?
Wie bereits beschrieben, ist das kindliche Verdauungssystem erst ab dem neunten Lebensmonat ausgereift. Ab diesem Zeitpunkt nimmt das Risiko einer Sensibilisierung (Entwicklung allergischer Reaktionen) gegen artfremdes Eiweiß deutlich ab. Es gelten folgende Empfehlungen:

• Umstellung von Muttermilch oder hypoallergener Kunstnahrung ab dem neunten Lebensmonat, bei Hochrisikokindern ab dem zwölften Lebensmonat.
• Schrittweise Einführung von Beikost im neunten Lebensmonat, wobei einzelne Produkte zu bevorzugen sind, z. B. nur Birne, Apfel, Karotten etc.
• Keine Nahrung mit bekannt hohem Allergiepotential (Soja, Ei, Kuhmilch etc.).

Allergien und Darm

Für die Entstehung einer Allergie kommt der Schleimhautbarriere des Darms eine Schlüsselrolle zu. Die innigste Berührung mit Substanzen aus der Umwelt geschieht bei der Nahrungsaufnahme im Darm.
Nahrungsmittel bestehen aus Substanzen, die dem Körper fremd sind und assimiliert werden müssen.

Die Schleimhäute des Verdauungstraktes stellen eine natürliche Barriere dar, die verhindert, daß körperfremde Stoffe in den Körper eindringen können, bevor sie in ihre einzelnen Bausteine zerlegt sind und somit „neutral" werden. Unmittelbar unter der Schleimhaut befindet sich das „darmassoziierte Immunsystem", das Darmwandlymphatikum. Es hat die Aufgabe, alle Stoffe, die die Schleimhaut passieren, auf mögliche „Feindschaft" zu prüfen und gegebenenfalls sofort immunologische Abwehrvorgänge in die Wege zu leiten, falls ein „Eindringling" die Darmschranke passiert. Die Entwicklung und das Aufrechterhalten dieser Funktionen ist nicht zuletzt von einer physiologischen Bakterienflora abhängig. So bilden z. B. Keimspezies aus der Gruppe der Coli-Bakterien spezifische Peptide, die eine immunmodulierende und antiallergische Wirkung besitzen.

Bei allergischen Reaktionen ist immer eine Schädigung dieses Systems festzustellen. Die gesunde Bakterienflora ist abgebaut und zugunsten pathogener, fremder Mikroorganismen hochgradig verändert. Dadurch kommt es zu einer zunehmenden Degeneration der Schleimhaut. Somit wird die vormals bestehende Barriere immer leichter durchdringbar für alles, was sich im Darminneren befindet. Mehr noch: Die Fremdorganismen produzieren durch ihren Stoffwechsel häufig allergene Substanzen.

Durch diese Veränderungen kommt es nun zu einer übermäßigen Konfrontation des Darmimmunsystems mit Reizstoffen (Bakterien, kleinste Nahrungsbestandteile, biochemische Reaktionsprodukte aus dem Bakterienstoffwechsel etc.). So entwickelt das Immunsystem zunehmend heftigste Abwehrmaßnahmen, letztendlich im Sinne der Allergie.

Die **häufigsten Ursachen** für eine solche Veränderung der Darmschleimhäute sind:

- falsche Ernährung,
- Antibiotika-, Cortison- sowie Hormontherapien,
- Infektionen,
- Distreß,
- chronische Quecksilberintoxikation aus Zahnfüllungen.

Da auch die Produktion von **sekretorischem IgA (sIgA)** von einer intakten Schleimhaut abhängt, kommt es zu einem Mangel an sIgA – der sIgA-Wert läßt sich in Stuhlproben ermitteln (s. auch S. 211 ff.). Durch diese Beeinträchtigung des Darmimmunsystems scheint vermehrt das IgE in den immunologischen Vordergrund zu rücken. IgE ist der wesentliche Reaktionspartner für die histaminproduzierenden Mastzellen. Wenn nun noch die Suppressorzellen verringert sind, bricht die Immunkontrolle zunehmend zusammen.

Die M-Zellen und deren Gruppierungen (mikrofolded cells) innerhalb der Darmschleimhaut sind wohl die hauptverantwortlichen „Checkpoints" des mukosaassoziierten Lymphsystems. Sie werden den Peyer-Plaques zugerechnet und dienen diesem als „Sinnesorgan" oder Kontaktoberfläche zum Darminneren. Hier werden Antigene dem Immunsystem präsentiert und von den M-Zellen kontrolliert. Je nach Ergebnis der Testung werden aktive oder passive Immunreaktionen ausgelöst. Zur Erfüllung dieser Aufgabe genügt es, winzige Mengen von dem riesigen Spektrum an Antigenen des

Darmlumens in die Checkpoints zu über-
führen. Durch Schädigungen dieser spezialisierten Zellen scheint die Fähigkeit, einen
adäquaten Schutz zu gewähren und nur minimale Antigenmengen zu überprüfen, ver-
lorenzugehen. Eine unkontrollierte und
vermehrte Aufnahme von Makromolekülen
führt als Folge zu Allergien, insbesondere
Nahrungsmittelallergien.

Allergien, freie Radikale und Xenobiotika

Durch die massive Konzentration von Luftschadstoffen müssen wir heute zwischen
den hinlänglich bekannten „normalen" Allergenen (z.B. Pollen) und den in der Luft befindlichen „freien Radikalen" unterscheiden.
So lassen sich auf den Pollen massenweise
luftgetragene Schadstoffe nachweisen, die als
hochaggressive Radikale fungieren. Verschiedene Untersuchungen haben ergeben, daß
beispielsweise Schwefel von den Pollen aufgenommen wird; diese Verschmutzung
scheint die Allergenität der Pollen zu verändern und ihre Wirksamkeit zu potenzieren.
Ebenso kommt der Ozon- und Smogbela-
stung eine außergewöhnliche Bedeutung für
Allergiker zu. Das Reizgas reagiert aggressiv
mit den Schleimhäuten. Diese Phänomene
führen letztlich zu einer fortschreitenden
Schädigung des Atemtraktes. Die Folge: eine
massive Zunahme der Allergiebereitschaft.
Da die eigentliche Schutzfunktion der
Schleimhäute nicht mehr ausreichend besteht, können die Fremdstoffe unmittelbarer
mit dem Immunsystem reagieren.
Des weiteren können Xenobiotika die Funktion des Immunsystems direkt manipulieren.
Besonders die Chlorchemikalien, die z.B. Bestandteil vieler Pestizide sind, weisen eine
hohe allergene Potenz auf.
Die **Aktivierung immunologischer Kaskaden**
durch Inhibierung von Mediatoren wird
insbesondere durch Substanzen wie Formaldehyd, PCB und Phenol aktiviert. Dioxine senken die Anzahl der T4-Zellen und
verändern eine Vielzahl immunologischer
Vorgänge. Auch direkte Antikörperbildung
gegenüber Chemikalien ist keine Seltenheit (z.B. Isocyanate). Typisch für Schadstoffbelastung sind deutlich erniedrigte
Suppressorzellen (mit der Folge nichtre-
gulierter, überschießender Immunreaktionen).

Allergien und chronische Entzündungen

Für die Entwicklung einer Allergie kommt
den chronischen, latenten Entzündungen
eine ganz besondere Bedeutung zu. Durch
unnatürliche Dauerreize, wie sie chronische Entzündungen hervorrufen, kommt es
zu einer Gesamtreaktion des Grundregula-
tionssystems. Nicht nur eine Regulationsstarre oder eine Fehlregulation ist die Folge,
sondern es kommt zusätzlich zu einem **sym-
pathikotonen Zustand** des Gesamtorganismus. Das heißt, daß das vegetative Nervensystem auf ein erhöhtes Erregungspotential
gebracht wird (s. auch S. 224 ff.). Die Folge
davon ist, daß das Immunsystem ebenfalls in
einem ständig erhöhten Reaktionszustand
ist (hyperergische Ausgangslage). Jeder Kontakt mit Antigenen führt also dadurch zu
einer unnatürlich gesteigerten Immunreaktion.

> Einfache und harmlose antigene Reize
> wie Hausstaub, Blütenpollen oder Nah-
> rungsbestandteile führen zu über-
> schießenden Reaktionen.

Besondere Beachtung im Herdgeschehen finden die Zähne und die Tonsillen (Gaumenmandeln). Gerade Bakterientoxine stellen für
das Mesenchym (regulierendes Bindegewebe) einen erheblichen Dauerstreß dar.

Chronische, unterschwellige Entzündungsprozesse finden wir häufig im **Zahn-/Kiefer-
bereich.** Durch eine gewissenhafte zahnärztliche Untersuchung, eventuell ergänzt durch
die bioelektrischen Funktionsuntersuchun-
gen, die Elektroakupunktur und ähnliches,
muß ein eventueller Zahnherd ausgeschlossen werden. Häufig haben wir es bei Beher-
dungen mit devitalen Zähnen zu tun, die im
Wurzelspitzenbereich entzündet sind (Zahn-
wurzelgranulom). In der Zahnmedizin werden erkrankte Zähne häufig nur dadurch erhalten, indem der Zahnarzt den Nerv des
Zahnes entfernt. Dazu wird der Pulpakanal
(der Kanal, in dem Nerven und Blutgefäße des
Zahnes verlaufen) aufgebohrt und anschließend mit einem Füllmaterial abgefüllt. Nach
derzeitigen wissenschaftlichen Erkenntnissen ist es so gut wie unmöglich, diese Abfül-
lung des Zahnkanals exakt durchzuführen.
Häufig ragen Füllstoffe über die Wurzelspitze
hinaus und irritieren das darunterliegende
Gewebe (Bindegewebe → Dauerreiz → Allergie), oder aber der Kanal ist nicht exakt bis
an die Wurzelspitze abgefüllt, so daß Bakterien, die in den Pulpakanal verschleppt wurden bzw. bereits vorhanden waren, den
Zahnwurzelbereich besiedeln können und so
zu einer schwelenden Infektion führen.

> Implantate oder andere Zahnmetalle
> können aufgrund einer Unverträglich-
> keitsreaktion zu Störherden werden.

Nun gibt es bei vielen „Störfeldtherapeuten"
leider häufig ein Mißverständnis. Es kommt
zu absolut radikalen und überflüssigen Behandlungen, bei denen alle verdächtigen
Zähne gezogen werden – weil dogmatisch
angenommen wird, daß nur ein Störfeld im
Zahn-/Kieferbereich für alles Übel verantwortlich ist. Das hat häufig nicht nur zu ent-
täuschenden Fehlschlägen geführt, sondern
oft genug ein erhebliches Leid für den Patienten nach sich gezogen.

> Eine Störfelddiagnostik und -therapie
> sollte behutsam und immer mit allen be-
> teiligten Behandlern gemeinsam durch-
> geführt werden.

Ähnliche Auswirkungen finden wir bei chronischen Entzündungsherden im Bereich der
Gaumenmandeln, des Wurmfortsatzes, der
Eierstöcke, der Prostata oder der Nasennebenhöhlen.
Wurde ein Herdgeschehen aufgedeckt, kommen verschiedene Maßnahmen zur Anwendung. In manchen Fällen ist ein operativer
Eingriff nicht zu umgehen (z. B. stark zer-
klüftete, chronisch vereiterte Gaumenmandeln).
In vielen Fällen wird mittels der **Neralthera-
pie** nach HUNECKE die Therapie erfolgreich
durchgeführt. Es handelt sich um eine Injek-
tionstherapie, bei der mittels eines lokal be-
täubenden Pharmakons (bevorzugt Procain)
entweder in die Nähe der Entzündung oder
aber in das dazugehörende Hautsegment ein
Stoß in das Vegetativum und das Bindegewebe hervorgerufen wird. Es kommt zu einem
spezifischen Reiz, der – wenn er ausreichend
stark ist – das blockierte und regulations-
gestörte Grundregulationssystem am Ort des
Geschehens irritiert und zu einer Antwort
zwingt. Über diese Irritation kann es zu einer
spontanen Verbesserung oder gar zu einem
vollständigen Wiederherstellen der Regulationsvorgänge kommen, was entweder zu einer Ausheilung oder aber zu einer wiederher-
gestellten Therapierbarkeit der chronischen
Entzündung führt [52].

Schutz durch Infektionen?

Im Gegensatz zu den chronischen, unter-
schwelligen Entzündungen deuten die neuesten Erkenntnisse der Ursachenforschung
darauf hin, daß häufige Infektionen oder ganz
allgemein eine häufige Konfrontation mit
Krankheitserregern die Allergieneigung deutlich herabsetzen. Untersuchungen bei Natur-

völkern zeigten, daß der in diesen Gruppen regelmäßig zu findende Befall mit Parasiten eine Allergiebereitschaft herabsetzt.

Für die Situation in den Industrienationen könnte das bedeuten, daß u. a. der üblicherweise maßlose und unkritische Einsatz von Antibiotika bei jeder kleinen Bagatellinfektion dem Immunsystem die Chance nimmt, sich regelrecht und gesund zu entwickeln. Wir wissen heute, daß es für das Immunsystem bedeutsam ist, mit dem Beginn einer antibiotischen Therapie so lange wie möglich zu warten (wenn diese tatsächlich unumgänglich ist). Nämlich bis zu dem Zeitpunkt, zu dem das Immunsystem Abwehrvorgänge in Gang gebracht hat, die eine gezielte Bekämpfung der Erreger ermöglichen. Dazu benötigt es aber einige Tage. Kann das Immunsystem also nicht gezielt seine Dienste entwickeln, bleibt im Laufe der Zeit ein „arbeitsloses, empfindliches Immunsystem zurück, das nach neuen Angriffszielen sucht".

Gerade in der Kinderheilkunde wird jede Infektion viel zu oft und meist sofort mit Antibiotika „geregelt". Es ist keine Seltenheit, daß Kinder zwölfmal jährlich Antibiotika bekommen! Dazu kommt selbstverständlich die gesamte Palette an Impfungen, die möglichst jede Kinderkrankheit im Vorfeld verhindern soll.

Allergien nach Tschernobyl

BALÓ-BANGA (Semmelweis-Universität Budapest) untersuchte die Auswirkungen der erhöhten Radioaktivität nach dem Tschernobyl-GAU bezüglich der Entstehung von Allergien. Ungarische Strahlenbiologen hatten zuvor bewiesen, daß bestimmte Substanzen im menschlichen Abwehrsystem (sog. Zytokine) unter ganz geringer radioaktiver Bestrahlung mit Beta-Strahlen (diese wurden größtenteils in Tschernobyl freigesetzt) deutlich aktiver reagieren.

Die **Zytokine** haben u. a. die Eigenschaft, sich an Zelloberflächen zu binden und so die entsprechenden Zellen zu markieren. Solchermaßen markierte Zellen werden vom Immunsystem als „fremd" identifiziert, was zu spezifischen Kettenreaktionen im Sinne einer Allergie führt.

Nun wurde in Budapest für die Dauer eines Jahres eine 40%ige Zunahme der jährlichen gesamtradioaktiven Belastung gemessen. BALÓ-BANGA registrierte genau seit dieser Zeit eine auffallende Zunahme von massiven Arzneimittelallergien bis hin zu allergischen Schockreaktionen. Untersuchungen ergaben, daß die erhöhte Reaktionsbereitschaft in engem Zusammenhang mit den gemessenen Radioaktivitätswerten in Ungarn stand. Bemerkenswert ist, daß die sonstige Luftverschmutzung zwischen 1986 und 1990 durch Kat-Autos und andere Umweltschutzmaßnahmen rückläufig ist. Die Auswertung aller Untersuchungsergebnisse lassen laut BALÓ-BANGA den Schluß zu, daß durch die Strahlenbelastung zellschädigende Langzeiteffekte auftreten können, die insbesondere bei veranlagten Patienten zu massiven Immunstörungen im Sinne allergischer Krankheiten führen [84].

Allergien durch Rauchen

Tabakrauch gehört zu den starken allergieprovozierenden Faktoren. Insbesondere Kinder sind dem nicht minder schädlichen Passivrauchen schutzlos ausgeliefert. Ein wesentlicher Grund für die Aggressivität des Tabakrauchs könnte auch die starke Kontamination der Tabakblätter mit Pestiziden, Herbiziden und Fungiziden sein.

Beim **Verbrennen** des Tabaks entstehen nicht nur Nikotin und Teerprodukte, sondern auch extreme Gifte wie Benzol, Dioxin, Formaldehyd und Kadmium und eine erhebliche Menge an freien Radikalen. Dieser „Cocktail" führt zu empfindlichen Störungen des Immunsystems, die sich u. a. in Form von Allergien und Krebs ausdrücken. Eindeutig nachweisbar ist darüber hinaus die drastische

Reduktion von Antioxidanzien durch Tabakrauch (Vitamin C, Beta-Carotin). Da beim Zigarettenrauchen schätzungsweise 10^{12} bis 10^{18} freie Radikale entstehen, wird das antioxidative Schutzsystem erheblich belastet.

Allergien durch Schimmel- und Hefepilze

So wie eine drastische Zunahme der Pollenallergien zu verzeichnen ist (zwischen 1926 und 1986 eine Steigerung um 1200%), so kann auch eine akute Zunahme der Schimmelpilzallergien registriert werden. Ähnlich wie die Pollen gehören Schimmelpilze und deren Sporen eigentlich zu unserer natürlichen Umgebung. Doch hat sich auch hier einiges verändert. Gerade bezüglich Schimmelpilzen hat sich der natürliche Kontakt, dem wir über Jahrmillionen ausgesetzt waren, drastisch gewandelt.

In der Natur verbreiten sich die Pilze und deren Sporen saisonal, ähnlich wie die Pollen. Andere leben dauerhaft auf Gräsern oder Getreiden, in feuchten Arealen wie z.B. im Wald, aber auch in feuchten Wohnungen. Die Vermehrung der Pilze hängt auch vom Klima und vom Wetter ab. So kennen wir Spezies, die sich vorwiegend bei schlechtem, feuchtem Wetter optimal vermehren (z.B. im Herbst bei Nebel und hoher Feuchtigkeit) oder aber bei schönem Wetter besonders gute Lebensbedingungen finden. Es gibt kaum ein Substrat, auf dem keine Schimmelpilze gedeihen könnten.

Schimmelpilze führen u.U. zu:

- Allergien,
- Infektionen,
- Vergiftungen.

Gerade Schimmelpilzgifte können akute, tödliche Erkrankungen auslösen. Aber auch Infektionen mit Schimmelpilzen sind äußerst gefährlich. In der Regel handelt es sich um Infektionen der Atemwege (Nasennebenhöhlen, Bronchien).

Ein wesentliches Problem stellen Schimmelpilze in **Wohnungen** dar. Durch die zunehmend perfekte Isolierung der Wohnräume kommt es zu einem Anstieg der Luftfeuchtigkeit und zu einem mangelnden Luftaustausch, wodurch das Pilzwachstum erheblich begünstigt wird. Besonders intensiv finden wir diese Probleme in der Heizperiode. Es gibt Pilzarten, die sich besonders gut im Bereich von Kältebrücken (meist Außenwände) bilden. Andere sind bevorzugt im Bad (schwarze Fugen) zu finden.

> Schimmelpilzallergiker sollten keine Handtücher im Badezimmer lagern.

Durch die ständig oder zumindest häufig erhöhte Luftfeuchtigkeit bilden sich sehr schnell Pilze im Stoff.

Klimaanlagen können ganz extrem zur Verbreitung von Schimmelpilzen beitragen. Die Filter der Anlagen sind nicht selten schlecht gewartet und werden so rasch von Pilzen durchwachsen. In einer Frankfurter Klinik sind auf diesem Weg mehrere Menschen auf der Intensivstation ums Leben gekommen. Die abwehrgeschwächten Patienten erlagen Lungeninfektionen, die durch die Pilze hervorgerufen worden sind.

> Letztlich scheint die intensive Konfrontation mit Schimmelpilzen eine Allergisierung zu fördern.

Zu den wichtigsten **Maßnahmen** zur Verhinderung von Pilzen in der Wohnung gehören das richtige Lüften (ausreichend lang und großzügig auch im Winter), die richtige Raumtemperatur (19–21 °C) und die richtige Luftfeuchtigkeit (im Winter nicht über 50%). Sind Wände mit Schimmelpilzen befallen, muß dringend gründlich saniert werden! Besondere Vorsicht ist geboten, wenn frisch gestrichene Wände noch nicht richtig abgetrocknet sind. Werden nun Möbelstücke zu früh an die Wand gerückt, kann durch den mangelnden Luftaustausch ein optimales Milieu für Schimmel entstehen.

Seitdem Küchen- und Gartenabfälle in Bio-Mülltonnen gesammelt werden, gibt es eine neue Gefahrenquelle. Innerhalb kurzer Zeit bilden sich in den Sammelbehältern neben vielfältigen Bakterienkulturen auch massenweise Schimmelpilzkulturen. Bei jedem Öffnen und Schließen der Tonne wird der Betroffene nun massivst mit Sporen konfrontiert. Allergische Reaktionen oder Infektionen der Atemwege können die Folge sein.

Die **Lebensmittel-, Pharma-** und **Kosmetikindustrie** bildet einen weiteren Faktor. Pilze bilden Enzyme, die zur Herstellung der verschiedensten Produkte gebraucht werden. Schätzungen zufolge werden bei uns jährlich 1000 Tonnen Schimmelpilzenzyme verarbeitet. Das ist ein enormes allergenes Potential. Auch hier gilt wieder, daß der an sich natürliche Kontakt mit Schimmel so extrem intensiviert wird, daß es zu immunologischen Reaktionen zu kommen scheint. Die Getränke- und Lebensmittelindustrie benutzt z. B. Schimmelpilzenzyme, um Obst und Gemüse zu „schälen". Ebenfalls dienen diese Enzyme der Verflüssigung verschiedenster Rohstoffe (z. B. wird Stärke zu Sirup umgewandelt). Aber auch alkoholische Getränke, Süßspeisen, Konfitüren, verschiedene Milcherzeugnisse, die meisten Käse und auch Würste werden mittels dieser Pilzenzyme hergestellt. Für viele Betroffene ist die fehlende Kennzeichnung der so hergestellten Produkte äußerst problematisch.

> Bei Obst mit Faulstellen sind in der Regel die Schimmelpilze überall im Fruchtfleisch verteilt. Obst mit Faulstellen sollte prinzipiell nicht mehr verzehrt werden. Das gleiche gilt natürlich für andere Lebensmittel wie Marmelade, Brot oder Käse.

Auch die Pharmaindustrie setzt zunehmend Schimmelpilze und deren Enzyme ein. Viele Enzym- und Vitaminpräparate enthalten diese Substanzen.

Der Hefepilz **Candida albicans** gilt zunehmend als allergieauslösender Faktor (s. auch S. 203 f.). Da verstärkt Schleimhautmykosen durch Candida verursacht werden, steigt auch die Gefahr einer Allergisierung gegen den Hefepilz. Ein belastender Faktor ist die Tatsache, daß, nachdem eine Sensibilisierung gegen die Hefe stattgefunden hat, eine Dauerprovokation durch die permanente Anwesenheit von Candida stattfindet. In unserer Praxis finden wir zunehmend derartige Allergien, die sehr oft auf eine Pilzinfektion der Nasenschleimhäute zurückzuführen sind und sich u. a. in Form einer chronischen Rhinitis zeigen.

Symptome

Hefe- und Schimmelpilzallergien können ganz ähnliche Symptome wie der allseits bekannte Heuschnupfen hervorrufen. Durch die Inhalation von Schimmelpilzsporen kann es auch zu massiven **bronchialen** und **alveolären Reaktionen** kommen und hier Symptome ähnlich einer Lungenentzündung sowie asthmatische Beschwerden hervorrufen.

Darüber hinaus kann natürlich auch das gesamte Spektrum an unklaren Symptomen auftreten, wie wir es aus den anderen allergischen Reaktionen kennen:

- Müdigkeit,
- Kopfschmerzen, Migräne,
- Depressionen,
- Übelkeit,
- Herzrasen,
- Husten,
- Schnupfen,
- Augenbrennen,
- Unruhe,
- unklare Bauchsymptome,
- Ekzeme,
- Juckreiz usw.

Schimmel in der Wohnung?

Durch **Sporenfallen** lassen sich verdächtige Räume prüfen. Sporenfallen sind kleine, runde und flache Kunststoffbehälter, die einen Nährboden für Schimmelpilze enthalten. Die versiegelten Behälter werden vorsichtig geöffnet und 24 Stunden in dem entsprechenden Raum belassen. Das Innere des Behälters, also der Nährboden, darf nicht berührt werden. Nach 24 Stunden werden die Behälter wieder verschlossen und in ein Labor verschickt. Auf gute Verpackung ist zu achten, damit die Behälter unterwegs nicht beschädigt werden. Im Labor werden die Nährböden nun auf Wachstum von Schimmelpilzkolonien beobachtet. Diese werden dann identifiziert.

Weitere Informationen: Labor Drs. Hauss, Postfach 1207, 24332 Eckernförde, Tel. 0 43 51/34 11.

Allergien aus der Parfümflasche

In den letzten Jahren kann eine rasante Zunahme von sogenannten **Duftstoffallergien** beobachtet werden. Die geradezu irrsinnige Verbreitung von künstlichen Düften hat dazu geführt, daß Duftstoffallergien in ihrer Bedeutung die Konservierungsmittelallergien übertrumpfen. Duftende Zeitschriften und Litfaßsäulen (Parfümreklame), Duftsprüher für den Pkw-Innenraum an Autowaschanlagen sowie die vielen Duftartikel zum Aufhängen am Rückspiegel, Sprays in Toiletten (in vielen öffentlichen Toiletten sogar „zwangsweises" Einsetzen von Duftautomaten beim Öffnen der Tür) und die unzählbaren Haushalts- und Körperpflegeartikel haben zu einer regelrechten Durchseuchung mit künstlichen Gerüchen geführt.

Die **Automobilindustrie** steht vor einem „Duftboom". Selbst Frostschutz für die Scheibenwaschanlage ist mit künstlichem „Pfirsichduft" versetzt. In geheimen Duftexperimenten suchen die Autokonzerne nach neuen Lösungen gegen den typischen Neuwagengeruch. BMW hat ein Lederparfüm gebraut, Fiat und Toyota verstecken Duftkissen z. B. mit Holzgeruch. Kurios ist auch der Versuch der Hypobank, schon Kinder an ihr Geldinstitut zu binden. Die Bank wirbt mit einem Himbeer-Sparbuch. Bei jeder Einzahlung gibt es neben Himbeer-Lollis auch drei Himbeer-Männchen-Marken, die auf der Rückseite mit Farb- und Aromastoffen versehen sind. In Raststätten erwartet den Besucher in Zukunft synthetischer Kaffeeduft aus dem Ventilator. Die Lust auf Kaffee soll dadurch geweckt werden. In Paris will man jetzt sogar die U-Bahn aromatisieren, um den muffigen Geruch zu übertönen.

Dadurch, daß die Geruchsorgane relativ rasch „betäubt" sind und den eingesetzten Duft gar nicht mehr wahrnehmen, werden immer größere und konzentriertere Mengen verwendet. Der überwiegende Anteil der Aromen wird synthetisch hergestellt. Das heißt, daß diese Substanzen in der Natur bislang noch nicht vorhanden waren. So kann es bei disponierten Menschen noch leichter zu einer Sensibilisierung kommen. Insbesondere in der Lebensmittelindustrie sowie im Haushalt werden zunehmend Kontaktreaktionen nach Berührung mit Lebensmittelaromen registriert (z. B. Zimtaroma).

Vanillinaroma ist vollsynthetisch und wird aus Abfallprodukten der Holzindustrie hergestellt. Zimtaroma wird nicht nur in der Süßwarenindustrie eingesetzt, sondern auch in unendlich vielen Körperpflegemittel als „Frischeträger".

Da die **Deklaration** in der Lebensmittel- sowie in der Körperpflegemittelindustrie völlig unzureichend ist, kann sich der Verbraucher kaum schützen. Duftstoffe werden lediglich unter dem nichtssagenden Begriff „Fragrance" (= Parfüm) zusammengefaßt, nie wird die Deklaration der jeweiligen Komponenten angegeben. Von diesen Komponenten finden sich aber in der Regel pro Produkt zahlreiche verschiedene. Selbst auf gezielte Anfragen bekommt man vom Hersteller selten eine zufriedenstellende Auskunft. Allergiker sind dann auf eigene „Testversuche" angewiesen.

Auch in diversen Arzneimitteln wie Salben oder Substanzen aus der Zahnmedizin sowie in Zahnpasten werden Aromen eingesetzt, die immer häufiger lokale Symptome (z. B. Lippenschwellungen) oder generalisierte Reaktionen (im schlimmsten Fall ein allergischer Schock) auslösen.

Besonders kritisch muß in bezug auf die Duftstoffallergie auch die zunehmend verbreitete **Aromatherapie** betrachtet werden. Natürliche Aromen werden mittels geeigneter Vernebler (z. B. Duftlampen) im Raum verteilt und inhaliert, wodurch Heilwirkungen, die von der verdampften Substanz zweifelsfrei ausgehen können, genutzt werden sollen. Bei disponierten Personen kann es dadurch zum Gegenteil kommen: Es können heftige allergische Reaktionen in Form von Husten, Augenbrennen und Lidschwellungen oder Ekzemen auftreten. Häufig empfindet der Betroffene auch nur Übelkeit und ein unspezifisches Unwohlsein.

Moschusduft gehört ebenfalls zu den äußerst kritischen Substanzen. Etwa 20 Tonnen werden jährlich für Kosmetik und Waschmittelindustrie hergestellt.

Es konnte nachgewiesen werden, daß die synthetisch hergestellte Substanz **Moschus-Xylol** in unserer Umwelt sowie unserer „Innenwelt", namentlich im Fettgewebe, angereichert wird. Der billig herzustellende Duftstoff ähnelt in seiner chemischen Struktur hochtoxischen Herbiziden (aus der Gruppe der Nitroaromate).

Moschus-Keton wurde in Japan als Herbizid verwendet. Im Laufe der Zeit können sich hohe Konzentrationen im menschlichen und tierischen Organismus anreichern. Inzwischen wurde die Substanz in der Muttermilch gefunden. Auch hier wieder der fatale Umstand, daß der künstliche Stoff bezüglich seiner Giftigkeit abhängig ist von der Art der Aufnahme. Inhaliert ergibt sich ein wesentlich höheres Risikopotential. Der Duftstoff steht in Verdacht, Krebs auszulösen und Nervenschäden zu verursachen. Zwar hat die Industrie die Substanz Moschus-Xylol aus dem Verkehr gezogen, doch deren Abkömmlinge wie Moschus-Keton sowie vier weitere Substanzen auf Nitroaromatenbasis bleiben im Handel (auch in Waschmitteln). Das künstliche Moschus hat nichts gemein mit dem natürlichen Duftstoff des Moschushirsches [172].

Ein besonderes Risiko beinhaltet auch die unübersehbare Flut von Haar- und Körperpflegeprodukten. Immer häufiger kommt es zu systemischen und lokalen Reaktionen durch Haarsprays, Färbemitteln und anderen Chemikalien der Körperpflegeindustrie. Der Friseurberuf gehört zu den Berufsgruppen mit der höchsten Allergierate.

Allergien auf physikalische Reize

Es handelt sich dabei um allergische Symptome, die überwiegend im Bereich der Haut auftreten und durch eine Exposition mit Sonne, Kälte, Hitze, Wasser oder Berührung hervorgebracht werden.

Auch der **rote Dermographismus** kann zu dieser Art Überempfindlichkeit gezählt werden. Es handelt sich um eine cholinergische Quaddelreaktion in der Haut, nachdem mit dem Fingernagel oder einem stumpfen Gegenstand eine Linie auf die Haut gemalt wurde. Auch der bloße Druck, der beim Auflegen z. B. des Armes auf eine Unterlage entsteht, kann Rötungen und Quaddelbildungen hervorrufen.

Häufiger begegnet man Patienten, die nach dem Duschen oder Schwimmen mit heftigen, juckenden Hautrötungen reagieren (aquagenische Ursache).

Ein wirksamer Provokationstest ist das Schwitzen (z. B. in warmer Kleidung).

Die **Ätiologie** solcher Reaktionen ist in den meisten Fällen unbekannt. Es konnten durch physikalische Einwirkungen veränderte Hautproteine gefunden werden, die als Antigen fungieren und so zu einer IgE-vermittelten Histaminausschüttung führen. Außerdem ließen sich sogenannte Kryoglobuline oder Kryofibrinogene im Serum von Patienten finden, die auf Kältereize reagieren.

In vielen Fällen können solche Symptome durch Therapiemaßnahmen, wie die Naturheilkunde sie bei Allergien allgemein anwendet, sehr gut beeinflußt werden.

Allergien durch Nahrungsmittel

Nahrungsmittelallergien haben in den letzten Jahren besonders in Deutschland zu heftigen Kontroversen geführt. Einerseits besteht ein deutlicher Kenntnismangel bezüglich Symptomatik und Häufigkeit besonders seitens der praktischen Medizin. Andererseits werden im Bereich der vielen alternativen Diagnostikverfahren dermaßen umfangreiche Nahrungsmittelallergien diagnostiziert, daß einem fast schwindlig wird. So gibt es besonders im Bereich der Diagnostik ungezählte „Wahrheiten", die dogmatisch darüber entscheiden wollen, wie ein Test nun wirklich durchzuführen sei. Vergleicht man die Ergebnisse miteinander, findet man in der Regel kaum Ähnlichkeiten in der Aussage.

Durch Untersuchungen in der Schweiz versuchte man, die Häufigkeit von Nahrungsmittelallergien zu objektivieren [16]. Die Ergebnisse lassen zunächst eine Häufigkeit von ca. 0,5–3% Nahrungsmittelallergiker in der Gesamtbevölkerung erkennen. Auffallend ist die Erkenntnis, daß Frauen zwei- bis dreimal häufiger erkranken als Männer und daß die 20- bis 30jährigen am häufigsten betroffen sind. Allerdings muß bei der Bewertung dieser Ergebnisse bedacht werden, daß bei der Untersuchung nur IgE-vermittelte Reaktionen im Sinne der Typ-I-Allergie berücksichtigt wurden. Verzögerte Reaktionen, z.B. IgG-vermittelte Nahrungsmittelallergien, blieben unberücksichtigt. Mit einer weitaus größeren Gruppe Nahrungsmittelallergiker als in der Untersuchung angegeben muß also gerechnet werden.

Häufigkeit von Nahrungsmittelallergien in den verschiedenen Altersgruppen (aus [16]).

Altersgruppe (in Jahren)	Häufigkeit (in %)
0–10	6,7
11–20	22,4
21–30	26,6
31–40	21,1
41–50	9,5
> 50	5,7

Migräne und Hyperaktivität durch Nahrungsmittel

Zweifellos besteht bei einigen Patienten ein Zusammenhang zwischen Migräne und verschiedenen Nahrungsmitteln, die als Auslöser fungieren. So scheinen insbesondere Kinder, die unter Migräne leiden, zunehmend auf Lebensmittel zu reagieren.

Eine Studie in England ergab, daß die Betroffenen auf teilweise bis zu 24 Nahrungsmittel mit den typischen Migräneanfällen reagierten. Durch ein spezielles Diätregime konnte bei 82 von 88 Kindern im Alter zwischen drei und zwölf Jahren, die mindestens einmal pro Woche einen schweren Migräneanfall hatten, eine vollständige oder zumindest überwiegende Beschwerdefreiheit erzielt werden. Erstaunlich war die Beobachtung, daß die bei einigen Kindern vorliegende Epilepsie erheblich gebessert wurde.

Bei diesen Kindern konnten die Antikonvulsiva abgesetzt werden. Der vor der Studie durchgeführte IgE-Test (Gesamt-IgE und RAST) war unauffällig, so daß eine Allergie vom Soforttyp keine Rolle spielen konnte. Aufgrund der Beobachtungen muß viel eher davon ausgegangen werden, daß es sich um einen verzögerten Reaktionstyp handeln mußte. Symptome traten durchschnittlich erst zwei Tage später auf. Allen Kindern gemeinsam war, daß nach der Provokation mit dem verantwortlichen Nahrungsmittel zuerst abdominelle Symptome auftraten. Somit wurde deutlich, daß tatsächlich der Darm bei Lebensmittelallergien eine primäre Rolle zu spielen scheint.

Die Ergebnisse ließen sich nur durch den diätetischen Auslaßversuch bestätigen. Prickhauttests und Blutuntersuchungen (RAST) waren wenig hilfreich [96].

In den USA konnten Kinderärzte den Nachweis für maskierte Allergien bei hyperaktiven und aggressiven Kindern erbringen. Anstatt Psychopharmaka und Beruhigungsmittel zu verabreichen, wurden durch Testverfahren und „Suchdiäten" Allergene identifiziert und anschließend eine spezifische Allergietherapie durchgeführt. In den meisten Fällen trat so rasch eine Besserung oder eine vollständige Remission der Symptome ein.

Es gibt Hinweise dafür, daß die in den Nervenumhüllungen befindlichen Mastzellen auf Allergene reagieren, spezifische Hormonsubstanzen freigeben und so zu Verhaltensstörungen oder Migräne führen können.

Maskierte Nahrungsmittelallergien

Durch Nahrungsmittel verursachte Reaktionen können ausgesprochen vielfältig und schwer zu durchschauen sein. So muß zunächst unterschieden werden, ob sich die Reaktionen auf das Verdauungssystem (mit seinen vielen möglichen Symptomen) beschränkt oder andere Organsysteme, insbesondere das Gehirn, mit reagieren.

Für eine nicht zu unterschätzende Problematik bei Nahrungsmittelunverträglichkeiten sorgen die unüberschaubaren chemischen Verunreinigungen. Die üblichen Untersuchungen der Schulmedizin bezüglich der Lebensmittelallergien beziehen sich ausschließlich auf das Nahrungsmittel selbst. Es wird dabei übersehen, daß sehr häufig die Reaktionen erst durch die chemische Kontamination der Lebensmittel entstehen, also eine Allergie oder Unverträglichkeit gegen die entsprechenden Chemikalien vorliegt. So kommt den Lebensmittelverfälschungen durch Herbizide, Pestizide, Futtermittelzusätze, Medikamente, Schimmelpilzsporen bei der Nutztieraufzucht (Aflatoxine werden regelmäßig in der Trinkmilch gefunden), Konservierungs- und Farbstoffe, Geschmacksverstärker, Emulgatoren, Weißmacher, Treibmittel, Weichmacher-Enzyme, Binde- oder Trennmittel sowie die Schimmelpilzenzyme, die in der Lebensmittelindustrie eingesetzt werden, eine besondere Rolle zu. Gerade die moderne, von Lebensmitteldesignern und -chemikern aufgemotzte Zivilisationskost ist durch die nicht mehr überschaubare Palette von Kunststoffen oder unnatürlichen Zusätzen ein Horror für jeden Allergiker. Wer vermutet schon in dem Stück Wurst, das er essen will, Kuhmilch, Molke, Sellerie oder Soja usw.?

Das **Multichemie-Syndrom** ist keineswegs das Hirngespinst einiger weniger „grüner Spinner und Panikmacher", wie uns das so mancher Autor glauben machen will, sondern ein zunehmendes umweltmedizinisches Problem und ollte bei der Testung berücksichtigt werden. Die zur Anwendung kommenden Testsätze müßten entsprechend der Rohstoffen, aus denen die Testsätze hergestellt werden, deklariert sein. Werden die Antigenlösungen aus konservativem Landbau hergestellt, müssen auftretende Reaktionen nicht zwangsläufig auf das entsprechende Nahrungsmittel zurückzuführen sein. So wird immer wieder berichtet, daß z. B. Obst und Gemüse aus Bio-Anbau gegenüber dem aus konservativem Anbau keine Reaktionen hervorruft.

Stehen keine entsprechenden Testsätze zur Verfügung, kann durch einfache Eßtests im Sinne eines **Provokationstests** Klarheit geschaffen werden. Kommt es beim Hauttest mit einem konservativ angebauten Nahrungsmittel wie z. B. Äpfeln zu einer Reaktion, kann nach einem fünftägigen „Apfelfasten" der Eßtest mit einem Bio-Apfel gemacht werden. Treten Reaktionen auf, liegt eine echte Apfelallergie vor, kommt es zu keiner Reaktion, liegt der Verdacht auf eine Allergie gegen Chemie (z. B. auf Pestizide) sehr nahe.

Krankhafte Reaktionen auf Nahrungsmittel können, außer durch das Nahrungsmittel selbst, bedingt sein durch:

- Schimmelpilzsporen,
- chemische Zusätze aus der Industrie (Farb-, Konservierungsstoffe, Additiva, „Hilfsstoffe"),
- Rückstände aus der Landwirtschaft (Pestizide, Antibiotika, Psychopharmaka u. a. Medikamente).

Vorsicht bezüglich Schimmelpilzen an Gewürzen, Obst und Gemüse! Schimmelpilze produzieren nicht nur stark wirksame Toxine, sondern gelten auch als Provokationsfaktor für Allergien. Schimmelpilzallergien sind weitverbreitet.

Die „klassischen" Nahrungsmittelallergene.			
Gemüse	**Eiweiß**	**Milch/Käse**	**Getreide**
Sellerie (sehr stark)	Hühnerei	Kuhmilch	Weizen
Karotte	Fisch	Käse	Roggen
Bohnen	Schalentiere	Milchsauerprodukte	Reis
Kartoffel	Fleisch		Hirse
Petersilie	Hühnerfleisch		Mais
Tomate			
Paprika			
Soja			
Zwiebel			
Gewürze	**Nüsse/Samen**	**Obst**	**anderes**
Gewürzmischungen	Walnüsse, Mandeln	Zitrusfrüchte	Hefe
Paprika/Pepperoni	Sesam	Kastanien/Mango	Zucker
Senf	Pistazien	Kiwi	Kakao
Curry	Sonnenblumenkerne	Banane	Schokolade
Glutamat	Pinienkerne	Trauben	Zusätze:
Zimt	Erdnüsse	Apfel	Konservierungs-
Muskat			stoffe, Farben,
Knoblauch			Pestizide

Häufige Kreuzreaktionen

Frisches Stein- und Kernobst	↔ Frühblüher (Hasel, Erle, Birke)
Roher Sellerie, Petersilie, Curry, Thymian	↔ Gräser
Rohes Gemüse	↔ Sellerie, Petersilie, Karotten, Fenchel
Gewürze	↔ Korbblütler

Hier wird ersichtlich, daß insbesondere Heu-schnupfenpatienten sehr empfindlich ge-genüber Rohkost sind.
Allergieauslösende Eiweißverbindungen in der Rohkost werden durch Hitze zerstört und fallen somit als Allergene aus. Die Empfeh-lung, täglich einen großen Anteil Rohkost zu essen, trifft also für Nahrungsmittelallergiker nicht zu! Fisch, Weichtiere und Erdnüsse ver-lieren auch durch Erhitzen nicht ihre aller-gieauslösende Eiweißstruktur.
Nur teilweise geschieht das bei:
- Kuhmilch,
- Hühnereiern,
- Krustentieren,
- Tomaten,
- Haselnüssen,
- Mandeln,
- Reis,
- Sellerie,
- Senf,
- Soja.

Diese Lebensmittel enthalten sowohl hitzelabile als auch hitzestabile Allergene.

Eine Besonderheit bei Nahrungsmittelallergien stellt das Phänomen dar, daß bei manchen Patienten Nahrungsmittel alleine zwar keine Reaktion hervorrufen, dafür aber in Kombination mit anderen Einflüssen. Auch das Anpassungs-Erschöpfungs-Syndrom läßt sich in Verbindung mit Nahrungsmittelreaktionen beobachten. Ein bestimmtes Nahrungsmittel alleine wird vom Immunsystem gerade noch toleriert, in Verbindung mit einer weiteren, spezifischen Provokation wird es nicht mehr vertragen. Zum anderen könnten auch durch bestimmte Kombinationen Veränderungen der Darmschleimhäute eine schnellere Resorption von großen Nahrungsmolekülen, die noch nicht ausreichend von der Verdauung abgebaut sind, verursachen und somit eine Abwehrreaktion hervorrufen (z. B. Aspirin + Nahrungsallergen).

Häufige Kombinationen, die allergische Reaktionen entstehen lassen (nach WÜTHRICH [189]):

- spezifische Nahrungsmittelkombinationen,
- Nahrungsmittel + Inhalationsallergene (Pollen),
- Nahrungsmittel + Alkohol,
- Nahrungsmittel + Aspirin,
- Nahrungsmittel + kaltes Baden,
- Nahrungsmittel + Anstrengung,
- Nahrungsmittel + Pollen + Anstrengung.

Allergie und Psyche

Ein nicht unerheblicher Stellenwert kommt der seelischen Komponente bei atopischen Erkrankungen zu. Unterdrückte Aggressionen, also Wut und Ärger, Ängste oder Verlassenheitsgefühle, können bei Allergikern eine sehr große Rolle spielen. Wenn z. B. aggressive Auseinandersetzungen mit der Umwelt ständig vermieden werden, richtet sich diese Energie nach innen. Es kommt zu einer aggressiven Auseinandersetzung im Bereich der Innenwelt. Meist erkennt man schon an den

Gesichtszügen, wenn der Betreffende voll aufgestauter Aggressionen ist. Charakteristisch sind z. B. heruntergezogene Mundwinkel oder ein gestauter und gebläht wirkender Oberkörper.

Der durch verschiedene Emotionen induzierte Streß scheint letztlich zu einer Beeinflussung der hypothalamischen Regulationen zu führen. STEMMANN sieht z. B. die Neurodermitis oder das Asthma bronchiale als eine primär zentral-funktionelle Fehlsteuerung im Hypothalamus [164].

Der **Hypothalamus** steuert die Immunvorgänge und damit auch die Art und Stärke einer Reaktion des Immunsystems auf einen Reiz. Somit wird logischerweise auch der Einfluß auf die Reaktionen bzw. die Empfindlichkeit der Bronchialschleimhaut vom Hypothalamus aus gesteuert. Der Hypothalamus wiederum reagiert ausgesprochen stark auf Emotionen oder Gefühle wie z. B. Angst. Nun unterstellt STEMMANN, daß dem Krankheitsgeschehen ein Gefühl vorausgegangen sein muß, das in seiner Eigenschaft elementar, unerwartet, schockähnlich ist. Gelingt es dem Betroffenen nun nicht, dieses Gefühl nach einer gewissen Zeit zu überwinden, entsteht eine chronische Krankheit. Durch das Verhaftetsein in einem solchen Gefühl kommt es zu einer dauerhaften Irritation der Hypothalamusfunktion, was wiederum eine dauerhafte Veränderung der Immunreaktionen nach sich zieht. STEMMANN konnte beobachten, daß z. B. beim Asthma ganz spezifische Gefühle vorliegen müssen, um die Krankheit auszulösen. Es handelt sich um „Revierängste", Gefühle und Ängste, die symbolisieren, daß „jemand in das eigene Revier einzubrechen droht" oder dieses „unerlaubterweise verlassen will".

Aus Tierversuchen ist bekannt, daß andere Reize, die zusammen mit dem ausgelösten Gefühl einwirken, ebenfalls in der gleichen Richtung registriert und gespeichert werden. So kann ein bestimmter Geruch oder ein Geräusch, das zur gleichen Zeit wie das gefühlverursachende Ereignis aufgetreten war, für sich alleine die gleichen eingefahrenen Reaktionsmuster nach sich ziehen. Das ursächliche Gefühl braucht somit gar nicht immer anwesend sein, um eine Asthmaattacke auszulösen. Waren zur gleichen Zeit, in der dieser primäre, elementare Gefühlseindruck entstanden ist, auch Pollen, Hausstaub oder andere Substanzen vorhanden, kann durchaus eine Koppelung stattfinden, die ebenfalls zu hypothalamischen Fehlreaktionen durch allein diese Substanzen führt.

Dabei läßt sich ein genauer **Ablauf der Mechanismen** beobachten:

- Das kränkende Gefühl verändert über den Hypothalamus die Immunabwehr. In dieser ersten Phase, in der das Gefühl den Betroffenen intensiv beschäftigt, entsteht dadurch Streß, der die Immunabwehr so beeinflußt, daß die Krankheit nicht auftreten kann. Erst wenn das krankmachende Gefühl überwunden ist, beginnt die zweite Phase. Die Anspannung läßt nach, und erst jetzt sind immunologisch die Bedingungen dafür gegeben, daß der Betroffene ein Asthma durch Allergene, infektiöse Erreger, Schadstoffe u.a. erleiden kann. Zumeist entwickelt sich die Verengung der Bronchien ein bis zwei Tage nach Beginn der Entspannungsphase. Das auslösende Ereignis ist also schon vorbei.

- Das kränkende Gefühl wirkt auf die Funktion des Hypothalamus ein. In der ersten Phase werden durch den Streß vom Hypothalamus aus über das vegetative Nervensystem immunologische Prozesse in Gang gesetzt, die einen Asthmaanfall verhindern. Erst wenn das krankmachende Gefühl nachläßt – in der zweiten Phase (Entspannung) –, verkehren sich die zentralen Steuerungsfunktionen. Die Gefäße in den Bronchien erweitern sich. Die Schleimhaut schwillt an und wird durchlässig, die Bronchialmuskulatur verengt sich. Der Krankheitsverlauf ist also zweiphasig: Erst wenn das krankmachende Gefühl überwunden ist, d.h. in der Entspannung, setzen die asthmatischen Beschwerden ein.

Verdauung, Gehirn und Allergie

Mittlerweile konnte nachgewiesen werden, daß bestimmte Neurotransmitter mastzellaktivierende Eigenschaften besitzen [49]. Über diese Neurohormone ist der Gastrointestinaltrakt eng mit dem ZNS verknüpft. Darüber hinaus sind Neurohormone bekannt, die nicht nur in Gehirnzellen nachweisbar sind, sondern auch in Zellen der Bauchspeicheldrüse und Magenschleimhaut auftauchen.

Somit kann zumindest hypothetisch das Phänomen erklärt werden, warum manche Nahrungsmittelallergien einen direkten Einfluß auf das Verhalten auszuüben scheinen. Nach Aufnahme der Nahrung in den Gastrointestinaltrakt werden neben Verdauungshormonen auch andere Neurotransmitter freigesetzt, die zu Veränderungen im ZNS führen können.

Darüber hinaus scheinen individuell unverträgliche Nahrungsmittel Immunkomplexe induzieren zu können, die aufgrund ihrer Fähigkeit, die Blut-Hirn-Schranke zu passieren, Veränderungen der Befindlichkeit und des Verhaltens nach sich ziehen [136].

12.3 Pseudoallergien

> Die klassische Allergie ist charakterisiert durch spezifische gesetzmäßige Vorgänge, die an das Immunsystem gebunden sind. Nun gibt es Reaktionen, bei denen bestimmte Substanzen Allergiesymptome hervorrufen – jedoch unter Umgehung der immunologischen Prozesse. In diesen Fällen spricht man von Pseudoallergien. Es handelt sich dabei um das Phänomen, daß bestimmte Nahrungsmittel in der Lage sind, direkt mit den Mastzellen zu reagieren, die dadurch das Gewebshormon Histamin freisetzen.

Die **Histaminreaktion** verursacht somit die entstehenden Symptome. Diese Reaktionen sind nicht an die Schleimhäute gebunden, sondern können auch dann an anderen Organsystemen stattfinden, wenn Makromoleküle der unverträglichen Substanzen die Darmschleimhaut penetrieren. Es kann wenige Minuten bis mehrere Stunden dauern, bis Symptome auftreten. Neben Kreislaufbeschwerden und Herzrasen kann es zu Durchfall, Erbrechen, Spasmen und Hautreaktionen kommen. Ein typisches Symptom der Pseudoallergie ist die **Urtikaria (Nesselsucht)**, die häufig auch in sehr milder Form an den Handinnenflächen auftreten kann. Bei ausgeprägten Reaktionen ist die Nesselbildung in der Handinnenfläche oder den Fußsohlen schmerzhaft, im Gegensatz zu einem ausgeprägten Juckreiz z. B. im Gesicht.

Auch die kindliche Hyperaktivität kann auf pseudoallergische Reaktionen beruhen. Das Zielorgan der auslösenden Substrate ist dann das Gehirn.

Dadurch, daß keine Sensibilisierungsvorgänge ablaufen, zeigt die übliche Allergiediagnostik keine auffälligen Ergebnisse.

Als Suchtest können die Rotationsdiät oder der intradermale Provokations- und Neutralsituationstest genutzt werden.

Typische **Nahrungsmittel,** die Pseudoallergien hervorrufen:

- Erdbeeren,
- Tomaten,
- verschiedene Weinsorten,
- Schokolade,
- Bananen (hoher Serotoningehalt),
- Sauerkraut (hoher Histamingehalt),
- Nüsse,
- Schalentiere/Fisch.

Darüber hinaus können bestimmte Nahrungsmittel einen sehr hohen Gehalt an gewebsaktiven Hormonen beinhalten, die nach dem Verzehr dann ebenfalls pseudoallergische Symptome auslösen können.

Besonders kritisch sind auch Farbstoffe und Konservierungsmittel zu betrachten. In den Niederlanden fand man bei 17 von 20 hyperaktiven Kindern ungünstige Reaktionen auf künstliche Lebensmittelfarbstoffe.

Auch Haarpflegemittel (z. B. Haarsprays, Färbemittel und andere Hilfsstoffe) bergen hohe Risiken bezüglich systemischer und lokaler Reaktionen.

Inhaltsstoffe von Nahrungsmitteln, die einen Schub auslösen können:

- Nahrungsmittel können Mediatoren enthalten wie Histamin (Wein, Erdbeeren, viele Schweizer Käse, Gouda, Cheddar, Pökelfleisch, Tomaten, Dosennahrung mit Fleisch, Sardinen, Thunfisch etc.) oder Serotonin (z. B. Bananen).
- Histaminbildung wird ausgelöst durch Farbstoffe wie z. B. Tartazin (Gummibärchen), Tyramin in Käse (Camembert, Parmesan), Wein, Hefe, Schokolade, Zitrusfrüchten.
- Nahrungsmittel enthalten Zusätze oder Rückstände (Pestizide, Azofarbstoffe, Säuren wie z. B. Sorbinsäure) etc.
- Salicylate in Früchten können Auslöser sein.
- Fertiggewürze enthalten häufig Glutamat und andere nicht aufgeführte Bestandteile, die Schübe auslösen können.

Fischkonserven sind besonders kritisch. Sie können große Mengen Benzoesäure enthalten, und häufig ist das Fischeiweiß selbst Verursacher der Symptome. Außerdem kann in einigen Fischarten besonders viel Histamin entstehen, da sich durch bakterielle Prozesse Decarboxylasen bilden, die mit dem freien Anteil von Histidin im Fischeiweiß reagieren. Dadurch werden große Mengen Histamin erzeugt. Besonders häufig treten solche Reaktionen nach dem Genuß von Thunfisch-Pizza oder italienischem Salat auf. Meist wird in der Pizzeria der Thunfisch während der Geschäftszeiten nicht im Kühlschrank gelagert, wodurch die Bakterienbildung massiv gefördert wird. Darüber hinaus greift der Pizzabäcker üblicherweise mit bloßen Händen in den Thunfischvorrat, was ebenfalls die bakterielle Verunreinigung beschleunigt.

Auch **salicylathaltige Nahrungsmittel** können Reaktionen auslösen, wenn eine Überempfindlichkeit auf Salicylsäure vorliegt. FEINGOLD konnte bereits 1975 nachweisen, das eine Diät, die frei von künstlichen Nahrungsmittelzusätzen und natürlichen Salicylaten war, Lernschwierigkeiten, Hyperaktivität und Verhaltensstörungen sehr günstig beeinflußte [92].

Lebensmittel mit hohem Salicylatgehalt:

- **Obst:** Äpfel, Aprikosen, Avocados, alle Beerenarten, Melonen, Kirschen, Trauben, Rosinen, Datteln, Feigen, Guaven, Pampelmusen, Zitronen, Lychees, Mandarinen, Pfirsische, Pflaumen, Apfelsinen, Passionsfrucht, Ananas, Rhabarber.
- **Gemüse:** Alfalfa, Spargel, Auberginen, Saubohnen, Salatbohnen, rote Bete, Brokkoli, Möhren, Zucchini, Gurke, Endivie, Pilze, Oliven, Zwiebeln, Pfeffer, ungeschälte Kartoffeln, Radieschen, Spinat, Tomaten, Rüben, süße Kartoffeln.
- **Gewürze:** Anissamen, Cayennepfeffer, Selleriesamen, Zimt, Kümmel, Curry, Dill, Muskat, Senf, Oregano, Paprika, Rosmarin, Salbei, Estragon, Thymian. Viele Gewürze enthalten extrem große Mengen von Salicylaten.
- **Getränke:** Coca-Cola, Kaffee, Tee, Pfefferminztee, alkoholische Getränke, die meisten Fruchtsäfte.
- **Nüsse und Samen:** Mandeln, Paranüsse, Kokosnüsse, Erdnüsse, Pistazien, Sesamkörner, Walnüsse.
- **Diverse:** Honig, Lakritz, Pfefferminze, hefehaltige Produkte und viele verpackte oder konservierte Nahrungsmittel können hoch salicylhaltig sein.

Lebensmittel mit geringem Salicylatgehalt

- **Obst:** Bananen, Mangos, geschälte Birnen, Granatäpfel.
- **Gemüse:** alle Bohnenarten außer Saubohnen und Salatbohnen, Rosenkohl, Kohl, Sellerie, Linsen, Salat, Erbsen, geschälte Kartoffeln, Kohlrabi, fermentierte Soja-Produkte.
- **Nüsse und Samen:** alle übrigen.
- **Diverse:** Alle Fleisch- und Fischarten, Milchprodukte und Eier.

12.4 Symptomatik der Allergie

Eine Allergie kann sich auf vielfältige Weise zum Ausdruck bringen. Allgemein bekannt sind die Reaktionen an Haut und Schleimhäuten, im Verdauungsbereich und an den Atmungsorganen, die durch Inhalationsallergene hervorgerufen werden. Weniger bekannt ist die Tatsache, daß mentale und seelische Störungen und Symptome durch Lebensmittel ausgelöst werden können. Erreichen die Allergene das Gehirn, können schwere geistige Veränderungen bis hin zu schizophrenen Zuständen oder Depressionen auftreten.

Ein häufig dominierendes Symptom ist die chronische Müdigkeit. Bei Kindern beobachtet man sehr häufig Verhaltens- und Lernstörungen durch Allergien. So kann es nach Kontakt mit der unverträglichen Substanz zu heftigen Wutausbrüchen und starker Hyperaktivität kommen. Meist sind die Kinder in diesem Stadium von ihren Bezugspersonen absolut nicht erreichbar. Es gibt weder auf Zuwendung noch auf Schimpfen irgendeine Reaktion.

Manifestation allergischer Reaktionen (aus [68]).

- Haut
- Schleimhäute
  - ⇒ des Auges
  - ⇒ an Pharynx und Glottis
  - ⇒ an Lippen, Gaumen, Zunge, Mundschleimhaut
  - ⇒ an den Atemwegen (Bronchien)
  - ⇒ am Magen-Darm-Trakt
- Herz-Kreislauf-System
  - ⇒ Koronarien
  - ⇒ Lymphgefäße
- Zentrales Nervensystem
- Vegetatives Nervensystem und Psyche

Mögliche Symptome einer allergischen Reaktion (aus [68]).			
Haut	**Schleimhaut**	**Herz/Kreislauf**	**Mischform**
akute Dermatitis	Konjunktivitis	Tachykardie	angioneurotisches
Urtikaria akut/	Rhinitis	Kreislaufkollaps	Ödem
chron. (Quincke)			
Ekzem	Rhinokonjunktivitis	Herzkreislaufversagen	
	Lippen-, Zungen-, Mund-	apokalyptischer	
	schleimhautschwellungen	Schock	
	Kribbeln, Brennen	Gefäßspastik =	
	Pharynx-, Glottisödem	Migräne	
	Asthma bronchiale	Lymphödem	
	Übelkeit, Brechreiz		
	Erbrechen		
	Gastritis		
	Enteritis		

RANDOLPH, Begründer der Klinischen Ökologie, erforschte bereits in den 20er Jahren die Auswirkungen der **maskierten Nahrungsmittelallergie**. Er hat durch seine Forschungen dem Begriff Allergie eine völlig neue Dimension gegeben. Nach RANDOLPH lassen sich bei den maskierten Allergien typische Verlaufsmuster erkennen. Wesentliches Merkmal ist der Wechsel zwischen Anregungs- und Entzugsphase.

> In einem bei jedem Patienten individuellen Zeitablauf wechselt der körperliche, geistige und/oder seelische Zustand nach Kontakt mit einem allergieauslösenden Nahrungsmittel.

Zunächst erfährt der Patient eine allgemeine Stimulation, in der er sich leistungsfähig, belastbar und sogar euphorisch fühlen kann. Auf seine Umwelt wirkt der Betroffene in diesem Zustand als bemerkenswert gesund. Nach Stunden, manchmal sogar nach Tagen kommt es zunehmend zum Abbau dieser Reaktion im Sinne eines **Entzugssyndroms**. Es kommt also zu einem Wechsel in Müdigkeit, Erschöpfung und Depression. Häufig folgen den geistig-seelischen Symptomen körperliche Beschwerden. So kann es zu Ekzemschüben, Arthritis, Muskelschmerzen, Herzrasen und unregelmäßigem Puls, verstopfter Nase oder Asthma kommen. Nach einem individuellen Zeitraum ist das Normalstadium, ein symptomfreies Intervall, erreicht. Da der Patient auf viele Nahrungsmittel reagieren kann, kommt es häufig zu einem ständigen und extremen Wechsel der Symptome. Gerade aber diese Symptomenvielfalt ist es, die bei den meisten Ärzten großes Mißtrauen schürt und zu der Diagnose „psychosomatisch stigmatisiert" führt.

RANDOLPH und MACKARNESS unterteilen die Reaktionen nach Kontakt mit einem Allergen in insgesamt **acht unterschiedliche Phasen:**
- Vier Phasen im Sinne einer **Anregungsphase** (1–4).
- Vier Phasen in Sinne der **Katerphase** (A–D).

Ausgangs- und Endpunkt aller Phasen ist der Normalzustand (Abb. 21).

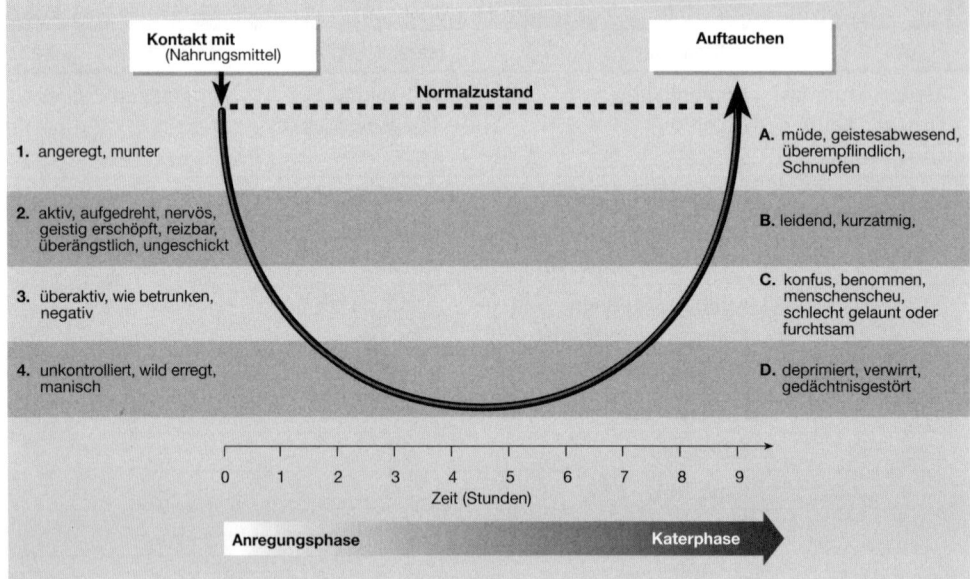

Abb. 21 Reaktion eines Allergens in verschiedenen Phasen.

Nach Kontakt mit einem Allergen befindet sich der Patient in:

Phase 1 = angeregt, munter

Phase 2 = aktiv, aufgedreht, nervös, reizbar, überängstlich, ungeschickt

Phase 3 = überaktiv, wie betrunken, negativ

Phase 4 = unkontrolliert, wild erregt

Phase D = deprimiert, verwirrt, gedächtnisgestört oder stumpfsinnig

Phase C = konfus, benommen, menschenscheu, schlechtgelaunt

Phase B = geistig erschöpft, leidend, kurzatmig, Ödeme, Hautausschläge möglich

Phase A = müde, geistesabwesend, überempfindlich, allergischer Schnupfen [122].

Die angegebenen Reaktionen können sich individuell bei jedem Patienten unterscheiden und von heftigen körperlichen Symptomen wie z. B. Kopfschmerzen, Migräne, Herzrasen, Bauchschmerzen, Durchfall usw. begleitet sein.

Zur Erinnerung an die Streßforschung:
Es gibt drei Stadien, die im Laufe der Jahre durch chronische Einwirkungen von einem oder mehreren Stressoren durchlaufen werden. Die einzelnen Phasen können ständig ineinander übergehen und wechseln.

Das **Stadium 1 (Alarmstadium)** führt bei vielen Unverträglichkeitsreaktionen zunächst zu einer Erregung, die häufig als unangenehm empfunden wird (wie z. B. nach der ersten Zigarette). Diese Phase ist von relativ kurzer Dauer.

Im **zweiten Stadium** kommt es zur Anpassung. Nach Kontakt mit dem Allergen kommt es durch die eingetretene Gewöhnung zu einem Wohlbefinden, häufig zur erwähnten Leistungssteigerung.

Da bei einer Karenz der entsprechenden Substanz Entzug auftritt, wird unterbewußt der Genuß des Allergens gebraucht, der Patient gerät in eine echte **Abhängigkeit.** So entsteht eine spezifische „Vorliebe" für bestimmte Nahrungs- oder Genußmittel. Aus diesem Grund sind bei Verdacht auf Nahrungsmittelallergie alle Lebens- und Genußmittel verdächtig, die ausgesprochen gerne und deshalb häufig genossen werden. Da es sich um alltägliche Substanzen und Nahrungsmittel handelt, ist es für den Betroffenen fast unmöglich zu erkennen, daß seine Leiden und Symptome mit einer Sucht bzw. einem Entzug in Verbindung mit seinen Nahrungsgewohnheiten und Vorlieben zusammenhängen.

Im Gegenteil: In der Regel fördert ebendieses Lebensmittel zunächst das trügerische Wohlbefinden und kann doch deshalb unmöglich schädlich sein. Allerdings können wir häufig beobachten, daß immer häufigere und höhere Dosen nötig sind, um Wohlbefinden zu erreichen bzw. Katererscheinungen zu vermeiden. Aufgrund von Nahrungsmittelfamilien ist es möglich, daß eine Sucht sich auf die verschiedenen Arten innerhalb einer Nahrungsmittelfamilie bzw. auf Produkte, die entsprechende Inhaltsstoffe haben, verteilt. So fällt dem Laien nichts dabei auf, wenn bei einer Allergie gegen Rind Produkte wie Mozzarella-Käse, Milchprodukte und Rindfleisch bevorzugt werden.

> Bei Allergien gegen Gräser gibt es sog. Kreuzallergien, so daß der Patient auf Dinkel, Gerste – also z.B. auch auf Bier – Haferflocken, Hirse, Mais, Roggen, Weizen und Zuckerrohr reagieren kann.

Zielorgane der allergischen Reaktion

> **Alle Allergene haben spezifische „Zielorgane", mit deren immunkompetenten Zellen sie reagieren. So können die Haut, die Schleimhäute der Nase, der Bronchien oder des Darms genauso betroffen sein wie z.B. die Rückenmuskulatur. Aber auch das Gehirn kann Zielorgan für Antigenattacken sein.**

Es ließ sich nachweisen, daß Nahrungsmoleküle, die durch die oben beschriebene Veränderung der Darmschleimhaut in den Blutkreislauf gelangen, im Sinne eines Antigens die Blut-Hirn-Schranke überwinden können. Hier reagieren sie dann mit den Mastzellen der Blutgefäße oder der Nervenscheiden des Gehirns und führen zu entsprechenden Reaktionen.

Es sei nochmals daran erinnert, daß es durch eine pathogene Darmbakterienflora zur Bildung von biochemischen Reaktionsprodukten und Immunkomplexen kommen kann, die einen direkten Effekt auf das gesamte Nervensystem haben können.

> In der klinischen Ökologie gilt es als unumstritten, daß Patienten mit Umwelterkrankungen häufiger an sogenannten neuropsychiatrischen Symptomen leiden.

Erreicht also ein Allergen das Gehirn, können Aggressionen, Depressionen, Ängste oder gar schizoide Reaktionen die Folge sein. Es ist keineswegs ausgeschlossen, daß gleich mehrere Symptome durch ein und dasselbe Allergen ausgelöst werden. So können zu den seelisch-geistigen Symptomen noch körperliche Erscheinungen wie Herzrasen, Hitzewallungen, Gelenk- und Muskelschmerzen dazukommen. Die Vielfalt der möglichen Symptome erschwert eine Diagnose vor allem dann, wenn der Therapeut nicht mit dem Phänomen der **zerebralen** Allergie vertraut ist. Falsche Diagnosen mit ebenso falschen Medikamenten sind an der Tagesordnung.

12.5 Allergiediagnostik

Unspezifische Laboruntersuchungen

Neben einer gründlichen Eigen- und Familienanamnese, die sich auch auf eventuelle Schadstoffexpositionen im beruflichen und privaten Bereich ausdehnen muß, gehört die

Untersuchung diverser Blutparameter, eventuell ebenfalls ein Schadstoffscreening und ein Schwermetall-Mobilisationstest (Amalgam-Quecksilber). Gegebenenfalls sollte durch Hauttests nach Unverträglichkeiten gegenüber Dentalwerkstoffen gesucht werden. Auch der Ausschluß von Provokationsfaktoren wie eine intestinale Candidose oder eine generelle Dysbiose sowie von Mikronährstoffdefiziten (besonders Zink, Selen, Vitamin C) gehören zur Diagnostik allergischer Erkrankungen.

Spezifische Laboruntersuchungen

Die wichtigsten immunologischen Laborparameter sind das Immunglobulin E (IgE), die eosinophilen Leukozyten (Differentialblutbild) sowie die T-Helfer- und T-Suppressorzellen (Lymphozytendifferenzierung). Die einzelnen Parameter verändern sich bei Typ-I-Allergien spezifisch:

– Erhöhung eosinophiler Leukozyten,
– Erhöhung der aktivierenden T-Helferzellen,
– Senkung der Suppressorzellen,
– Erhöhung des IgE.

Bei **Erhöhung des IgE-Wertes** besteht die Möglichkeit, die Labordiagnostik durch einen RAST zu erweitern (Bestimmung spezifischer IgE-Antikörper). Inzwischen existiert eine Fülle von Substanzen, die untersucht werden können. Dazu gehören mittlerweile auch diverse umweltrelevante Schadstoffe wie Chemikalien und Schwermetalle. Ein erhöhtes Gesamt-IgE ist keine Voraussetzung für positive RAST-Ergebnisse. Häufig wird von einer weiterführenden Allergiediagnostik abgesehen, nur weil das Gesamt-IgE unauffällig ist.

Der **R**adio-**A**llergen-**S**orbent-**T**est (RAST) wird in vier Klassen unterschieden. Klasse 1 bedeutet eine leichte Reaktion, die Klasse 4 eine starke Immunreaktion.

Eine relativ neue diagnostische Labormethode ist der **IgG-Allergietest.** Da in vielen Fällen trotz vorliegender Sensibilisierung keine IgE-vermittelte Allergie vorliegt (Typ-I-Allergie), sollte die Diagnostik auf die Bestimmung spezifischer IgG-Antikörper ausgedehnt werden. Insbesondere die Nahrungsmittelallergien sind häufig Allergien vom Spättyp und somit IgG-vermittelt. Diese Antikörper reagieren träger und sind darüber hinaus auch von der Menge eines Antigens abhängig. IgG-Antikörper haben eine kürzere Halbwertszeit, so daß nach ca. dreiwöchigem Expositionsstop gegenüber dem Antigen keine Reaktionen mehr auftreten. Erst nach mehrmaligem Kontakt mit dem Antigen kommt es wieder zu Reaktionen. Ein IgG-Allergietest ist erst ab ca. dem fünften Lebensjahr sinnvoll, da in jüngeren Lebensaltern nicht-IgE-vermittelte Reaktionen sehr selten sind (RUNOW).

(Weiterführende Information: Laboratorium Dr. Bayer, Bosperwaldstr. 26, 70184 Stuttgart; Bio-Apotheke, Frauenstr. 17, München).

RUNOW schlägt für das IgG-Screening folgende Testsubstanzen vor:

• **Nahrungsmittel:** Eiklar, Eigelb, Kuhmilchprotein, Weizenmehl, Maismehl, Tomate, Schweinefleisch, Rindfleisch, Karotte, Kartoffel, Guarkernmehl.
• **Gewürze:** Anis, Curry, Kümmel, Knoblauch, Muskat, Paprika, Pfeffer, Senf.
• **Schimmelpilze:** Penicillium notatum, Cladosporium herbarum, Alternaria tenius, Botrytis cinerea, Penicillium brevicompactum, Bier- und Backhefe, Aspergillus oryzae, Candida albicans.

Leider sind Bluttests nicht absolut zuverlässig. So gibt es häufig **falsch negative Resultate,** d.h., der Test fällt negativ aus, obwohl eine Unverträglichkeit bzw. Allergie vorliegt.

Hauttests

Des weiteren werden verschiedene Hauttests in der klassischen Allergologie angewendet.

Beim **Scratchtest** wird mittels einer Impflanzette eine Hautritzung von ca. 0,5 cm Länge vorgenommen, und die verdächtigen Substanzen werden in die oberste Hautschicht eingerieben. Die nach kurzer Zeit auftretenden lokalen Reaktionen werden bewertet. Der Scratchtest wird heute seltener durchgeführt.

Der **Pricktest** (Stichtest) bringt mittels der Pricknadel einen zuvor auf die Haut aufgebrachten Tropfen eines Allergens durch oberflächliches Einstechen in die erste Hautschicht.

Die **Intrakutantests** erweitern die zuvor beschriebenen Blutuntersuchungen. Aber auch bei diesen Tests kann es häufig zu falsch negativen oder auch falsch positiven Reaktionen kommen.

Beim **Epikutantest** oder Pflastertest werden die Substanzen auf die Haut aufgebracht, fortlaufend numeriert, mit Pflaster fixiert und 1–2 Tage belassen.

> Der Epikutantest ist bei den Kontaktekzemen, also allergischen Hautveränderungen, die nach dem Kontakt mit einer bestimmten Substanz auftreten, zuverlässig anzuwenden. Es wird auch hier eine eventuelle Hautreaktion begutachtet.

Die Medizinische Hochschule in Hannover experimentiert seit kurzem mit einem ungewöhnlichen Pricktest. Um die diagnostische Sicherheit bezüglich Nahrungsmittelallergien zu erhöhen, wird die Provokation direkt an der Zäkumschleimhaut vorgenommen. Laut Angaben der Wissenschaftler konnte in einer kleinen Studie an 29 Patienten die unter Nahrungsmittelallergie-Symptomen litten, deren spezifische IgE-Werte aber unauffällig waren, durch den neuartigen Test eine Allergie nachgewiesen werden. 21 Patienten reagierten auf mindestens ein Nahrungsmittel positiv. Zehn von ihnen benötigten nach einer Eliminationsdiät keine Steroide mehr [196].

Intradermaler Provokations- und Neutralisationstest

Allergologen in den USA experimentierten schon Ende der sechziger Jahre mit alternativen Testverfahren. CARLTON LEE und HERBERT RINKEL entwickelten einen modifizierten Hautallergietest, der später von klinischen Ökologen zum intradermalen Provokations- und Neutralisationstest weiterentwickelt wurde. Obwohl sich der PN-Test hervorragend zur Diagnose von Überempfindlichkeiten eignet, wird dieses Verfahren von der Allergologie mehr oder weniger abgelehnt, da breit angelegte Kontrollstudien zu diesen Testverfahren fehlen [137].

Das Festhalten der Allergologen an dem Ende der sechziger Jahre entdeckten IgE hat allerdings nicht unwesentlich dazu beigetragen, daß umfangreiche Studien bezüglich der klinisch-ökologischen Diagnosemethoden mehr oder weniger unmöglich waren. Wie RUNOW sehr richtig bemerkt, stellt die Bezeichnung „klinische Ökologie" inzwischen ein immer stärkeres Reizwort für die etablierte Medizin dar, die letztlich auch zu verhindern weiß, daß in meinungsbildenden Fachzeitschriften publiziert wird.

Das hier dargestellte Testverfahren wurde inzwischen an mehreren tausend Patienten sorgfältig beobachtet und beschrieben – in den USA und inzwischen auch in Deutschland. MARKUS, Wiesbaden, sowie RUNOW, Umweltklinik Bad Emstal, haben maßgeblich dazu beigetragen, daß dieser Test auch in Deutschland zunehmend Beachtung findet.

Bei der **PN-Testung** werden Antigene in genau festgelegten Verdünnungen intrakutan injiziert (in fortlaufenden Verdünnungen im Verhältnis 1:5). Die Testlösungen werden in einem homöopathischen Verdünnungsverfahren hergestellt, dessen Unterschied zur klassischen Homöopathie nach HAHNEMANN darin besteht, daß in 1:5-Schritten gegenüber den 1:10-Schritten der Homöopathie verdünnt wird. Es stehen umfangreiche Testsätze mit allen relevanten Antigenen zur Verfügung.

Positive Reaktionen zeigen sich in Form von lokalen Veränderungen (Quaddelbildung unterschiedlicher Intensität), die ab einer bestimmten Größe eindeutig positiv im Sinne einer allergischen Reaktion zu deuten sind. Darüber hinaus können sich aber auch Symptome einstellen, die der Patient aus seinem Alltag kennt und die er bisher nicht zuordnen konnte, z. B.:

– Augenbrennen durch Milch,
– Herzklopfen durch Weizen,
– Melancholie durch Konservierungsstoffe usw.

Kommt es also zu einer positiven Reaktion in Form von Quaddelbildung und/oder Symptomen, wird nach ca. 8 min die nächsthöhere Verdünnung der gleichen Substanz gespritzt und beobachtet. Erfolgt erneut eine Quaddelbildung oder bleiben die Symptome unverändert bestehen, wird nach ebenfalls 8 min wieder die nächsthöhere Verdünnungsstufe getestet. Es stehen üblicherweise sieben bis acht Verdünnungsstufen pro Antigen zur Verfügung. Für jeden Patienten kann auf diese Art die „persönliche Verdünnungsstufe" gefunden werden, bei der letztlich weder Quaddeln noch Symptome entstehen bzw. provozierte Symptome durch ebendiese individuelle Verdünnung innerhalb weniger Minuten „gelöscht" oder neutralisiert werden. Damit ist die sogenannte **neutralisierende Dosis** gefunden. Die Höhe der Verdünnungsstufe zeigt die Intensität der Allergie an. Je höher die Verdünnung ist, mit der eine Neutralisation erreicht wird, um so massiver die Allergie. Mit anderen Worten: Der Patient reagiert noch auf sehr hohe Verdünnungen des Antigens (N9 entspricht einer Verdünnung von $1 : 39\,062\,500$).

So wird individuell bei einer positiven Reaktion die entsprechende Antigenverdünnung gesucht, die die allergische Reaktion neutralisiert. Wir finden bei dieser Testmethode die homöopathische Regel bestätigt, die besagt, daß eine bestimmte Substanz seine pathogene Wirkung ab einer bestimmten Verdünnungsstufe (streng im homöopathischen Sinne einer Potenzierungsstufe) verliert und in das Gegenteil umkehrt.

Entsprechend dem Testergebnis werden nun für jeden Patienten individuelle „Allergietropfen" gefertigt, die die ermittelten neutralisierenden Verdünnungen enthalten und nach einem individuellen Schema einzunehmen sind. Es sollten pro Tropfflasche nicht mehr als fünf bis acht Antigene enthalten sein. So sind durchschnittlich zwei bis drei Fläschchen mit Antigenlösungen für die Therapie notwendig. In den meisten Fällen langt eine zweitägige sublinguale Applikation der Tropfen. In Akutphasen, wie z.B. in der Pollenzeit, kann es notwendig sein, die Applikation auf ein- bis zweimal täglich zu steigern.

Der Patient bekommt die Anweisung, die Tropfen „**einzuschleichen**": Es wird mit nur einem Antigenfläschchen begonnen; in der ersten Woche 1 Tropfen alle 2 Tage. Wird diese Dosierung ohne negative Reaktionen vertragen, kann ab der zweiten Woche auf insgesamt zwei Tropfen gesteigert werden. In der dritten Wochen wird dann auf die Maximaldosis von drei Tropfen gesteigert. Kommt es allerdings in der Einschleichphase zu Reaktionen, wird diejenige Dosis, die keine Reaktionen hervorruft, zunächst für zwei bis drei Wochen beibehalten. Danach wird erneut versucht die Tropfenzahl zu erhöhen. Das zweite und eventuell dritte Antigenfläschchen kommen erst dann zum Einsatz, wenn das vorherige problemlos vertragen wird.

Durch eine Vergleichsstudie der amerikanischen Akademie für Umweltmedizin wurden Allergietestverfahren einer Prüfung unterzogen. Während beim umweltmedizinischen Test von Lebensmitteln 143 positive Resultate verzeichnet wurden, ergab der schulmedizinische Scratchtest nur 28 positive Ergebnisse [81].

Quaddeln zeigen bei einer positiven Reaktion charakteristische Merkmale. Die lokale Reaktion, die durch das bloße Injizieren der Testlösung erfolgt (0,01 ml), führt zu einer ca. 1,5 mm großen Quaddel. Bei einer positiven Reaktion wächst die Quaddel durch Sezernierung von Gewebsflüssigkeit, die durch den Reiz abgegeben wird. In der Regel beträgt dieses Wachstum 2 mm und mehr innerhalb von 5–10 min (Abb. 22).

Die **positive Quaddel** ist weißlich gefärbt, von derber Konsistenz, über die Hautebene hinauswachsend. Der Rand ist meist rötlich gefärbt, scharf begrenzt und bildet zeitweise kleine Ausläufer. Die neutralisierende Dosis wird von derjenigen Verdünnungsstufe bestimmt, die als erste zu keinem Quaddelwachstum führt bzw. die zuvor provozierten Symptome „abstellt" (auch wenn inzwischen keine Quaddelbildung mehr nachweisbar ist).

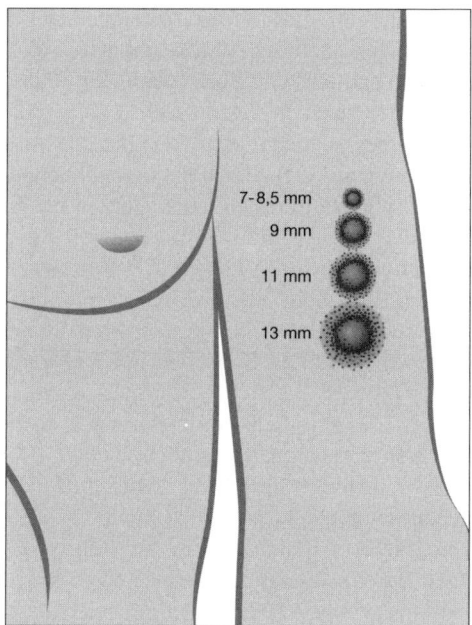

7-8,5 mm

9 mm

11 mm

13 mm

Abb. 22 Die erste negative Quaddel wird von Lösung 4 erzeugt. Dies ist die neutralisierende Dosis.

Wirkungseintritt der spezifischen Allergietherapie mit Antigenverdünnungen. Prinzipiell muß bei der Behandlung von atopischen Erkrankungen vor übertriebenen Erwartungen und Ansprüchen gewarnt werden. Auch die naturheilkundlichen Maßnahmen führen zu Fehlschlägen und Enttäuschungen. Trotzdem soll betont werden, daß durch eine intensive Therapie, gepaart mit Geduld und nicht zuletzt einer hohen Compliance seitens des Patienten, sehr gute Erfolge zu erzielen sind.

Eine immer wieder unterschätzte Rolle spielen die toxischen Einflüsse, die leider allzuoft diagnostisch und therapeutisch vernachlässigt werden. Eine Therapie mit neutralisierenden Antigenen kann sehr gut mit den gängigen naturheilkundlichen Verfahren kombiniert werden.

Der Zeitpunkt, an dem der Patient einen Behandlungserfolg verspürt, ist unterschiedlich. Jeder Patient reagiert nicht nur anders, sondern hat auch ganz unterschiedliche Allergien mit unterschiedlicher Intensität. Liegt z.B. eine intestinale Candidose mit einer (sehr häufig zu findenden) Candidaallergie vor, muß eine entsprechende Antimykose erst ihre Wirkung entfaltet haben, um tiefgreifende Besserungen zu erzielen.

Das Alter, andere Begleiterkrankungen, der Wohnort, die seelische Verfassung, die eigene Disziplin – z.B. bezüglich der Einhaltung von Ernährungsvorschriften – und der Beruf können eine Rolle spielen.

Durchschnittlich ist zu erwarten, daß in wenigen Wochen, manchmal sogar schon nach einigen Tagen, eine deutliche Besserung eintritt. Wenn durch den Test Allergene gefunden werden, die stark reagieren und die man sofort meiden kann, tritt natürlich allein dadurch schon eine schnelle Besserung ein.

Prinzipiell stehen die Patienten in regelmäßigem Kontakt zum Therapeuten. Nur so können unterschiedliche Reaktionen während der Therapie interpretiert und diese nach Bedarf angepaßt werden.

Dauer der Behandlung. Auch hier muß sehr individuell entschieden werden. Beachtenswert ist das Phänomen einer Verschlechterungsphase, nachdem es dem Patienten einige Monaten deutlich besserging. Bekannte Symptome tauchen plötzlich wieder auf, nachdem diese bereits völlig sistierten. In solchen Fällen kann es notwendig sein, einen Nachtest durchzuführen. Der Hintergrund für dieses Phänomen ist eine eingetretene Besserung der immunologischen Reaktion. Die beim Ersttest ermittelten Endpunkte haben sich durch die Therapie verschoben. So stimmen also die neutralisierenden Verdünnungen nicht mehr mit den Gegebenheiten des Patienten überein.

Eine Reaktion auf Candida kann z.B. von Stufe 7 auf 4 gerutscht sein, die von Weizen von 5 auf 3 usw. Ein Nachtest, der lediglich die zuvor als positiv getesteten Antigene beinhaltet, ermöglicht eine neue und korrekt angepaßte Zusammenstellung der Therapielösungen. Bei dieser Gelegenheit kann zumeist festgestellt werden, daß einige Reaktionen schon gar nicht mehr auslösbar sind.

Manche Patienten können so im Laufe von ca. sechs bis 12 Monaten die Therapie beschwerdefrei beenden. Andere benötigen die Allergietropfen über längere Zeiträume, um ihren Zustand zu stabilisieren. Da wir es mit sehr hohen Verdünnungen zu tun haben, bestehen keinerlei Risiken.

Rotationsdiät

Die Rotationsdiät ist wesentlicher Bestandteil der Diagnostik, um Nahrungsmittelunverträglichkeiten aufzudecken. Gleichzeitig ist die „Rotation" wichtiger Bestandteil der Therapie, wenn Nahrungsmittelallergien gegen viele Grundnahrungsmittel vorliegen. Prinzipiell sollten Allergiker vermeiden, tagtäglich die gleichen Nahrungsmittel (betrifft auch Nahrungsmittel aus derselben Familie) zu verzehren. Je öfter ein bestimmtes Nahrungsmittel gegessen wird, um so größer ist die Wahrscheinlichkeit, dagegen eine Allergie zu entwickeln.

Das **Prinzip** der Rotationsdiät beruht darauf, bestimmte Lebensmittel in einem Vier-bis-sieben-Tage-Rhythmus zu verzehren, da es ca. drei Tage dauert, bis ein Lebensmittel bzw. dessen verstoffwechselte Substanz vollständig aus dem Organismus eliminiert ist. Auch kann sich das gestreßte Immunsystem wesentlich schneller erholen, wenn reagierende Nahrungsmittel nur alle vier bis sieben Tage verzehrt werden. Allein dadurch kann im Laufe der Zeit die Allergiebereitschaft deutlich abnehmen.

Wenn die Rotation zu Testzwecken eingesetzt wird, ist es unverzichtbar, ein **Tagebuch** zu führen. Darin wird mehrmals täglich das Befinden notiert. Besonderer Augenmerk wird auf die Zeit nach den Mahlzeiten gelegt. Zusätzlich existiert der Speiseplan, der genau festlegt, an welchen Tagen welche Lebensmittel gegessen werden dürfen. Bei unklaren Verhältnissen, wie z. B. einem unausweichlichen Essen im Restaurant, sollten möglichst detailliert alle Speisen und Getränke notiert werden. Nun kann nach einiger Zeit festgestellt werden, daß beispielsweise immer montags und samstags Unwohlsein oder spezifische Symptome auftreten. Somit liegt auf der Hand, daß an diesen Tagen Lebensmittel gegessen werden, die eine Reaktion hervorrufen. Jetzt läßt sich das Ganze wesentlich leichter einkreisen, da diese speziellen Lebensmittel nun genauer untersucht werden können.

Das geschieht, indem nach ca. fünf Tagen völliger Karenz bezüglich dieser Lebensmittel ein verdächtiges Nahrungsmittel nach dem anderen im jeweils nüchternen Zustand gegessen wird – was insgesamt einige Tage Zeit in Anspruch nehmen kann – und dadurch eventuelle Reaktionen und Symptome sehr deutlich provoziert werden können.

Bei schweren Allergien oder starken Symptomen darf diese Provokation nur unter therapeutischer Aufsicht durchgeführt werden, da es zu **schwerwiegenden Reaktionen** kommen kann!

Eine Möglichkeit, noch genauer und schneller allergische Reaktionen auf Nahrungsmittel zu entlarven, wird durch fünftägiges Fasten erreicht. Es darf nur Wasser getrunken werden. Nach Möglichkeit sollten alle Medikamente abgesetzt werden. Schon während des dritten oder vierten Fastentages kann der Patient ein deutliches Wohlbefinden verspüren.

Dieses Phänomen legt den Verdacht auf eine Nahrungsmittelunverträglichkeit schon sehr nahe. Wenn keinerlei positive Veränderungen eintreten, kann mit ziemlicher Sicherheit eine Lebensmittelallergie ausgeschlossen werden. Nach dem fünften Fastentag werden nun die verschiedenen Lebensmittel, die täglich gegessen werden, einem Einzeltest unterzogen. Es sollte so gut wie irgend möglich darauf geachtet werden, daß diese Nahrungsmittel frei von Zusatzstoffen und Spritz- oder Düngemitteln sind. Als Getränk kommt nur Wasser in Frage. Sollten nun innerhalb der nächsten drei Stunden nach dem Verzehr dieser ausgesuchten Lebensmittel Beschwerden auftauchen, ist dieses Nahrungsmittel **demaskiert,** d. h. als Allergen identifiziert. Nach dem gleichen Prinzip werden möglichst viele Lebensmittel auf Reaktionen untersucht.

12.6 Allergiespezifisch: Histamin

Vorkommen

Histamin ist ein Gewebshormon, das in den Granula der Mastzellen und der basophilen Leukozyten gebildet wird und mittels Zink an Heparin gebunden wird. Histamin wurde auch im Hypothalamus nachgewiesen. Die Lunge, die Haut und der Gastrointestinaltrakt weisen die höchsten Histaminkonzentrationen im Gewebe auf. Histamin wird durch das Enzym Histidin-Decarboxylase aus der Aminosäure Histidin in den entsprechenden Zellen gebildet.

Dieser Prozeß wird gehemmt durch α-Methyl-Histidin mit der Folge, daß die Entstehung von Histamin verlangsamt wird. Auch andere Enzyme (Monoaminooxidase, Diaminooxidase und N-Methyltransferase) sorgen unter physiologischen Bedingungen für einen regulativen Abbau freigesetzter Amine. Alkoholkonsum und Zigarettenrauch können dem enzymatischen Abbau von Histaminen entgegenwirken. In der Natur ist das biogene Amin ebenfalls zu finden (Brennessel, Insektengift). Auch

in Nahrungsmitteln können erhebliche Histaminkonzentrationen vorkommen:

- Wein,
- Erdbeeren,
- Schweizer Käse, auch Gouda, Cheddar,
- Pökelfleisch,
- Tomaten,
- Spinat,
- Dosennahrung mit Fleisch, Sardinen, Thunfisch etc.

Kopfschmerzen, die nach Genuß mancher Weinsorten auftreten, können durch einen hohen Histamingehalt bedingt sein. Ein dauerhafter Genuß solcher Weinsorten kann eine histaminbedingte Leberschädigung hervorrufen.

Die Histaminforschung legte in den sechziger Jahren die Verträglichkeitsgrenze für unseren alten Bekannten, den 70 kg schweren gesunden Erwachsenen, auf 5–6 mg/Mahlzeit fest. Bedeutend geringer müssen die Werte bei Allergikern – und hier wieder besonders bei Kindern – angesiedelt sein.

In **Eiweiß** entsteht durch Zerfalls- und Fäulnisprozesse infolge von bakterieller Einwirkung besonders viel Histamin.

Decarboxylasen, die mit dem freien Anteil von Histidin im Fischeiweiß reagieren, bilden große Mengen Histamin. Besonders reich an freiem Histidin sind Thunfisch, Makrele und Sardinen. Schwere Symptome (massive Urtikaria, Asthma bronchiale) können als Zeichen einer Histaminvergiftung durch überalterten oder falsch gelagerten Fisch auftreten. Bei natürlichen Konzentrationen von Histaminen in der Nahrung ist mit keinerlei Reaktionen zu rechnen.

Die **Darmschleimhaut** ist in der Lage, ca. 60% des Nahrungshistamins zu binden, so daß nur etwa 40% resorbiert werden. Das gebundene Histamin wird enzymatisch abgebaut. Diese Bindungskapazität kann allerdings aufgrund der Einwirkung anderer Enzyme um ca. 90% sinken, so daß ein erheblich höherer Anteil des Nahrungshistamins resorbiert wird.

Histaminkonzentrationen in Lebensmitteln (aus [43]).	
Lebensmittel	**Konzentration**
Sauerkraut	bis zu 20 mg
Spinat	bis zu 38 mg
Camembert	bis zu 48 mg
Gouda	bis zu 85 mg
Roquefort	bis zu 230 mg
Emmentaler	bis zu 40 mg
Cheddar	bis zu 130 mg
Makrelen, geräuchert	bis zu 57 mg (Achtung: Verdorbener Fisch enthält ein Vielfaches der angegebenen Werte.)
Thunfisch, Konserve	bis zu 30 mg
Sardellen, Konserve	bis zu 19 mg
Salami	bis zu 28 mg
Westf. Schinken	bis zu 27 mg
Bier	bis zu 2 mg (Untersuchungen aus den 70er Jahren ermittelten Werte bis zu 11 mg.)
Wein	bis zu 20 mg (bei Sekt, Champagner, Rotwein i.d.R. höhere Werte)

Ursachen erhöhter Histaminfreisetzung

Eine erhöhte Histaminfreisetzung im Organismus wird ausgelöst durch Farbstoffe wie z. B.

– **Tartazin** (Gummibärchen),
– **Tyramin** in Käse (Camembert, Parmesan), Wein, Hefe, Schokolade, Zitrusfrüchten.

In Tierversuchen konnte mit Organopestiziden wie DDT, Dieldrin, Heptachlor und Heptachlorepoxid eine Histaminfreisetzung provoziert werden. Das gleiche konnte an menschlichen Granulozyten beobachtet werden, die mit einer Histaminfreisetzung nach Kontakt mit den Pestiziden reagierten. Formaldehyd konnte ebenfalls als Noxe für eine Mediatorenfreisetzung aus tierischen Mastzellen identifiziert werden [133].

Chronische Formen von Distreß können zu einer Membraninstabilität von Mastzellen führen, wodurch vermehrt Histamin freigesetzt wird. Vermutlich liegt hier ein Zusammenhang zwischen Distreß und einer Disposition zu Nahrungsmittelunverträglichkeiten.

Histaminwirkung und Rezeptoren

Die **physiologische Bedeutung** des Histamins besteht in der Beeinflussung der Mikrozirkulation (Erweiterung der Haargefäße), der Erhöhung der Herzfrequenz und Kontraktilität, Steigerung der Magensaftsekretion, Kontraktion der glatten Muskulatur und der Wirkung auf die exokrinen Drüsen (z. B. Steigerung der Speichelsekretion). Darüber hinaus fungiert Histamin als Mediator für Schmerzrezeptoren.

Die durch Histamin bedingte Erhöhung der Gefäßdurchlässigkeit könnte unter physiologischen Bedingungen dazu dienen, Stofftransporte durch Zellmembranen zu erhöhen und lokal durch die Ödembildung eine Verdünnung toxischer Substanzen zu erwirken.

Wärme und mechanische Einflüsse wie Reiben und Kratzen (auch Schlagen!) setzen ebenfalls Histamin frei und führen zu Rötung und Juckreiz.

Histamin reagiert mit spezifischen Rezeptoren, die unterschiedlich empfindlich reagieren (H_1-, H_2- und H_3-Rezeptoren). Die glatte

Muskulatur von Bronchien, Darm und Uterus reagiert mit einer Kontraktion. Besondere Bedeutung hat Histamin daher für das allergische Asthma bronchiale, da es hier für die Atemnot auslösende Bronchialverkrampfung verantwortlich ist.

Die **Histaminrezeptoren der Magenschleimhaut** zeichnen sich dadurch aus, daß sie resistent gegenüber H_1-Antihistaminika sind. Die Magenschleimhautrezeptoren gehören zu den H_2-Rezeptoren (die für allergische Prozesse relevanten Antihistaminika besetzen nur die H_1-Rezeptoren). H_3-Rezeptoren befinden sich auch im ZNS. Werden hier die H_3-Rezeptoren durch Histamin aktiviert, kommt es ebenfalls zu einer verstärkten Magensaftsekretion, zu allgemeinen Gefäßerweiterungen (Blutdrucksenkung) und einer erhöhten Neurotransmitterbildung. Neue Erkenntnisse belegen, daß eine Aktivierung der H_3-Rezeptoren die Histaminsynthese hemmen (negatives Autofeedback). Eine besondere Funktion scheint der Rezeptor für den Schlaf-Wach-Rhythmus zu haben. In Versuchen konnte nachgewiesen werden, daß eine Aktivierung Tiefschlaf erzeugt, der durch eine H_3-Blockade aufgehoben wird.

Eine **übermäßige Freisetzung von Histamin** geschieht:
- im Sinne der allergischen Soforttypreaktion über IgE-Moleküle, die sich zusammen mit einem Antigen an Mastzellen gebunden haben,
- durch entzündliche Prozesse,
- durch toxische Einwirkungen (z.B. Endotoxinschock),
- durch Pharmaka (sog. Histaminliberatoren),
- durch das salzsäurelockende Gewebshormon Gastrin (gelangt über den Blutweg zu den Belegzellen des Magens und wird vermehrt durch z.B. Alkohol und Coffein ins Blut abgegeben),
- bei disponierten Patienten durch physikalische Noxen wie Kälte, Hitze, Berührung (Druck) oder durch Wasser, z.B. beim Schwimmen oder Duschen (aquagenisch).

Ein charakteristisches Histaminsymptom ist die erhöhte Gefäßpermeabilität, die zu Ödemen im Bereich der Haut und Schleimhäute führt.

Typische Veränderungen durch Histamin:

- Schwellung (Ödeme, evtl. mit Blasenbildung),
- Rötung,
- Spastik (Verkrampfung der Bronchialmuskulatur),
- Juckreiz.

Die Gefäßmuskulatur erschlafft durch Histamin. Aus diesem Grund kommt es bei erhöhten Histaminspiegeln zu einem Blutdruckabfall und zu dadurch bedingten Kopfschmerzen.

Der Blutdruckabfall kann zu schockartigen Symptomen führen. Weiterhin kann die Salzsäureproduktion im Magen so stark angeregt werden, daß es zu peptischen Ulzera kommt.

Krankhafte Reaktionen durch Histamin können somit durch **drei Vorgänge** verursacht werden:

- Eine **erhöhte Freisetzung** aufgrund:
  - mangelnder Bindungsfähigkeit von Histamin an Heparin, durch Zinkmangel verursacht,
  - von Instabilität der Mastzellmembranen aufgrund der Einwirkung freier Radikale und Xenobiotika, thermischer und/oder mechanischer Einflüsse,
  - von Nahrungsmitteln, die als Histaminblocker fungieren,
  - allergischer Reaktionen vom Soforttyp Histaminliberatoren (Medikamente).
- Einen **verminderten Histaminabbau:**
  - durch einen Mangel an histaminabbauenden Enzymen (z.B. Einwirkung von Zigarettenrauch oder Alkohol).

- Eine **erhöhte Histaminzufuhr:**
  - durch stark histaminhaltige Nahrungsmittel (z. B. verdorbener Fisch),
  - durch eine erhöhte Histaminresorption aufgrund eines verzögerten Abbaus von Histamin in der Darmwand.

Weitere Bedeutungen von Histamin

Die Höhe des Histaminspiegels ist nicht nur in bezug auf ein „zu hoch" oder „zu viel" relevant (Norm: 30–60 ng/ml im Vollblut), auch ein zu niedriger Histaminspiegel ist von Bedeutung und kann Symptome verursachen. In der orthomolekularen Medizin wird der Veränderung des Histaminspiegels besondere Aufmerksamkeit geschenkt.

Histapenie. Die Histapenie bezeichnet einen zu niedrigen Histaminspiegel, der mit folgenden Symptomen in Verbindung gebracht wird:

- Übererregbarkeit,
- Gedankenjagen,
- Hyperaktivität,
- Größenwahn,
- krankhaftes Mißtrauen,
- Halluzinationen,
- Schmerzüberempfindlichkeit,
- Schlafstörungen.

Da Histamin durch die kupferhaltige Histaminase abgebaut wird, liegt dem Histaminmangel meist ein Kupferüberschuß zugrunde. Ein hoher Kupferspiegel steigert die Aktivität von Histaminase.

Therapie. Histapenie wird mit Niacinamid, Folsäure, Vitamin B_{12}, der Aminosäure Tryptophan sowie Zink und Mangan behandelt.

Histadelie. Histadelie bezeichnet einen hohen Histaminspiegel. Histadeliepatienten sind weinerlich und können leiden unter:

- Speichelfluß,
- häufiger Übelkeit,
- Bauchschmerzen,
- Muskelkrämpfen,
- Herzjagen,
- Kopfschmerzen,
- allergischen Reaktionen,
- Ängsten, Anspannungen,
- Depressionen,
- Zwangsvorstellungen und/oder geringer Gewichtszunahme.

Therapie. Ein erhöhter Histaminspiegel kann durch Substitution von Zink, Kupfer, Kalzium, Mangan, Vitamin C und Methionin behandelt werden. Studien konnten belegen, daß der Vitamin-C-Spiegel negativ mit dem Histaminspiegel im Blut korreliert. Es konnte gezeigt werden, daß eine Supplementierung von Vitamin C den Bluthistaminspiegel senkt. Ebenso bieten sich allgemein Antioxidanzien wie OPC, Selen und Vitamin E an. Die Ernährung muß so ausgerichtet sein, daß die o.g. histaminhaltigen oder -lockenden Nahrungsmittel vermieden werden. Ebenso Verbot von Tabakwaren und Alkohol.

Intradermaler Neutralisationstest mit Histamin

Entsprechend dem Ablauf der schon dargestellten Testmethode (s. auch S. 247 f.) kann auch Histamin ausgetestet werden.

Ziel einer solchen Maßnahme ist es, bei einem erhöhten Histaminspiegel körpereigene Regulationsvorgänge in Gang zu bringen, die durch geringe Dosen von künstlich zugeführtem Histamin stattfinden, um so die ausgelösten Beschwerden und Fehlsteuerungen zu beseitigen. Kleinste Histaminmengen wirken dämpfend auf die körpereigene Synthese.

Bei der **Testung** geht man nach bekanntem Muster vor: Es wird mit 0,1 ml Testlösung eine Quaddel gesetzt. Nach positiver Hautreaktion wird entsprechend den fortschreitend verdünnten Lösungen im Verhältnis 1:5 diejenige Verdünnungsstufe gesucht, bei der keine Quaddel mehr entsteht. Die so gefundene neutralisierende Dosis kann in Mengen von 0,3 ml bis zu fünfmal täglich subkutan injiziert werden. Histaminbedingte Symptome können so in den meisten Fällen zuverlässig zum Abklingen gebracht werden.

Einfacher zu handhaben ist ein Therapieversuch mit Histamin-Injeel® der Firma Heel. Es handelt sich um homöopathisch aufbereitetes Histamin in Potenzakkorden. Histamin-Injeel® steht auch als Einzelpotenzen von D5 bis zur D200 zur Verfügung.

H_1-Rezeptoren-Antagonisten

> **Antihistaminika sind Substanzen, die die Wirkung des Histamins hemmen, indem sie die Histaminrezeptoren auf den Membranen von Zellen, die an allergischen Soforttypreaktionen beteiligt sind, besetzen. So kann das aus den Gewebsmastzellen vermehrt abgegebene Histamin keine Reaktionen auslösen. Auf die Histaminfreisetzung wird keine Wirkung ausgeübt.**

Die relevanten Rezeptoren sind sehr spezifisch und werden H_1-Rezeptoren genannt. Moderne Antihistaminika entfalten darüber hinaus noch einen antientzündlichen Effekt, indem sie die Eosinophilen hemmen, an den Ort des allergischen Geschehens zu wandern, und so ein weiteres Aufheizen von entzündlichen Prozessen verhindern. (H_2-Rezeptorenblocker werden in der Ulkustherapie eingesetzt, da sie die Rezeptoren besetzen, die die Magensäureproduktion aktivieren. Störungen im Bereich des Herz-Kreislauf-Systems sind nicht selten.)

Ein Teil dieser Pharmaka durchwandern die Blut-Hirn-Schranke, was zu einem ausgeprägt sedierenden Effekt führt. Die Firma Hevert nutzt dieses Phänomen für die Indikation „Schlafstörungen und Erregungszustände". In dem Präparat Valeriana comp® ist eine solche zentral sedierende Substanz enthalten

(Diphenhydramin). Inzwischen gibt es Antihistaminika, die keine Auswirkung auf das Gehirn haben (z.B. Zyrtec®).

Eine Therapie mit Antihistaminika ist immer dann angezeigt, wenn es darum geht, rasche Linderung zu erwirken. Bei massiven allergischen Schüben ist es den Patienten nicht zuzumuten, ihre Symptome zu ertragen, zumal einige Präparate inzwischen gut erprobt sind und keine wesentlichen Risiken beinhalten.

Allerdings muß betont werden, daß es Substanzen gibt, die unter bestimmten Voraussetzungen ein erhebliches Nebenwirkungsrisiko besitzen. So wurde von Terfenadin (Teldane®) berichtet, daß sich schwerwiegende Herzrhythmusstörungen nach Einnahme weniger Tabletten einstellen können. Es zeigte sich, daß bei verschiedenen Vorerkrankungen (Lebererkrankungen, Herzkrankheiten, Kaliumdefizite) oder gleichzeitiger Einnahme anderer Medikamente (systemische Antimykotika, Antibiotika, Leberenzymhemmer wie Tagamet®) lebensgefährliche Rhythmusstörungen auftraten. Insgesamt wird von ca. 30 solcher Fälle berichtet. Auch von der Substanz Astemizol (Hismanal®) sind kardiale Störungen bekanntgeworden (transparenztelegramm 92/93).

Für H_1-Rezeptoren-Blocker gelten folgende **Gegenanzeigen** oder **Vorsichtsmaßnahmen**:
– Alter über 65 Jahre (Schwindel, Sedierung, Synkope, Verwirrtheitszustände, paradoxe Erregung),
– Asthma bronchiale (Sekreteindickung),
– Blasenentleerungsstörungen,
– Engwinkelglaukom,
– Herzkrankheiten,
– Hyperthyreosen,
– Hypertonie,
– Kinder unter sechs Jahren (wichtig: Dosis exakt beachten. Gefahren: zentrale Erregung, Krampfanfälle, Halluzinationen auch bei geringer Überdosierung möglich),
– Prostataadenom,
– Schwangerschaft,
– Überempfindlichkeiten gegen den Wirkstoff.

Einen hohen Erprobungsgrad weisen folgende **Präparate** auf:

- Tavegil® (sedierend),
- Polaronil® (sedierend),
- Fenistil® (sedierend),
- Cromoglicinsäure.

Seit 1965 wird das Dinatriumsalz der **Cromoglicinsäure** als eine vorbeugend wirksame Substanz insbesondere beim Asthma bronchiale (Intal®), beim allergischen Schnupfen (z.B. Lomupren®-Nasenspray) sowie bei der allergischen Bindehautentzündung (z.B. Opticrom®) eingesetzt.

Da die Verbindung primär über eine Stabilisierung der Mastzellmembranen die vermehrte Ausschüttung von Histaminen nach Allergenkontakt verhindert, lag es auch nahe, über eine orale Zufuhr auf Nahrungsmittelallergien einzuwirken. So ließ sich nachweisen, daß Cromoglicinsäure (als Colimune®) auch auf die Schleimhäute des Verdauungstraktes einen schützenden und stabilisierenden Einfluß hat. So bietet Colimune® einen guten Schutz vor allergischen Symptomen bei massiven Nahrungsmittelallergien. Bei sehr starken und vielfältigen Symptomen durch nahrungsbedingte Allergien ist es angebracht, eine solche symptomatische Therapie begleitend einzusetzen. Wichtig ist, daß die Substanz vor dem Allergenkontakt eingenommen wird, wobei sich ein Zeitintervall von 15–30 min als günstig erwiesen hat. Die Wirkung hält ca. vier Stunden an. Eine Therapie mit Cromoglicinsäure kann allerdings nur eine vorübergehende und lindernde Maßnahme sein. Sie wirkt nicht kausal.

Eine besonders wirkungsvolle Kombination bei **Candida-albicans-Befall des Darms in Verbindung mit Allergien** stellt eine Rezeptur mit Nystatin, Cromoglicinsäure und Lactulose dar. Als Geschmackskorrigens eignet sich wegen des bitteren Geschmacks von Nystatin etwas Pfefferminzöl oder Orangenaroma in Kombination mit Saccharin-Natrium (s. auch S. 216 ff.).

Übrigens ist ein erhöhter Gesamt-IgE-Wert nicht die Voraussetzung für einen Therapieversuch mit Cromoglicinsäure, wie fälschlicherweise oft behauptet wird! Wie bereits ausgeführt, gibt es trotz normaler Gesamt-IgE-Spiegel klassische allergische Reaktionen (z.B. können erhöhte RAST-Werte nachgewiesen werden).

12.7 Unspezifische Therapien

Adaptogene

Wie bereits in der Einleitung dieses Kapitels besprochen, spielt bei der Entwicklung allergischer Reaktionen das **Anpassungs-Erschöpfungs-Syndrom** eine wesentliche Rolle. Nun wurde aufgrund der Forschungsergebnisse von SELYE bereits in den 60er Jahren von russischen Wissenschaftlern nach pharmakologischen Substanzen geforscht, die in der Lage sind, den Organismus bzw. das Immunsystem an den vermehrten Streß zu adaptieren, um somit einen Schutz vor negativen Auswirkungen zu gewährleisten.

So wurde in der Taiga der **Teufelsstrauch, Eleutherococcus senticosus** (Eleutherococcus-Extrakt als Eleu-Kokk®-Dragees oder -Saft), gefunden, der sich bald als hochwirksames Adaptogen erwies. Die Hauptwirksubstanzen, Eleutheroside, konnten aus einem Extrakt der Wurzel identifiziert werden. Umfangreiche Untersuchungen bestätigten einen stark ausgeprägten **immunmodulierenden Effekt,** der zu einer deutlich besseren Anpassung des Immunsystems an ständig wechselnde Streßbelastungen führt. Inzwischen haben Wissenschaftler durch Studien belegen können, daß Eleutherococcus nicht nur zu einem Anstieg der Lymphozyten führt, sondern daß die Suppressorzellen sowie die Killerzellen in Abhängigkeit von der jeweiligen Ausgangslage stimuliert und in ihrer Zahl erhöht werden. Gerade in bezug auf die allergische Reaktion ist ein Anstieg der Suppressorzellen erstrebenswert, da diese das überschießende Immunsystem herunterregulieren.

Eigenbluttherapien

> Die Eigenbluttherapie ist ein klassisches Verfahren der Naturheilkunde. Das ursprüngliche Verfahren ist sehr einfach: Es wird venöses Blut entnommen und intraglutäal reinjiziert.

Inzwischen gibt es eine Fülle von Modifikationen, bei denen das Blut vor der Injektion verändert, denaturiert oder mit anderen Medikamenten (z. B. Echinacea, Ozon, Homöopathika) vermischt wird.

Das **Grundprinzip** ist bei allen Verfahren gleich: Durch den Reiz, den das intramuskulär injizierte Blut verursacht, werden eine Reihe von unspezifischen immunologischen Reaktionen ausgelöst (z. B. Makrophagenaktivierung). Wird das Blut in unveränderter Form benutzt, werden auch die für die Allergie typischen Antigene bzw. Antigen-Antikörperkomplexe unverändert zurückgegeben.

> Langjährige Erfahrungen zeigen jedoch, daß es zur Behandlung allergischer Erkrankungen sinnvoll ist, vor der Reinjektion eine Antigenveränderung vorzunehmen.

Orale Eigenbluttherapie

Das Institut Mentop bietet für diesen Zweck ein Praxiskit an, mit dem das patienteneigene Blut schnell und anwendungsfreundlich aufbereitet und nach homöopathischen Regeln verdünnt bzw. potenziert wird. Die oben erwähnte Antigenveränderung wird erreicht, indem ein Hilfsstoff, der dem Praxiskit beige-

fügt ist, die Antigenstruktur verändert. Durch die Adsorption des Antigens an diesen Hilfsstoff (Aluminiumhydroxidgel-Citrat) sollen die Antigene an ihrer Oberfläche so verändert werden, daß dadurch das Immunsystem angeregt wird, auch andere Immunglobulinklassen (IgG statt IgE) zu bilden (Switching). Die durch die IgE induzierte Mediatorenfreisetzung (s. S. 222 ff.) kann zunehmend gedrosselt werden und im Idealfall völlig unterbleiben, da die Antigene überwiegend durch IgG (= blockierender Antikörper) besetzt werden.

Durch die Blutaufbereitung, entsprechend den Vorgaben des Praxiskits, stehen Verdünnungen von C9 bis zu C4 für die orale Therapie zur Verfügung. Auf Wunsch kann das Labor Mentop auch sterile Ampullen zur Injektion herstellen.

Institut Mentop, Lollfuß 43–45; 24837 Schleswig

Gegensensibilisierung nach THEURER

Eine besondere Variante der Eigenbluttherapie führte KARL E. THEURER 1953 im Rahmen der sogenannten **biomolekularen vitOrgan-Therapie** ein (einer Weiterentwicklung der Zelltherapie), die Gegensensibilisierung.

Hierbei handelt es sich ebenfalls um eine **modifizierte Eigenbluttherapie,** die spezifisch gegen Allergien eingesetzt wird. Dieses Verfahren ähnelt dem oben beschriebenen, ist aber labortechnisch aufwendiger und nur im Labor von vitOrgan herzustellen. Am Höhepunkt der Erkrankung, also wenn die allergischen Symptome am stärksten auftreten, wird dem Patienten Blut entnommen und in das serochemische Labor der Firma vitOrgan geschickt. Hier werden zur Herstellung der Gegensensibilisierung (Allergostop I®) die letztendlich für die allergischen Symptome verantwortlichen, spezifisch gegen die jeweiligen Allergene gerichteten Antikörper aus dem Blut des Patienten isoliert und durch Anlagerung eines **Serumaktivators** verfremdet. Diese verfremdeten Antikörper werden in aufsteigender Konzentration in kleinen

Mengen direkt unter die Haut injiziert, inhaliert oder oral verabreicht. Nun wird eine Gegenreaktion im Organismus in Gang gesetzt, indem das Immunsystem Antikörper gegen die verfremdeten Antikörper bildet. Diese werden Anti-Antikörper genannt.

Die **Anti-Antikörper** hemmen die Bildung der pathologischen Antikörper, die allergischen Symptome gehen zurück. Da der Erfolg der Methode von der Anwesenheit „allergischer" Antikörper im Blut abhängig ist, muß die Blutentnahme unbedingt im Erkrankungsstadium erfolgen.

> Je höher der Antikörperspiegel im Blut ist, je stärker also die allergischen Symptome sind, desto effektiver ist die Gegensensibilisierung.

So kann es sehr sinnvoll und effektiv sein, wenn während der oben beschriebenen Allergietestung immer dann Blut entnommen wird, wenn der Patient auf eine Testlösung reagiert und bevor mittels der nächsthöheren Verdünnungsstufen die Reaktion wieder abgestellt wird. Da im Rahmen der Herstellung des Eigenbluts für die Gegensensibilisierung die allergischen, also unerwünschten Antikörper nicht von Infektantikörpern unterschieden werden können, darf eine Blutentnahme **nicht** erfolgen, wenn der Patient an einer Virusinfektion leidet oder gerade geimpft wurde. Die Bildung gewünschter Antikörper würde nämlich durch diese Therapie ebenfalls unterdrückt werden.

Besteht der Verdacht auf eine unerkannte Herderkrankung, kann durch zügiges Steigern bis in höhere Konzentrationen eine Aufflammen der zuvor latenten Entzündung provoziert werden. Ein schwelender, chronischer und unerkannter Prozeß kann so in ein akutes Geschehen übergeleitet werden. Es entstehen jetzt natürlich auch akute Symptome, die jedoch den richtigen therapeutischen Weg weisen.

Organotherapie

Die Vorstellung, kranken Organen und Geweben zur Heilung Faktoren aus gleichartigen gesunden Organen zuzuführen, ist nicht neu. Sie läßt sich bis ins Altertum zurückverfolgen und schließt auch die Zelltherapie nach NIEHANS, dem Begründer der damaligen Frischzellentherapie, sowie die Behandlung mit Organlysaten ein.

Es liegt nahe, zelluläre Defekte durch Zufuhr von Bestandteilen aus gesunden Zellen rückgängig zu machen, so daß erkrankte Organe wieder funktionstüchtig werden. Dies geht mit einer Reparatur und Erneuerung einher, die durch eine nachgewiesene Anregung der körpereigenen Zellstoffwechselvorgänge bei Anwesenheit junger, unverbrauchter Zellsubstanzen zu erklären ist.

Für die Behandlung allergischer Erkrankungen sollten diejenigen Organe in die Behandlung mit einbezogen werden, die einen modulierenden Einfluß auf das Immunsystem ausüben:

– das Hypophysen-Zwischenhirn-System,
– Schleimhäute und Mukosablock,
– lymphatische Organe wie Milz, Thymus und Lymphknoten sowie die Nebenniere.

Bei der Auswahl der Präparate ist darauf zu achten, daß die Inhaltsstoffe der Medikamente nicht selbst Anlaß einer allergischen Abwehrreaktion werden.

Die **zytoplasmatische Therapie** (vitOrgan, Stuttgart) ermöglicht aufgrund ansteigender Wirkstoffkonzentrate eine immunologisch-allergologische Toleranzerzeugung gegenüber den übertragenen Zellfaktoren. Immunreaktionen, auch gegen Organotherapeutika, sind immer mit der Konzentration des Wirkstoffs (Antigenkonzentration) korreliert. Zu hohe Verdünnungen bleiben unterschwellig für die Antikörperproduktion, während Verdünnungen im pg- und ng-Bereich zu einer spezifischen Immuntoleranz führen.

Die bei den Präparaten der zytoplasmatischen Therapie gewählten Verdünnungen (D12 bis D6) ermöglichen den Aufbau einer immunologischen Toleranz, so daß gerade für Allergiker eine große therapeutische Sicherheit gewährleistet ist.

Beachtenswert ist die Tatsache, daß fetaler **Thymus** die Immunreaktionen hemmt, indem nach Applikation überwiegend Suppressorzellen gebildet werden.

Milzpräparate entfalten eine antiallergische Wirkung, indem sie das Freiwerden von Histamin aus Blutkörperchen verhindern. Man konnte beobachten, daß allergische Erscheinungen durch Milzextrakte abgeschwächt oder zum Verschwinden gebracht werden konnten. In mancher Beziehung ähneln dabei die Wirkungen denjenigen des Cortisons, jedoch ohne dessen nachteilige Nebenwirkungen.

Ohnehin läßt sich durch eine Therapie mit Milz eine deutliche Harmonisierung des gesamten Hormonhaushaltes erzielen. Bei vielen Allergikern kann es aufgrund der chronischen Belastung zu einem Absinken des körpereigenen Cortisolspiegels kommen. Cortisol hat bekanntlich neben einer entzündungshemmenden auch eine antiallergische Wirkung.

Verhaltensregeln

Patienten, die den Anspruch haben, ihre Allergie ursächlich zu behandeln, müssen lernen, überflüssige Provokationsfaktoren zu meiden.

Dazu zählt nicht nur die Ernährungsumstellung auf eine möglichst schadstoffarme, basische Vollwertkost, sondern auch ein zunehmendes Konsumbewußtsein.

Es gilt Textilgifte zu meiden (ungefärbte Kleidung birgt am wenigsten Risiken), auf übliche Kosmetika und Körperpflegeprodukte zu verzichten (parfümierte Seifen und Deos, Haarsprays, Färbe- und Dauerwellenmittel, Cremes usw.) sowie den Lebens- und Arbeitsraum allergen- und schadstoffarm zu gestalten.

Seitens des Therapeuten sind viel menschliches Einfühlungsvermögen und Verständnis sowie Führung der Patienten von großer Bedeutung. Für viele Allergiker bedeuten diese Regeln zunächst einen massiven Einbruch ihrer Lebensqualität, was oft mit Trotz und Empörung beantwortet wird.

Zukunftsvisionen der modernen Wissenschaft

Gentechniker bei MicroProof (Hilden) möchten in Zukunft Allergene ganz aus der Welt schaffen. Es soll durch Genmanipulation gelingen, die Erbinformationen, die z. B. pflanzliche Allergene hervorbringen, zu eliminieren. Deutsche Wissenschaftler behaupten, daß noch vor dem Jahr 2000 das Dilemma der Allergiebehandlung ein Ende habet. Die Wissenschaftler gehen davon aus, daß man dann nicht mehr wie heute die Symptome der Allergie behandelt, sondern die Ursachen!

In Tierversuchen wird nun nach den ersten Fehlregulationen innerhalb der immunologischen Vorgänge gesucht. So weiß man inzwischen, daß Allergiker nicht nur an einem Überschuß an dem Abwehrmolekül Immunglobulin E leiden, sondern daß ein „Ungleichgewicht von zwei Botenstoffen das Immunsystem durcheinanderbringt". Ein Allergiker hat so zuviel Interleukin 4 im Blut und zuwenig von seinem Gegenspieler Gamma-Interferon. Und genau an dieser Stelle sollen neue Therapiekonzepte die Allergie im Keim ersticken. Ganz gleich ob der Auslöser nun aus Pollen oder Milbenkot besteht. In den USA wird bereits in klinischen Studien versucht, Neurodermitis mit Injektionen von – nebenwirkungsreichem – Gamma-Interferon in Schach zu halten. Eine andere Therapie aus der molekularbiologischen Trickkiste erfolgt mit Rezeptormolekülen. Sie sollen als Medikamente entweder das IgE oder das schädliche Interleukin 4 abfangen [57].

NEURODERMITIS

Neurodermitis ist zu einem alltäglichen Begriff geworden. Insbesondere Kinder leiden in zunehmendem Maße an dieser quälenden Hauterkrankung. So wie die Umweltzerstörung fortschreitet, breitet sich das endogene Ekzem unter Kindern aus. Der Deutsche Bundesverband der Neurodermitiker gab 1993 an, daß die jährliche Zuwachsrate der Neurodermitis bei Kindern bei ca. 20 % liegt. In Deutschland (gesamt) werden ca. 6 Millionen Neurodermitiker geschätzt.

> **Die Neurodermitis zeichnet sich nicht nur durch unbeschreiblichen und unstillbaren Juckreiz aus, sondern auch durch den ständigen Wechsel zwischen Hoffnung und Frustration. Hoffnung, daß die „neue Therapie", nach der unermüdlich und verzweifelt gesucht wird, jetzt endlich helfen könnte und daß das erscheinungsfreie Intervall dauerhaft bleiben könnte, und Frustration, weil es wieder nicht der Fall ist.**

Dramatisch kann die Situation vor allem bei Säuglingen und Kleinkindern werden. Die ganze Familie leidet unendlich mit dem kleinen Wesen. Der ganze Körper kann befallen, die Haut vollständig mit blutenden und nässenden Rötungen überzogen sein, und der ganze Ausdruck des Kindes nur Leid symbolisieren. Die Eltern können nicht konkret helfen, sondern nur versuchen zu lindern. Es gibt keinen Schlaf mehr, und es gibt keinen Alltag mehr.
Bedauerlich, daß betroffene Eltern wenig Unterstützung und Hilfe finden. Während Kinderärzte mit größtem Bedauern die Schultern zucken und vor allem, was ihnen therapeutisch fremd ist, warnen, zücken die meisten Hautärzte ihr Cortisonrezept. Ansonsten sind die Eltern mit so ziemlich allem, was das endogene Ekzem angeht, alleine gelassen. Die Betroffenen brauchen jedoch unbedingt eine verständnisvolle Begleitung, die vorsichtig vermittelt, wie durch andere Verhaltensweisen oder Umgehensweisen etwas Entspannung in die oftmals verkrampfte Atmosphäre gebracht werden kann. So fällt am morgen nicht selten der erste Blick der Eltern auf die Haut anstelle in die Augen des Kindes. Die innere Anspannung, mit der das geschieht, das Beobachten und „Begutachten", überträgt sich natürlich über kurz oder lang auch auf das Kind. Es wird wahrnehmen, daß das Wohlbefinden der Eltern vom Zustand seiner Haut abhängig ist. Hieraus können sich kindliche Schuldgefühle entwickeln: Das Kind fühlt sich verantwortlich für das mangelnde Wohlbefinden seiner Eltern. Darüber hinaus kann das Gefühl erwachsen, daß es nicht um seiner selbst willen geliebt wird, sondern nur als „Kind mit intakter Haut".

Definitionen

Für die Neurodermitis existiert eine Unzahl verschiedener **Begriffe,** die häufig für Verwirrung sorgen:

- endogenes Ekzem,
- Neurodermitis constitutionalis,
- atopisches Ekzem,
- atopische Dermatitis,
- Säuglingsekzem,
- Milchschorf.

Die Definitionen werden unterschiedlich ausgelegt. So wird beschrieben, daß bis zum dritten Lebensmonat ein Säuglingsekzem oder Milchschorf vorliegt und erst danach von Neurodermitis gesprochen werden kann. Prinzipiell handelt es sich um ein und dasselbe Krankheitsbild, wobei unterschiedliche Verlaufsformen und zeitliche Unterschiede im Auftreten einer Neurodermitis üblich sind. Im nachfolgenden Text soll der Einfachheit halber der Begriff Neurodermitis oder endogenes Ekzem benutzt werden.

Es gibt ausgesprochen milde Formen einer Neurodermitis, die kaum therapiebedürftig sind und ebensowenig beeinträchtigend sind. Demgegenüber kennen wir ausgesprochen schwere Krankheitsbilder, die zeitweise nur stationär in einer Klinik und unter hohem Cortisoneinsatz beherrscht werden können. Die Lebensumstände können erheblichen Einfluß auf die Verlaufsform des Ekzems nehmen. Ebenso die therapeutischen Bemühungen, die einen schweren Verlauf der Neurodermitis zumindest verhüten oder lindern können. Es ist unsinnig und geradezu unverantwortlich, wenn behauptet wird, die Neurodermitis sei außer mit Cortison oder in Spezialkliniken nicht zu behandeln, und deshalb von einer intensiven Therapie abgesehen wird.

Die **Ursachen** der Neurodermitis sind **multifaktoriell**. So gibt es Patienten, bei denen allergische Reaktionen im Vordergrund stehen, bei anderen sind es mikrobiologische Veränderungen der Darmflora oder massiver Zinkmangel. Genauso sind seelische Probleme als Hauptauslöser möglich. Diese Ursachen können isoliert oder in Kombination auftreten. Häufig spielt die **allergische Reaktion** eine Rolle – daher hat sich auch der Begriff **atopische Dermatitis** eingebürgert (Atopie = Allergie). Durch die genetisch bedingte Schwäche oder Störung im Hautstoffwechsel, kommt es bei einem hohen Prozentsatz der Patienten zu einer spezifischen allergenabhängigen Reaktion an der Haut. In den meisten Fällen liegen dann auch andere atopische Reaktio-

nen wie ein Schnupfen oder, meist ab dem fünften Lebensjahr, ein allergisches Asthma bronchiale vor.

Die von manchen Autoren vertretene Lehrmeinung, daß die Neurodermitis primär kein allergisches Geschehen sei, wird diesem Krankheitskomplex sicher nicht gerecht. Leider findet man in aktuellen Lehrbüchern immer noch die Aussage, daß beim endogenen Ekzem primär die Psyche eine Rolle spielt und Allergien keine weitere Bedeutung haben. Ein Zusammenhang zwischen Mangelerscheinungen, Darmkeimen und Pilzen oder Umweltbelastungen ist unbekannt und wird nicht in Erwägung gezogen. Ein Zusammenhang zwischen Ernährung und Hautreaktionen wird von manchen Autoren bestritten.

So führt die Vielfalt an möglichen Ursachen leider allzu häufig dazu, bestimmte Faktoren beliebig zu verallgemeinern. Es finden sich dogmatische Ansätze als Erklärungsmodell für eine bestehende Neurodermitis. Bei dem einen sind es die neurotischen Mütter, bei dem anderen ausschließlich Allergien, oder es sind Erbkrankheiten oder Verhaltensstörungen des Betroffenen selbst. Die Ursache zu verallgemeinern führt vielleicht zu einer Entlastung oder Vereinfachung der therapeutischen Tätigkeit, hat aber für den Patienten nur Nachteile. Selbst wenn der Therapeut über Erfahrung im Umgang mit Neurodermitis verfügt, gibt es doch immer wieder zahlreiche Patienten, die mit von diesem Therapeuten favorisierten Therapieansätzen nicht weiterkommen.

13.1 Symptomatik

Die Erscheinungsformen des endogenen Ekzems können in vielen Details deutlich variieren. Allerdings gibt es Leitsymptome, die prinzipiell immer vorhanden sind. Zu den **Leitsymptomen** gehören:

- Juckreiz,
- entzündliche Rötung,
- Trockenheit,
- schubweiser Verlauf der Hauterscheinungen.

Abhängig von der momentanen Kompensationsfähigkeit des Organismus und des Alters des Betroffenen sind Ausdehnung, Heftigkeit und Lokalisation der Hauterscheinungen.

Säuglingsekzem

Im Säuglingsalter imponiert das Ekzem zunächst als Milchschorf. Die Hautveränderungen wurden deshalb so genannt, weil äußerlich eine Ähnlichkeit mit angebrannter Milch (Crusta lactea) besteht. Es kommt durch nässende Areale zu einer goldfarbenen, stinkenden Krustenbildung am behaarten Kopf, im Gesicht, an der oberen Brustpartie sowie den Streckseiten der unteren Extremitäten. Der Name Milchschorf hat oft dazu geführt, daß man eine Milchunverträglichkeit als Ursache unterstellt.

Der Milchschorf kann bis zum zweiten Lebensjahr allmählich vollständig zurücktreten. Es muß keinesfalls ein Übergang in eine Neurodermitis stattfinden. Sobald allerdings typische Stellen wie z. B. die Kniekehlen befallen sind und sich ein starker Juckreiz einstellt, ist die Diagnose Neurodermitis eindeutig. Wenn kein Juckreiz vorhanden ist, liegt keine Neurodermitis vor. Ein auffälliges Unterscheidungsmerkmal ist auch, daß Ekzeme wie Milchschorf oder das nässende (seborrhoide) Ekzem die Kinder zwar fürchterlich entstellen können, aber deren Allgemeinbefinden kaum beeinträchtigen. Aus völlig verkrusteten und verklebten Gesichtern strahlen gesunde Kinderaugen hervor. Anders bei der Neurodermitis. Diese Kinder machen häufig einen gequälten und leidenden Eindruck.

Verlauf

Geht das Säuglingsekzem in eine Neurodermitis über, kommt es im Laufe der Zeit zu einem mehr trockenen Verlauf. Die Lokalisation beschränkt sich zunehmend auf Hals, Ohrbereiche, Ellenbeugen und Kniekehle. Aber sehr häufig wird auch das Gesicht, besonders die Wangen, befallen. Im Laufe der Jahre lokalisiert sich das Ekzem dann überwiegend an den Beugeseiten der Extremitäten, also Ellbogen und Kniekehlen. Allerdings hat es den Anschein, daß sich in den letzten Jahren schwerere Verlaufsformen mehren, bei denen Gesicht, Oberkörper und Hände befallen bleiben. Meist kommt es zu jahreszeitlichen Schwankungen der Symptomatik. Üblicherweise geht es vielen Patienten in den Sommermonaten deutlich besser als im Winter. Die UV-Strahlen der Sonne fördern eine Abheilung. Aber auch hier zeichnet sich eine Wende ab.

Durch den extremen Anstieg der Ozonwerte während Schönwetterperioden kommt es bei vielen Betroffenen eher zu einer heftigen Verschlechterung der Haut.

Typische Merkmale der Neurodermitishaut

Allgemein:

- allgemeine Blässe,
- doppelte Lidfalte,
- weißer Dermographismus[1],
- gestörte Schweißsekretion, besonders im Bereich Ellenbeugen und Kniekehle.

Speziell an den befallenen Hautstellen:

- starke Rötung,
- starker Juckreiz,

[1] Weißer Dermographismus: Zieht man mit einem stumpfen Gegenstand eine Linie auf der Haut, entsteht ein weißer Strich. Bei gesunder Haut kommt es dann durch die mechanische Reizung zu einer Gefäßerweiterung, was eine Rötung zur Folge hat. Bei Patienten mit Neurodermitis erfolgt eine paradoxe Reaktion.

Unterscheidungsmerkmale Neurodermitis und seborrhoische Dermatitis.	
Neurodermitis	**Seborrhoische Dermatitis**
meist ab 3. Lebensmonat	seit den ersten Lebenswochen
Gesicht mehr betroffen als behaarter Kopf	behaarter Kopf mehr als Gesicht
Gesicht mehr seitlich als zentral betroffen	Gesicht mehr zentral als seitlich
nässend, entzündlich	starke, dicke, gelblich-fettige und stinkende
geringe Schuppung	Schuppung
starker Juckreiz („krankes Kind")	**kein Juckreiz** („gesundes Kind")

– grobe Fältelung der Haut (Elefantenhaut oder „Lichenifizierung"),
– Kratzspuren, oft blutig (besonders nach der Nachtruhe),
– nässende oder stark trockene Hautareale,
– Quaddelbildung.

Die **ekzematöse Haut** zeichnet sich durch eine ungünstige Konstellation zwischen verminderter Talgproduktion, bei Streß überschießender Schweißabsonderung, entzündlicher Veränderung und dadurch bedingtem Juckreiz aus. Zusammenfassend kann man sagen, daß es durch eine spezifische Immunstörung zu einer Entzündung im Hautgewebe kommt, die von einer gestörten Wasserbindung und Talgproduktion begleitet wird. Somit ist die Neurodermitis strenggenommen keine Hauterkrankung, sondern viel eher eine Immunstörung, die sich u.a. an der Haut zum Ausdruck bringt. Durch vielschichtige Ursachen kommt es zum Austritt von Entzündungsmediatoren aus den Mastzellen der Haut. Allerdings können diese Erscheinungen zeitweise vollständig verschwinden, so daß man nicht von einer unheilbaren Krankheit sprechen sollte, sondern eher von einer dauerhaften Disposition zur Neurodermitis.

Streß in der Nacht

Eine besondere Belastung stellen die Nächte dar. Es kommt durch den Juckreiz zu starker Unruhe und zu häufigem, sehr heftigem Kratzen. Es ist wichtig, darauf zu achten, daß die Fingernägel immer möglichst kurz geschnitten sind. Ohne daß die Betroffenen es merken, kratzen sie sich bei langen Fingernägeln richtige tiefe Hautwunden. Eltern, die ihre Kinder im gemeinsamen Bett mitschlafen lassen, wissen, wie zermürbend dieses Phänomen ist. Das Geräusch des Kratzens geht jedem durch Mark und Bein, die Unruhe läßt kaum Schlaf zu. Die Kinder selbst versuchen zu schlafen, werfen sich aber ständig hin und her, ziehen sich aus und wandern im ganzen Bett umher.

Der Grund für die nächtliche Verschlimmerung liegt zum einen darin, daß die tagsüber übliche Ablenkung fehlt und daß es zu einem Wärmestau unter der Decke kommen kann. Weiterhin sinkt in der Nacht der körpereigene Cortisolspiegel, wodurch der entzündungshemmende- und juckreizlindernde Effekt des Hormons nachläßt. Kommt es zu heftigen Schüben, so hilft bei kleinen Kindern meist nur noch das Umhertragen.

Der **Bewegungsrhythmus** und der **Körperkontakt** helfen den Kindern, sich zu beruhigen und (solange sie getragen werden) Schlaf zu finden. Wenn gar nichts hilft und die Kinder extrem unruhig sind und leiden, ist das Aufstehen und Umherlaufen in der Regel einfacher zu ertragen, als sich gemeinsam im Bett weiter zu quälen. Die Kraft, so etwas längere Zeit durchzustehen, kommt – bei der richtigen Einstellung dazu – eigenartigerweise immer wieder. In diesen Momenten ist es ganz besonders wichtig, daß die Eltern das Loslassen üben – und lernen, nicht darüber nachzudenken, daß sie eigentlich jetzt, wie alle, im Bett liegen könnten.

Natürlicherweise besteht hier die Gefahr, in eine ungünstige Dynamik zu kommen. Das Kind registriert, daß Kratzen und Leiden die Eltern dazu bewegt, ein deutliches Mehr an Zuwendung zu geben. Empfindet nun das Kind aufgrund der allgemeinen Situation innerhalb der Familie ohnehin ein Defizit an Zuwendung, kann es zu einer entsprechenden Konditionierung kommen: Das Kind holt sich die unzureichende Zuwendung, indem es den Reflex: Kratzen und Leiden = Zuwendung immer stärker ausnutzt.

Hier gilt, daß unter Umständen eine **Familientherapie** hilfreich und notwendig ist, um eine solche Dynamik aufzudecken. Vorsicht ist aber geboten, wenn von vornherein eine solche Konditionierung des Kindes unterstellt wird. Wir müssen immer wieder bedenken, daß seelisch zufriedene und gesunde Kinder keinen Grund haben, irgendwelche „Spiele" zu benutzen, um auf sich aufmerksam zu machen. Das würde unterstellen, daß Säuglinge und Kleinkinder berechnend wären. Aber das ist Unsinn!

Tagsüber sind die Patienten dann meist unausgeschlafen, müde, schlechtgelaunt und nervös. Kinder weinen häufig, sind aggressiv und in ihrer Vitalität reduziert.

Aus dem Tagebuch eines neurodermitiskranken Kindes (10 Jahre):
Wenn die Haut so juckt, will ich oft lieber tot sein, um das Gefühl nicht mehr zu haben. Ich habe aber auch große Angst vor dem Sterben. Obwohl ich schon gerieben, gekratzt, geschubbert habe, hört und hört es einfach nicht auf.
Die Haut tut so weh, sie ist ganz naß und entzündet. Ich habe Wut und Lust, alles kaputtzumachen. Auch meine ganze Haut. Ich kann gar nicht sagen wie sich mein juckender, schmerzender, klebriger und feuchter Körper anfühlt. Nachts ist es besonders schlimm. Die Kleider auf der Haut tun gut, wenn sie glatt und weich sind, und gleichzeitig sind sie lästig,

weil sie zu warm, zu kalt, zu kratzig und zu weich sind. Jede Bewegung oder wie ich mich lege, muß ich genau ausprobieren. Liegt meine Haut aufeinander, tut es manchmal gut und manchmal ist es ganz falsch. Ich glaube, ich kann es nicht mehr aushalten. Wenn ich mich so fühle, könnte ich alles um mich herum und mich selbst kaputtmachen. Ich will nicht, daß mich jemand sieht. Ich will meine Augen nicht mehr aufmachen.

Komplikationen der Neurodermitis

Komplikationen beim Säuglingsekzem begegnen uns in Form von Pilz- und/oder Bakterieninfektionen.

Bei einer **Hefepilzinfektion** breitet sich das Ekzem als aggressive Rötung aus. Es entstehen erheblicher Juckreiz, Schmerz und eventuell Fieber. Gerade vom Säuglingsalter bis zum Ende des Windeltragens finden wir gehäuft im Anogenitalbereich, also genau im Windelbereich, eine sich ausbreitende Hefepilzinfektion. Unbehandelt breitet sich die Infektion weiter aus. Der Rand erscheint mal durch kleine, pustelförmige Absiedelungen der Rötungen aufgelockert, manchmal imponiert er auch als scharf abgegrenzte, landkartenähnliche Erscheinung (Abb. 23).

Handelt es sich um eine Hefepilzinfektion der Haut, muß dringend eine gründliche Candidadiagnostik durchgeführt werden (s. auch S. 211 ff.). Durch nystatinhaltige Salbenpräparate (z. B. Multilind® Heilpaste) und eine entsprechende Darmsanierung bekommt man die Pilzinfektion in der Regel schnell in den Griff.

Ekzemartige Hautveränderungen erscheinen meist als diffuse, trockene und blasse Rötung, eventuell mit kleinen Pusteln bedeckt, als Reaktion bei einer massiven Hefepilzbesiedelung des Darms (Candidid bei intestinaler Hefepilzinfektion, Abb. 24).

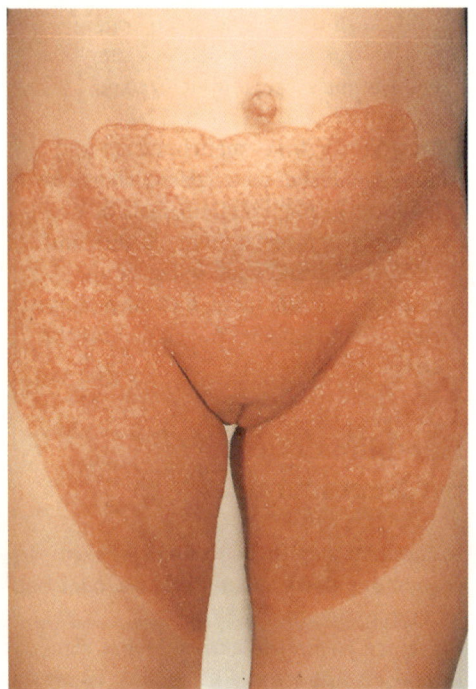

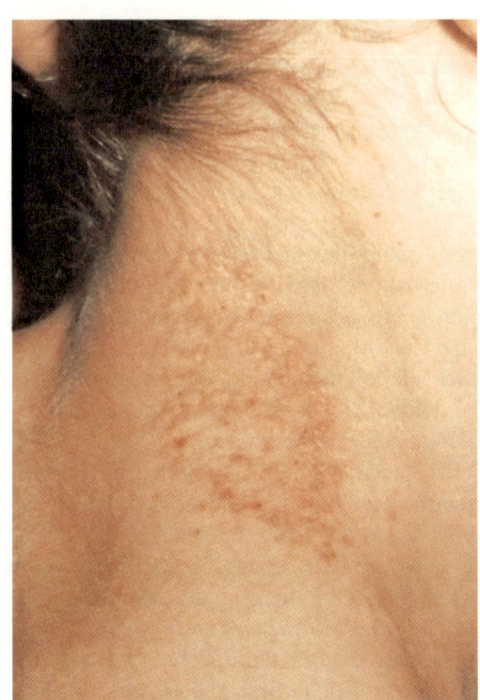

Abb. 23 Candida-Hautinfektion bei Befall des Darms mit Hefepilzen (aus [107, S. 52]).

Abb. 24 Candidid bei Hefepilzinfektion des Darms (aus [107, S. 52]).

Eine durch Bakterien verursachte Infektion kann ebenfalls auftreten. Da die Kinderhaut sehr empfindlich gegenüber den Erregern aus der Gruppe der Staphylokokken und Streptokokken ist, kann es durch diese Erreger zu Hautinfektionen kommen – die **Impetigo.** Es bilden sich Blasen unterschiedlicher Größe, die sich rasch öffnen. Ein honiggelbes, eitriges Exsudat bildet die typischen Krusten auf der Haut. So bilden sich scharf umschriebene, mit Krusten bedeckte, von einem entzündlich roten Hof umgebene Herde. Der Ursprung ist in der Regel im Bereich der geschwächten Ekzemhaut zu finden.

Die **schnelle Ausbreitung** kommt aufgrund einer Schmierinfektionen zustande, die immer neue Herde bildet und nicht mit einem massiven Schub der Neurodermitis verwechselt werden darf. In der Tat können Kinder mit einer starken Neurodermitis ein ähnliches Hautbild vorweisen. Es handelt sich dann um

eine ebenfalls infizierte Ekzemhaut. In diesem Fall sind nur die bereits ekzemartig veränderten Hautpartien befallen, es kommt aber nicht zu der schnellen Ausbreitung durch Schmierinfektion. Der Juckreiz der Impetigo hält sich gegenüber einer infizierten Ekzemhaut deutlich in Grenzen.

> Bleibt die Impetigo unbehandelt, kann es zu einer massiven Ausbreitung der Infektion kommen.

Die von den Bakterien gebildeten Stoffwechselgifte können als weitere Komplikation die Haut abermals erheblich schädigen (Dermatitis exfoliativa).

Rechtzeitig eingesetzte antibiotikahaltige Cremes verhindern eine weitere Ausdehnung der Impetigo. Ich bezweifle, daß man darauf verzichten kann, da pflanzliche Salbenpräparate sicher nicht genügend wirksam sind. Zumindest sollte man deren Anwendung (z.B. Unguentum Truw®) nur kurzfristig als Therapieversuch einsetzen, um rechtzeitig eine allopathische Behandlung einzuleiten.

13.2 Ursachen der Neurodermitis

Vererbung

Zweifellos spielt die Vererbung eine entscheidende Rolle. Sind beide Elternteile mit Neurodermitis belastet, so kommt es in 75% der Fälle zu einer Manifestation bei den Nachkommen. Es können aber auch ganze Generationen übersprungen werden. Was genau vererbt wird, ist noch ungeklärt. Man wird eines Tages ein entsprechendes Gen finden und verantwortlich machen können. Allerdings besteht der dringende Verdacht, daß Umweltgifte einen entsprechenden Einfluß auf das Erbgut ausüben. Es könnte also durch eine Giftwirkung zu Genschäden kommen, die sich speziell im Sinne einer Neurodermitis äußern. Andererseits könnten Gifte wohl auch zu einer spezifischen Störung des Immunsystems und damit zu Störungen an der Haut führen.
Ob und wann ein Ekzem ausbricht, hängt von vielen verschiedenen Faktoren ab. Die Tatsache, daß immer häufiger die Neurodermitis direkt nach der Geburt ausbricht und

daß das Stillen keinen Schutz mehr vor Ekzemen bietet, ist auch wieder ein Hinweis auf eine zunehmende Verschlechterung unserer Lebensbedingungen. Tritt die Erkrankung erst nach mehreren Lebensjahren auf, so können die unterschiedlichsten Lebensbedingungen und -umstände der Auslöser sein. Wichtig ist die Tatsache, daß zwar prinzipiell eine **Veranlagung** zu Ekzemen besteht, diese aber wohl vom Organismus einige Jahre kompensiert werden konnte. Mit anderen Worten: Der Organismus hat aufgrund irgendwelcher Umstände seine Kompensationsfähigkeit verloren. Um eine optimale Therapie zu gestalten, gilt es jetzt, diese sehr individuellen Ursachen zu diagnostizieren.
Defizite an Mineralien, Spurenelementen, Vitaminen, Aminosäuren oder Fettsäuren können eine Rolle spielen. Es können Distreß oder seelische Probleme wie Konflikte in der Beziehung, im Elternhaus oder am Arbeitsplatz eine Rolle spielen. Weiterhin kann die Ernährung (Fast food, Süßigkeiten, allergenreiche Nahrungsmittel) von ursächlicher Bedeutung sein. Daraus resultieren häufig Veränderungen im Darm, die zu Provokationsfaktoren für die Neurodermitis werden.

Falsche Kleidung

Im Kapitel „Krank durch Textilien" (s. S. 173 ff.) wurde ausführlich die Problematik von Chemikalien, Farben und Rückständen in Wollkleidung gesprochen. Im Säuglings- und Kleinkindalter spielen gerade in bezug auf entzündliche Hautveränderungen, Ekzeme und neurodermitische Schübe synthetische Kleidungsstücke eine große Rolle.

Hautpartien, die unmittelbar mit Synthetikfasern in Berührung kommen (z.B. durch Strumpfhosen), reagieren bei entsprechender Veranlagung mit scharf begrenzten juckenden Ekzemen.

Allergierisiko nach Familienbelastung für Neugeborene (aus [115]).	Häufigkeit
beide Eltern	40–60%
ein Elternteil	20–40%
ein Geschwister	25–35%
gleiche Allergieart	60–80%
keine familiäre Belastung	5–10%

CREMER berichtet, daß schon ein Synthetik-anteil von 20% ausreicht, um auf empfind-licher, trockener Haut massive Reaktionen zu provozieren. Nähte und Wäscheschilder sind überwiegend aus Synthetik hergestellt und reizen besonders stark, weil sie sehr rauh sind. So ist es sinnvoll, Wäscheschilder voll-ständig zu entfernen und Nähte nach außen zu tragen. Trockene Haut reagiert deutlich schneller und intensiver auf solche Reizun-gen. **Regelmäßige Rückfettung** der Haut ist eine gute Möglichkeit, die Empfindlichkeit herabzusetzen.

Giftbelastung

Durch belastete Säuglingsnahrung, auch be-züglich der Muttermilch, kann es heute tatsächlich zu einer Vergiftung mit Pestiziden kommen. Da wie bereits ausgeführt beson-ders Säuglinge, Kleinkinder und Kinder ge-fährdet sind, wirken sich diese Belastungen dramatisch aus. So wird insbesondere durch das in der Agrarchemie verwendete **Lindan** das kindliche Immunsystem schwer geschä-digt. Eine massive Neurodermitis ist u.a. die Folge. Lindan wurde ganz aktuell in Baby-nahrung aus EU-Staaten entdeckt. Auch Orangensaftprodukte und Pflanzenöle sind damit vergiftet.

Mangelerscheinungen

Bei der Neurodermitis spielen folgende Sub-stanzen eine besondere Rolle:

- Zink,
- Vitamin A,
- Vitamin B_6,
- Folsäure,
- Magnesium,
- Kalzium,
- Gamma-Linolensäure,
- Vitamin C,
- Beta-Carotin.

Eine ausführliche Labordiagnostik bezüg-lich dieser Elemente ist unabdingbar (außer Gamma-Linolensäure). **Mikronährstoffdefi-zite** dürfen keinesfalls übersehen werden. Die therapeutische Beschränkung auf sogenannte Externa, nachdem als einzige Untersuchung eine „mehrere Sekunden während Blickdia-gnose" eingesetzt wurde – wie es von so vie-len Therapeuten bei der Neurodermitis ge-handhabt wird –, kann getrost als Kunstfehler bezeichnet werden.

Zink ist auch für die Neurodermitis das wich-tigste Element! Liegt ein unerkannter Zink-mangel vor, sind in der Regel alle anderen Therapieversuche zum Scheitern verurteilt! Insbesondere bei Kindern findet man sehr ausgeprägte Defizite.

Zink spielt im Hautstoffwechsel sowie bei den allergisch-entzündlichen Vorgängen im Gewebe eine sehr wichtige Rolle. So wird bei-spielsweise das Histamin in den Mastzellen mittels Zink an Heparin gebunden. Fehlt Zink, kann diese Bindung eingeschränkt sein. Die Folge: Die Mastzelle kann Histamin nicht ausreichend binden, was eine vermehr-te Freisetzung nach sich ziehen kann. Hist-amin ist neben anderen aggressiven Gewebs-hormonen für die akuten, juckenden Hauter-scheinungen verantwortlich, da durch den entstehenden Reiz ganze Kaskaden von Ent-zündungsreaktionen in der Haut gestartet werden (s. auch S. 23 ff.).

Zinkpasten eignen sich sehr gut zum Auftra-gen auf die befallenen Hautstellen, besonders wenn es sich um akute und blutige Ekzeme handelt (weiche Zinkpaste oder Zinklotion bei nässenden Ekzemen). Da die äußerliche Anwendung stark weiß und schmierig auf-trägt, eignet sich die Anwendung besonders für die Abendstunden und in der Nacht.

Der Zusammenhang zwischen Zink und Haut-erkrankungen wurde Anfang der 70er Jahre erstmals beschrieben. Bei der Akrodermatitis enteropathica, einer vererbten Hauterkran-kung mit gravierenden Erscheinungen, liegt ein Defekt der Zinkaufnahme aus dem Darm vor. Bei der Therapie dieser Erkrankung wurde erstmals Zink oral verabreicht. Schon nach kurzer Zeit konnten die Krankheitserscheinungen zum Abheilen gebracht werden (weitere Informationen zu Zink s. S. 162 ff.).

Gamma-Linolensäure (GLS) nimmt – als wichtigste Vorstufe der Prostaglandine – Einfluß auf die Blutzirkulation, die Haut und das Immunsystem sowie auf viele weitere Stoffwechselfunktionen. Dabei kommt der GLS eine wichtige Schlüsselrolle zu.

Bei Menschen mit allergischer Veranlagung ist die Umwandlung von der Linolsäure in die lebensnotwendige Fettsäure Gamma-Linolensäure gestört. Durch den daraus resultierenden Mangel an Prostaglandin E_1, einem sehr wichtigen Hormon, kann es u. a. zu folgenden Erscheinungen kommen:

– Haarausfall,
– schmerzhafte Gelenke,
– trockene und schuppige Haut,
– Reizbarkeit, Antriebsschwäche,
– Unfruchtbarkeit,
– Infektionen,
– prämenstruelles Syndrom.

Die Ursache liegt nach heutigem Wissen in einer Störung bestimmter Enzymaktivitäten des Stoffwechsels. Deshalb kann die bei Allergikern ausreichend vorhandene Linolsäure nicht in die ungesättigte Fettsäure Gamma-Linolensäure umgebaut werden. Der Linolsäure-Stoffwechsel ist unterbrochen. Obwohl der Neurodermitiker mehr Linolsäure im Blut hat als der Gesunde, ist die Gamma-Linolensäure-Konzentration in der Haut um etwa 50% geringer. Ebenfalls konnte ein Lymphozytenmangel im Nabelschnurblut allergiegefährdeter Neugeborener nachgewiesen werden.

Mittels Zufuhr von Gamma-Linolensäure, z.B. in Form von Borretschsamenöl, wird die Stoffwechselstörung umgangen (Borretsch ist die Pflanze mit dem höchsten GLS-Anteil: ca. 25%; auch Nachtkerzenöl ist reich an GLS).

Bei einer Therapie mit GLS zeigt sich ein dosisabhängiger Effekt ab einer Zufuhr von 240–340 mg täglich. Das entspricht einer Kapsel eines guten Gamma-Linolensäure-Präparats (z. B. Quintesal®).

Ein therapeutischer Effekt tritt erst nach ca. zwölf Wochen, meist aber erst nach sechs Monaten auf. Liegt ein genetisch bedingter Defekt im GLS-Stoffwechsel vor, muß lebenslang GLS eingenommen werden. Da es sich um eine „Diät" handelt, ist eine Daueranwendung völlig unproblematisch.

Schwangere können sehr gut Gammalinolensäure als Nahrungsergänzung zu sich nehmen.

Ebenso ist es in der Stillzeit sehr wertvoll, da so gewährleistet ist, daß Mutter und Kind keinen Mangel entwickeln. Besonders sinnvoll scheint eine Zufuhr von GLS bei Müttern, die selbst an Allergien oder Neurodermitis leiden. Es steht außer Frage, daß die Mengen an Gamma-Linolensäure (ebenso Dihomo-Gamma-Linolensäure und Arachidonsäure) in normaler Muttermilch die Konzentrationen in Kuhmilch und bisher verfügbaren Säuglingsnahrungsprodukten übertreffen.

Darm und Neurodermitis

Es besteht ein enger Zusammenhang zwischen Ekzemen und Darm. Durch bestimmte Darmbakterien sowie Hefe- und Schimmelpilze kann ein endogenes Ekzem erheblich verschlechtert oder gar ausgelöst werden. Andererseits wirkt sich die Stoffwechselaktivität von Lactobacillus acidophilus positiv auf den Verlauf einer Neurodermitis aus. Bei einem hohen Prozentsatz der Neurodermitis-Patienten zeigt sich ein Mangel oder ein weitgehender Verlust der milchsäurebildenden Keimflora. Laktobazillen senken durch ihre Stoffwechselaktivitäten den pH-Wert im Bereich des terminalen Ileums, während die Bifidusflora dies im Kolon gewährleistet. Ein saures Darmmilieu hemmt die Fäulnisflora im Darm und verhindert, daß durch deren Enzymaktivitäten und Fäulnisvorgänge größere Mengen Toxine gebildet werden. Somit ist die **Laktobazillenflora** ganz maßgeblich an einer Entgiftung oder besser gesagt an der Vermeidung von giftproduzierenden Stoffwechselaktivitäten beteiligt. Es besteht ein auffallend enger Zusammenhang zwischen der Veränderung des Darmmilieus bei fehlenden Laktobazillen und dem endogenen Ekzem.

Wir haben gute Erfahrungen mit den Präparaten Colibiogen® und Lactobact Omni® FOS gemacht. Eine entsprechende Substitutionstherapie sollte immer als Langzeitmaßnahme eingeplant werden (6–12 Monate und länger).

Auch die Symbionten- und Laktobazillenkulturen des Labors Dr. Schuler sind hierfür gut geeignet.

Candida albicans, ein an sich harmloser Hefepilz, gilt ebenfalls als Provokationsfaktor für die Neurodermitis. Immer dann, wenn sich der Hefepilz deutlich vermehren kann und zunehmend den Darm besiedelt, kann es zu einer erheblichen Verschlechterung des Krankheitsbildes kommen. Dies liegt zum einen daran, daß Candida große Mengen Fuselalkohole – sehr toxische Alkohole – sowie diverse Mykotoxine (giftige Stoffwechselprodukte von Hefe- und Schimmelpilzen) bilden kann und zum anderen allergische Reaktionen provoziert. Das Phänomen der Candidaallergie wird leider zu häufig übersehen. Nicht nur, daß das Immunsystem eine Überreaktion auf Candida entwickelt und dabei permanent mit diesem Allergen konfrontiert ist (dadurch, daß der Hefepilz im Darm lebt, findet ja ein ständiger Kontakt zwischen Immunsystem und dem Allergen statt), sondern es scheint durch dieses Phänomen auch verstärkt zur Entwicklung anderer Unverträglichkeiten (z.B. gegen Nahrungsmittel) zu kommen.

Eine differenzierte mikrobiologische Stuhlanalyse gibt Auskunft über die Besiedelungsverhältnisse der Darmschleimhaut und ermöglicht somit eine gezielte Therapie. Je nach Befund wird eine Substitutionstherapie mit Symbionten und/oder deren Stoffwechselprodukten durchgeführt. Mittlerweile gibt es sehr viele Präparate auf dem Markt. Von Bedeutung ist die Grundlage der entsprechenden Präparate. Von einer Milch- oder Molkebasis ist aufgrund möglicher allergischer Reaktionen abzuraten.

Eine Darmtherapie mit Symbionten ist immer als Langzeittherapie einzuplanen, die einige Monate, eventuell auch Jahre durchgeführt werden muß.

Wird in der Stuhlanalyse Candida albicans oder ein anderer pathogener Hefepilz gefunden, muß durch medikamentöse Maßnahmen und durch eine Antipilzdiät eine entsprechende Sanierung durchgeführt werden. Dabei muß sehr gründlich auf den Mundraum und die Zähne geachtet werden, da hier häufig Pilznester zu finden sind (s. auch S. 206).

Nahrungsmittelunverträglichkeiten

Bei einigen Patienten lassen sich Nahrungsmittelunverträglichkeiten im Sinne allergischer oder pseudoallergischer Reaktionen nachweisen. Eine nicht unerhebliche Rolle spielen dabei auch Lebensmittelzusatzstoffe, in manchen Fällen auch Genußmittel wie Kaffee oder alkoholische Getränke. Neben den „klassischen" Nahrungsmitteln mit hoher allergischer Potenz finden sich ganz individuelle, patientenspezifische Unverträglichkeitsreaktionen (s. auch S. 236 ff.).

Herderkrankungen

Bei neurodermitisdisponierten Patienten können sogenannte Störherde als **Auslöse-**

faktoren fungieren. So kann z. B. eine Herderkrankung im HNO-Bereich als Hauptsymptom ein endogenes Ekzem verursachen. Dieser Verdacht drängt sich insbesondere bei den Patienten auf, die sonst keinerlei auffällige Parameter aufweisen können. Einzige Hinweise erhalten wir dann über die anamnestischen Angaben und eine genaue körperliche Untersuchung. Die Störfelddiagnostik nach den Regeln der Elektroakupunktur oder im Sinne der Segmentelektrographie bringt dann meist die Bestätigung (s. auch S. 296).

Psyche und endogenes Ekzem

> Patienten mit Neurodermitis sind äußerst feindselige und sensible Wesen. Durch die o.g. Mangelerscheinungen, insbesondere bei Magnesium- und Zinkdefiziten, wird diese – vielen als Labilität erscheinende – Wesensart deutlich verstärkt.

Die Gefahr im Kindesalter, durch gefühllose Erziehung das Krankheitsbild zu verschlechtern oder überhaupt zum Ausbruch zu bringen, ist groß. Anhand des o.g. Textes aus dem Tagebuch des 10jährigen Mädchens kann man ermessen, wie sehr die Kinder (und natürlich auch neurodermitiskranke Erwachsene) leiden. So möchte ich bezüglich erkrankter Kinder nochmals an das eingangs Gesagte erinnern:

> Kinder sollen viel getragen werden, viel Körperkontakt bekommen, brauchen viel Verständnis und eine ganz besonders große Portion Liebe.

Natürlich kann es leicht zu Unsicherheiten kommen, ab welchem Punkt bzw. ab wel-

Organsprache der Haut (aus [139]).

Redensarten des Volksmundes

- „Das kann mich gar nicht kratzen"
- „Ich könnte aus der Haut fahren"
- „Gegen einen Menschen allergisch sein"
- „Es ist zum Aus-der-Haut-Fahren"

Symbolische Aussagen

- Ich habe Angst – ich fühle mich unsicher!
- Ich leide darunter, daß ich meine Meinung nicht offen sagen kann!
- Ich fühle mich „beschmutzt", sexuell unrein oder mißbraucht. Ich empfinde Ekel!
- Ich kann nicht aus mir herausgehen – aber innerlich koche ich!
- Ich empfinde alles Sexuelle ekelhaft!
- Ich will niemanden an mich heran lassen – ich stoße jeden ab!

chem Alter Kinder lernen, ihre Haut als Druckmittel einzusetzen (also welche kindlichen Verhaltensweisen „verdächtig" sind). Die Erfahrung, daß Juckreiz besonders viel Aufmerksamkeit und Zuwendung nach sich zieht, könnte dazu führen, daß bei Spannungen innerhalb zwischenmenschlicher Beziehungen, die Hauterkrankung als Druckmittel eingesetzt wird. Meist sind das unterbewußte Reaktionen, und der Betreffende signalisiert letztlich damit, daß er bestimmten Situationen nicht gewachsen ist.

Durch seelische Anspannungen kommt es leicht zu Verschlechterungen oder Ekzemschüben. Ängste und/oder Aggressionen, die nicht bewußt bearbeitet werden oder zu lange und intensiv einwirken, werden dann über die Haut ausgedrückt. Man spricht von der „Organsprache" der Haut.

Da dieses Thema so tiefgreifend und vielschichtig ist, möchte ich dringend empfehlen, dem Patienten zu raten, fachlich qualifizierte Hilfe (z. B. Familientherapie oder Selbsterfahrungsgruppen) in Anspruch zu nehmen. Leider geschieht das viel zu selten. Betrifft es die Kinder, sind es leider meist die Väter, die diesen Weg umgehen wollen. Es geht bei einer „Therapie für die Seele", ganz gleich ob es sich um Familien-, Gruppen- oder Einzeltherapie handelt, nie darum, daß der oder die Betroffene/n „verrückt" sind. Leider haftet der Psychotherapie noch immer das Manko „Psychiatrie" an. Menschen, die sich über Therapie selbst kennen- und verstehen lernen und erkennen, welchen Anteil ihre Vergangenheit (z.B. Elternhaus/ Erziehung und Schule) an ihrem Schicksal haben, können sich von vielen Verhaltensmustern verabschieden, die sie bisher immer wieder in leidvolle Situationen gebracht haben.

Auch wenn es nicht immer vollständig gelingt, alte Verhaltensrituale abzulegen, so führt die Kenntnis darüber doch zu einem deutlich besseren Umgang mit demselben, sei es in der Partnerschaft, im Beruf oder in der Familie.

Psychotherapie dient nicht dazu, das Leben „problemfrei" zu machen, sondern sie hilft, Eigenverantwortung zu übernehmen. Jeder von uns braucht eigentlich für einen gewissen Zeitraum psychotherapeutische Begleitung, um sich von diesem ganzen Wust zivilisations- und erziehungsbedingter Konditionierungen zu befreien. Angst vor dieser Art der Therapie ist „erlaubt". Die unterbewußte Befürchtung, mit etwas Unangenehmen in Kontakt zu kommen, hält leider viele von dieser spannenden Erfahrung ab.

Besonders Kinder (aber auch Erwachsene) mit Neurodermitis provozieren zwangsläufig Spannungen in der Familie. Überforderung, Erschöpfung, Gereiztheit und häufig auch Aggressionen summieren sich im Laufe der Zeit zu einem nicht unerheblichen Potential unverdauter Konflikte. Gerade den Kindern gegenüber kommt es dadurch zu ungeduldigen und ungerechten Reaktionen.

Da, wie bereits beschrieben, Neurodermitiker äußerst sensible Wesen sind, entsteht sofort eine **negative Dynamik:** Die Kinder reagieren immer deutlicher über ihre Haut, dadurch wird der Streß immer größer! Die Eltern haben die Auswirkungen ihrer elterlichen Ungeduld in Form der juckenden Kinderhaut immer vor Augen, was wiederum zu Schuldgefühlen führt. Diese Schuldgefühle erhöhen die innere Spannung. So dreht sich die Spirale ständig weiter nach unten.

Einen sehr guten, erfolgreichen Therapieansatz für die Eltern bieten hier Entspannungsübungen und autogenes Training. So besteht eine Chance, diesen Teufelskreis zu durchbrechen und die Eigendynamik von zunehmenden Spannungen zu verhindern. Viele kennen das Phänomen: Geht es den Eltern gut, so geht es auch den Kindern gut! Die Eltern sollten darauf achten, daß ihnen ausreichend Platz für Zweisamkeit, Zärtlichkeit und Sexualität erhalten bleibt. Hat sich die Anspannung schon zu lange auf die ganze Familie ausgewirkt, fällt es in der Regel nicht leicht, diesen Freiraum zurückzuerobern. Aber das sollte niemanden davon abhalten, einige Kraft zu investieren, um einen Ausweg zu finden.

Neurodermitis, Geburt und Säuglingsphase

„Berührt, gestreichelt und massiert werden, das ist Nahrung für das Kind. Nahrung, die genauso wichtig ist wie Mineralien, Vitamine und Proteine. Nahrung, die Liebe ist. Wenn ein Kind sie entbehren muß, will es lieber sterben. Und nicht selten stirbt es wirklich." LEBOYER [87]

Körperkontakt ist Hautkontakt. Hautkontakt stimuliert, wie wir heute wissen, eine Unzahl von Rezeptoren. Die Haut könnte man getrost als äußeren Teil des Gehirns bezeichnen. Ganze Hormonkaskaden werden durch taktile Reize (Berührung) oder durch seelischen Streß in der Haut freigesetzt. Das Hormon Beta-Endorphin wurde in jüngster Zeit auch in der Haut lokalisiert. Bisher glaubte man, es werde nur dieses „Glückshormon" im Gehirn, in der Hypophyse, gebildet. Inzwischen wurden aber noch weitere Botenstoffe identifiziert.

Das **Hormon alpha-MSH,** das bei Sonneneinstrahlung vermehrt gebildet wird, hat einen positiven Einfluß auf Kontaktekzeme. Weitere Neurohormone aus der Haut haben einen regulierenden Einfluß auf die histaminproduzierenden Mastzellen und auf die immunreaktionsdämpfenden Suppressorzellen. Sogar das Hormon ACTH kann in der Haut gebildet werden. Es stimuliert die körpereigene Cortisonausschüttung.

Die Nesselsucht hat, wie es scheint, als Ursache eine erhebliche psychische Komponente. Psoriasis und Neurodermitis treten bei seelischen Nöten schubweise auf. Haut, Psyche und Immunsystem scheinen untrennbar miteinander verbunden.

Letztlich scheinen die hochaktuellen Erkenntnisse der Wissenschaft all das zu bestätigen, was wir schon lange bei Naturvölkern beobachten können und was Ärzte wie FREDERICK LEBOYER seit langem lehren. Die Haut spielt in unserem Leben eine weitaus größere Rolle als nur ein Schutzmantel für das Körperinnere. Sie hat einen regulierenden, erhaltenden Einfluß auf unsere gesamte Gesundheit.

„Hast du dir schon einmal überlegt, wie sehr unsere fünf Sinne zusammengehören? Sind sie nicht alle eine Erweiterung der Haut?

Sind sie nicht gleichsam die Fühler des Gehirns, die die äußere Welt erspüren und erforschen? Mit jeder Sinnesqualität öffnet sich eine neue Dimension, erweitert sich das Universum, weit und weiter. Wir riechen noch, was längst nicht mehr in Reichweite unserer Hände ist. Das Hören geht noch viel weiter. Und das Sehen... Wenn wir sehen, streicheln wir die Welt mit unseren Augen. Aber alles beginnt mit der Berührung. Die Sprache erinnert uns daran. Sagen wir nicht: „Ich möchte etwas begreifen" oder auch „es berührt mich"? LEBOYER [87]

Auch wenn es nicht unserer gesellschaftlichen Norm entspricht, sollten Eltern sich klarmachen, daß Babys und Kleinkinder auch während der Nacht menschliche Wärme brauchen. Vielleicht gibt es Ausnahmen, z.B. Kinder die tatsächlich vom ersten Tag an zwölf Stunden zufrieden schlafen – egal, wo und wie. Aber das ist nicht immer der Fall, eher eine Seltenheit. Es gibt wohl keinen Menschen, der im Laufe seines kindlichen Daseins nicht versucht hat, nachts das elterliche Bett zu erobern. Dieser regelmäßige Ausdruck der Suche nach Geborgenheit und Nähe ist einfach nicht zu widerlegen. Wir haben eine Gesellschaft von Neurotikern und Umweltzerstörern entstehen lassen, denen es unter anderem überwiegend zu eigen ist, daß sie nicht gestillt wurden und die Nächte als Säuglinge und Kleinkinder alleine verbringen mußten. Die Annahme, daß es nur den „Naturvölkern" vorbehalten sei, viel Körperkontakt und gemeinsame Schlafplätze zu pflegen, ist unrichtig. Interessant ist in diesem Zusammenhang, daß gerade die Naturvölker in höchstem Maße im Einklang mit der Natur leben. Eine Umweltzerstörung entsprechend den heutigen Dimensionen ist für diese Völker gar nicht vorstellbar.

Ebenso unrichtig ist ein gern gebrauchtes Argument, daß das Kind in eine krankhaften Bindung gedrängt wird, aus der es sich nur sehr schwer oder gar nicht lösen könne. Ein solches Phänomen hat in erster Linie mit den Eltern zu tun. Finden sich bei den Eltern bereits gestörte Beziehungsmuster (z.B. noch immer „Kinder" ihrer eigenen Eltern zu sein), kann das wiederum die Ursache einer pathologischen Bindung der eigenen Kinder an das Elternhaus sein. Der Umstand „Familienbett" ist da eher nebensächlich; es gibt weitaus mehr Möglichkeiten, Kinder in eine krankhafte Abhängigkeit zu bringen.

Die moderne Architektur steht dem „Familienschlafzimmer" allerdings oft genug im Wege. Sollte es tatsächlich nicht möglich sein, in einem „Familienbett" zu schlafen, ist es immer noch die bessere Lösung, wenn ein

Elternteil „auszieht". Die Erwachsenen sollten in der Lage sein, mit der nächtlichen Einsamkeit fertig zu werden. Säuglinge können es nicht!

Man beraubt ein Baby oder ein kleines Kind der Gesellschaft eines anderen Menschen, verlangt von ihm, allein einzuschlafen und unter keinen Umständen das Bett zu verlassen, und zwingt es so, sich selbst die ganze Nacht zu „bemuttern", wenn das Bedürfnis dazu entsteht. Der Daumen, eine Flasche, die Decke oder der Teddybär nehmen den Platz der Mutter, den Platz der Liebe, ein. Zu diesem Zeitpunkt unterdrückt es vielleicht sogar schon sein Bedürfnis nach Mutter oder Vater. Das Kind kommt zu der Überzeugung, daß es die Eltern nicht braucht. Leider ist sein unterdrücktes Bedürfnis kein geschwundenes Bedürfnis. Es kann viele, viele Jahre in einem Menschen schlummern. [167]

Schon im Mutterleib wird die Haut des Ungeborenen ständig berührt und stimuliert (besonders intensiv am Rücken). Während der Geburt wird der taktile Reiz auf einen Höhepunkt gebracht. Der Geburtskanal massiert intensiv die gesamte Hautoberfläche. Hier könnte ein bedeutsames Startsignal für hormonelle Regulationen gegeben werden. In diesem Zusammenhang sei erwähnt, wie wichtig es für Kaiserschnittkinder ist, nach der Geburt besonders viel Körperkontakt zu bekommen und regelmäßig massiert zu werden.

In der Intensivmedizin setzt sich mittlerweile die Erkenntnis durch, daß bei Frühgeborenen und Risikokindern der Körperkontakt und die Muttermilch sämtlichen medizinischen „High-Tech-Therapien" überlegen sind.

Ein interessanter Ansatz in der Therapie von chronischen Hautkrankheiten ist der Versuch, durch intensive Berührungsreize den Prozeß zu beeinflussen.

Es soll noch einmal daran erinnert werden, daß die Geburt Trennung bedeutet. Vom

„Einssein" in ein völlig unbekanntes „alleine sein". Wesentliches Merkmal dieses Getrenntseins ist das „fehlende Außen", die fehlende Berührung, der fehlende Halt des Rückens.

In Indien lehrt man traditionell die **Babymassage,** um den Kindern den Umgang mit dieser neuen Lebenssituation zu erleichtern. Leboyer empfiehlt diese körperliche Form der Zuwendung prinzipiell für jedes Kind. Aber gerade hautkranke Kinder sowie Kaiserschnittkinder sollten besonders intensiv in den Genuß der Babymassage kommen. Auch wenn man nicht davon ausgehen kann, daß eine Massage die Neurodermitis von Säuglingen und Kleinkindern heilt, so handelt es sich doch mit Sicherheit um eine hervorragende Maßnahme, um zu lindern und vielleicht langfristig sogar die Selbstheilungskräfte so stark zu mobilisieren, daß die Ekzembereitschaft mehr und mehr zurückgeht.

Hautkontakt ist aber nicht nur den kleinsten Wesen vorbehalten. Die oben beschriebenen Mechanismen funktionieren noch genauso im Erwachsenenalter. Auch hier kann z. B. die regelmäßige Berührung in Form sanfter und liebevoller Ganzkörpermassage die eigenen Regulationsvorgänge anregen. In einigen humanistischen Psychotherapieverfahren werden therapeutische Massagen eingesetzt. In einer entsprechenden Atmosphäre kann es während der Anwendung vorkommen, daß der/die Behandelte in Kontakt mit bisher verborgenen Gefühlen kommt. Diese können stark mit Trauer, Angst oder Verletzung, manchmal sogar mit Wut und Aggression besetzt sein. Die Körperoberfläche sowie die darunterliegenden Gewebsschichten (besonders die Muskulatur) haben letztlich alle emotionalen Begebenheiten unseres Lebens gespeichert (Änderung der Körperhaltung je nach seelischem Befinden bedeutet Änderung des Muskeltonus). Durch therapeutische Reize können diese Erinnerungen freigesetzt werden und in das Bewußtsein dringen. So kann es zu heftigen Gefühls ausbrüchen während der Therapie kommen, die einem Reinigungsprozeß auf der seelischen Ebene entsprechen. Durch gefühlvolle Begleitung des/der Betroffenen kann so ein befreiender Prozeß entstehen, der sich äußerst positiv auf die Hauterkrankung auswirken kann.

Neue Wege: das Gelsenkirchener Modell

Dieser Text entspricht überwiegend der Darstellung des Gelsenkirchener Modells im Kapitel Asthma bronchiale. Der wesentliche Unterschied zum Asthma bronchiale besteht in den spezifischen Gefühlen und Ängsten. Bezüglich der Neurodermitis sieht STEMMANN das Thema Trennung:

„Unter Trennung ist der Abriß des Körperkontaktes, der Verlust des Kontaktes zur Mutter, Familie, zu Freunden, zur gewohnten Umgebung zu verstehen. Es ist entwicklungsgeschichtlich zu erklären, daß das Gefühl „Trennung" Krankheit verursachen kann. Drohte eine Trennung, so hatte das in der Vorzeit (und hat es auch heute noch) große Konsequenzen für den Betreffenden. Trennungsangst kann aufkommen mit Folgen im organischen Bereich, und so entsteht eine Neurodermitis nach Situationen, in denen „Trennungen" vollzogen wurden: nach der Geburt, beim Abstillen, nach einer Scheidung, nach Wohnortwechsel, nach dem Tod eines Angehörigen usw. Wiederholen sich derartige Situationen von „Trennung", in denen das Gefühl erinnert und als Kränkung empfunden wird, werden jedesmal neurodermitische Beschwerden auftreten, und damit ist die Krankheit als chronisch programmiert." STEMMANN [165]

Dabei läßt sich ein genauer **Ablauf der Mechanismen** beobachten:

- Das kränkende Gefühl verändert über den Hypothalamus die Immunabwehr. In die-

ser ersten Phase, in der das Gefühl den Betroffenen intensiv beschäftigt, entsteht dadurch Streß, der die Immunabwehr so beeinflußt, daß die Krankheit nicht auftreten kann.

- Die zweite Phase beginnt, wenn das krankmachende Gefühl überwunden ist. Die Anspannung läßt nach, und erst jetzt sind immunologisch die Bedingungen dafür gegeben, daß der Betroffene eine Neurodermitis durch Allergene, infektiöse Erreger, Schadstoffe u.a. erleiden kann. Zumeist rötet und entzündet sich die Haut am Tag nach Beginn der Entspannungsphase.
- Das kränkende Gefühl wirkt auf die Funktionssteuerung der Haut ein. In der ersten Phase werden durch den Streß vom Hypothalamus aus, über das vegetative Nervensystem, die Gefäße der Haut eng gestellt. Die Haut ist kalt, trocken, schuppig.
- Erst wenn das krankmachende Gefühl nachläßt, in Phase zwei, in der Entspannung, verkehren sich die zentralen Steuerungsfunktionen. Die Gefäße in der Haut erweitern sich. Die Haut wird warm, ist gerötet, näßt leicht und juckt heftig.

> Der Krankheitsverlauf ist zweiphasig: Erst wenn das krankmachende Gefühl überwunden ist, d.h. in der Entspannungsphase, setzen die Zeichen der Neurodermitis ein. Wenn die Neurodermitis auftritt, ist somit der Anlaß, das auslösende Ereignis, schon vorbei (s. auch S. 30f.).

Wird nun durch eine spezielle Fragetechnik die Situation gefunden, in der die Trennungsangst entstanden ist, dann ist laut STEMMANN die Ursache der Neurodermitis gefunden. Bei Säuglingen findet sich in typischer Weise das Phänomen vorzeitige Wehen und Kaiserschnitt bzw. die sofortige Trennung zwischen Mutter und Kind nach der Entbindung.

Gerade bei einer Neurodermitis, die schon seit der Kindheit besteht, können sich dann spezifische Verhaltensmuster zwischen Kind und Eltern einschleichen, die zu einer zusätzlichen Zementierung der Krankheit führen. Es besteht die Gefahr einer pathologischen Bindung zwischen Eltern und Kind, die verhindert, daß sich der Nachwuchs von seinen Kontaktpersonen lösen kann, ohne wiederum die Trennungsängste zu erleben. In vielen Fällen übertragen gar die Eltern selbst ihre eigenen Ängste und Probleme auf ihr Kind. Die Folge ist eine weitere Manifestierung der Trennungsängste, was zu sozialen Entwicklungsproblemen (z. B. im Umgang mit Gleichaltrigen) führen kann.

Da das Kind „krank" ist, wird es allzuoft auch als solches von den Eltern behandelt. Eine zwar gutgemeinte, aber letztlich blockierende oder gar erstickende Überfürsorglichkeit verhindert die Entwicklung einer starken, selbstsicheren Persönlichkeit. So schleifen sich Verhaltensrituale ein, die verhindern, daß das Kind Spannungssituationen überwinden kann, ohne mit Schüben zu reagieren. Darüber hinaus führt das zu starke Zurückstellen der elterlichen Bedürfnisse unter Umständen zu einer zunehmenden Aggression der Eltern dem Kind gegenüber oder zu Beziehungsproblemen zwischen den Eltern. So entstehen wiederum Spannungen (bis hin zu Trennungsängsten), unter denen natürlich die Kinder zusätzlich leiden.

Zusammenfassend kann man sagen, daß beide Extreme im Umgang mit Kindern zwangsläufig zu Konflikten führen. Ein unbewußtes Zuviel im Sinne einer pathologischen Überversorgung führt genauso zu Problemen wie ein ständiges Zuwenig.

Das **Gelsenkirchener Behandlungsverfahren** der Neurodermitis konzentriert sich im besonderen auf Maßnahmen wie:

– autogenes Training, Erlernen von Bewältigungsstrategien (hilft mit Trennungssituationen umzugehen, ohne daß Krankheitssymptome auftreten),

– Selbstwahrnehmungstraining (hilft Gefühle, die Spannungen hervorrufen, bewußt wahrzunehmen),
– Stärkung des Selbstbewußtseins (Ziel ist das Erreichen eines altersgerechten Entwicklungszustandes),
– Stärkung eines positiven Elterngefühls (die Eltern sollen sich als „ausreichend gute Eltern" empfinden und ihre „Meßlatte" diesbezüglich nicht ständig zu hoch hängen),
– Anstreben einer „optimalen Entsagung" (Kinder müssen lernen, Bedürfnisaufschub und Anpassung zu erlernen, ohne mit Erpressungsritualen (kratzen!) zu reagieren),
– Stärkung der Paarbeziehung (die Eltern sollen unterstützt werden, ihre Bedürfnisse und Wünsche zu erspüren und zu leben),
– Stärkung des Selbstwertgefühls und einer positiven Lebenseinstellung der Eltern.

Ursachen für einen schubweisen Verlauf der Neurodermitis

Viele Betroffene quält immer wieder die Frage, wieso ganz plötzlich eine Verschlechterung eintritt. Wie aus heiterem Himmel kann aus völliger oder zumindest weitgehender Beschwerdefreiheit ein starker Schub auftreten. Neben den bereits aufgeführten Nahrungsmitteln und Allergiekomponenten gibt es viele, meist ganz individuelle Konstellationen oder Einflüsse, die das Hautbild plötzlich verschlechtern. Nebenbei sei nochmals betont, daß der schubweise Verlauf der Neurodermitis ein Charakteristikum dieser Erkrankung ist. Das heißt, in vielen Fällen läßt sich wirklich keine Ursache finden. Typisch für eine Verschlimmerung (vor allem bei Säuglingen und Kleinkindern) sind:

– das Zahnen,
– beginnende Infekte (während Fieberattacken meist völliges Abheilen, danach wieder Aufblühen der Ekzeme),
– starke Wetter- oder Klimawechsel,

– Schreck, Streß, ungewohnte Lebensumstände (Urlaub, Krankenhaus, Umzug etc.),
– Kontakt mit Duftstoffen, bestimmten Pflanzen, Chemikalien (Farben, Lacke etc.).

> Je nach Ursache und Gesamtzustand kann ein Schub außergewöhnlich heftig sein. Besteht der Verdacht, daß der Betroffene mit irgend etwas in Berührung gekommen ist, sollte sofort mit kühlem Wasser – möglichst ohne Seife – gewaschen werden.

Dehnen sich das Ekzem und der Juckreiz über größere Areale aus, können kühlende Bäder – wenn überhaupt nur mit Salz aus dem Totem Meer als Zusatz – wohltuend und erleichternd sein. Auch feuchte, kühlende Umschläge mit Kamille beruhigen die Haut. Auf nässende Hautpartien Zink als Schüttelmixtur (Fissan-Zink-Schüttelmixtur oder weiche Zinkpaste) auftragen. Es kann durchaus notwendig sein, akut auf einige extreme Hautstellen ein Cortisonpräparat aufzutragen. Besteht der Verdacht, daß ein Lebensmittel oder ein Allergen die Ursache ist, können Zyrtec®-Tropfen oder -saft gegeben werden.

Impfungen

Mit großer Wahrscheinlichkeit reagiert jedes Neurodermitiskind vor allem auf die BCG-Impfungen in den ersten zwei Lebensjahren mit einer deutlichen Verschlechterung der Haut. Bezüglich Impfungen sollte ganz allgemein die Indikation äußerst gründlich abgewogen werden. Die Bedeutung des Impfschutzes ist keineswegs so klar und eindeutig, wie es die Impfbefürworter immer wieder darstellen. Die Neurodermitis stellt aus der Sicht des Autors eine eindeutige Kontraindikation für Impfungen dar (s. auch S. 301 ff.).

Stillen und Neurodermitis

Die Erfahrung, daß Stillen unsere Kinder vor Ekzemen und Allergien schützt, stimmt nicht mehr. Heute entwickeln auch vollgestillte Kinder innerhalb der ersten Lebensmonate Allergien und atopische Ekzeme (s. auch S. 263).

Neurodermitis und chronisch rezidivierende Infekte

Es wird häufig behauptet, daß Neurodermitiker auch zwangsläufig an ständigen Infekten litten, und daß man da gar nicht viel machen könne. Das ist sicher nicht so! Zu einer Infektanfälligkeit kommt es in der Regel durch all die bereits besprochenen Veränderungen im Organismus. Mangelerscheinungen und Symbiosestörungen des Darms stehen hier an erster Stelle. Durch eine entsprechende Therapie kommt es zu einer zunehmenden Stabilisierung der Abwehrlage, und die häufigen Infekte reduzieren sich auf ein natürliches Maß.

Weitere Entwicklung der Neurodermitis

Sehr oft kommt es nach dem Säuglings- und Kleinkindalter zu einer beschwerdefreien Zeit. Erst ab dem Schulalter können dann wieder unter Umständen Rezidive auftreten. Auch hier entscheiden die Lebensumstände ganz maßgeblich über den Verlauf. Zwischen dem 20. und 30. Lebensjahr treten die Hauterscheinungen wieder mehr in den Hintergrund, um sich danach schubweise zurückzumelden. Mit zunehmendem Alter hören die Schübe allmählich ganz auf.

> Eine jahreszeitliche Abhängigkeit kann bei den meisten Patienten beobachtet werden.

Im Frühjahr und Herbst ist der Verlauf am heftigsten, im Winter kommt es bei der überwiegenden Zahl der Patienten zu einem ruhigeren Verlauf. Bisher galt der Sommer als angenehmste Phase, da in dieser Zeit die Haut vieler Patienten relativ reizlos war. Durch die rapide ansteigenden Ozonwerte während Schönwetterperioden zeichnet sich hier aber ein deutlicher Wandel ab. **Ozon** wirkt stark provokativ auf Allergien und Neurodermitis. Die Anzahl der Krankheitsfälle ist in der Stadt etwa dreimal so hoch wie auf dem Land!

> **Die Disposition zu einer Neurodermitis ist nicht heilbar!**

Das heißt aber keinesfalls, daß Ekzempatienten ihr Leben lang leiden müssen! Es ist durchaus möglich, über lange Jahre oder dauerhaft völlig erscheinungs- und beschwerdefrei zu bleiben. Allerdings kann es immer wieder mal zu Rezidiven kommen, wenn der Betreffende nicht konsequent auf ein bewußtes Leben achtet. So stellt die Neurodermitis eine ständige Aufforderung dar, sich mit sich selbst und seiner Umgebung sehr aufmerksam auseinanderzusetzen.

Häufig beobachten wir – insbesondere bei Kindern, meist ab dem fünften Lebensjahr – eine Verlagerung der Symptome. Die Haut wird zunehmend erscheinungsfrei, dafür kommt es jetzt zum Auftreten von allergischem Schnupfen. Es folgen zunehmend chronische Entzündungen der oberen Luftwege, ebenfalls auf allergischer Grundlage. Diese Entwicklung kann sich bis zum Eintritt asthmatisch/allergischer Beschwerden fortsetzen. Auch hier spielen die Schleimhäute des Darms eine besondere Rolle! Die Basistherapie und die diagnostischen Überlegungen unterscheiden sich daher nicht wesentlich von den Maßnahmen bei der Neurodermitis. Um diese Entwicklung zu durchbrechen, sollte bei Kindern, die eine allergische Veranlagung aufweisen, eine vorbeugende Dauertherapie durchgeführt werden. Auch in beschwerdefreien Intervallen. Dazu gehört unabdingbar die **mikrobiologische Therapie.** Regelmäßige Kontrollen auf Hefe- und/oder

> **Entwicklung der allergischen Disposition in den ersten fünf Lebensjahren.**
>
> Nahrungsmittelallergie
> ⇓
> Neurodermitis
> ⇓
> Allergie der oberen Atemwege
> ⇓
> Allergie der unteren Atemwege
> ⇓
> Hyperreaktivität der Bronchien
> ⇓
> Asthma bronchiale

Schimmelpilze sowie die Beobachtung der Entwicklung der Darmflora sollten fest eingeplant werden. Die Ernährung muß streng auf eine gesunderhaltende Vollwertkost ausgerichtet sein. Ausnahmen sind erlaubt, aber nur zu besonderen Gelegenheiten und somit nicht zu häufig.

Mikronährstoffmangel muß durch regelmäßige Vollblutanalysen ausgeschlossen werden. Antibiotische Maßnahmen sowie Impfungen sollten absolute Ausnahmen darstellen. Die Eltern der betroffenen Kinder müssen stets über umweltrelevante Fragen informiert und entsprechend geschult werden. Das gleiche gilt für die seelische Entwicklung des Kindes. Familienkonflikte müssen rechtzeitig erkannt und durch therapeutische Unterstützung aufgearbeitet werden.

13.3 Therapie der Neurodermitis

Cortison

Von jeher versucht man, den so deutlich sichtbaren Hautveränderungen von außen zu

Leibe zu rücken. Die Vorstellung ist ja auch verlockend. So existiert mittlerweile eine unüberschaubare Vielzahl von Rezepten für Salben, Cremes, Lotionen und Badezusätzen. Aber immer wieder mußte man aufs neue feststellen: Es gibt nichts Zuverlässiges, es hilft nichts auf Dauer, und der Juckreiz läßt sich besonders schlecht beeinflussen.

Welch eine Erleichterung, als Cortisonpräparate endlich künstlich hergestellt werden konnten und man Wege fand, diese in Cremes und Salben stabil unterzubringen. Innerhalb kürzester Zeit verschwand der Juckreiz, die Haut heilte schnell vollständig ab und sah aus, als wenn nie etwas gewesen wäre. Dieser Effekt konnte beliebig oft wiederholt werden.

Es entwickelte sich eine Cortisoneuphorie. Zunächst glaubte man, so die Neurodermitis „im Griff" zu haben. Im Laufe der Zeit stellte sich allerdings heraus, daß nach dem Absetzen der Cortisonsalben die Hautentzündungen immer stärker wieder aufflammten und deshalb die Anwendungen immer häufiger und stärker konzentriert erfolgen mußten **(Rebound-Effekt)**.

Nun mußte man feststellen, daß die Cortisonsalben bei häufiger und starker Anwendung nicht unerhebliche Nebenwirkungen entwickelten. Außerdem ließ die Wirkung zunehmend nach. Es entwickelte sich eine Cortisonphobie. Die Haut veränderte sich an den Stellen, auf denen die Kortikoide zu oft aufgetragen wurden. Sie wurde zunehmend dünner und pergamentähnlicher, und es bildeten sich kleine Gefäßbäume direkt unterhalb der Haut, die deutlich zu sehen waren, sowie die gefürchteten Striae (Schwangerschaftsstreifen). Diese Erscheinungen sind mitunter geradezu entstellend.

Ein weiteres Problem zeigte sich ganz besonders bei Kindern. Die Cortisonverbindungen durchwandern die Haut, gelangen in den Blutkreislauf und wirken dadurch **systemisch,** d.h. ähnlich wie Cortisontabletten, mit allen typischen Nebenwirkungen dieses Hormons.

So konnte beobachtet werden, daß bei unvorsichtiger Anwendung (z.B. im Genitalbereich) die Aufnahme durch die Haut so stark war, daß alle befallenen Hautbereiche abheilten – ohne daß dort Cortison aufgetragen wurde. Außerdem verändert sich die körpereigene Cortisolproduktion, und es kommt zu Auswirkungen auf andere Hormondrüsen, was z.B. Wachstumsstörungen zur Folge hat. Der Stoffwechsel (Zucker- und Fettstoffwechsel) wird beeinflußt und auch das Immunsystem bleibt nicht verschont. Cortison hat die wesentliche Eigenschaft, Entzündungen zu unterdrücken, auch im Bereich der Erregerabwehr. Es kommt somit vermehrt zu Infekten, Pilzinfektionen usw.

Vor allem die Erfahrung, daß nach Absetzen der Präparate innerhalb kürzester Zeit die Hauterscheinungen heftiger als zuvor aufflammten, brachte Cortisonsalben zunehmend in Verruf. Immer mehr Patienten lehnten die Dauerbehandlung mit Cortison ab.

Cortisonsalben

Eine Therapie mit cortisonhaltigen Salben kann trotz aller Bedenken und negativer Erfahrungen kurzfristig notwendig – und sehr segensreich sein. Die Angst vor einem beschränkten Einsatz eines modernen Salbenpräparats mit Hormonen ist unbegründet. Meist wird von den naturheilkundlichen Therapeuten der Teufel an die Wand gemalt und stark übertrieben gewarnt und abgeraten. Aber die wenigsten wissen, was es wirklich bedeutet, ein kleines Kind z.B. mit einem nächtlichen akuten Schub zu betreuen.

Einsatz von Cortisonsalben. Prinzipiell sollen Cortisonpräparate nie als Monotherapie zur Behandlung einer Neurodermitis eingesetzt werden. Zu viele „Ursachenverstärker" können übersehen werden oder bei entsprechender Begleittherapie diese Präparate ganz überflüssig machen. Bei manchen Patienten zeigen sich nur ein- bis zweimal wöchentlich oder zu kurzen Zeiten im Jahr Hautveränderungen. Wenn diese nun äußerst schmerzhaft, juckend oder sehr lästig sind (z. B. zwischen den Fingern, im Anogenitalbereich, im Gesicht), kann durchaus zu Cortisonsalben gegriffen werden. Aber es müssen die Kriterien für eine solche Therapie berücksichtigt werden.

> Cortisonsalben sollten sparsam aufgetragen werden.

Natürlich spielen hauptsächlich der Ausprägungsgrad und das damit verbundene Leid die entscheidende Rolle. Wenn die Betroffenen zu massiv leiden, kann ein Nichtbehandeln – gerade bei Kindern – unnötig den Druck und den Streß um ein Vielfaches erhöhen. Auch die Eltern der betroffenen Kinder müssen erwägen, ob sie für kurze Zeit Erleichterung herbeiführen und das Ekzem bzw. den Juckreiz unterdrücken müssen. Aufgeklärte und verantwortungsbewußte Eltern können im Laufe der Zeit selbst entscheiden, wann sie zum Cortison greifen. So ist ein Gebrauch ein- bis zweimal in der Woche völlig problemlos. Aber immer wieder gilt der Grundsatz: Ein Maximum an Ursachenforschung und sinnvoller Zusatztherapie muß betrieben werden. Für viele mag es unverständlich sein, daß ein Heilpraktiker nicht radikal vom Cortison abrät. Aber wer niemals für längere Zeit mit einer massiven Neurodermitis konfrontiert wurde, kann leicht gute Ratschläge verteilen und die Angst vor Cortison schüren. In langjähriger Erfahrung habe ich immer wieder festgestellt, daß die Betroffenen von sich aus immer bemüht sind, Kortikoide so sparsam und so selten wie möglich einzusetzen. Erwachsene lernen mit den Beschwerden umzugehen und verzichten häufig vollständig auf solche Präparate.

Kriterien einer lokalen Cortisontherapie

Die wichtigsten Kriterien einer lokalen Cortisontherapie sind:

– Art und Konzentration der Cortisonverbindung,
– Applikationsort,
– Größe der zu behandelnden Hautoberfläche,
– Dauer der Behandlung,
– Alter der Patienten,
– Zusatzstoffe,
– Gegenanzeigen.

Art der Cortisonverbindung. Die externen Cortisonverbindungen sind im Laufe der letzten Jahre zunehmend sicherer und wirksamer geworden. Die Kenntnisse über die Auswahl der verschiedenen Cortisonwirkstoffe und deren notwendigen Konzentrationen je nach Krankheitsbild sind sehr umfangreich geworden.

> Es gilt in der Haut eine ausreichend hohe Wirkstoffkonzentration zu erzielen, die kurz nach dem Wirkungseintritt wieder schnell und problemlos verstoffwechselt und ausgeschieden wird.

Die verfügbaren Dermatokortikosteroide unterscheiden sich außerordentlich in ihrer Wirkungsstärke und damit auch in ihrer Nebenwirkungsrate. Man unterscheidet heute starke, mittelstarke und schwache Steroide (= Kortikoide).

Starke Kortikoide werden selten eingesetzt und sind zur Behandlung der Neurodermitis völlig überflüssig. Hier sind schwache Verbindungen völlig ausreichend und wirksam genug.

Schwache Verbindungen sind als Hydrocortisone (unter unterschiedlichen Präparatenamen) im Handel. Hydrocortison ist bezüglich lokaler Nebenwirkungen an der Haut mit den geringsten Veränderungen verbunden. So bleibt eine kurzdauernde Therapie selbst über mehrere Tage ohne lokale Nebenwirkungen.

> Bei der Neurodermitis sollte Cortison nach Möglichkeit nur tageweise eingesetzt werden. Das therapeutische Ziel muß immer eine steroidfreie Behandlung sein!

Letztlich kann auch Hydrocortison zu einer Verdünnung der Haut führen. Bei regelmäßiger, täglich zweimaliger Anwendung eines mittelstarken Steroids (Hydrocortisone werden als schwach eingestuft), konnte man binnen sechs Wochen eine meßbare Hautverdünnung nachweisen.

Sehr geringe Nebenwirkungen zeigt die Substanz Fluorcortinbutyl (Vaspit®). Diese schwache Steroidverbindung durchwandert nur zu einem sehr geringen Teil die Haut. Hier wird sie innerhalb kürzester Zeit inaktiviert. Die hier entstehenden Metaboliten (Abbauprodukte) werden innerhalb von drei Stunden vollständig abgebaut. Eine systemische Wirkung ist nicht zu erwarten. Die Wirkung ist insbesondere in Cremeform recht gut, allerdings geringer als von Hydrocortison. Die Wirkung läßt nach einiger Zeit nach. Für die Neurodermitistherapie ist Vaspit® den anderen externen Cortisonpräparaten – insbesondere im Kindesalter und bei großflächigen Anwendungen – vorzuziehen.

Applikationsort. Der Lokalisation der betroffenen bzw. der zu behandelnden Hautstellen kommt eine besondere Bedeutung zu. So ist zunächst zu berücksichtigen, in welchem Zustand die zu behandelnde Haut behandelt wird. Eine akute Erscheinung führt zu einer mangelnden Depotbildung in der Hornschicht der Haut. Dementsprechend muß ein Präparat häufiger aufgetragen werden, um die erwünschte Wirkung zu erzielen. Hat die Haut auf die Steroide reagiert und kommt es zu einem Rückgang der Erscheinungen, kann die Anwendungshäufigkeit reduziert werden. Die Aufnahme von Wirkstoffen ist entsprechend den verschiedenen Körperregionen extrem unterschiedlich.

Hydrocortison wird z.B. von der Haut im Hodenbereich 40mal stärker aufgenommen als am Unterarm und ca. 400mal stärker als an der Fußsohle. Auch im Gesicht, unter den Armen (Axilla) und zwischen den Fingern reichen deutlich geringere Wirkstoffmengen zur Therapie aus.

So müssen bei einer Anwendung im Genitalbereich, im Gesicht, zwischen den Fingern und unter den Achseln die Wirkstoffe vorsichtiger und sparsamer verwendet werden als z.B. in den Kniekehlen.

Größe der zu behandelnden Hautoberfläche.

> Beträgt die erkrankte und zu behandelnde Hautoberfläche mehr als 18–20% der Körperoberfläche, sollte von einer lokalen Cortisontherapie abgesehen werden.

Eine ausreichende Wirkung ist fraglich. In gravierenden Fällen, also bei nässenden, großflächigen und massiv juckenden Erscheinungen, muß an eine systemische Cortisontherapie gedacht werden, d.h., es müssen Cortisontabletten verabreicht werden. Dabei handelt es sich aber immer um eine Notfalltherapie.

Je großflächiger die Wirkstoffe aufgetragen werden, desto stärker werden sie aufgenommen. Deshalb ist bei Kindern, insbesondere bei Säuglingen, von einem großflächigen Aufbringen von Cortisonsalben dringend abzuraten. Die Gefahr von systemischen Reaktionen ist in solchen Fällen auch bei Hydrocortisonen zu groß.

Zusatzstoffe. Eine zufriedenstellende Wirkung eines Salbenpräparats ist nicht nur alleine vom Wirkstoffgehalt abhängig. Auch die Grundlagen und Zusatzstoffe, die den Fertigpräparaten zugemischt werden, sind von besonders großer Bedeutung. Wird eine falsche Grundlage gewählt, kann die Wirkung der Steroide stark geschwächt werden. Akute, nässende Entzündungen werden grundsätzlich mit feuchten Zubereitungen behandelt (Umschläge, Lotionen, Cremes). Keinesfalls sollten Puder, Pasten oder Salben (vor allem fettende Salben) verwendet werden. Trockene, chronische Ekzeme werden mit Salben und Fettsalben behandelt.

Viele Fertigpräparate enthalten bedenkliche Salbengrundlagen, die Unverträglichkeiten und Allergien auslösen können. So sind z. B. Wollwachsprodukte und Konservierungsstoffe in Cortisonpräparaten meist völlig überflüssig.

Gegenanzeigen. Prinzipiell stellen alle infizierten Hauterkrankungen, ganz gleich ob es sich um Pilze, Viren oder Bakterien handelt, ein Verbot für eine externe Cortisontherapie dar. Besonders bei der Windeldermatitis der Säuglinge, eine durch Pilze verursachte Hautentzündung, werden immer wieder Kombinationspräparate eingesetzt, die neben einem Antipilzmittel auch Cortison enthalten. Eine solche Behandlung ist unsinnig. Das Cortison sorgt für eine lokale Abwehrschwäche und begünstigt somit das Wachstum der Pilze. Je jünger die Patienten sind, desto schwächere Steroidsalben sind anzuwenden und desto weniger großflächig hat dies zu erfolgen. Die Anwendung soll sich außerdem auf wenige Tage beschränken.

Andere „Externa"

Cortison bleibt also den Notfällen vorbehalten. So geht die Suche nach einem zuverlässig wirksamen Externum um nach wie vor weiter. Immer wieder flimmert durch die Regenbogenpresse eine sensationelle Meldung über ein neu entdecktes Salbenpräparat, das zuverlässig Heilung oder Erscheinungsfreiheit verspricht. Es gibt jedoch nur einige Rezepturen, Salbenfertigpräparate und Empfehlungen, die wirklich sinnvoll und lindernd wirksam sind. Nicht nur jeder Therapeut hat seine „Lieblingsrezepte", mit denen er am besten zurechtkommt, sondern auch die Patienten finden in der Regel Rezepturen, die sie bevorzugen.

Die äußerliche Behandlung der Ekzeme kann nur bedingt auf die spezifische Problematik der Neurodermitishaut einwirken. Der Versuch, die Entzündung und den Juckreiz unter Umgehung von Kortikoiden zu beeinflussen, ist trotz der unübersehbaren Zahl von Salbenpräparaten sehr beschränkt. Dennoch ist eine lokale Behandlung wichtig und sinnvoll. Durch eine intensive Pflege mit geeigneten Substanzen lassen sich doch zumindest Komplikationen wie Hautinfektionen, extreme Austrocknung, Einrisse und die damit verbundene Steigerung des Juckreizes bewirken. Zunächst ist die Unterscheidung zwischen nässenden, trockenen oder infizierten Ekzemen von Bedeutung. Bei Infektionen muß zwischen Pilzen und Bakterien unterschieden werden.

Als Basis für trockene Hautveränderungen eignen sich sehr gut neutrale Fettsalben (z. B. Linola®-Fett Salbe). Außerdem können diese Basissalben sehr gut mit anderen, speziellen Zusätzen individuell angepaßt werden. Allerdings gibt es heute sehr gute, für jede Situation abgestimmte Fertigpräparate, so daß man sich leicht die entsprechend passenden Präparate auswählen kann.

Ein aufmerksames und häufiges Cremen mit den geeigneten Präparaten verhindert in der Regel Komplikationen wie Infektionen oder zunehmenden Juckreiz durch Austrocknung. Die Empfehlung, überhaupt nicht zu cremen, weil die Haut sonst nie lernen würde, ausreichend Flüssigkeit zu speichern, ist zumindest bezüglich der Neurodermitis unsinnig. Eine neurodermitische Haut kann nicht lernen, Flüssigkeit zu speichern.

Es gibt Kliniken, die während ihres speziellen Behandlungskonzepts sämtliche Salben und Cremes absetzen. Dies geschieht im Rahmen einer intensiven Betreuung und Behandlung. In diesem Fall kann man gegen einen solchen Therapieversuch nichts einwenden, da die Behandler aufgrund ihrer Erfahrungen ent-

Häufig in Fertigpräparaten vorkommende Zusätze.	
Zusatz	**Definition/Wirkung**
1 Panthenol	Panthothensäure (Panthenol), ein im Pflanzen- und Tierreich weitverbreitetes Vitamin des B-Komplexes, ist eine Vorstufe von Coenzym A und somit auch für die normale Funktion und Regeneration der Hautzellen sowie der Schleimhäute unentbehrlich.
2 Vitamin A	wird als Epithelschutzvitamin bezeichnet. Vitamin A ist nicht nur für den Sehvorgang ein wichtiges Vitamin, sondern trägt auch zur Funktionserhaltung der Epithelzellen der Haut und besonders der Schleimhäute bei.
3 Vitamin E	kommt in Pflanzenölen vor. Die wichtigste physiologische Rolle von Vitamin E liegt in der Regulation der Fettverbrennung. Vitamin E schützt als Antioxidans die Zellmembranen, auch die der Haut.
4 Kamillenöl	enthält Bisabolol und das blaugefärbte Chamazulen, die entzündungshemmend wirken. Kamille wirkt stark entzündungshemmend.
5 Echinacea	Der Pflanzeninhaltsstoff aus Sonnenhut aktiviert die körpereigene Abwehrfähigkeit, auch in den Hautzellen. Er fördert auch die sog. Phagozytose, die Tätigkeit der Freßzellen. Dadurch werden der Abbau und die Beseitigung entzündlicher Zerfallsprodukte gefördert, was eine beschleunigte Wundheilung zur Folge hat.
6 Sarsaparilla	ist eine Pflanze aus Südamerika. Enthält Steroidsaponine, die bei Milchschorfekzemen und Entzündungen entzündungshemmende und granulationsfördernde Wirkung besitzen.
7 Heparin	stellt eine körpereigene Substanz dar, die blutgerinnungs- und entzündungshemmend wirkt. Erst seit relativ kurzer Zeit nutzt man die lokale entzündungshemmende Wirkung auf der Haut. Außerdem wirkt Heparin durch einen Antihistamineffekt juckreizstillend und antiallergisch.
8 Alpha-Bisabolol	ist der Hauptwirkstoff der Kamille. Entzündungshemmend. Dringt schnell in die Haut ein.
9 Lanolin	Auch Wollwachs genannt. Salbengrundlage aus 13 Teilen Wollwachs, 4 Teilen Wasser und 3 Teilen flüssigem Paraffin. Löst manchmal lokale Allergien aus.
10 Vaseline	ist ein Auszug aus Mineralöl. Salbengrundlage. Dient der Hautpflege.
11 Paraffinöl	ist die Salbengrundlage aus gesättigten Kohlenwasserstoffen.
12 Harnstoff	hat eine vielschichtige Wirkung auf die Haut. Es weicht die Hornschicht auf, wirkt daher schuppenlösend und unterstützt das Eindringen anderer Substanzen in die Haut. Hauptwirkung bei trockener Haut, wirkt aber auch positiv auf Juckreiz und Spannung. Fertigpräparate enthalten synthetischen Harnstoff. Meist zu 10% enthalten. Für Kinder reicht eine 5%ige Zubereitung, da Harnstoff nach dem Auftragen kurzfristig ein Brennen verursacht.
13 Gerbstoffe	wirken entzündungshemmend und juckreizstillend. Günstig zur Anwendung im Bereich von Hautfalten.

Häufig in Fertigpräparaten vorkommende Zusätze. *(Fortsetzung)*	
Zusatz	**Definition/Wirkung**
14 Zink	wird als weiche Zinkpaste oder Schüttelmixtur lokal angewendet, wirkt adstringierend (zusammenziehend) und juckreizlindernd. Da weiche Zinkpaste und Schüttelmixtur die Haut austrocknen können, nie als einzige Maßnahme anwenden. Trotzdem ist Zink sehr hilfreich, besonders bei akuten, blutigen Ekzemen.
15 Nystatin	Natürliches Antipilzmittel.
16 Bufexamac	Cortisonfreie, entzündungshemmende Substanz. Wirksamkeit entspricht etwa einer 5–10%igen Cortisonzubereitung. Führt nicht selten zu lokalen allergischen Reaktionen, die sehr ausgeprägt sein können. Reaktionen im Sinne einer Kontaktdermatitis können noch einige Tage nach Absetzen der Substanz nachschieben und dürfen nicht mit der ursprünglichen Ekzemhaut verwechselt werden! Streureaktionen, bei denen auch nichtbehandelte Hautareale reagieren, sind möglich, eine Sensibilisierung läßt sich in solchen Fällen mittels Epikutantest an einer unauffälligen Hautstelle (Bufexamac in 5%iger Vaseline) leicht nachweisen. Das BGA schränkte das Anwendungsgebiet ein mit dem Hinweis: „Im Hinblick auf das nicht genau erfaßbare Verhältnis von Nutzen und Risiko sollte vor Therapiebeginn eine sorgfältige Abwägung erfolgen." Der Einsatz von einem schwach konzentrierten Hydrocortison (5–10%ig) ist unproblematischer und weniger riskant.
	Mögliche Nebenwirkungen: allergische Reaktionen, verschlechtertes Befinden, Nervenschmerzen, bullöse Hautentzündung, Ekzeme, Rötungen, Hautausschläge mit Streureaktion bis hin zur Generalisation, Hautbrennen oder stechende Schmerzen, Hautschuppung, Urtikaria, Gesichtsödem, Haarausfall, Farbveränderungen der Haut.

sprechende Kenntnisse haben, um zu entscheiden, wann eine solche Therapie abgebrochen werden muß.

Für die Nacht: der Curaderm®-Neurodermitis-Overall. Die Firma Lohmann ist spezialisiert auf Verbandstoffe und Hautschutz. Ganz neu ist der für Kinder entwickelte Neurodermitis-Overall. Durch integrierte Fäustlinge schützt er die Kinder davor, sich blutig zu kratzen. So kann der Juckreiz abgebaut werden, ohne daß die Haut weiter geschädigt wird und somit noch stärker juckt. Die Fäustlinge sind mit einem variabel verschließbaren Gummizug am Handgelenk befestigt. Ein Rausschlüpfen aus dem Fäustling ist unmög-

lich; die Kinder haben genügend Platz, um ihre Finger frei zu bewegen. An besonders gefährdeten Stellen, wie Armbeugen, Ellbogen, Kniekehlen und Hals ist der Overall doppelt gearbeitet. So können die Kinder dem Juckreiz nachgeben, ohne die Haut zu schädigen. Den Overall gibt es in jeder Apotheke. Die meisten Krankenkassen beteiligen sich an den Kosten.

Sonnenschutz

Patienten mit Ekzemen konnten noch vor wenigen Jahren eindeutig feststellen, daß eine Sonnenbestrahlung heilsam für

Empfehlenswerte Fertigpräparate.	
Präparatename	**Eigenschaften/Zusammensetzung**
Hewekzem novo®	Heilsalbe; leicht fettend; enthält die Wirkstoffe 1–6; sehr gutes Basispräparat für Erscheinungen, die mit trockener Haut einhergehen
Sensicutan®	nichtfettende Salbe; enthält die Wirkstoffe 7 und 8; gut geeignet auch für nässende Ekzeme; gute juckreizstillende Eigenschaften, angenehme Salbengrundlage
Ureata-Harnstoffsalbe®	10% Harnstoffsalbe
Linola®-Fett Salbe	fettende Basissalbe; gut für trockene Ekzeme
Tannolact®-Creme	Gerbstoffcreme; entsprechend den Indikationen von Eichenrinde, wirkt also entzündungshemmend und juckreizstillend; besonders für Hautstellen geeignet, die ständig aneinanderreiben: Achselhöhle, Ano-Genitalbereich, unter der Brust; wirkt auch günstig bei Bakterien- und Pilzinfektionen
Multilind®-Heilsalbe	bei Pilzinfektionen; enthält neben Nystatin (15) auch Zink (14)
Basotherm BasisCreSa®	enthält feinste Fetttropfen, in Flüssigkeit eingeschlossen (Öl-in-Wasser-Emulsion); gutes Basispräparat für trockene und auch nässende Hautveränderungen; kühlend; als wirkstofffreie Intervallbehandlung zur Hautpflege sehr gut geeignet, da keine Konservierungs-, Farb- und Geruchsstoffe enthalten sind; auch als Grundlage für Spezialrezepturen sehr gut geeignet
Fissan®-Zinkschüttelmixtur	bei akuten, nässenden Ekzemen (14)

ihre Haut war. Doch mittlerweile ist die aggressive UV-Strahlung viel zu gefährlich, als daß eine uneingeschränkte Empfehlung ausgesprochen werden könnte. Eine Ausnahme ist der Aufenthalt am Toten Meer.

Der Sonnenschutz stellt nun für die empfindliche Ekzemhaut besondere Anforderungen, insbesondere für Kinder. Die meisten Mittel enthalten viele allergisierende Zusätze und werden nicht vertragen bzw. lösen akute Reaktionen aus. Mittlerweile stehen uns aber spezifische, für Allergiker konzipierte Präparate zur Verfügung. Die **Lipoproteine** stellen eine neues Prinzip der herkömmlichen Wasser-Öl-Emulsionen dar. Die Struktur ähnelt im Aufbau der natürlichen Zellmembran. Es können durch dieses Prinzip Wasser- und Fettpartikel gebunden werden, wodurch die problematischen Zusätze und Stabilisatoren (z.B. Tenside) überflüssig werden. Die Lipoproteine werden besonders leicht von der Haut (Hornschicht) aufgenommen, halten die Feuchtigkeit und machen die Haut geschmeidig.

Das **Allergierisiko** läßt sich einerseits so auf ein Minimum reduzieren, und andererseits läßt sich die pflegende Feuchtigkeitsbindung intensivieren. Empfehlenswert ist das Sonnenschutzprogramm Asche Basis Sun. Die

Schutzleistung ist hier gerade in Hinsicht auf die UV-A- und UV-B-Strahlen optimiert. Darüber hinaus sind durch die neuartige Zusammensetzung keine Konservierungsstoffe notwendig. Zum weiteren Schutz bzw. zur Hautpflege sind neben den Lipoproteinen die bereits unter „Sinnvolle Zusätze" beschriebenen Substanzen D-Panthenol, Alpha-Bisabolol und Vitamin E enthalten.

Gerade **unerwünschte Zusatzstoffe** (z. B. Konservierungsstoffe) können in großer Vielzahl in den vielen Sonnenschutzprodukten enthalten sein und für heftige Unverträglichkeitsreaktionen sorgen. Je mehr Chemikalien ein Produkt enthält, um so weniger empfehlenswert ist es. Abzulehnen sind somit auch Produkte, deren Inhaltsstoffe nicht deklariert sind.

Nicht empfehlenswert sind Produkte mit folgenden Zusätzen:

- Benzophenone-3 (Oxybenzon): Hautreizungen und Allergien möglich.
- BHT (Botylhydroxytoluol): Antioxidans, das auch in der Lebensmittelindustrie eingesetzt wird; kann zu Überempfindlichkeitsreaktionen und Allergien führen und steht im Verdacht, Hautkrebs auszulösen.
- 2-Bromo-2-nitropropane-1,3-diol: Gibt krebsauslösendes Formaldehyd ab; im Tierversuch haut- und schleimhautreizend, beschleunigt die Hautalterung. Verunreinigungen mit Nitrosaminen möglich (krebsauslösend).
- Imidazolinyl Urea: Allergische Reaktionen möglich, spaltet Formaldehyd ab.
- 4-Isopropyl-Dibenoylmethane: allergieauslösend.
- Methylchloroisothiazolinone: allergieauslösend, haut- und schleimhautreizend.
- PEG-(n): Allergieauslösend; die PEG-Verbindungen können Fremdstoffe in die Haut einschleusen.

Bäder

Baden ist prinzipiell möglich. Doch das tägliche Baden der Säuglinge und Kleinkinder ist unsinnig. Prinzipiell sollten kleine Kinder nur dann gebadet werden, wenn sie Freude daran haben oder zumindest ohne großes Theater das Baden über sich ergehen lassen. Aus hygienischen Gründen ist das ritualmäßige Babybaden überflüssig.

Bei nässenden Ekzemen oder Infektionen muß vom Baden ganz abgesehen werden.

Es werden rückfettende, ölige Badezusätze verwendet. Seife ist nicht erwünscht, zumal dadurch die fettende Wirkung der Zusätze beeinträchtigt wird.

Eine besondere Möglichkeit bietet der Zusatz von Meersalz aus dem Toten Meer. Dieses Salz hat eine völlig andere Zusammensetzung als etwa das Salz aus der Nordsee oder dem Mittelmeer. Es enthält einen nur geringen Teil an Kochsalz, dafür aber um so mehr Magnesium und Kalium, was neben den gleichfalls vorhandenen Bromverbindungen sehr gut für den Stoffwechsel, insbesondere der Haut, ist.

Ein Bad mit Zusätzen aus dem Toten Meer sollte nur abends erfolgen, da es sehr beruhigend wirkt. Somit eignet es sich gut für nervöse, schlecht schlafende Kinder.

Die entsprechenden Anwendungsvorschriften müssen gerade bei Kindern genau beachtet werden.

Da bei einem solchen Bad keine fettenden Zusätze erlaubt sind (sie verhindern das Einwirken der Salze auf die Haut), muß nach dem Bad sehr sorgfältig die Haut gecremt werden. Hier bieten sich Produkte an, die ebenfalls Wirkstoffe aus dem Toten Meer enthalten.

Antihistaminika

Antihistaminika sind im Rahmen einer symptomatischen Therapie immer dann sinnvoll, wenn wir im Blut erhöhte Histaminspiegel und/oder eine erhöhte Anzahl der eosinophilen Granulozyten finden (s. auch S. 255 f.). Auch bei akuten Juckkrisen und Ekzemschüben können Antihistaminika hilfreich sein. Ein zentral sedierender Effekt kann gerade für die Nacht von Vorteil sein (z. B. Fenistil®). **Histamin** wird mittels Zink an Heparin gebunden. Durch Heparin, das in Salbenform angewandt wird, kann das entzündungsaufheizende Histamin zum Teil wieder gebunden werden. Das Salbenpräparat Sensicutan® macht sich diesen Mechanismus zunutze. Neben hochkonzentrierten Auszügen aus der Kamille (Alpha-Bisabolol) enthält Sensicutan® Heparin. Der juckreizstillende Effekt ist für ein cortisonfreies Präparat recht gut.

Schlaf- und Beruhigungsmittel

Bezüglich des Einsatzes von solchen Mitteln kann ich über keine eigenen Erfahrungen berichten. Sicher gibt es Fälle, die aufgrund ihrer Dramatik den Einsatz von „Betäubungsmitteln" rechtfertigen. Keinesfalls darf die Einnahme über eine akute Notfallsituation hinaus erfolgen. Gewöhnung, Sucht und Persönlichkeitsveränderungen können die Folge sein.

Klimatherapie

So wie die Auswirkung von „Großstadtklima" den Zustand von Allergien und Neurodermitis verschlechtert, so wirkten sich **See-** und **Hochgebirgsklima** äußerst positiv aus. Insbesondere das Seeklima und das Baden im Meer haben einen sehr guten Einfluß. Durch Untersuchungen konnte festgestellt werden, daß durch die spezifischen klimatischen Einflüsse immunologische Reaktionen stattfinden, die zu einer deutlichen Dämpfung der überschießenden Immunfunktionen führen. Meist beobachtet man eine kurzfristige Verschlechterung des Hautbildes, danach ein schnelles Abheilen der Ekzeme.

Die Erfolge, insbesondere die Dauer solcher Erfolge, sind sehr unterschiedlich. So gibt es Patienten, die ausgesprochen gut reagieren und die mehrere Monate eine deutliche Besserung ihres Zustandes erleben. Andere machen enttäuschende Erfahrungen. Kaum zu Hause, blüht die Haut wieder auf.

Eine ganz besondere Wirkung übt der **Aufenthalt am Toten Meer** aus. Das Tote Meer liegt etwa 400 Meter unter dem Meeresspiegel und ist damit die tiefste Fläche der Erde. Das Tote Meer wird hauptsächlich vom Jordan gespeist und hat keinen Abfluß. Da die Temperaturen in dieser Region teilweise sehr hoch liegen, verdunstet das Wasser rasch, und der Wasserspiegel bleibt etwa konstant. Eine weitere Folge der starken Verdunstung ist der hohe Salzgehalt von etwa 30%, was den berühmten Effekt bewirkt, im Wasser liegend genußvoll Zeitung lesen zu können, da das extrem salzhaltige Wasser den Körper trägt. Neben dem Salz birgt das Tote Meer weitere **wichtige Mineralstoffe** wie Magnesium, Kalium, Brom u.a. Im Vergleich zum Atlantischen Ozean etwa hat es fünfzigmal höhere Konzentrationen an Brom und eine fünfzehnmal höhere Konzentration an Magnesium.

Die Luft enthält ca. 10% mehr Sauerstoff als normal, und ihr **Bromgehalt** wirkt beruhigend und entspannend. Der hohe Salzgehalt der Luft sowie die tiefe Lage ermöglichen eine ungewöhnliche Sonneneinstrahlung. Das UV-Licht wird durch die Salze gefiltert. So können sich besonders Erwachsene ungewöhnlich lange der heilenden Sonneneinstrahlung aussetzen. Diese Naturgegebenheiten bilden zusammen mit der durchschnittlichen Sonnenscheindauer von mehr als 300 Tagen im Jahr eine einmalige Heilkraft.

Die meisten Kassen übernehmen eine Heilbehandlung am Toten Meer. Es wurden schon vor Jahren deutschsprachige Therapiezentren eingerichtet. Die Organisation erfolgt von Deutschland aus.

Eigenurintherapien

„Ein ganz besonderer Saft – Urin" ist der Titel eines Buches, dessen Autorin CARMEN THOMAS aufmerksam sämtliche Berichte und Erfahrungen mit der Eigenurintherapie gesammelt und niedergeschrieben hat [169]. Da das Buch sehr breiten Anklang in der Öffentlichkeit fand, hat die Autorin entscheidend dazu beigetragen, daß dieses Thema „salonfähig" wurde.

In der Naturheilkunde wird die Eigenharntherapie schon lange geschätzt und angewendet. Häufig in Form von Injektionen, ganz ähnlich der Eigenbluttherapie. Auch im Ausland kennt man den Gebrauch von Urin als Heilmittel seit Jahrhunderten. Eine frappierende Wirkung erzielen die Injektionen bei Schwangerschaftserbrechen, Keuchhusten, allergischem Asthma und anderen Allergien, Hauterkrankungen und Störungen des weiblichen Hormonsystems. Es gibt noch viele weitere Indikationen für die Eigenurintherapie.

Aber es gibt auch eine Schattenseite dieser Therapie. Die Niere hat die Aufgabe zu entgiften, und mithin werden unter Umständen auch erhebliche Mengen an Umweltgiften ausgeschieden. Diese werden also wieder dem Körper aufs neue zugeführt. Wie stark sich dieses Phänomen auswirken kann, ist nicht leicht zu sagen. Und von vielen toxischen Substanzen wissen wir, daß sie auch unterhalb der Nachweisgrenze extrem giftig sind.

> Somit kann die Therapie mit Eigenurin aus umweltmedizinischen Gesichtspunkten nicht empfohlen werden.

Ganz anders sieht die Sache aus, wenn wir den Urin nach homöopathischen Regeln verdünnen (korrekterweise muß es heißen: „potenzieren"). Hier spielen die Schadstoffe auf der molekularen Ebene keine Rolle mehr (s. auch S. 151)

Eine Therapie mit **homöopathischen Verdünnungen aus Urin** stellen die im Folgenden beschriebenen Spezialverfahren dar.

Autohomologe Immuntherapie (AHIT)

Der Ludwigshafener Arzt H. KIEF hat eine moderne Form der Eigenurintherapie entwickelt: die autohomologe Immuntherapie AHIT [80]. Diese Therapie beeinflußt das Immunsystem bei Neurodermitis und Allergien besonders günstig. Aufgrund meiner persönlichen, über zehnjährigen Erfahrung mit der Behandlung von Neurodermitis kann ich feststellen, daß die AHIT zu den potentesten Therapien gehört, die derzeit routinemäßig verfügbar sind. Sie ist **autolog**, d.h. dem eigenem Organismus entnommen und wieder zugeführt. Bei Kindern kommen nur Präparate aus Urin zum Einsatz, bei Erwachsenen eine Kombination aus Blut und Urin.

> **Blut und Urin werden in ihre zellulären, also festen und flüssigen Bestandteile zerlegt. Jede Fraktion wird einem speziellen biochemischen Verarbeitungsprozeß unterzogen. Je nach zu behandelnder Erkrankung werden die gewonnenen Produkte wieder zusammengeführt und zu einem Lysat als Tropfen, Nasentropfen, Inhalationsmittel oder Injektionen verarbeitet.**

Die ungewöhnliche Effektivität und die bisherigen Behandlungsverläufe lassen Rückschlüsse auf zwei immunologische Prozesse zu:

Nach einer Hypothese wird ein Anti-Antikörper-Prozeß ausgelöst, d.h., der Körper bildet neue „passende" Antikörper, die die bisherigen, den Krankheitsprozeß unterhaltenden Antikörper „neutralisieren".

Es fanden sich zahlreiche Hinweise, daß durch die AHIT dem Körper Gelegenheit gegeben wird, Antigene, die zwar eine Erkrankung auslösten, sich aber dann der immunologischen Abwehr entziehen, erneut zu erkennen und zu bekämpfen. Durch die Konfrontation mit den auslösenden Erregern werden Therapieverläufe ausgelöst, die starke Ähnlichkeit mit der sogenannten **Desensibilisierung** haben.

Daher haben beide Therapiearten ein wichtiges gemeinsames Merkmal: Bei Überdosierung der Medikamente kann ein Erkrankungsschub ausgelöst werden. Aber durch feinfühlige Dosierung oder auch Dosisreduzierung lassen sich solche Reaktionen schnell beherrschen.

Durch den Verarbeitungsprozeß der AHIT werden die körpereigenen Immunglobuline in Bruchstücke gespalten, die in sehr spezifischen Tests die Fähigkeit zeigten, die unterschiedlichen Antigene zu binden. Den „Verursacher" der Neurodermitis kennt man zwar nicht, aber die Bindung krankmachender Überträgerstoffe mit „Antigencharakter" ist durchaus denkbar, ja bis zu einem gewissen Grade wahrscheinlich.

Der Gehalt der Lysate der AHIT an Zytokinen, d.h. Botenstoffen des Immunsystems, liegt um ein Vielfaches (bis zu 40mal) höher als der des unbehandelten Serums. Sie lösen darüber hinaus im Organismus eine wesentlich erhöhte Produktion dieser Botenstoffe (bis zu 10fach) aus. Man könnte sagen, das „schlafende Immunsystem" wird wach.

Die Verarbeitungsprozesse zur **Herstellung** der AHIT-Medikamente sind der Natur bzw. den körpereigenen biochemischen und immunologischen Vorgängen abgelauscht. Viele der dabei ablaufenden Prozesse erfordern tagelange Kulturen und Inkubationen in Wärmebrutschränken. Daher zieht sich der Herstellungsprozeß über ca. vier Wochen hin.

Auswirkungen der AHIT auf das Immunsystem

Viele immunologisch bedingte Erkrankungen sind gekennzeichnet durch ein Mißverhältnis bestimmter Anteile der Lymphozyten (anti-körpertragende, -anregende- oder auch -hemmende weiße Blutkörperchen). Die AHIT ist in der Lage, derartige Mißverhältnisse wieder zu normalisieren.

> **Durch die individuelle Auswahl und den spezifisch ausgewählten Verarbeitungsprozeß einzelner Blutfraktionen können die Mengenverhältnisse der „hemmenden" (Suppressor-)Zellen und fördernden (Helfer-)Zellen zueinander beliebig gesteuert werden. Dies spricht für den Einsatz des Verfahrens auch bei erworbener Immunschwäche. Auch bei bösartigen Erkrankungen ist der Stimulationsprozeß auf die Killer -und Freßzellen wirkungsvoll, was einen unterstützenden Einsatz der AHIT bei Krebs rechtfertigt.**

Über nunmehr sechs Jahre sind bei ca. 6000 Anwendungen keinerlei unerwünschte Nebenwirkungen aufgetreten, die zum Absetzen der Therapie gezwungen hätten. Allerdings kann es zu den in der Naturheilkunde bekannten und üblichen **Erstverschlimmerungen** kommen. Es kommt zu Ausscheidungsprozessen „abgekapselter", d.h. der Immunabwehr bislang teilweise oder ganz entgangener Krankheitsherde. Bei Neurodermitispatienten beispielsweise kann es daher vorübergehend zu akne- oder herpesähnlichen Hautveränderungen kommen, bei Rheumapatienten zur Ausscheidung von Bakterien oder Bakterientrümmern im Urin und bei Asthmapatienten zu einem erheblich vermehrten Auswurf.

Nach den bisherigen Beobachtungen kann man davon ausgehen, daß ca. 40% der Neurodermitis- und Asthmapatienten auch noch Jahre nach Absetzen der Therapie symptomfrei bleiben. Natürlich kann eine Dauertherapie bei entsprechendem Erfolg während der AHIT ohne Risiko durchgeführt werden. Zumal die Tageskosten im Vergleich zu

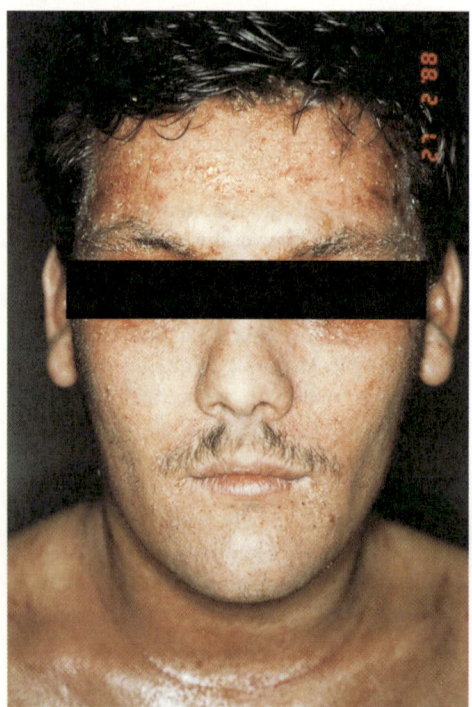

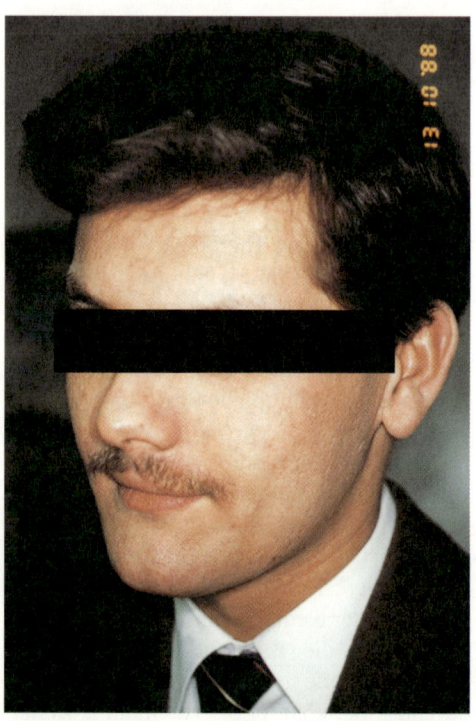

Abb. 25 a Schwere Neurodermitis bei einem 23jährigen Mann.

Abb. 25 b Abheilung nach 8 Monaten Therapie, danach leichtes Rezidiv. Erneute Therapieserie, die zur vollständigen, dauerhaften Abheilung der Neurodermitis führte.

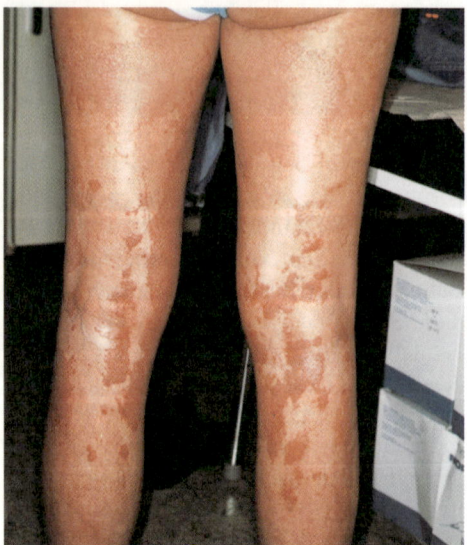

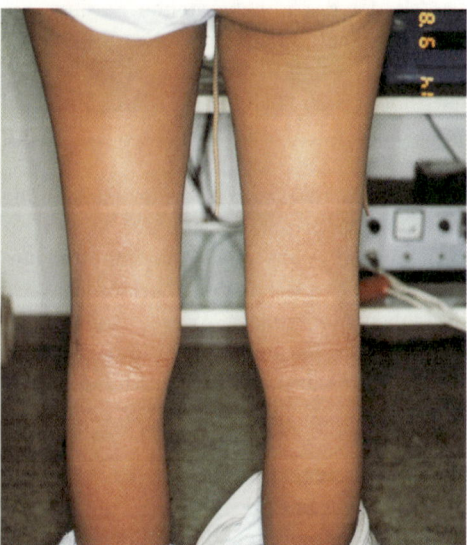

Abb. 26 a 25jährige Patientin, die seit Jahren an Neurodermitis leidet.

Abb. 26 b Nach 5 Monaten autohomologer Immuntherapie (AHIT).

anderen Maßnahmen letztlich eher niedrig sind.

Nicht bei allen Patienten führt die AHIT zum Erfolg. Wie bei allen anderen Maßnahmen und Therapien gibt es natürlich auch bei der AHIT „Therapieversager". Dies hängt wahrscheinlich mit der Stärke der auslösenden Krankheitsherde zusammen bzw. mit den dadurch ins Leben gerufenen immunkompetenten Zellen. Gelingt es, sowohl Herde als auch fehlerhafte Immunzellen zu eliminieren, ist der Patient gesund. Gelingt dies nur teilweise, ist der Krankheitszustand nur gebessert und der Patient neigt nach dem Absetzen der Therapie zu Rückfällen. Gelingt dies nicht oder kaum, ist der Zustand des Patienten im wesentlichen unverändert.

Unterschiedlicher Wirkungseintritt. Die Zeitdauer von Beginn der Therapie bis zur ersten Besserung der Symptomatik ist sehr unterschiedlich. Sie reicht von wenigen Tagen bis zu mehreren Monaten. Dies hängt von der Reaktion des Organismus bzw. von der richtigen Dosierung ab. Die Präparate werden in einer absteigenden Verdünnungsserie angewendet. Das heißt, der Patient erhält zwischen sechs und zwölf Fläschchen mit einer jeweils aufsteigenden Konzentration der Wirkstoffe. Mit der höchsten Verdünnung wird begonnen, mit der stärksten Konzentration die Therapie abgeschlossen. Während Kinder häufig schon auf die oberen Verdünnungsstufen reagieren, kann es bei älteren Patienten bis zum Erreichen der stärksten Konzentrationsstufen dauern.

Grundlegende Ernährungsrichtlinien. Bedauerlicherweise findet sich bezüglich Ernährungstherapie ganz allgemein und bei der Neurodermitis im speziellen eine unübersehbare Vielzahl von Empfehlungen oder Vorschriften. Vieles ist aus ernährungsphysiologischer – und auch allergologischer – Sicht sehr schwer nachvollziehbar. Nicht selten werden wir mit ideologischen und extrem subjektiven Vorstellungen konfrontiert, die

oft bedenklich sind. Häufig werden ganzheitliche Zusammenhänge nicht erkannt und so gerade im Kindesalter eine Fehl- und Unterernährung provoziert.

Neben einigen allgemeingültigen Regeln im Sinne einer gesunderhaltenden, lebendigen, schadstofffreien (oder besser schadstoffarmen) Kost gibt es für Neurodermitis-Patienten noch weitere, wichtige Faktoren, die letztlich durch ganz individuelle Kriterien ergänzt werden müssen.

Ein wesentliches Merkmal einer gesunden sowie auf ein bestimmtes Krankheitsbild abgestimmten Ernährung ist ihre Vollwertigkeit. Das heißt, es muß dafür Sorge getragen werden, daß alle lebensnotwendigen Nährstoffe im ausgewogenen Verhältnis zueinander vorhanden sind (s. auch S. 67 f.). Man kann nicht einfach ganze Nahrungsmittelgruppen vom Speiseplan eines Patienten streichen, ohne sich über die Konsequenzen Gedanken zu machen. Häufig können schon durch das starke Reduzieren von problematischen Nahrungsmitteln Erfolge erzielt werden.

Problematisch sind für Patienten mit Atopien die allgemeingültigen Ernährungsrichtlinien, da sie doch eine regelmäßige und hochdosierte Zufuhr von Milch- und Milchprodukten, Eiern, Fisch und Fleisch unabdingbar und als nicht ersetzbar propagieren.

Jeder aufmerksame Praktiker, jede aufmerksame Mutter (und Vater) kann sehr genau beobachten, daß diese Nahrungsmittel bei häufigem Verzehr, oft genug schon bei kleinen Mengen, das Befinden (insbesondere von Kleinkindern) verschlechtern. Man darf natürlich nicht erwarten, daß eine entsprechende Ernährung nun in jedem Fall die Neurodermitis heilt! Wir wissen aber aus langjähriger Erfahrung, daß ein dauerhafter Therapieerfolg erst dann ermöglicht wird, wenn die Ernährung auf das Krankheitsbild abgestimmt ist. Das heißt, daß die Nahrung die Wirkung einer Therapie entscheidend beeinflußt!

Immer wieder findet man hartnäckig die Hinweise, zu einer gesunden Kinderkost gehöre unzweifelhaft und unbedingt Kuhmilch. Hauptsächlich wird auf das Kalzium verwiesen (s. Tabelle S. 293). Regelmäßige Vollblutuntersuchungen widerlegen jedoch die Behauptung, daß eine ausreichende Versorgung mit Kalzium, Eisen und Vitamin B_2 ohne Milch, Eier und Fleisch nicht gewährleistet sei.

> Milch und Milchprodukte tragen mit ca. 40% zur täglichen Dioxinaufnahme bei. Dioxin ist das gefährlichste je von Menschenhand geschaffene Gift.

Prinzipiell besteht jedoch die Gefahr einer Unterversorgung bezüglich Vitalstoffen und Kalorien, wenn unkritisch und zu maßlos eine „Auslaßdiät" über längere Zeit durchgeführt wird. Insbesondere gilt das für Kinder, die aufgrund ihres „Aufbaustoffwechsels" eine ausreichende Kaloriendichte und eine hohe Eiweißzufuhr benötigen, um sich gesund zu entwickeln. Viele propagierte Diätempfehlungen für die Neurodermitis weisen aber häufig eklatante Mängel bezüglich dieser Kriterien auf.

Bei einer notwendigen Einschränkung von Nahrungsmitteln wegen Allergien oder Unverträglichkeiten ist eine regelmäßige Untersuchung durch geeignete Vollblutuntersuchungen auf Defizite gerechtfertigt. Mangelerscheinungen führen nicht nur zu einer allgemeinen Verschlechterung des Gesamtzustandes, sondern können auch ganz spezifisch den Verlauf einer Neurodermitis verschärfen (Zink, Folsäure, Kalzium, Magnesium, Biotin etc.).

Soja- und Mandelmilch werden häufig als Alternative für Kuhmilch empfohlen. Leider kommt es hier ebenfalls ausgesprochen häufig zu Reaktionen. Durchaus empfehlenswert ist ein Versuch mit Ziegenmilch. Kinder trinken sie in der Regel gerne, und Unverträglichkeiten sind weitaus seltener als bei Kuhmilch.

Auskunft gibt die Arbeitsgemeinschaft Deutscher Ziegenzüchter, Godesberger Allee 192–198, 53175 Bonn.

Gerade die Kuhmilch spielt bezüglich Unverträglichkeit eine große Rolle. Dabei kann es durchaus sein, daß kleine Mengen zeitweise vertragen werden oder aber daß Kuhmilchprodukte nur in bestimmten Kombinationen mit anderen Umständen reagieren. Tatsache ist jedenfalls, daß sich bei Kindern etliche typische Symptome (auch ständige Erkältungen, Lymphdrüsenschwellungen etc.) dramatisch bessern, wenn Kuhmilchprodukte eliminiert werden. Ganz ähnlich beim Hühnerei.

Wir kennen **fünf wesentliche Eiweißstoffe** der Kuhmilch, die einen **allergenen Effekt** haben:

– Rinderserum-Albumin,
– Rinderserum-Gammaglobulin,
– Alpha-Laktoglobulin,
– Beta-Laktoglobulin,
– Kasein.

Nur die ersten drei werden durch Abkochen zerstört. Auch eiweißspaltende Enzyme, die bei der Joghurt- oder Quarkherstellung zur Anwendung kommen, zerstören nicht alle Eiweißverbindungen.

> Tierisch eiweißfreie Ernährung gilt für viele Neurodermitiker als eine sehr gute und wirksame Ernährungsmaßnahme. Häufig läßt sich eine dramatische Besserung des Hautzustandes feststellen, wenn tierische Produkte aus dem Ernährungsplan gestrichen werden.

Nicht jede Hautreaktion muß allergischer Natur sein, und falls eine Allergie besteht, ist sie selten die alleinige Ursache für eine Neu-

Eisen- und Kalziumgehalt in Milch und Fleisch im Vergleich zu Gemüse und Getreide (aus [21]).

Kalziumreiche Lebensmittel

Sesam	785 mg	**zum Vergleich**	Kuhmilch	120 mg
Mangold	105 mg		Ziegenmilch	125 mg
Brokkoli	105 mg		Schafsmilch	185 mg
Grünkohl	210 mg		Sojamilch	15 mg
Mandeln	250 mg			
Sonnenblumenkerne	100 mg			
Amarant	250 mg			
Hülsenfrüchte	ca. 50–120 mg			
Sojabohnen	245 mg			
Haselnüsse	225 mg			
Feigen	190 mg			
Pistazien	130 mg			
Aprikosen	82 mg			
Pflaumen	41 mg			

(Angaben pro 100 g bzw. ml verzehrbaren Anteil)

Eisenreiche Lebensmittel

Hirse	9 mg	**zum Vergleich**	Schweinefleisch	2,0 mg
Hafer	6 mg		Pute	1,5 mg
Dinkel	4 mg		Hähnchen	1,8 mg
Sesam	10 mg		Ziege	2,5 mg
Sonnenblumenkerne	6 mg		Pferd	4,7 mg
Linsen	7 mg		Lamm	2,0 mg
Amarant	15 mg		Kalb	2,0 mg
Aprikosen	5 mg		Rind	2,0 mg
Pinienkerne	5 mg			
Mandeln	5 mg			
Pistazien	7 mg			

(Angaben pro 100 g verzehrbaren Anteil)

rodermitis. Bestimmte Nahrungssubstanzen sind, regelmäßig aufgenommen, aufgrund ihrer Eigenschaften in der Lage, einen regulierenden und heilenden Einfluß auszuüben. So können sich bei einigen Patienten z. B. lange Rohkostperioden sehr günstig auf das Hautleiden auswirken. Diese Form der Ernährung ist allerdings für Kinder ungeeignet. In jedem Fall muß eine Bereitschaft seitens des Patienten bestehen, sich aktiv und kreativ mit seiner Ernährung auseinanderzusetzen und zu experimentieren.

CHRONISCHE INFEKTANFÄLLIGKEIT

Chronisch rezidivierende Infekte plagen inzwischen ca. ein Drittel der Bevölkerung in den zivilisierten Ländern. Auffallend ist die Beobachtung, daß zunehmend jüngere Erwachsene, Jugendliche und Kinder betroffen sind. Die Ursachen sind vielschichtig. Natürlich steht an erster Stelle die genetische Disposition, die darüber entscheidet, wie Umwelteinflüsse beantwortet werden. Die Fähigkeit, adäquat zu reagieren, ist keinesfalls bei jedem Menschen gleich. So darf aber die Tatsache, daß immunologisch robuste Individuen deutlich weniger anfällig auf Umwelteinflüsse reagieren, nicht dazu führen, daß diese Menschen als Maßstab gelten.

Neben genetischen Einflüssen spielen soziale Faktoren sowie Ernährungsgewohnheiten und die Psyche (Streßfaktoren) eine erhebliche Rolle. Darüber hinaus führt eine nicht unerhebliche Zahl von Medikamenten und medizinischen Therapien zu (erworbenen) Immunschwächen.

Unbestritten führt auch die unüberschaubare Vielzahl von **Xenobiotika** zu gravierenden Funktionseinschränkungen des Immunsystems. So ist es letztlich nur eine Frage der Zeit, wann auch der Immunstarke mit Symptomen und Krankheiten reagiert, es sei denn, es kommt zu gravierenden Veränderungen unserer Umweltbedingungen. Die Immunparameter zeigen bei einem hohen Prozentsatz der untersuchten Patienten deutliche Abweichungen von der Norm.

Wir werden also von einer Vielzahl an Ursachen konfrontiert, die es gilt, bei jedem einzelnen Patienten aufs neue zu objektivieren. Dazu ist eine fundierte Diagnostik zwingend notwendig (s. auch S. 310 ff.).

14.1 Charakteristik

Infekte, vor allem der oberen Luftwege, gehören zu einer natürlichen und wichtigen Erscheinung im Kindesalter. Letztlich handelt es sich um ein Immuntraining, das eine ständige Verbesserung der Abwehrleistung zur Folge hat. Eine infektfreie Kindheit darf niemals Ziel einer Therapie sein. Im Gegenteil, Kinder ohne regelmäßige Infekte und ohne fieberhafte Reaktionen leiden häufig sogar am Gegenteil der Infektanfälligkeit, an einer Hypergie des Immunsystems.
Bei einer krankhaften Häufung der Infekte wechseln sich banale und schwere Episoden in unregelmäßiger Reihenfolge ab. Die symptomfreien Intervalle sind kurz. So gibt es besonders in den kritischen Jahreszeiten wie Frühjahr und Spätherbst nicht selten das Phänomen, daß die Kinder nach drei Wochen Krankheitserscheinungen nur eine Woche relativ symptomfrei sind. Danach geht es schon wieder von vorne los.
In der Schulmedizin gilt ein Kind erst dann als infektanfällig, wenn es zwischen Säuglingsalter und drittem Lebensjahr mehr als zehn bis zwölf Infekte, im Kindergartenalter mehr als acht bis zehn Infekte und als Schulkind mehr als sechs bis acht Infekte im Jahr aufweist. Das heißt, daß bis zum dritten Lebensjahr ein Infekt pro Monat der Norm ent-

spräche. Das ist mit Sicherheit zuviel. Mir scheint, als habe man, ähnlich wie bei verschiedenen Laborwerten oder den Grenzwerten für Schadstoffe, diese Definitionen einfach der aktuellen Situation angepaßt.

Im Erwachsenenalter sollte die Infekthäufigkeit auf zwei bis drei Episoden jährlich beschränkt bleiben. Komplikationen wie eitrige Nasennebenhöhlenentzündungen, eine eitrige Tonsillitis oder Bronchitis, wie wir sie bei vielen Patienten im Erwachsenenalter immer häufiger finden, deuten bereits auf eine immunologische Schwäche hin. Natürlich kann ein Erwachsener durch entsprechende Lebensumstände eine immunologische Schwäche erst in späteren Lebensjahren entwickeln. Allerdings spielt die Kindheit für das Immunsystem eine primäre und entscheidende Rolle. So wie für die Stabilität der Erwachsenenpsyche die Kindheitsphase verantwortlich ist, so ist das Immunsystem ebenfalls abhängig von den Erfahrungen in den ersten Lebensjahren.

Die weitere Entwicklung der Infektanfälligkeit

Bei einer ausschließlich allopathischen Behandlung von ständigen grippalen Infekten und Entzündungen der oberen Luftwege kommt es zwangsläufig zu einem Teufelskreis.

> Die alleinige allopathische Behandlung wirkt sich in der Regel immunsuppressiv aus, d.h., das Immunsystem wird durch die verabreichten Antibiotika und häufig verabreichten Antifiebermittel zusätzlich nachhaltig geschwächt. So wächst die Gefahr einer Störherdentwicklung.

In der Regel sind bei Kindern die lymphatischen Organe im Kopfbereich (Gaumen- und Rachenmandeln) mit betroffen. Später kommt es zu einer chronischen Mitbelastung der Nasennebenhöhlen (die erst nach dem ersten Lebensjahr langsam ausgebildet werden). Durch die ständigen Irritationen im Sinne einer Entzündung kommt es nicht nur zu einem **Funktionsverlust dieser Abwehrorgane** (besonders der Tonsillen), sondern auch zur Entwicklung eines sogenannten Störherdes. Das heißt, daß z.B. von den durch die Entzündung geschwächten und bereits veränderten Tonsillen Störimpulse ausgehen können, die zunehmend andere Regelkreise des Organismus stören und so zu Krankheitssymptomen der verschiedensten Art führen. Des weiteren entwickeln sich aus den Rachenmandeln regelrechte Brutstätten für diverse Krankheitserreger, da die immunologische Leistung dieser Lymphorgane zunehmend nachläßt. Es entwickeln sich tiefe Krypten und Furchen, in denen sich die Krankheitserreger prächtig vermehren und so immer wieder den Ausgangspunkt für neue Infekte darstellen.

Ein **physiologischer Kontakt mit Krankheitserregern** im Sinne der oben dargestellten normalen Infekthäufigkeit bewirkt einen stimulierenden Reiz auf das Immunsystem insbesondere im Kindesalter. Die Antigenkonfrontation unterstützt die Ausbildung immunkompetenter Zellen. Eine **überdosierte Antigenzufuhr** wiederum führt zu einer Schädigung und einer verzögerten Entwicklung der Abwehrorgane.

Es konnte nachgewiesen werden, daß die Funktion der T4-Helferzellen durch Stoffwechselprodukte bestimmter Erreger sowie von entzündlichen Gewebsmediatoren beeinträchtigt wird. Die oben beschriebenen zerklüfteten Rachenmandeln z.B. überfluten immer wieder aufs neue das Lymphsystem mit Antigenen. Die Folge ist u.a. eine ständige Vergrößerung des Lymphapparats im Kopfbereich. Rachen- und Gaumenmandeln fangen an, sich erheblich zu vergrößern. Es entwickeln sich die Polypen, die dann häufig operativ entfernt werden müssen. Diese Wucherungen haben eine mangelhafte Belüftung des Nasenrachenraums zur Folge, was wie-

derum zu häufigen Entzündungen der Nasennebenhöhlen und des Mittelohrs führen kann.
Die **Mittelohrentzündung** steht somit häufig
in unmittelbarem Zusammenhang mit den
lymphatischen Wucherungen, weil dadurch
die Verbindungsröhre zwischen Mittelohr
und Nasenraum – die Eustachische Röhre –
verlegt wird. Durch die fehlende Belüftung
bildet sich eine optimale Brutkammer für Erreger. Durch den dadurch verursachten Se-
kretstau kommt es zu weiteren bakteriellen
Infektionen, was letztlich zum erwähnten
Überfluten des Immunsystems mit antigenen
Reizen führt. Der Teufelskreis ist geschlossen.

> **Das Immunsystem entwickelt sich ähn-
> lich wie die Zellen des Gehirns und das
> Bewußtsein. Durch Erfahrungen, durch
> Vergleichen und durch Bewertung sum-
> mieren sich Lernschritte, aus denen zu-
> nehmend Reaktionen und Verhaltens-
> muster bestimmt werden. Und so, wie
> vielseitige Erfahrungseindrücke durch
> akustische, optische und taktile Reize
> die Persönlichkeitsentwicklung fördern,
> fördern Auseinandersetzungen mit un-
> serer Umwelt, mit Mikroben und Fremd-
> stoffen das Immunsystem.**

Aber: Ein Überangebot an Reizen stimuliert
nicht, sondern führt zu Abweichungen der
normalen Entwicklung. Die Reizüberflutung
auf allen Ebenen unseres Daseins führt über
die momentane Überreaktionsphase (Allergie, Infektanfälligkeit analog den hyperaktiven und mißlaunigen Verhaltensweisen) zu
einer zunehmenden Reaktionsstarre.
Viele Faktoren beeinflussen das Immunsystem:

* **Kindesalter:**
  – Ernährung,
  – Nährstoffdefizite und schlechte Ernäh-
    rung der Mutter während Schwanger-
    schaft und Stillzeit,
  – versäumtes Stillen,

  – Füttern von Kuhmilchprodukten und
    Hühnerei in den ersten Lebensmonaten,
  – Fehlernährung des Kindes mit daraus re-
    sultierenden Nährstoffdefiziten,
  – zu viele Genußmittel aus Zucker, Farb-
    stoffen etc.
* **Umweltbelastungen:**
  – bereits im Mutterleib durch Amalgamfül-
    lungen der Mutter und andere Umwelt-
    gifte,
  – Tabakrauch und Alkoholika,
  – nach der Geburt durch Muttermilch und
    Nahrungsmittel,
  – Gifte in der Luft (besonders im Wohnbe-
    reich sowie in der Stadt) und im Trink-
    wasser,
  – Elektrosmog.
* **Iatrogene Immunschwächen:**
  – kritiklose Antibiotika- und Antifieber-
    therapie,
  – Übersehen von Auswirkungen der oben-
    genannten Punkte,
  – kritiklose Mehrfachimpfungen.
* **Seelisch bedingte Immunschwächen:**
  – belastende Familiensituation,
  – Schulstreß.
* **Allgemein:**
  – mangelnde Abhärtung (zu wenig Kälte-
    reize, übermäßiger Aufenthalt in geheiz-
    ten Räumen, falsche Kleidung),
  – mangelnde Lichtreize,
  – übermäßige UV-Strahlung.

In vielen Fällen kann durch diese Einflüsse
die Grundlage von immunologischen Schwächen im Erwachsenenalter gelegt werden. Ein
Teil der Störungen sind passager und rever-
sibel. Toxische Einflüsse z. B. können jedoch
zu irreversiblen Immunschäden führen.

* **Erwachsenenalter:**
  – Einflüsse und Störungen aus der Kind-
    heit,
  – Lebens- und Ernährungsgewohnheiten,
  – mangelnde Bewegung (ein moderates
    Ausdauertraining bewirkt Schutz vor In-
    fektionen),

- Mikronährstoffdefizite,
- Genußmittelmißbrauch (Alkohol, Zigaretten),
- Medikamente und medizinische Therapien (Amalgam, Antibiotika, Antirheumatika, Zytostatika),
- Umwelteinflüsse (luftgetragene Schadstoffe, Rückstände in Nahrungsmitteln, Wohngifte, Arbeitsplatzbelastung; Lärm, UV-Strahlen, Elektrosmog),
- psychophysische Überlastung.

Einfluß der Ernährung

Nährstoffdefizite und schlechte Ernährung der Mutter während der Schwangerschaft und der anschließenden Stillzeit führen zwangsläufig zu Defiziten bei den Kindern. Elemente wie Zink, Kupfer, Selen sowie die Vitamine A und C haben einen besonders engen Bezug zum Immunsystem. Insbesondere ein **Zinkdefizit** läßt sich bei Abwehrschwäche sehr häufig nachweisen.

Letztlich wird sich jede Art einer unzureichenden Mikronährstoffversorgung – wenn nicht unmittelbar, dann doch mittelbar – auf die Infektabwehr auswirken. Meist finden wir bei Untersuchungen des Blutes auch gleich mehrere Defizite.

Die heutige Zivilisationskost führt sehr rasch zu einer Unterversorgung mit wichtigen und essentiellen Nährstoffen. OHLENSCHLÄGER vertritt die Auffassung, daß heute ein erheblicher Anteil „gesunder Nahrungsmittel" ernährungsphysiologisch wertlos sei. Es

komme durch die weltweite toxische Belastung zu makabren Kettenreaktionen, die wichtige Nährstoffe zerstören [persönliche Information des Autors]. Darüber hinaus muß man wissen, daß es nicht möglich ist, Nährstoffdefizite mittels einer noch so guten Vollwerternährung zu beseitigen. Um die Körperdepots wieder aufzufüllen, müssen höhere Dosen von Supplementen eingenommen werden. Sehr wohl kann man mit einer Vollwertkost aber Mangelerscheinungen vorbeugen. Eine gesunde Ernährung bedeutet nicht Diät, sondern eine lebendige, schadstoffarme (schadstofffrei gibt es nicht mehr), gesunderhaltende Vollwertkost.

Umweltbelastungen

Unser Immunsystem entspricht einer genetischen Codierung, die viele tausend Jahre alt ist. Um genetisch neue Immunfähigkeiten zu fixieren, bedarf es vieler tausend Jahre. Die Fähigkeit, auf ca. 40 000 bis 60 000 künstliche Chemikalien, die in der ultrakurzen Zeit von ca. einhundert Jahren hervorgebracht wurden, immunologisch adäquat zu reagieren, existiert nicht. Die Aufgabe unseres Immunsystems, nämlich biologische Fremdstoffe zu eliminieren, kann nur vollzogen werden, wenn der „Erkennungsdienst" unseres Abwehrsystems klar und deutlich zwischen körperfremd und körpereigen, zwischen schädlich und unschädlich differenzieren kann.

Untersuchungen konnten klar belegen, daß durch Kaugummikauen freigesetztes Queck-

Effekte von Mikronährstoffen im Immunsystem (aus [140]).	
Prozeß	**Beteiligte Mikronährstoffe**
Lymphozytenbildung und -differenzierung	Vitamine B_6 und E, Selen, Zink
Antikörperbildung	Vitamine A, E und B_6, Magnesium, Selen, Zink
Regulierung der verschiedenen Lymphozyten	Biotin, Magnesium, Selen, Zink
Funktion der Freßzellen und ihre Fähigkeit, fremde Zellen aufzulösen	Vitamine A, B_6 und C, Magnesium, Selen, Zink

silber aus Amalgamen zu Veränderungen im Immunsystem führt (s. auch S. 188 ff.). DAUN-DERER konnte nachweisen, daß bei toxisch belasteten Patienten Veränderungen in der Zusammensetzung der Lymphozytensubpopulationen zu finden sind (Abfall der T_4- und der T_8-Lymphozyten) [35].

Amerikanische Wissenschaftler konnten nachweisen, daß die durch die Aufnahme von Schwermetallen gebildeten Metallthionine die humorale Immunantwort hemmen. Die schwefelreichen Proteine binden sich in Tierversuchen an die Makrophagen von Mäusen, was zu einer geringeren Aktivität dieser Immunzellen führt. Die Stimulation der Lymphozytenproliferation wird beeinträchtigt. Außerdem setzen die mit dem Schwermetallthionin besetzten Makrophagen vermehrt freie Radikale frei [191].

BECK und SCHMIDT fanden bei ihren Untersuchungen der Rachenflora von Schulkindern, daß virulente A-Streptokokken auf den Tonsillen von Kindern in Ballungsgebieten weitaus häufiger anzutreffen sind als bei Kindern in relativen Reinluftgebieten. Darüber hinaus waren bei diesen Kindern die Halslymphknoten und die Tonsillen deutlich vergrößert [13].

> Die ubiquitär verbreiteten Chlorgifte wirken sich immunsuppressiv aus. Hexachlorbenzol erniedrigt die Anzahl der natürlichen Killerzellen, während PCP die Suppressorzellen supprimieren kann.

Eigene Untersuchungen belegen die Hinweise, daß der Mangel an gesamtem und sekretorischem IgA mit der Konzentration der Luftschadstoffe korreliert.

Formaldehyd führt schon bei sehr niedrigen Konzentrationen zu einer Veränderung der Zellteilung von Lymphozyten (bei Konzentrationen von 0,4 ppm).

Da das Wirkspektrum der meisten Toxine außerordentlich weit gefächert ist (**Lindan**

hemmt den Energiehaushalt lebender Zellen an 108 verschiedenen Stellen), muß man damit rechnen, daß ein Großteil der Gifte letztlich immer auch immuntoxisch wirkt. Gerade die Interaktion der vielen Substanzen, die die Wirkung einzelner Schadstoffe ganz erheblich potenzieren kann, ist völlig unberechenbar.

Abwehrschwäche durch Pharmaka

Allopathika wirken relativ unspezifisch. Sie werden den feinregulatorischen Vorgängen und biologischen Prinzipien in einem Organismus selten gerecht. Oft ist das Gegenteil der Fall: Es kommt zur Manipulation, Funktionsausschaltung, Blockade, Unterdrückung oder sogar zur Zerstörung existierender Regelkreise der biologischen Grundregulation.

> Chemische, körperfremde Substanzen können durch Enzymblockaden körpereigene Funktionsabläufe behindern.

Antibiotika

Antibiotika können den Zellkern schädigen, den Eiweißstoffwechsel (Eiweißsynthese) blockieren und Enzyme, die die Abwehrorgane wie Knochenmark, RES, Bindegewebe, Leber usw. steuern, hemmen. Es kommt darüber hinaus zu einer empfindlichen Zerstörung der körpereigenen Schutzflora, also Mikroben, die unsere Schleimhäute besiedeln und erheblich zu unserer Immunität beitragen. Das Wachstum von krankmachenden Hefepilzen wird gefördert. Bei einer Therapie mit Acetylsalicylsäure und/oder Antibiotika (Tetrazykline) kommt es zu einer erhöhten Vitamin-C-Ausscheidung. Somit empfiehlt sich die Gabe von Ascorbinsäure in einer Dosierung von ca. 200–400 mg zum Ausgleich der Verluste.

Durch die Antibiotikatherapie kommt es zu einem erhöhten Anfall von Antigen und toxischen Reaktionsprodukten (z. B. Zelltrümmer abgetöteter Bakterien). Das Gleichgewicht zwischen körpereigenen Immunvorgängen auf der einen Seite und Entgiftungsvorgängen (Phagozytose, Ausscheidung usw.) auf der anderen Seite könnte empfindlich gestört werden [32]. Es wäre denkbar, daß es zu einer kurzzeitigen Verzögerung von Ausscheidungs- und Entgiftungsvorgängen kommt, die als Folge die Bildung von Immunkomplexen nach sich zieht. Solche Immunkomplexe entziehen sich der Phagozytose und können z. B. im Bereich des Bindegewebes abgelagert und fixiert werden und sich somit zu einem ständigen immunologischen Störherd entwickeln (frustrated phagocytosis).

Verschiedene **Bakterienspezies** sind in der Lage, den Kontakt mit einem Antibiotikum zu überleben und sich zu abnormen Bakterienformen zu entwickeln. Diese können durch eine veränderte Antigenstruktur die Immunabwehr unterlaufen oder verzögern. Durch eine ausgeprägte Adhärensfähigkeit können sie sich am umliegenden Gewebe fixieren und sich so ebenfalls zu einem permanenten Störreiz für das Immunsystem entwickeln.

Insgesamt werden Kindern bis zu 12 Jahren ca. fünfmillionenmal pro Jahr Antibiotika verschrieben. Davon ca. 130 000mal Tetrazykline, die bei Kindern unter anderem schwerste Zahnschäden hervorrufen können. Nicht selten bekommen die Kinder zwischen zwölf- oder 14mal im Jahr Antibiotika verschrieben. Aus Kostengründen oder aufgrund mangelnder Fachkenntnis werden häufig Antibiotika rezeptiert, gegen die die zu behandelnden Keime resistent sind. Die Therapieversager bei den Antibiotikatherapien liegen mittlerweile zwischen 13 und 69% [73].

Die Möglichkeit einer **Resistenzprüfung (Antibiogramm)** ist heute in den meisten Fällen durch Laboruntersuchungen gegeben, wird aber viel zuwenig in Anspruch genommen. Gerade in der Kinderheilkunde finden

wir häufig Therapieversager bei der antibiotischen Therapie, da in dieser Altersgruppe besonders häufig bakterielle Entzündungen im HNO-Bereich behandelt werden. Diesbezügliche Forschungen brachten zutage, daß in den Mandeln von Kindern mit häufiger Tonsillitis bis zu 390 verschiedene Bakterienarten existieren, von denen ca. 70% in der Lage sind, Substanzen zu bilden, die Penizilline inaktivieren (das Enzym Betalaktamase). Dieses Phänomen wird in der alltäglichen Praxis viel zuwenig berücksichtigt. So kommen falsche und unwirksame Antibiotika zum Einsatz, die zu allem Überfluß aufgrund mangelnder Wirksamkeit mehrmals oder in anderen, ebenfalls unwirksamen Versionen verabreicht werden. Die Risiken bezüglich entsprechender Schäden und Nebenwirkungen werden dadurch unnötigerweise erhöht.

Das Antibiotikum Augmentan® (Amoxicillin) ist so aufgebaut, daß auch die enzymbildenden Erreger abgetötet werden.

Es gibt durchaus Indikationen, die eine antibiotische Therapie unumgänglich machen. Unzählige Kinderleben sind dadurch gerettet worden. Doch keinesfalls darf bei jeder kleinen Bagatellinfektion durch Antibiotika dem Immunsystem die Chance genommen werden, sich selbst mit den Erregern auseinanderzusetzen – damit es sich regelrecht und gesund entwickeln kann. Wir wissen heute, daß es besser ist, mit dem Einsatz von Antibiotika so lange zu warten, bis das Immunsystem Abwehrvorgänge in Gang gebracht hat, die eine gezielte Bekämpfung der Erreger ermöglichen. Dazu benötigt es aber einige Tage. Kann das Immunsystem also nicht gezielt seine Dienste entwickeln, bleibt im Laufe der Zeit ein „arbeitsloses, empfindliches Immunsystem zurück, das nach neuen Angriffszielen sucht". Darüber hinaus zeichnen sich – wie oben bereits dargestellt – die meisten antibiotischen Substanzen durch eine immunsuppressive Nebenwirkung aus.

Eine **Reinfektionskaskade** kann sich entwickeln, die dazu führt, daß sich innerhalb kürzester Zeit nach Absetzen der Antibiotika der nächste Infekt anbahnt. Dieser Effekt ist hinlänglich bekannt – doch ändert das bedauerlicherweise kaum etwas in der vorschnellen Anwendung dieser Präparate. Ein möglicher Ausweg aus dieser Dynamik wäre neben einer intensiven mikrobiologischen Therapie die Stärkung der Abwehrkräfte durch pflanzliche Immunstimulanzien (s. auch S. 311 ff.).

Gerade in der Kinderheilkunde wird jeder Kontakt mit irgendeinem Erreger sofort mit Antibiotika „geregelt". Ich habe Kinder in meiner Praxis, die vom ersten Lebensjahr an über mehrere Jahre hinweg nicht einen einzigen Infekt alleine durchstehen durften. Es ist wie gesagt keine Seltenheit, daß Kinder zwölfmal jährlich Antibiotika bekommen! Heute „bekennt" man sich von seiten der Schulmedizin in der Öffentlichkeit lapidar dazu, daß „man" wohl zu oft und zu unkritisch antibiotische Substanzen eingesetzt habe und daß in Zukunft die Indikation etwas kritischer abgewogen werden müsse. Kein Wort darüber, was letztlich bereits an Folgekrankheiten und Leid durch übertriebenen Antibiotikaeinsatz verursacht wurde, kein Gedanke wird daran verschwendet, wie man bereits eingetretene Komplikationen (z. B. Hefepilzinfektionen des Darmtraktes) wieder beseitigen könnte.

Ein sicher nicht unerhebliches Problem stellen die Tonnen von Antibiotika dar, die legal und illegal in der Tiermast eingesetzt werden. Menschen, die viel minderwertiges Fleisch essen (also Fleisch aus der Massentierhaltung), müssen damit rechnen, dauerhaft kleine Mengen Antibiotika aufzunehmen. Durch die chronische, unkontrollierte Zufuhr der verschiedensten Antibiotikaverbindungen, mal mehr, mal weniger viel, erwächst ein enormes Allergie- und Immunschwächerisiko. Aber es gibt bis heute noch keine seriöse Untersuchung über die Langzeitauswirkungen von Medikamentenresten im verzehrten Fleisch.

Impfungen

Auch die Routineimpfungen müssen äußerst kritisch hinterfragt werden.

Impfungen sollen eine künstliche Immunität (einen Schutz = Schutzimpfung) gegen Infektionskrankheiten im Organismus herstellen.

> **Bei der aktiven Schutzimpfung werden abgeschwächte oder abgetötete Erreger oder deren Toxine (Gifte) in den Körper gebracht. Die Menge oder die Potenz der krankmachenden Eigenschaften wird so gewählt, daß das Immunsystem gerade noch reagiert, eine vollständige Infektion aber nicht möglich ist.**

Daraufhin entwickelt das Immunsystem des geimpften Organismus aktiv die sog. Antikörper, die sich gezielt im Falle eines wirklichen Angriffs durch den gleichen Erreger unmittelbar „erinnern" und so sehr schnell spezifische Abwehrmaßnahmen einleiten. In der Natur bildet der Organismus erst im Laufe der Infektionskrankheit, oft in der Genesungsphase, solche speziellen Abwehrstoffe. Somit ist bei einer erneuten Konfrontation mit dem gleichen Erreger aufgrund des immunologischen Gedächtnisses ein sofortiges Abwehren der eingedrungenen Mikroben möglich. Zur Bekämpfung einer Infektionskrankheit stellt das Immunsystem somit lange vor der Antikörperbildung hochpotente unspezifische Abwehrkräfte zur Verfügung, die die eigentliche Schlacht schlagen.

> **Bei der passiven Schutzimpfung werden aus immunisierten Tieren (also Tieren, die bereits einen Schutz gegen eine Infektionskrankheit entwickelt haben) oder ebenso immunisierten Menschen Seren hergestellt, die spezifische Antikörper bereits enthalten und somit nicht erst vom geimpften Organismus gebildet**

werden müssen. Solcherlei Impfungen werden als Sofortschutz eingesetzt (z.B. bei frischen Verletzungen als Tetanusvorsorge mit Tetagam®).

Mehrfachimpfungen bekommen die Kinder schon ab dem Neugeborenenalter verabreicht. Der Impfplan sieht folgendes Procedere vor:

- **Säuglinge:**
  - Tuberkulose im Neugeborenenalter,
  - zweimalige Kombinationsimpfung im Säuglingsalter gegen Diphtherie, Keuchhusten und Tetanus im Abstand von 8 Wochen.
- **Kleinkinder:**
  - Wiederholung von Diphtherie- und Tetanusimpfung im 18. Lebensmonat und jeweils vor Beginn des Kindergartens und der Schule,
  - im zweiten Lebensjahr werden Masern-/Mumpsimpfungen empfohlen.

Eine Konfrontation mit dieser Vielzahl von Krankheitserregern kommt in der Natur praktisch nicht vor. Impfungen stellen einen Eingriff in das menschliche Ökosystem, namentlich in das Immunsystem, dar. Kritiker beobachten seit Einführung der Massenimpfungen einen kontinuierlichen Anstieg von Allergien und immunologischen Schwächen sowie von untypischen Infektionskrankheiten im Erwachsenenalter. Daten über Impfschäden sind in Deutschland nur äußerst schwer einzublicken. Laut BUCHWALD, einem Experten in Fragen Impfschäden, wird die deutsche Ärzteschaft absichtlich über das Thema „Impfschäden" im unklaren gelassen. Er schreibt:

„Aus meiner Feder erschienen bisher fast 200 Monographien über Impfungen und Impfschäden. Wenn Kinderärzte und schulmedizinisch ausgerichtete Ärzte noch nie etwas von mir gelesen haben, so liegt das an der Verschweigetaktik der Schulmedizin, deren Zeitschriften Arbeiten über Impfschäden nicht annehmen." *[26]*

BUCHWALD bezweifelt den angeblichen Wert der Impfungen ganz erheblich und verweist auf seine sehr detaillierten Untersuchungen über Zeitpunkt und Verbreitungsmuster von Kinderkrankheiten und den allgemeinen medizinischen Veränderungen sowie der Hygiene innerhalb der Familien. Viel eher sei die Allergie- und Infektanfälligkeitsproblematik erst mit dem Zeitalter der pausenlosen Impfungen drastisch gestiegen.

„Impfungen sind kein Immuntraining, sondern sie sind die Ursache für ein völlig durcheinandergebrachtes Immunsystem" *[26].*

Auch die Konstanzer Ärztin DEGELLER warnt davor, die Erfolge bei der Pocken- und Tetanusimpfung kritiklos für alle Impfempfehlungen zu übernehmen. Sie kommt zu dem eindeutigen Schluß, daß die BCG-Impfungen im Säuglingsalter völlig unnötig seien. Auch die anderen Daten ließen keinen schlüssigen Beweis für die tatsächliche Notwendigkeit der Schutzimpfungen zu [41].

Komplikationen, die durch Impfungen auftreten können, werden von den Impfärzten bagatellisiert oder gar nicht erwähnt. Immerhin kommt es zu ca. 1200–3000 Zwischenfällen pro Jahr, die Dunkelziffer (von Ärzten nicht gemeldete Reaktionen) liegt sicherlich bedeutend höher.

Es werden drei grundsätzlich verschiedene Möglichkeiten von **Impfzwischenfällen** unterschieden:

- allergische Reaktionen,
- Schäden durch schlecht verträgliche oder fehlerhafte Impfstoffe,
- Komplikationen, die durch die besondere Reaktionsweise des Impflings verursacht werden.

Impfschäden können äußerst gefährlich und komplikationsreich sein. Es kann zu persönlichkeitszerstörenden Hirnschäden kommen, zu unheilbaren Krampfleiden oder auch zu lebenslangem Siechtum durch Entwicklungsstörungen. Aber auch der jugendliche Diabetes mellitus (Zuckerkrankheit des Jugendlichen) ist als Impfkomplikation anerkannt. Letztlich ist dieses Thema so aktuell, daß sich zur Wahrung der Rechte Impfgeschädigter der Selbsthilfeverein „Schutzverband für Impfgeschädigte e.V." (Postfach 1160, 57259 Hilchenbach, Tel.: 0 27 33 – 1 22 73) gebildet hat. Zwischen 1972 und 1988 wurden 2600 Kinder zu Vollinvaliden geimpft. Die Zahl der Kinder, die erhebliche Immunprobleme und Allergien entwickeln, wird wohl nie erfaßt werden können.

Immer wieder wurden Eltern bezüglich der Keuchhustenimpfung in den letzten Jahren dahingehend „aufgeklärt" und beruhigt, daß die anfänglichen Risiken und Nebenwirkungen der Impfung durch Verbesserungen des Impfstoffs auf ein unbedeutendes Risiko reduziert worden wären. Das gleiche konnte man auch des öfteren in der Fachliteratur lesen. Im Oktober 1994 war dann in der Zeitung zu lesen, daß ein neuer Impfstoff gegen Keuchhusten zugelassen worden war. Dieser neue Impfstoff sei wesentlich besser verträglich. Noch bis Ende des Jahres laufende Studien an mehreren deutschen Universitätskliniken sollen außerdem Aufschluß darüber geben, ob dieser Impfstoff auch bei Säuglingen eingesetzt werden kann. „Risiken über manchmal sogar tödliche Nebenwirkungen des bisherigen Impfstoffs gegen Keuchhusten hatte in der Vergangenheit zunehmend Eltern wie Ärzte von der an sich notwendigen Impfung abgehalten", kommentierte eine Ärztin.

Masern sind ein Beispiel, das erkennen läßt, wie sinnvoll oder wie unsinnig Impfungen sind. Wie bereits ausgeführt, bezeichnet man Kinderkrankheiten wie z. B. die Maserninfektion auch als „Mauserung". Körperliche und geistige Fortschritte lassen sich erkennen, bestehende Erkrankungen wie Ekzeme, Sprachstörungen, Bettnässen oder sogar Nierenstörungen bessern sich nachhaltig nach einer durchlebten Infektion. Masernkomplikationen werden laut Statistik mit 1 : 15 000 angegeben. Nach Impfungen gegen Masern mit 1 : 15 000 bis 1 : 1 Million.

Impfbefürworter postulieren, daß nach Impfungen ein erhöhter Antikörperspiegel nachweisbar ist, der nun Ausdruck für einen bestehenden Schutz ist. In den USA wurde durch eine Studie anläßlich einer Masernepidemie festgestellt, daß 89% der erkrankten Kinder Antikörper besaßen und 15 Kinder geimpft waren. Die Enttäuschungen häuften sich: Bei mehr als 50% der jüngst aufgetretenen (Masern-)Fälle handelt es sich um Geimpfte. Das Alter, in dem die Krankheit die Menschen befällt, ist weiter hinausgerückt, und Epidemien sind auch an Universitäten oder in Kasernen ausgebrochen.

1984 wurde in Chicago veröffentlicht, daß 38,1% der an Masern Erkrankten ordnungsgemäß geimpft waren. In der medizinischen Fachzeitschrift JAMA vom 15. Juli 1990 wurde gar von einer nicht enden wollenden Masernepidemie berichtet, obwohl eine sehr hohe Impfdichte bestand. 83% der Erkrankten waren geimpft! Man muß also die Hypothese des Impfschutzes mittels einer unnatürlichen Immunisierung erheblich in Zweifel ziehen.

> Selbst wenn Antikörperspiegel nachweisbar sind, ist das nicht gleichbedeutend mit Schutz.

Die Folge könnten darüber hinaus untypische, sehr viel schwerwiegendere Maserninfektionen in späteren Lebensphasen sein.

Erregerresistenz – nicht nur eine Folge von Antibiotika. Ein zunehmendes – nicht selten tödliches – Problem stellen die resistenten Erreger dar. Wir kennen die Meldungen über Erregerstämme, die plötzlich eine bisher unbekannte Widerstandsfähigkeit entwickelt haben. So wie der Mißbrauch der Antibiotika zu diesem Phänomen beigetragen hat, so scheinen auch Impfungen an dieser Misere beteiligt zu sein. Gerade Krankheitserreger, von denen man glaubte, durch Impfungen

Antikörper entgegenstellen zu können (z. B. Hepatitis B), zeigen, daß sie eine Resistenz gegenüber diesen Abwehrstoffen entwickelt haben. Dieses Phänomen ist nicht neu. Es ist bekannt, daß gerade Viren enorm anpassungsfähig sind und durch Veränderung ihrer Oberfläche in „neuer Gestalt" erscheinen. Während die krankmachenden Eigenschaften die gleichen sind – manchmal in deutlich aggressiverer Form –, ist die äußere Erscheinungsform für unser Immunsystem neu. Der erhoffte Effekt einer sofortigen, hochspezifischen Immunleistung kommt nicht zum Tragen.

Ist Impfschutz wirklich nötig? Gegen viele Infektionskrankheiten gibt es bis heute noch keinen Impfschutz. Dennoch waren auch diese Erkrankungen (z. B. die Pest bis 1994) keine Bedrohung mehr. Daß die Pest in Indien Mitte der neunziger Jahre wieder so massiv aufgetreten ist, lag allein an den hygienischen Umständen und der weitverbreiteten Armut. Die daraus resultierende Mangelernährung führt bei der Mehrzahl der Menschen zu einer erheblichen Abwehrschwäche und somit in Verbindung mit Ungeziefer und Dreck zu lebensbedrohlichen Epidemien. Dieses Phänomen kann man natürlich auch auf andere Erkrankungen übertragen. Die Tbc grassiert in den USA unter den Obdachlosen, die unter geradezu mittelalterlichen Umständen leben müssen.

> Kinder, die unter Allergien oder endogenen Ekzemen (Neurodermitis) leiden, sollten prinzipiell nicht geimpft werden.

Das Risiko einer massiven Verschlechterung des Grundleidens ist sehr groß. Wenn sich Eltern für Impfungen entscheiden, sollten diese grundsätzlich nicht vor Vollendung des ersten Lebensjahres durchgeführt werden.
Die Impfbefürworter sollten bei der üblichen Panikmache, mit der Eltern gerne unter Druck gesetzt werden, folgende Fragen überdenken:

– Welche Kinder neigen zu Komplikationen bei infektiösen Kinderkrankheiten?
– Wie wurden die Kinder ernährt?
– Wurden sie gestillt?
– Wie lange?
– Wie ist der Nährstoffstatus jener Kinder, die Komplikationen entwickelt haben (Zink, Kupfer, Aminosäuren etc.)?
– Lag eine Dysbiose des Darms vor (Störung des Darmwandlymphatikums mit Beeinträchtigung der immunologischen Entwicklung)?
– Wurden die Kinder vor Ausbruch der Infektion allopathisch behandelt?
– Wie oft?
– Mit welchen Präparaten (Antibiotika, Cortison)?
– In welcher psychosozialen Umgebung leben diese Kinder?

Impfprogramme verschlingen Hunderte von Millionen. Würde man diese Gelder und den gleichen Aufwand dazu nutzen, um das (möglichst giftfreie) Stillen zu fördern und Ernährungsschulungen für die Bevölkerung, vor allem auch in Kindergärten und Schulen, zu organisieren, könnte man wirklich etwas Segensreiches tun.
In der Naturheilkunde werden Folgen von Impfungen sehr häufig vermutet und deshalb als Bestandteil einer Art Basistherapie homöopathisch behandelt. Wichtige Hinweise geben Symptome oder Krankheiten, die sich nach dem Impfen deutlich verschlechtern oder erst aufgetreten sind, also zeitlich mit dem Impfen in Zusammenhang stehen. Zur **Therapie** werden Nosoden eingesetzt, die zum Teil als Komplexpräparate speziell für die Indikation „unerwünschte Impfreaktionen" zur Verfügung stehen (z. B. Variola comp.® Tropfen). Als Einzelmittel haben sich die Nosoden der entsprechenden Erreger, mit denen geimpft wurde, bewährt. Hohe Potenzen werden meist bevorzugt. Somit gehört

diese Therapie aber in die Hände eines erfahrenen Homöopathen.

Nebenwirkungen durch Impfstoffzusätze

Ein Großteil der Impfstoffe enthält einige Zusatzstoffe, die zu erheblichen Nebenwirkungen führen können und darüber hinaus hochtoxisch sind. Die wichtigsten Vertreter dieser Begleitstoffe sind Antibiotika, Formaldehyd, Aluminiumhydroxid-Gel als Trägersubstanz sowie Thiomersal als entzündungshemmendes Mittel, das außerdem gegen Pilz- und Bakterienbefall wirksam ist. Der Zusatz solcher Chemikalien ist heute überflüssig und nicht vertretbar.

Aluminiumhydroxid. Aluminiumhydroxid kann sich nach intramuskulärer Injektion im Lymphsystem festsetzen, die Lymphbahnen verstopfen und Granulome (geschwulstähnliche Neubildung) bilden. Diese können so ausgeprägt sein, daß sie nur operativ entfernt werden können. Dieses Phänomen tritt anscheinend besonders nach Hepatitis-B-Impfungen auf.

Thiomersal. Thiomersal (auch Thimerosal oder Merthiolat) ist eine Substanz auf Quecksilberbasis. In der Ampulle zerfällt Thiomersal in die Bestandteile Thiosalicylsäure und Ethylquecksilber. Letzteres hat eine ebenso toxische Wirkung wie Methylquecksilber. Darüber hinaus wird das Ethylquecksilber aber letztlich sowieso in Methylquecksilber umgebaut, wenn es erst einmal in die Blutbahn gelangt ist (s. auch S. 187). Derzeit liegt der Grenzwert für den legendären 70 kg schweren Erwachsenen bei 0,35 mg Hg/Woche bzw. 0,05 mg Hg/Tag (WHO) bei oraler Aufnahme. Selbst bei diesen Konzentrationen wird angegeben, daß bei 3% der Betroffenen schon mit Vergiftungssymptomen zu rechnen ist. Durch die Benutzung thiomersalhaltiger Impfpräparate können bereits Hg-Konzentrationen von 50% des Grenzwertes aufgenommen werden, die durch die parenterale Verabreichung noch wesentlich kritischer bezüglich ihrer Auswirkung zu beurteilen sind. Da auch Kleinkinder geimpft werden, die weniger als ein Jahr alt sind und somit ein Zwanzigstel des Körpergewichtes eines Erwachsenen wiegen, muß somit mit toxischen Belastungen gerechnet werden. Bedenklich ist, daß nicht selten Mehrfachimpfungen (aus verschiedenen Ampullen) am gleichen Tag durchgeführt werden, so daß eine entsprechend hohe Quecksilberkonzentration zustande kommt, die der maximalen Grenze des Erwachsenen entspricht.

Die Verwendung von Thiomersal in Impfpräparaten sowie auch in anderen medizinischen Produkten (z. B. Kontaktlinsenflüssigkeiten, Nasentropfen) kann neben der erheblichen toxischen Komponente auch zu Allergien führen. Eine Studie ergab, daß von 722 Patienten aller Altersgruppen 16% eine Überempfindlichkeit hatten. Weiterhin wird aufgrund verschiedener Untersuchungsergebnisse vermutet, daß Thiomersal Veränderungen der Genstrukturen in menschlichen Lymphozyten hervorruft und daß diese Auswirkungen dosisunabhängig sind, d.h. auch schon bei geringsten Konzentrationen auftreten können. Diese Veränderung könnte sich auch auf die Anzahl der Chromosomen auswirken, was letztlich unvorhersehbare Folgen für die folgenden Generationen haben kann [73]. Eine Studie ergab, daß 7–7,6% der siebenjährigen Kinder an Quecksilberallergien leiden [166]. In diesem Zusammenhang sei nochmals auf die Amalgamdiskussion verwiesen (s. auch S. 183 ff.).

Formaldehyd. Formaldehyd ist ein farbloses, hochgiftiges, stechend riechendes Gas. Da es gut in Wasser löslich ist, wird es z. B. als Formalin in den Handel gebracht. In dieser Form wird es auch in der Medizin bzw. der pharmazeutischen Industrie eingesetzt. So finden wir es z. B. in den Ampullen von vielen Impfpräparaten. Das BGA hatte zur Begrenzung der maximal zulässigen Konzentration in

Innenräumen einen Grenzwert von 0,1 ppm (parts per million = 0,12 mg/m³) bzw. 0,12 mg/m³ empfohlen. Der Grenzwert für Außenluft liegt für 30 min bei 0,02 ppm, für kurzfristige Spitzen bei 0,06 ppm. In der Umgebungsluft sowie innerhalb geschlossener Räume (Möbel, bei denen Preßspan verarbeitet wurde, Teppichware usw.) werden wir täglich mit Formaldehyd konfrontiert. In der Außenluft stammt das Formaldehyd überwiegend aus Kraftfahrzeugen. Katastrophale Werte findet man in der Nähe einiger Möbelfabriken. Der Grenzwert für die Außenluft ist auf 0,02 ppm festgelegt. Menschen mit einer Chemikalienüberempfindlichkeit reagieren aber auch bei diesen Konzentrationen.

Formaldehyd wirkt als Reizgas auf Augen und Schleimhäute. Konzentrationen von 0,2 ppm in der Luft können folgende Symptome hervorrufen:

- brennende, tränende Augen,
- Ohrenschmerzen,
- Nasenbluten,
- Herzklopfen,
- Hautausschläge,
- Schwindelgefühle.

Neuere Untersuchungen lassen vermuten, daß Formalin als krebserzeugend einzustufen ist. Allergien gegen diese Chemikalie sind ausgesprochen häufig (auch IgE-vermittelt = Allergie vom Soforttyp). Experimentelle Untersuchungen haben bewiesen, daß schon bei sehr niedrigen Konzentrationen (ab 10 ng/l; ng = Nanogramm $\rightarrow$ 10^{-9}) Histamin aus Mastzellen der Ratte ausgeschüttet wird. Auch eine Veränderung der Zellteilung von Lymphozyten konnte nachgewiesen werden (bei Konzentrationen von 0,4 ppm). Des weiteren werden neurotoxische Auswirkungen beschrieben. Formaldehyd gehört zu den Substanzen, die eine stark genverändernde Wirkung haben.

Eine giftverstärkende Wirkung tritt z.B. in Verbindung mit Phenol auf, das ebenfalls sehr häufig in Ampullenpräparaten als Konservierungsmittel eingesetzt wird.

Die in Impfpräparaten angegebenen Konzentrationen liegen bei bis zu 0,1 mg/ml (z.B. Havrvix Hepatitis-A-Impfstoff). Diese 0,1 mg werden unter Umgehung des Atemtraktes (die Schleimhäute verstoffwechseln einen Großteil des eingeatmeten Formaldehyds) unmittelbar in das Gewebe und somit auch kurzfristig später in die Blutbahn abgegeben. Dabei entspricht die 0,1-mg/ml-Injektionslösung einer 5-Stunden-Inhalation über dem o.g. Grenzwert von 0,02 ppm (0,02 ppm = 0,024 mg/m³ ≥ 20 m³ Atemvolumen/Tag; $\Rightarrow$ 0,48 mg/20 m³ ≥/24 Stunden; $\Rightarrow$ 0,1 mg/4 m³ ≥/5 Stunden; $\Rightarrow$ 0,1 mg sind bereits nach 5 Stunden aufgenommen).

Multiple Sklerose durch Zeckenbiß-Impfung?

Praxisfall

Die Wiener Ärztin CARAVIAS-KRONES berichtete in der Fachzeitschrift „Umwelt & Gesundheit" von ihren persönlichen Erlebnissen nach einer Impfung gegen FSME (Frühsommer-Meningoenzephalitis, durch Zeckenbiß übertragbar) [28]. Frau CARAVIAS-KRONES berichtet, daß sie nach einer unauffälligen Grundimmunisierung 1980/81 und den ebenso unauffälligen Auffrischimpfungen (alle 3 Jahre) im Frühjahr 1993 erhebliche Komplikationen durch die zu diesem Zeitpunkt durchgeführte Auffrischimpfung erlitt (FSME-Immun®-Injekt).

Ca. fünf Tage nach der Impfung erwachte die Ärztin mit halbseitigen Gefühlsstörungen, die von der Brustmitte bis zu den Fußsohlen reichten. Im Laufe des Tages nahm die Symptomatik zu.

Die Konsultation des Hygieneinstituts ergab lediglich ein vehementes Abstreiten eines Zusammenhangs zwischen Impfung und der eingetretenen Symptomatik.

Der daraufhin konsultierte Neurologe äußerte den Verdacht auf eine

Impfpräparate und Zusatzstoffe.

Präparatenamen	Impfung gegen	Inhaltsstoffe (u. a.)
Acel-P Lederle	Keuchhusten	Thiomersal Aluminiumgel
Begrivac	Grippe	Formaldehyd
Diphtherie-Adsorbat-Impfstoff Behring	Diphtherie	Aluminiumhydroxid Formaldehyd
Engerix-B	Hepatitis-B	Aluminiumhydroxid-Gel, Thiomersal
Gen H-B-Vax	Hepatitis-B	Aluminiumhydroxid, Formaldehyd, Thiomersal
Havrix Hepatitis-A	Hepatitis-A	Aluminiumhydroxid-Gel, Formaldehyd,
HIB Mérieux	Grippe	Thiomersal
HIB-Vaccinol	Grippe	Thiomersal
Influsplit SSW	Grippe	Thiomersal, Formaldehyd
Influvac	Grippe	Thiomersal, Formaldehyd
Mutagrip	Grippe	Thiomersal, Formaldehyd
Pac Mérieux	Keuchhusten	Thiomersal, Formaldehyd Aluminiumphosphat, Aluminiumhydroxid
Pa-Vaccinol	Keuchhusten	Thiomersal, Aluminiumphosphat, Aluminiumhydroxid
PedvaxHIB	Grippe	Aluminiumphosphat Thiomersal, Aluminiumhydroxid
Pertuvac	Keuchhusten	Thiomersal, Aluminiumhydroxid, Aluminiumphosphat
Tetanol	Wundstarrkrampf	Formaldehyd, Aluminiumhydroxid
Tetasorbat SSW	Wundstarrkrampf	Aluminiumphosphat, Thiomersal Formaldehyd
Tetavax	Wundstarrkrampf	Aluminiumhydroxid, Thiomersal Formaldehyd
T-Immun	Wundstarrkrampf	Aluminiumhydroxid
DPT-Impfstoff Behring	Diphtherie Keuchhusten Wundstarrkrampf	Aluminiumhydroxid Aluminiumphosphat Formaldehyd
DPT Mérieux	Diphtherie Keuchhusten Wundstarrkrampf	Thiomersal, Aluminiumphosphat, Formaldehyd
DPT-Vaccinol	Diphtherie Keuchhusten Wundstarrkrampf	Aluminiumphosphat, Thiomersal Formaldehyd

Impfpräparate und Zusatzstoffe. *(Fortsetzung)*		
Präparate-Namen	**Impfung gegen**	**Inhaltsstoffe (u. a.)**
DT-Impfstoff Behring für Kinder	Diphtherie Wundstarrkrampf	Aluminiumhydroxid, Thiomersal Formaldehyd
DT-Impfstoff Mérieux für Kinder	Diphtherie Wundstarrkrampf	Aluminiumhydroxid, Formaldehyd
DTP-Rix	Diphtherie Keuchhusten Wundstarrkrampf	Aluminiumhydroxid Aluminiumphosphat, Formaldehyd
DT-Rix für Kinder	Diphtherie Wundstarrkrampf	Aluminiumhydroxid, Formaldehyd
DT-Vaccinol	Diphtherie Wundstarrkrampf	Aluminiumphosphat, Thiomersal Formaldehyd
HIB-DPT Mérieux	Grippe Diphtherie Keuchhusten Wundstarrkrampf	Thiomersal, Aluminiumphosphat Formaldehyd
HibDPT-Vaccinol	Wundstarrkrampf Grippe Diphtherie Wundstarrkrampf	Aluminiumphosphat, Thiomersal Formaldehyd
InfarixDTPa zur Auffrischimpfung	Diphtherie Tetanus Keuchhusten	Aluminiumhydroxid
Solcourovac	bakterielle Harnwegsinfekte	Thiomersal, Aluminiumphosphat
Td-Impfstoff Behring	Tetanus u. Diphtherie	Formaldehyd, Aluminiumhydroxid
Td-Impfstoff Mérieux	Tetanus u. Diphtherie	Aluminiumhydroxid, Thiomersal Formaldehyd
Td-Rix	Tetanus u. Diphtherie	Aluminiumhydroxid, Formaldehyd
Td-Vaccinol	Tetanus u. Diphtherie	Aluminiumphosphat,Thiomersal Formaldehyd

Entzündung des Rückenmarks (Myelitis), die er des öfteren im Zusammenhang mit FSME-Impfungen registriert habe. Zwischenzeitlich war eine Koordinationsstörung der linksseitigen Muskulatur eingetreten. Die daraufhin veranlaßte Computertomographie bestätigte eine Rückenmarksentzündung in Höhe des 3. Halswirbelsegments. Die Symptomatik breitete sich weiter aus: Sensibilitätsstörungen im Blasen- und Mastdarmbereich, zunehmendes Schwäche- und

Krankheitsgefühl, Müdigkeit und Erschöpfung. Letztlich wurde im Juni 1994 aufgrund einer Augennerventzündung ein erneutes CT gemacht. Die Diagnose: Multiple Sklerose.

„Für mich ist es sehr naheliegend, daß die Impfung bei mir eine Multiple Sklerose ausgelöst hat. In Österreich wurde dieser möglichen Nebenwirkung erst 1994 im FSME-Beipackzettel Rechnung getragen, indem diese mögliche Auslösung erstmalig erwähnt wird." CARAVIAS-KRONES [28]

Seit 1990 werden jährlich 60 bis ca. 140 Zwischenfälle nach einer Zeckenimpfung registriert. Der überwiegende Teil der Patienten leidet dabei an erheblichen neurologischen Symptomen. Lähmungserscheinungen, Muskelschwäche und Muskelschmerzen werden häufig angegeben. Die Dunkelziffer dürfte erheblich höher liegen.

Dramatisch ist die Tatsache, daß ein hoher Prozentsatz der Impfungen ohne jegliche Indikation durchgeführt wird. Obwohl die Betreffenden keinerlei Risiken bezüglich einer Infektionsgefahr ausgesetzt sind, wird die Maßnahme von Hausärzten durchgeführt. Die Patienten werden in der Regel nicht aufgeklärt und erhalten die Impfungen meist ohne Hinweise bezüglich der möglichen Nebenwirkungen. Viele Patienten geben an, daß sie ohne jegliche Voruntersuchung und Anamneseerhebung geimpft wurden.

Krankheitssymptome sind (meist) sinnvoll

Der bekannte Naturheilmediziner RECKEWEG hat den Begriff der Homotoxikologie geprägt und ein homöopathisches Gesamttherapiekonzept darauf aufgebaut. Nach RECKEWEG sind Krankheiten natürliche Zweckmäßigkeitsvorgänge, die der Unschädlichmachung, Entgiftung und Ausscheidung von giftigem Material dienen, das entweder von außen in den Organismus gekommen oder im eigenen Stoffwechsel entstanden ist. Die Symptome

einer Krankheit sind die Warnsignale, die Hilferufe nach Heilmitteln, die diesen Abwehr- und Eliminationsversuch unterstützen [125].

Aber oft kommt der Organismus völlig alleine mit einer Infektion zurecht, wenn er nur alle Voraussetzungen dafür hat (gesunde Ernährung, gesundes Darmmilieu, liebevolle Zuwendung etc.). So dient z.B. bei einer Halsentzündung die Temperaturerhöhung der Virusbekämpfung (Viren sind thermolabil) und der Erhöhung der Freßtätigkeit der Makrophagen, die Absonderungen der Schleimhäute dienen der Säuberung und Beseitigung von Zelltrümmern, Viren oder Bakterien. Nach RECKEWEG werden bei diesen Prozessen auch andere Stoffwechselgifte zweckmäßigerweise gleich mit eliminiert. Die Bildung von Antikörpern findet bei einer Körpertemperatur von 39 °C zehnmal schneller statt, als bei 37 °C. Fieber fördert die Bildung der Immunsubstanz Interferon. Eine Temperatur von 39 °C gilt für diese Vorgänge als optimal.

Werden diese Vorgänge kontinuierlich mittels Allopathika unterdrückt, liegt die Folge auf der Hand: Es werden die notwendigen Ausscheidungen von Erregern und/oder ihren Stoffwechselgiften im Bindegewebe, dem sog. Grundsystem, abgelagert. Weiterhin kann der kindliche Organismus seine Immunschule nicht oder nur äußerst unzureichend absolvieren, so daß er beim nächsten Infekt noch hilfloser den Erregern gegenübersteht. Außerdem kann es zu immer wiederkehrenden Infekten kommen, die dem Versuch dienen, die zurückbehaltenden Stoffwechselgifte und die „unerledigte Infektion" endlich los zu werden bzw. auszuheilen.

Wie bereits dargestellt, ist die durchlebte Infektabwehr ganz ähnlich einem durchlebten Konflikt auf der seelischen Ebene. Wer immer nur Konflikten aus dem Wege geht, wird nie in der Lage sein, Probleme in seiner Umwelt zu lösen und daran zu wachsen. Das gleiche gilt für das Immunsystem.

Somit muß eine sinnvolle Infekttherapie die körpereigenen Bemühungen unterstützen!

Dazu steht uns eine große Palette an naturheilkundlichen Präparaten aus der Homöopathie, der Pflanzenheilkunde und der mikrobiologischen Therapie zur Verfügung.

> Viele Krankheitssymptome sind sinnvolle Reaktionen des Organismus als Zeichen einer aktiven Auseinandersetzung. Sie zu unterdrücken bedeutet, dem Organismus in den Rücken zu fallen.

14.2 Diagnostik

Aufgrund der dargestellten Zusammenhänge über die Ursachen einer Infektanfälligkeit ist die diagnostische Richtung vorgegeben. Zunächst lassen sich durch verschiedene **Blutparameter** der aktuelle Zustand und die Funktionsfähigkeit des Immunsystems beurteilen. Im wesentlichen ist die immunologische Leistungsfähigkeit nicht nur vom Immunsystem (das lymphatische System) selbst, sondern auch vom vegetativen Nervensystem, vom Hormonsystem und vielen anderen Systemen abhängig. Wie überall in der Therapie ist es deshalb auch bei immunologischen Problemen von größter Bedeutung, eine ganzheitliche Diagnostik zu betreiben. Einzelne Laborwerte geben zu wenige oder in vielen Fällen auch gar keine relevanten Hinweise für ein sinnvolles Vorgehen.

Zunächst läßt sich zu diesem Zweck das Blut ganz hervorragend als Untersuchungsmedium heranziehen. Durch entsprechend ausgewählte und ausreichend umfangreiche Blutparameter lassen sich viele Schwachpunkte und Zusammenhänge erkennen. So steht die Zahl der Leukozyten nicht nur mit Infektionen in Verbindung, sondern es läßt sich auch ein Zusammenhang zu vegetativen Belastungen erkennen (psychischer Streß wirkt z. B. immunsuppressiv). Vorausgesetzt,

es werden genügend weitere Laborwerte erhoben, um eine Differenzierung zu ermöglichen.

Dazu eignen sich folgende Parameter:
- Die **Blutkörperchensenkungsgeschwindigkeit (Blutsenkung oder BSG)** ist ein sehr einfacher und zuverlässiger Parameter, der allerdings auch sehr undifferenziert ist.
  Bei der BSG wird die Geschwindigkeit zeitlich gemessen, mit der die festen Blutbestandteile (also die weißen und roten Blutzellen) in einem speziellen Röhrchen nach unten sacken. Je akuter ein infektiöser Prozeß, desto schneller die Senkungsreaktion. Aber auch bei bösartigen Erkrankungen, bei Rheuma und vielen anderen Erkrankungen ist die BSG erhöht. Somit bekommen wir lediglich Hinweise auf einen eventuell entzündlichen Prozeß und können gegebenenfalls Rückschlüsse über den Verlauf ziehen (durch Kontrolluntersuchungen).
- **Leukozyten** sowie **Differentialblutbild** (s. auch S. 23 ff.).
- **Immunglobuline** IgA, sIgA (im Speichel und Stuhl), IgG, IgM, IgE (s. auch S. 23 ff.).
- **Neopterin** ist ein Ausscheidungsprodukt aktivierter Freßzellen (Makrophagen). Man findet somit erhöhte Werte bei Infektionen (vor allem Virusinfektionen) und bösartigen Erkrankungen. Also ist ein erhöhter Wert, Ausdruck einer gesteigerten Immunaktivität – bei Infekten zunächst eine gesunde Reaktion. Dadurch ist es sehr einfach möglich, bestehende Beschwerden bezüglich einer (Virus-)Infektion zu interpretieren.
  In Österreich wird Neopterin als Testmarker bei Blutspendern routinemäßig eingesetzt. Liegt der Spiegel unter 10 mmol/l, ist eine Virusinfektion und somit eine Aids-Infektion ausgeschlossen.
  Bei einer krankhaften Infektanfälligkeit finden sich erniedrigte bis stark erniedrigte Neopterinwerte. Das läßt wiederum Rück-

schlüsse auf eine zunehmende Beeinträchtigung der Phagozytosefähigkeit zu. Eine erfolgreiche Therapie wird einen zuvor erniedrigten Neopterinwert im Laufe der Zeit bis in den Normbereich erhöhen. Somit dient dieser Parameter auch einer objektiven Verlaufskontrolle für die Therapie. Da der Wert sehr gut im Urin festzustellen ist, eignet er sich besonders für Kinder (keine Blutentnahme notwendig);

- **Lymphozytentypisierung.**
- Erhebung eines **Mikronährstoffstatus** (Kalzium, Kalium, Magnesium, Kupfer, Eisen, Zink, Selen sowie die Vitamine B_1, B_2 und B_6, A und C) im Vollblut.
- **Mikrobiologische Stuhluntersuchung** (auch sIgA).
- Eventuell ein **Schadstoffscreening.**

14.3 Therapie

Eine sinnvolle und ausführliche Diagnostik führt also zu logischen therapeutischen Konsequenzen. Es bestehen demnach erfolgversprechende Möglichkeiten in der **Substitution** von fehlenden Mineralien, Spurenelementen und Vitaminen. Zu einem hohen Prozentsatz spielt das Element Zink, wie bereits beschrieben, eine herausragende Rolle. Des weiteren ist entsprechend der Stuhl- und Schleimhautbakterienflora eine Therapie mit **Mikroorganismen** unabdingbar. Diese Therapie wird von einer **Ernährungsumstellung** im Sinne der Vollwertkost begleitet (siehe Darmtherapie).

In vielen Fällen läßt sich mit einem solchen individuell angepaßten Therapieregime die Gesamtsituation deutlich verbessern. Das Immunsystem erlangt zunehmend seine Fähigkeiten zurück und setzt sich aktiv und wirkungsvoll mit Infektionen auseinander. Die Voraussetzungen zur selbständigen Ausheilung von Infektionen sind wieder gegeben. Nicht selten müssen aber zusätzlich sogenannte **Immunstimulanzien** mit eingesetzt

werden, um ans Ziel zu kommen. Dazu steht eine große Zahl pflanzlicher, homöopathischer und mikrobiologischer Präparate zur Verfügung. Ein Teil der Präparate steht als Rezepturen unterschiedlicher Wirkstoffe zur Verfügung, andere wiederum werden als sog. Monopräparate oder, im Falle der Homöopathie, als Einzelhomöopathika zum Einsatz kommen.

Pflanzliche Immunstimulanzien

Bei bakteriellen oder viralen Infekten lassen sich zuverlässig pflanzliche Substanzen nutzen, um den Krankheitsverlauf zu verkürzen, Komplikationen zu vermeiden und um Rückfällen vorzubeugen. Inzwischen sind die Möglichkeiten der Immunstimulation mittels der Phytotherapie hinreichend untersucht und nachgewiesen. So konnten eine deutlich gesteigerte Stimulierung der Lymphozyten sowie eine erhöhte Ausschüttung der sogenannte Zytokine nachgewiesen werden. Darüber hinaus ließ sich belegen, daß die Sofortabwehrkörper vom Typ IgM schneller bzw. vermehrt gebildet werden. Der Vermehrung von Viren steht eine gesteigerte Aktivität der Killerzellen gegenüber.

In der Praxis erweisen sich folgende Pflanzen als besonders wirksam:

- Sonnenhut (Echinacea),
- Wilder Indigo (Baptisia tinctoria),
- Lebensbaum (Thuja occidentalis),
- Taigawurzel (Eleutherococcus).

Während sich **Eleutherococcus** besonders als Adaptogen bei Erschöpfungszuständen in Verbindung mit immunologischen Schwächen anbietet und weniger für Kinder geeignet ist, können die anderen genannten Wirkstoffe auch besonders gut als Akutmittel in der Kinderheilkunde eingesetzt werden. Ein regelrechter Klassiker unter den Fertigarzneimitteln zur Immunstimulation ist das Präparat Esberitox®. Ein altbewährtes, zuverlässiges Mittel mit einem breiten Indikationsgebiet. Es enthält die oben beschriebenen Inhaltsstoffe. Ein weiterer Vorteil ist die vielfältige Darreichungsform. Es stehen Tabletten, Zäpfchen und Tropfen zur Verfügung. Zu meinem größten Bedauern ist im Rahmen der ständig wechselnden Arzneimittelvorschriften im Januar 1995 die Ampullenform vom Markt genommen worden.

Für Kinder eignet sich hervorragend die Tablettenform, da diese angenehm schmecken und nicht geschluckt werden müssen; die Kinder können sie lutschen oder im Munde zergehen lassen. Esberitox® bewirkt bei akuten Infekten – gleich ob durch Viren oder Bakterien bedingt – ein rascheres Überwinden des Infektes und, wie bereits angedeutet, einen Schutz vor Komplikationen. Es kann durchaus sinnvoll sein, Esberitox® als Dauertherapie über einige Monate zu geben (z. B. über die Wintermonate). Dies ist besonders dann indiziert, wenn ein durch häufige Antibiotikatherapien geschwächtes Immunsystem stabilisiert werden muß. So kann der Organismus unterstützt werden, die Infekte selbständig zu überwinden.

Eine bewährte Kombination stellt die Verbindung Esberitox® und Symbioflor® 1 dar. In akuten Fällen gibt man im stündlichen Wechsel 20 Tropfen Symbioflor® 1 (vor dem Schlucken möglichst gurgeln, besonders bei Halsentzündungen und zusätzlich 3mal täglich je 3 Tropfen in jede Nasenöffnung) und 2 Tabletten Esberitox® (oder 20 Tropfen). Als Dauertherapie und nach Abklingen der akuten Erscheinungen geht man auf eine dreimalige Tagesdosis zurück.

Sollte eine **Antibiotikatherapie** bereits begonnen oder unumgänglich sein, ist eine Begleittherapie mit Esberitox® sinnvoll. Hier kann ein Schutz des Immunsystems gegen die Nebenwirkungen des Antibiotikas erreicht werden (Immunsuppression). Die Unterstützung der Abwehrkräfte sollte mindestens zwei bis drei Wochen über die Antibiotikagabe hinaus erfolgen.

Eleutherococcus

Wie oben schon erwähnt, ist diese Droge besonders für die Behandlung im Erwachsenenalter geeignet. Eleutherococcus besitzt neben seiner Fähigkeit, den Organismus an Streßsyndrome anzupassen, eine ausgeprägte virushemmende Wirkung. Dieser Effekt ist besonders ausgeprägt, wenn das Immunsystem bereits vor der Konfrontation z. B. mit einem Grippevirus stimuliert ist. Der immunologische Wirkmechanismus entspricht in etwa dem der körpereigenen Substanz Interferon. Somit kann der Wirkstoff Eleutherococcus (Eleu-Kokk) sehr gut als Infektionsschutz gegenüber **Virusinfektionen** empfohlen werden. Die ausgeprägt roborierende Wirkung ist besonders dann von Vorteil, wenn das Immunsystem durch Dauerstreß der unterschiedlichsten Art beeinträchtigt ist.

Enzyme

Enzyme sind Biokatalysatoren, also Stoffe, die in kleinster Menge und ohne sich dabei zu verbrauchen oder zu verändern, in großem Umfang chemische Reaktionen ermöglichen oder in Gang setzen. Es handelt sich um spezifische Eiweißbausteine, die in lebenden Organismen erheblich an den komplexen und schnellen Reaktionen des Stoffwechsels, des Immunsystems und fast allen anderen Steuerungen beteiligt sind. Ohne Enzyme wäre Leben nicht denkbar.

Enzyme werden heute in vielen Bereichen der Industrie eingesetzt (Nahrungsmittelindustrie, Waschmittelindustrie usw.). In der Medizin gehört die Nutzung von Enzymen, die Enzymsubstitution, bereits zu den älteren Verfahren. Die klassischen Einsatzgebiete sind Verdauungsstörungen bei einer exkretorischen Pankreasinsuffizienz.

Auch das Immunsystem kann durch eine künstliche Zufuhr von Enzymen unterstützt und reguliert werden. So werden u. a. die Freßzellen und die Killerzellen stimuliert. Darüber hinaus weisen Enzyme eine deutliche **bakteriostatische** (bakterienhemmende, nicht bakterientötende) Wirkung auf. Bezüglich bestimmter Keimarten sind die Hemmwirkungen ähnlich ausgeprägt wie bei Antibiotika. Hauptsächlich wird das Enzym Papain für diese Fähigkeit verantwortlich gemacht. Das Enzym Trypsin wiederum hat die Eigenschaft, bestimmte Bakterientoxine zu neutralisieren.

Wirkung von Enzymen:
- entzündungshemmend und -abschwellend durch Abbau von Zelltrümmern und Entzündungsstoffen, somit auch verflüssigend auf Schleimansammlungen (z. B. bei Erkrankungen der Bronchien oder der Nasennebenhöhlen sehr wichtig),
- hemmend auf zellaggressive Immunkomplexe,
- stimulierend auf die Freßzellen und die natürlichen Killerzellen,
- hemmend auf Bakterien und Viren,
- beschleunigend auf Reparaturvorgänge,
- erhöhend auch auf die Wirkung von Antibiotika durch ihre „Vehikelfunktion", da durch eine Enzymtherapie die Wirkstoffkonzentration am Ort des entzündlichen Geschehens gesteigert wird.

Viele gute Präparate sind heute im Einsatz. Die Klassiker Wobe-Mugos® oder Phlogenzym sind gut verträglich und selbst bei hoher Dosierung einfach einzunehmen.

Mikrobiologische Immunstimulation

Die Bedeutung der Darmbakterienflora für das Immunsystem wurde ausführlich besprochen. Neben den Symbionten kennen wir weitere Bakterienstämme, die der immunstimulierenden Therapie dienen.

Eine bestimmte Gruppe der **Mykobakterien** (Mycobacterium chelonei) besitzt ebenfalls eine starke Wirkung auf das menschliche Immunsystem.

Erste medizinische Erfahrungen wurden bereits 1923 gesammelt, als von FRIEDMANN eine entsprechende Aufschwemmung dieses Keims zum zuverlässigen Schutz vor Tuberkulose eingesetzt wurde.

Heute wird dieser Keim zur Stimulation der unspezifischen Immunabwehr eingesetzt (Anningzochin® in Kapsel und Ampullenform). In mehrwöchigen Abständen wird in langsam ansteigenden Konzentrationsstärken (ganz schwach, schwach, stark) Anningzochin® subkutan injiziert. Da Abstände von 8–12 Wochen für eine wirksame Therapie völlig ausreichend sind, läßt sich dieses Präparat auch bei Kindern (in altersentsprechender Dosierung) gut einsetzen. Ist eine Injektion nicht möglich, kann auf Anningzochin®-Pulver ausgewichen werden. Die Hauptindikationsgebiete stellen chronische Erkrankungen der Atemwege (auch Asthma bronchiale) und Gelenkrheumatismus dar.

Unspezifische Maßnahmen

Je öfter ein erkrankter Organismus mit Antibiotika, fiebersenkenden Mitteln oder Kortikoiden behandelt wurde, um so stärker kommt es zur Gefahr einer Chronifizierung durch eine zunehmende Regulationsstarre. **Homotoxine,** die bei Auseinandersetzungen mit Krankheitserregern und deren Stoffwechselgiften entstehen, werden nicht mehr adäquat unschädlich gemacht und ausgeschieden, sondern blockieren zunehmend die Regulationskräfte des Abwehrsystems.
Neben der Beseitigung der bereits dargestellten spezifischen Ursachen müssen diese Blockaden wieder durchbrochen werden. Die Homotoxine müssen gelöst und ausgeschieden werden. Neben den medikamentösen Therapien sind es die alten Naturheil-

verfahren, die viele Möglichkeiten bieten, diesen Prozeß in Gang zu bringen und zu beschleunigen. Dazu gehören:

- Kneipp-Anwendungen (Bäder, Güsse, Einreibungen, Wickel, Umschläge, Reinigungseinläufe),
- gesunde Ernährung,
- im akuten Stadium viel trinken und wenig essen (oder fasten),
- Ruhe und ausreichend Schlaf,
- körperliche Bewegung,
- Reizabschirmung bezüglich Fernsehen, Video, Computerspiele,
- Sauna (Bio-Sauna, 60 °C).

Bereits vor 20 Jahren konnte experimentell nachgewiesen werden, daß ein **moderates Ausdauertraining** eine unspezifische Immunstimulation zur Folge hat. Es konnte gezeigt werden, daß durch regelmäßiges Training die Gefahr von Infektionen – aber auch das Krebserkrankungsrisiko – gesenkt werden konnte.

Extremer Leistungssport, aber auch extremes Joggen haben das Gegenteil zur Folge. So sei in diesem Zusammenhang angemerkt, daß immunologische Veränderungen bei Leistungssportlern möglich sind und beachtet werden sollten. Eine Substitution mit Antioxidanzien und vor allem mit L-Carnitin stellt eine sinnvolle Schutzmaßnahme vor negativen immunologischen Veränderungen durch körperlichen Streß dar [171].

Unser Organismus ist mit zahlreichen Selbstheilungsfähigkeiten gesegnet, so daß viele Krankheiten bei richtiger Verhaltensweise ganz alleine ausgeheilt werden könnten. Geben wir ihm alles zurück, was er dazu braucht, und besinnen uns wieder auf die nach wie vor gültigen Naturgesetze, denen wir und unsere Kinder unterworfen sind [124].

ERKRANKUNGEN DER ATEMWEGE

Atemwegserkrankungen nehmen in bedrohlichem Maß zu und stellen im Kindesalter weltweit die führende Todesursache dar [170]. Asthma bronchiale weist die größte Zuwachsrate von allen Erkrankungen auf. Beachtenswerterweise betrifft das die Länder der „Dritten Welt" im gleichen Maße wie die Industriestaaten, wenn sich die ursprünglichen Lebensbedingungen entsprechend den Gewohnheiten der Industriestaaten verändern. Umwelteinflüsse in Form von luftgetragenen Giften, Tabakrauch und Allergien, aber auch die Psyche spielen die primäre Rolle.

Durch die Zunahme der Ozonbelastung in den Sommermonaten häufen sich in dieser Zeit die Beschwerden bei Patienten mit vorgeschädigten Atemwegen. So nehmen Asthmaattacken bei Ozonsmog deutlich zu. Das Reizgas schädigt die Schleimhäute, so daß die Empfindlichkeit gegenüber anderen Schadstoffen wie Feinstäuben, Schwefeldioxid (SO_2) und Stickstoffdioxid (NO_2) drastisch erhöht wird.

Die anfallsweise, spastische Verkrampfung der Bronchien ist zu einer klassischen Zivilisationskrankheit geworden. Es sind überwiegend die 20- bis 40jährigen betroffen. Immerhin sterben allein in Deutschland jährlich mehrere tausend Patienten bei akuten Asthmaattacken. Der Leiter der Pulmologie und inneren Intensivmedizin der Uniklinik Magdeburg, WELTE, beklagt in einer dpa-Meldung vom 15. Juli 1995 das mangelnde Wissen über Asthma bronchiale bei Patienten sowie Ärzten. Zu häufig würden falsche Diagnosen gestellt, und viele Patienten seien „untertherapiert".

Das **Flimmerepithel der Atemwege** ist der Hauptschädigungsort der inhalierten Gifte. Von Rauchern ist bekannt, daß dieses reinigende Epithel durch die Inhalation des Tabakrauches nahezu vollständig zerstört werden kann. Dieses Phänomen findet auch in zunächst abgemilderter Form durch die allgemein in der Luft enthaltenen Fremdstoffe statt. Die zunehmende Lähmung und Zerstörung des Flimmerepithels führt dazu, daß die inhalierten Partikel längere Zeit auf die Schleimhäute einwirken können.

Alveolarmakrophagen, die für die Phagozytose der nicht beseitigten Fremdstoffe verantwortlich sind, können den Verlust des Flimmerepithels nicht ersetzen und sind mit der Flut der Schadstoffe überfordert. Bei weiterer ungehinderter Einwirkung von Umweltgiften kann sich eine Schädigung der Neurorezeptoren in der Schleimhaut einstellen. Dadurch kommt es zu weiteren Einschränkungen unspezifischer Abwehrmechanismen, wie es z. B. das Niesen und Husten darstellt. Dieser Prozeß findet bei Kindern erheblich schneller und intensiver statt.

Da aber auch zunehmend krebsauslösende Stoffe in der Luft konzentriert werden, ist die geschädigte Schleimhaut vor allem im Bronchialbereich für die Entwicklung bösartiger Erkrankungen prädisponiert. Die wesentlichen Kanzerogene sind Dieselruß, polyzyklische Aromate, Benzol, Arsenverbindungen, Asbest, Kadmiumverbindungen, Dioxin sowie Zigarettenrauch. In Ballungsgebieten konnte eine Lungenkrebshäufigkeit von 1 : 1000 registriert werden, während in ländlichen Gegenden diese bei 1 : 5000 liegt.

Die Erkenntnisse aus den neuen Bundesländern konfrontieren uns mit bisher unbekannten Größen der Luftschadstoffproblematik. Die Belastung mit Schwefeldioxid (SO_2) ist beispielsweise in Sachsen fünfmal höher als in den alten Bundesländern. Darüber hinaus wurden in DDR-Zeiten die Kinder erheblich mit Asbest und Formaldehyd konfrontiert, da die meisten Kinder schon in jüngsten Jahren verseuchte Kinderkrippen und Kindergärten aufsuchen mußten. Interessanterweise haben Studien aufgedeckt, daß in den neuen Bundesländern zwar die Atemwegserkrankungen deutlich höher liegen als im Westen, dafür aber die Allergierate in Ostdeutschland niedriger ist.

Aber auch über die Nahrung aufgenommene Schadstoffe können Wegbereiter für Atemwegserkrankungen sein. So berichtet der klinische Ökologe REA, Dallas/Texas, über allergische Reaktionen durch eine chronische Belastung mit Pestiziden bei Kindern [persönliche Information des Autors].

Nach einer Untersuchung des Frankfurter Gesundheitsamtes erkranken ca. 10% aller Kinder an Bronchitis, die über das übliche Maß einer Erkältungskrankheit hinausgeht. Von 477 untersuchten fünf- bis sechsjährigen Jungen und Mädchen in Oberbayern und der Oberpfalz wurde bei 5,6% Asthma bronchiale diagnostiziert.

Atemwegsinfekte im Kindesalter können zu einem schwerwiegenden Dauerproblem für Eltern und Kind werden. In vielen Fällen kommt es bei Kindergartenkindern zu chronisch rezidivierenden Verläufen, die die Kleinen zu Dauerpatienten machen. Besonders alleinerziehende Mütter oder Väter kennen den hohen Druck, wenn durch häufige Infekte eine Fülle von organisatorischen Problemen entstehen. Das gleiche gilt, wenn beide Elternteile berufstätig sind.

Viren

Viren stehen bei den infektbedingten Atemwegserkrankungen an erster Stelle. Influenza- und Parainfluenzaviren sind die häufigsten Erreger. Da sie keine Immunität hinterlassen, werden wiederholte Infektionen begünstigt.

Eine zunehmende schadstoffinduzierte Abwehrschwäche der Schleimhäute (sekretorischer IgA-Mangel) erleichtert eine Infektion ebenso wie die Intensivierung des Reiseverkehrs. Als Folge stellt die Entwicklung einer **Slow-Virus-Infektion** mit all ihren Auswirkungen und Gefahren neben der Entstehung des Asthma bronchiale eine gefürchtete Komplikation dar.

Virale Infektionen des Respirationstraktes (aus [56]).		
Krankheitsbild	**Erreger**	**Symptomatik**
Rhinitis	Rhinoviren	Schnupfen
Pharyngitis	Parainfluenzaviren	Halsschmerzen
Tonsillitis	RS-Viren, Koronaviren Rhinoviren, Influenzaviren	Influenzaviren können zusätzlich Muskel- und Gelenkbeschwerden auslösen
Laryngitis	Parainfluenzaviren	Stimmverlust, Heiserkeit
Tracheitis	RS-Viren, Rhinoviren	Husten, retrosternaler Husten, Schmerz
Bronchitis	Influenzaviren, Koronaviren, Adenoviren	Auswurf, Fieber

Darmflora und Atemwegs-erkrankungen

Das Phänomen der vorgeschädigten Schleimhäute als Promotor für allergische Reaktionen spielt auch im Bereich der Darmschleimhäute eine Rolle. Nicht selten können wir beobachten, daß bei Kindern Störungen der Atemwege mit einer Veränderung der Darmflora einhergehen.
Folgende **Begleiterscheinungen** sind zu erkennen:

– Blähungen
– dünne, klebrige Stühlen,
– Neigung zu Diarrhö,
– veränderter pH-Wert des Stuhls.

Pathogene Keime, Schimmel- und Hefepilze lassen sich auffallend häufig in hoher Keimzahl nachweisen. Die Fremdkeime selbst können z. B. durch entsprechende Stoffwechselprodukte allergiefördernd wirken. Ein weiterer Zusammenhang ist in einem Mangel spezifischer Peptide aus dem Stoffwechsel der Symbiontenflora zu suchen, da diese nachweislich durch eine Fremdkeimbesiedelung verdrängt oder dezimiert wird. Bakterienspezifische Peptide, die sich günstig auf die Bronchialschleimhäute auswirken, kennen wir von E.-coli-Stämmen. Das Präparat Colibiogen® enthält solche Substanzen in hoher Konzentration und hat sich hervorragend zur Therapie bei chronischen Atemwegserkrankungen sowie Allergien bewährt.

15.1 Husten

> Husten ist ein Schutzreflex und kann eine Vielzahl von Ursachen haben. Neben Infektionen der Atemwege und des Rachens können Veränderungen an den Stimmbändern oder am Kehlkopf, Tbc, ein Bronchialkarzinom oder eine Pleuritis die Ursache sein.

Das Symptom Husten ist die häufigste Erscheinung bei Atemwegserkrankungen. Üblicherweise wird die Erscheinung mit einer erhöhten Schleimansammlung im Bereich der oberen Atemwege und der Bronchien in Verbindung gebracht. Doch seit einigen Jahren beobachten wir bei Kindern zunehmend einen hartnäckigen, trockenen Reizhusten, der nicht auf eine vermehrte Schleimbildung zurückzuführen ist. Die meisten hustenauslösenden Infekte spielen sich im Sinne eines **Rachenkatarrhs** (Pharyngitis) ab.
Kinder reagieren deutlich empfindlicher auf luftgetragene Schadstoffe, die meist zu trockenen Reizungen der Atemwege führen. Da die immunologische Leistung solchermaßen vorgeschädigter Schleimhäute erheblich beeinträchtigt ist, besteht ein erhöhtes Risiko für virale Infekte. So lassen sich tatsächlich immer häufiger Virusinfektionen der Atemwege feststellen, die dann letztlich einen Promotor für das kindliche Asthma bronchiale darstellen.
Infektionen der Nase und der Nasennebenhöhlen können Husten verursachen. Charakteristisch ist der bei Lagewechsel in die Horizontale ausgelöste Hustenreiz, der durch auslaufendes Sekret aus den Nebenhöhlen verursacht wird. Aus einer primären Erkrankung der Nasenhöhlen kann sich das sog. **Sinu-bronchial-Syndrom** entwickeln. Es handelt sich um die absteigende Infektion der Bronchien, schlimmstenfalls der gesamten Lunge im Sinne einer Pneumonie.

> Andere Primärinfektionen spielen sich häufig im Sinne einer Mittelohrentzündung ab.

Ein Absteigen der Infektion in die unteren Etagen der Atemwege ist eine häufige Komplikation und sollte durch rechtzeitige, ausreichend intensive Therapie der primären Infektion verhindert werden. Eine Neigung zu rezidivierenden Bronchialinfekten erleben wir auch dann, wenn ein chronischer Prozeß z.B. im Bereich der Nasennebenhöhlen vorliegt (Sinu-broncho-pulmonales Syndrom). Nach primärer Virusinfektion oder eben bei Vorliegen einer Herderkrankung (auch Mittelohr oder Tonsillen) kann sich eine bakterielle Infektion aufpfropfen, die sich schnell zu einer Bronchitis weiterentwickeln kann. In diesem Fall kommt es zu einer zunehmenden Schleimbildung, die gelblich oder grünlich (entsprechend der Erregergruppe) gefärbt ist. Schreitet die Infektion weiter fort, kann eine Pneumonie entstehen.

Therapie

An erster Stelle steht die Eliminierung eventuell vorhandener Schadstoffexpositionen.

> Dazu gehört unabdingbar ein striktes Rauchverbot (natürlich auch in der Umgebung der Kinder).

Neben den allgemein gültigen Regeln, die bei der Therapie der Infektanfälligkeit gelten, sind phytotherapeutische Maßnahmen (auch in Form von Hustentee), Luftbefeuchtung, Inhalation und Brustwickel sowie Franzbranntwein-Abreibungen bewährte Maßnahmen, um letztlich auch einem Absteigen der Infektion vorzubeugen.

Gerade in der kalten Jahreszeit führt die trockene Heizungsluft zu einem vermehrten Austrocknen der ohnehin geschädigten Schleimhäute. Diese Situation hat sich durch die zunehmend perfektere Isolierung der Wohnräume verschärft. Bei der sicher sinnvollen künstlichen Anfeuchtung der Raumluft ist dringend zu beachten, daß einer vermehrten Schimmelpilzbildung vorgebeugt wird. Vorsicht ist bei vielen auf dem Markt befindlichen Raumbefeuchtern angeraten. Ein mangelnder Trainingseffekt der gut durchbluteten Schleimhäute spielt gerade in der Winterzeit in vielen Fällen eine Rolle. Durch den überwiegenden Aufenthalt in geheizten Räumen ist die Fähigkeit der Blutgefäße im HNO-Bereich, sich an thermische Reize anzupassen, beeinträchtigt. Durch mangelhafte „Abhärtung" fehlt ein Reiz, der zu einer schnellen Anpassungsfähigkeit der Gefäßstellung in der Schleimhaut führt. Durch einen Kältereiz werden die Gefäße zunächst reflexartig enggestellt. Bei mangelnder Abhärtung dauert diese Engstellung zu lange, was zu einer lokalen Minderdurchblutung der Schleimhaut führt. Eine reduzierte Immunleistung ist die Folge. Eine zunehmende Provokation mit Kaltreizen scheint gerade bei einer Infektanfälligkeit paradox. Doch die Erfahrung z.B. durch regelmäßiges Saunieren zeigt eindrucksvoll, wie ein intensiver Wechsel zwischen warm und kalt eine Erkältungsanfälligkeit deutlich reduzieren kann.

Besteht der Verdacht, daß die Infektion „absteigt" und sich zu einer Bronchitis entwickelt, sollten unverzüglich intensive medikamentöse Maßnahmen ergriffen werden, die ein weiteres Fortschreiten verhindern. Dabei kann häufig auf Antibiotika verzichtet werden. Schleimlösende Phytotherapeutika – die gleichzeitig eine schleimhautdesinfizierende Wirkung haben (z.B. Gelomyrtol®), hochdosierte Enzyme (z.B. Phlogenzym), Immunstimulanzien (Esberitox®, Colibiogen® oral, Symbioflor® 1) sowie physikalische Maßnahmen in Form von Inhalationen, Wickeln, Atemgymnastik und Abklopfungen bieten hervorragende therapeutische Möglichkeiten. Auch zunächst banale Atemwegsinfekte müssen ernst genommen werden, um die beschriebenen Komplikationen und nicht zuletzt antibiotische Maßnahmen zu vermeiden.

15.2 Pseudokrupp

> **Der Krupphusten stellt eine Erkrankung im Kindesalter dar, die als akute Kehlkopfentzündung mit charakteristischen,**

bellenden **Hustenattacken und einem inspiratorischen Stridor (pfeifendes Atemgeräusch beim Einatmen) einhergeht. Die Entzündung breitet sich vom Kehlkopf über die Luftröhre bis zu den Bronchien aus. Dramatisch ist die Entwicklung bei einer zunehmenden Verengung der Luftwege, was neben den typischen Atemgeräuschen zu starken Ängsten führt. Da der Atemwiderstand zunehmend erhöht wird, ringt das Kind unter deutlichen Einziehungen oberhalb des Schlüsselbeins (jugulär) und der Zwischenrippenmuskulatur (interkostal) nach Luft. Es kann sich eine deutliche Blaufärbung des Gesichts und der Lippen (Zyanose) entwickeln.**

Die Ängste sind also sehr gut nachfühl-'bar. Der Pseudokrupp ist eine typische Erkrankung im Kleinkindalter. Die anatomischen Besonderheiten der Atemwege (dünnkalibrige Atemwege) führen bei Schwellungen rasch zu den beschriebenen Zuständen.

In der Regel treten Kruppsymptome in Verbindung mit banalen Infekten auf. **Parainfluenza-, Adeno-** und **Influenzaviren** sind fast ausnahmslos die Ursache dieser Infektionskrankheit. In den meisten Fällen kommt es in der ersten Nachthälfte zu anfallsartigen Attacken, was den akuten und dramatischen Eindruck gerade für die Eltern erheblich verstärkt. Nicht selten müssen die Eltern stärker beruhigt werden als die betroffenen Kinder.

Die Diskussion, ob eine Korrelation zu Luftschadstoffen oder Smog und einem vermehrten Auftreten von Krupperkrankungen besteht, wird sehr unterschiedlich, teilweise sehr emotional geführt. Durch die Tatsache, daß die Infektion gehäuft im Herbst und in den späten Wintermonaten auftritt, wird automatisch eine Verbindung mit „schlechteren Luftverhältnissen" geknüpft. Kritiker der Luftschadstoff-Theorie führen immer wieder wissenschaftliche Studien an, die nachweisen sollen, daß in Zeiten

tatsächlich erhöhter Schadstoffgehalte in der Luft die Häufigkeit der Krupperkrankungen unverändert war. Demgegenüber seien vermehrt Kruppfälle in Klimaphasen, während der keine besonderen Luftverhältnisse vorlagen, nachzuweisen. Vielmehr soll eine familiäre Neigung zu Atemwegserkrankungen und vor allem zu Allergien das Risiko, an Pseudokrupp zu erkranken, erhöhen. Ein überraschendes Ergebnis der durchgeführten Untersuchung sei, daß bei besser ausgebildeten Eltern, die gleichzeitig in weniger belasteten Regionen leben, die Erkrankungshäufigkeit stark erhöht wäre [187].

Demgegenüber stehen andere Untersuchungen und Beobachtungen. Eine im Jahr 1978/79 durchgeführte Frankfurter Studie kommt zu dem Schluß, daß die gefundenen Daten „immer wieder fast eine Verdoppelung von Kruppereignissen in sehr hoch schadstoffbelasteten Gebieten im Vergleich zu weniger belasteten Regionen festzustellen ist". So werden zunehmend Pseudokrupp-Anfälle beschrieben, ohne daß sich vorausgegangene Infekte zeigten [13].

Der Essener Pädiater MEERSMANN berichtete mehrfach von seinen Beobachtungen, daß im Ruhrgebiet am Wochenende bei Kleinkindern gehäuft Pseudokrupp auftritt. MEERSMANN bringt dieses Phänomen mit der Tatsache in Verbindung, daß am Wochenende die industriellen Filteranlagen entlüftet und abgeschaltet werden [97].

Auch wenn es zunächst so scheint, daß der Pseudokrupp eine primär virusbedingte Erkrankung ist, spielen Luftschadstoffe mit Sicherheit insofern eine Rolle, als daß eine toxische Vorschädigung der kindlichen Schleimhäute die Anfälligkeit für Pseudokrupp erhöht.

Das aggressive **Schwefeldioxid** bildet in Verbindung mit der Feuchtigkeit der Schleimhäute ätzende Säure. Besonders kritisch wird dieses Gift in Verbindung mit Feinststäuben, die bekanntlich mit vielfältigen Toxinen beladen sind. Diese Mischung wirkt durch die ätzende Wirkung des SO_2 erheblich intensiver. Entwickelt sich nun noch eine Inversionswetterlage, die dazu führt, daß die schadstoffhaltige Luft nicht nach oben abziehen kann, kommt ein weiterer Provokationsfaktor dazu. MEERSMANN berichtet von derartigen Bedingungen, die dann letztlich zu über 200 Pseudokruppanfällen innerhalb weniger Stunden führen [97].

HAUPT konnte in einer vier Jahre umfassenden Studie die Häufigkeiten von Pseudokrupp und Kleinkinderbronchitis in Wohngebieten mit hohem Luftschadstoffgehalt belegen. Kinder in stark belasteten Gebieten litten dreimal häufiger an Pseudokrupp.

Durch die Untersuchungen konnte nicht selten festgestellt werden, daß manche Kinder schon ein bis zwei Tage vor der Spitzenbelastung mit Symptomen reagieren. So scheint das kindliche Atemwegssystem ein hochempfindlicher Indikator für steigende Luftschadstoffe zu sein.

In der Literatur beziehen sich die Kritiker auffallend wenig oder gar nicht auf diese Untersuchungen und Beobachtungen. Ob das als gewohnter Ausdruck einer prinzipiell ablehnenden Haltung gegenüber umweltmedizinischer Fragestellungen zu werten ist, bleibt dahingestellt.

Therapie

Zunächst ist es von Bedeutung, daß Pseudokrupp im Ernstfall lebensbedrohliche Formen annehmen kann. In einem solchen Fall ist die stationäre Notaufnahme zwingend. Kritisch wird die Situation, wenn die Kinder zunehmend müde, schlaff und weinerlich werden, die Atmung flach wird und das zuvor ausgeprägte Atemgeräusch abnimmt. Die Beurteilung einer Zyanose im Bereich der Fingernägel, der Lippen und eventuell des Gesichts läßt Rückschlüsse auf die Sauerstoffaufnahme- bzw. -versorgung zu. Kinder reagieren sehr schnell mit einer Zyanose.

Wenn die Kinder lebhaft, schreiend, mit lautem Atemgeräusch nach Luft ringen, ist die Sauerstoffunterversorgung noch nicht gefährlich weit fortgeschritten.

Schweregradbeurteilung der Krupperkrankung:

- **Stadium 0:** vorwiegend bellender Husten, Zeichen eines banalen HNO-Infekts. Die Diagnose „Krupp" ist in diesem Stadium eher unsicher.
- **Stadium 1:** bellender Husten, inspiratorischer Stridor vor allem im Wachzustand, geringe, vor allem juguläre Einziehungen (Einbuchtung im Bereich der Lungenkuppel oberhalb des Schlüsselbeins beim Einatmen).
- **Stadium 2:** bellender Husten, inspiratorischer Stridor auch im Schlaf, deutliche juguläre und interkostale Einziehungen.
- **Stadium 3:** eher „schwächlicher" Husten, inspiratorischer Stridor bei eher flacher Atmung, nicht mehr so ausgeprägt, schwere Atemnot, Zyanose, Muskelhypotonie.

In den Stadien 1 und 2 können die Beruhigung des Kindes sowie die Anfeuchtung der Raumluft bzw. Inhalationen völlig ausreichend sein, um die Krise zu überstehen. Der überwiegende Teil der Kinder überwindet so ohne weitere Maßnahmen die Erkrankung.

> Mit zunehmender Atemnot ist eine schulmedizinische Betreuung unumgänglich.

Der Einsatz von rektal verabreichten Kortikoiden ist umstritten. Es gibt Befürworter, die angeben, daß

> *„der Einsatz von Glukokortikoiden beim Pseudokrupp eine vielfach geprüfte und wissenschaftlich exakt abgesicherte notwendige Maßnahme"*

ist (Prof. TYMPNER, Leiter der städt. Kinderklinik München-Harlaching [170]). Verschiedene Doppelblindstudien sagen demgegenüber aus, daß bei ausreichender Beruhigung, eventuell auch medikamentöser Sedierung, die Kortikoidtherapie keine Vorteile bietet. Tatsache ist, daß Cortison die geschwollenen Schleimhäute zum Abschwellen bringt. Das scheint aber oft genug auch ohne die synthetischen Hormone zu geschehen. TYMPNER empfiehlt im Elternhaus verabreichte Cortisonzäpfchen als Alternative zur stationären Einweisung.

> Das dritte Stadium bedeutet akute Lebensgefahr und erfordert schnellstmögliche intensivmedizinische Überwachung.

Aufgrund der theoretisch möglichen Entwicklung eines lebensbedrohenden Zustandes ist insbesondere beim erstmaligen Auftreten von Pseudokrupp eher die rechtzeitige stationäre Einweisung zu empfehlen. Besonders Therapeuten, die mit akuten Atemwegserkrankungen im Kindesalter keine große Erfahrung haben, sollten die medizinische Betreuung dem Kinderfacharzt überlassen. So könnte die Diagnose Pseudokrupp durchaus eine Fehldiagnose sein. Eine akute Epiglottitis[1], die sehr ähnliche Symptome hervorrufen kann, führt unter Umständen innerhalb kürzester Zeit zum Tod durch Ersticken.

15.3 Asthma bronchiale

> **Das Bronchialasthma ist gekennzeichnet durch eine anfallsweise auftretende Atemnot, bedingt durch eine Verengung des Bronchialsystems. Dabei spielen neben der Verkrampfung der Bronchialmuskulatur eine vermehrte Absonderung sowie die Schwellung der Atemwegsschleimhäute eine entscheidende Rolle. Darüber hinaus kommt es innerhalb der Bronchialschleimhaut zu einer Gefäßerweiterung, was eine erhöhte Durchlässigkeit der Blutgefäße nach sich zieht. So kommt es zu einer Absonderung von Blutplasma und verschiedenen Entzündungszellen (vorwiegend eosinophile Granulozyten). Durch diesen Prozeß können die kleinen und kleinsten Bronchialäste der Lunge verlegt werden. Als Folge kann sich ein Kollaps der Lungenbläschen entwickeln, da die Luft in den Alveolen aufgesaugt wird und damit deren Wände zusammengezogen werden (Atelektasen).**

[1] Epiglottitis: Schwellung des Kehldeckels und des Kehlkopfeingangs, was häufig bei Säuglingen und Kleinkindern infektbedingt oder allergisch bedingt auftreten kann.

Bei chronischen Verläufen des Bronchialasthmas kann sich als Folge des erhöhten Druckwiderstandes im Gefäßsystem der Lunge eine Überlastung des rechten Herzens einstellen. Nicht selten entwickeln sich schwerwiegende Veränderungen an der Lunge (Bronchiektasen, Emphysem). Dementsprechend starke Beeinträchtigungen im Alltag sind zu erwarten, was letztlich bei einem hohen Anteil der Betroffenen zur Frühberentung führt.

Verschiedene Formen des Asthma bronchiale

Es wird im wesentlich zwischen allergischem und nichtallergischem Asthma unterschieden. Zu den **nichtallergischen Formen** zählen:

– Anstrengungsasthma,
– toxisches Asthma,
– psychogenes Asthma.

Welche Formen dieser Erkrankung überwiegen, wird uneinheitlich diskutiert. Die allergischen sowie die psychogenen Formen spielen ganz sicher die größte Rolle, wobei beide Formen sehr schnell untrennbar werden. Die Bedeutung der Luftschadstoffe für die Begünstigung sogenannter obstruktiver Erkrankungen ist unzweifelhaft enorm hoch und wird noch weiter an Bedeutung gewinnen. Letztlich spielen auch hier wieder Virusinfektionen eine Schlüsselrolle, da eine toxisch vorgeschädigte Schleimhaut in ihrer Abwehrfunktion beeinträchtigt ist.

Untersuchungen in England haben ergeben, daß von 100 an Asthma erkrankten Kindern bei ca. 85% eine Virusinfektionen der oberen Atemwege festzustellen war. In erster Linie wurden die klassischen Erkältungserreger, Rhinoviren, nachgewiesen Das Ergebnis läßt keinesfalls den Rückschluß zu, daß Virusinfektionen nun in ca. 85% die Ursache von Asthma bronchiale im Kindesalter sind. Entscheidend ist, daß sich neben einer Fülle anderer Faktoren Virusinfektion häufen, die bekanntermaßen Asthmaattacken fördern.

In der Literatur wird überwiegend beschrieben, daß das toxisch bedingte Asthma selten anzutreffen sei und eher im Bereich der Arbeitsmedizin bzw. der Arbeitsunfälle eine Rolle spiele. Das ist so sicher nicht mehr haltbar. Die Höhe der allgemeinen Luftbelastung mit Giftstoffen hat gerade in Industrie- und Ballungsgebieten Werte erreicht, die durchaus geeignet sind, die Auslöseschwelle für die Entwicklung eines asthmatischen Geschehens deutlich zu senken. Mit anderen Worten: Wer in Reinluftgebieten lediglich mit einer erhöhten Infektanfälligkeit der Atemwege zu kämpfen hatte, entwickelt in Ballungsgebieten Asthma.

Asthma und Schimmelpilze

Schimmelpilzinfektionen und -allergien sind stark auf dem Vormarsch. Dabei spielt der Schimmelpilz Aspergillus niger eine besondere Rolle. A. niger kann für die Entwicklung des Asthmas eine ursächliche Rolle spielen. Diesen Pilztyp finden wir häufig in Verbindung mit Wohnungsschimmel (feuchte Wände). Auch die Biomülltonnen bergen eine nicht unerhebliche Gefahr bezüglich einer sehr hohen Kontamination mit Schimmel.

Biomüll stellt ein bisher noch deutlich unterschätztes Risiko dar! Höchste Konzentrationen von Bakterien und Schimmelpilzsporen wirbeln beim Hantieren mit der Biotonne durch die Luft).

Allergisches Asthma

Bei einem großen Teil asthmakranker Patienten finden sich deutlich **erhöhte Allergieparameter** im Blut. So läßt sich neben einem erhöhten IgE-Spiegel in vielen Fällen auch eine Eosinophilie finden. Spezifische Antikörper der RAST-Klasse z. B. gegen Tierhaare, Pollen, Schimmelpilze oder Hausstaub usw. sind nachweisbar. Die Bronchialschleimhäute von allergischen Asthmatikern weisen eine um das Dreifache erhöhte Anzahl von Mastzellen auf. Die in der Bronchialschleimhaut stationierten immunaktiven Zellen führen nach Kontakt mit dem Allergen zu einer ganzen Kaskade von Reaktionen, die zu den bereits beschriebenen Charakteristika führen (Schleimhautödem, vermehrte Sekretbildung, Spastik, erhöhte Kapillardurchlässigkeit). Durch ein massenhaftes Auftreten von **Entzündungszellen** am Ort des Geschehens kommt es nicht selten zu einer chronisch-entzündlichen Veränderung der Schleimhaut. Da bei Entzündungen vermehrt freie Radikale auftreten, wirkt dieser Vorgang im Sinne einer „Radikalenerkrankung".

Bei Kindern, die in den ersten Lebensjahren an einer atopischen Dermatitis leiden, kann häufig – oft ab dem fünften Lebensjahr – eine Verlagerung der Symptome beobachtet werden. Die Haut wird zunehmend erscheinungsfrei, dafür kommt es jetzt zum Auftreten von allergischem Schnupfen. Es folgen zunehmend chronische Entzündungen der oberen Luftwege, ebenfalls auf allergischer Grundlage. Diese Entwicklung kann sich bis zum Eintritt asthmatischer/allergischer Beschwerden fortsetzen.

Therapie

Die schulmedizinische Therapie obstruktiver Atemwegserkrankungen beschränkt sich überwiegend auf eine medikamentöse Weitstellung der Bronchien bei einem Anfall und/oder die Anfallsvorbeugung mittels „Blockern". Die dabei lange Zeit bevorzugte Therapie mit **Betasympathikomimetika** in Form von Dosieraerosolen ist aufgrund zahlreicher – vor allem kardialer – Nebenwirkungen stark in Verruf geraten. Seit langem stehen diese Dosieraerosole im Verdacht, die Sterblichkeit von Asthmatikern deutlich zu erhöhen. So ist im Arzneimittelkursbuch 92/93 zu lesen, daß die Substanz Fenoterol (z. B. Berotec®) ein erhebliches Risiko beinhalte, letale kardiale Zwischenfälle zu provozieren. Das Risiko, an Asthma während einer Fenoterol-Therapie zu sterben, liegt laut Aussage einer neuseeländischen Studie um das 1,5fache höher. Besonders gefährdet sollen Patienten unter 20 Jahren sein.

> Von einer Anfallsprophylaxe mit Fenoterol wird inzwischen deutlich abgeraten.

Als propagierte Alternative gelten inzwischen Glukokortikoid-Aerosole, auch bei milden Asthmaformen. Die dadurch erreichte medikamentöse Dämpfung der überreagierenden Bronchien soll im Verhältnis zu anderen Maßnahmen und Therapien ein erheblich geringeres Risiko aufweisen.
Die Sterblichkeitsrate soll laut Aussage einer dänischen Kinderklinik seit Einsatz solcher inhalierbarer Cortisonzubereitungen um zwei Drittel gesunken sein. Nebenwirkungen sind jedoch keineswegs ausgeschlossen. Insbesondere bei Kindern kann es zu sogenannten systemischen Reaktionen kommen. Da ein zu hoher Kortikoidanteil die Bronchialschleimhaut durchwandert und über das Blut auf die körpereigenen Hormonorgane einwirkt, ist eine cortisonbedingte Dämpfung der Hypothalamus-Hypophysen-Nebennierenrinden-Achse die Folge. Das Längenwachstum sowie die Nebennierenrindenfunktion leiden auch unter Dosierungen, die im Kindesalter bisher als unbedenklich angesehen wurden (transparenz-telegramm 92/93).

> Letztlich bleibt im akuten Stadium eines Asthmaanfalls keine andere Alternative. Betasympathikomimetika und Kortikoide sind als Notfalltherapeutikum unerläßlich.

Interessant ist die Beobachtung, daß Asthmatiker im Vergleich zu Gesunden einen signifikant niedrigen Vitamin-B_6-Spiegel aufweisen. Die Bestimmung des Vitamin-B_6-Spiegels im Vollblut sowie ggf. eine entsprechende Supplementierung von 50–100 mg Pyridoxin stellen eine sinnvolle Maßnahme dar. Es sollen sich Antihistaminika einsparen lassen. Ganz ähnlich soll es sich bei Vitamin B_{12} verhalten, das von einigen Autoren als Möglichkeit der Krampfprophylaxe empfohlen wird [90].
Besonders asthmakranke Kinder zeigen darüber hinaus sehr häufig niedrige Vitamin-C-Spiegel. Im Gegensatz dazu finden sich bei diesen Kindern erhöhte Histaminspiegel. So wird die Vitamin-C-Therapie als eine zuverlässige Therapie angesehen, um bei einem milden Asthma den Verlauf erheblich zu verbessern [90].
Für eine weitgehend risikofreie **Dauertherapie** stehen einige erprobte Therapeutika zur Verfügung, die die verschiedensten Anwendungsmöglichkeiten bieten. Besonders für die leichten und mittleren Fälle bietet sich so oft ein ausreichendes Wirkungspotential, um die Beschwerden zu lindern oder zu beherrschen.

Ephedra vulgaris. Ephedra vulgaris enthält Ephedrin, das das symphatische Nervensystem erregt und spasmolytisch wirkt. Auch bei allergischen Asthmazuständen geeignet. Relativ schneller Wirkungseintritt (z. B. enthalten in den Kombipräparaten Atmazon-Tropfen® oder Cefedrin N®; auch in Ampullenform: Cefedrin H®).

Ammi visnaga. Ammi visnaga enthält Khellin, das eine gute spasmolytische Komponente aufweist und relativ lang anhaltend und am deutlichsten im Bereich der kleinen Bronchien wirkt. Auch besonders gut geeignet bei Beteiligung des Herzens (Cor pulmonale). Präparate wie oben oder als Monosubstanz (Khellangan® N oder Carduben®-Kapseln).

Diprophyllin. Ähnelt dem klassischen Asthmamittel Theophyllin. Erreicht ca. 50% der Wirksamkeit von Theophyllin, ist aber auch mit deutlich weniger Nebenwirkungen behaftet, so daß Diprophyllin nicht der Verschreibungspflicht unterliegt. Gut geeignet für die Therapie des kindlichen Asthmas. Stimuliert den Kalziumtransport und somit bestimmte adrenerge Rezeptoren (Spasmolyse); stabilisiert die Mastzellen (Histaminfreisetzung) im Sinne einer Allergieprophylaxe. Als Diprophyllin-Tabletten im Handel.

Zur Injektion steht uns das Präparat Angifin® zur Verfügung. Angifin® enthält 40 mg Khellin, 125 mg Etofyllin (ebenfalls ein Theophyllinderivat) und 125 mg Diprophyllin. Als Indikation kommen neben dem Asthma bronchiale alle vaskulären Durchblutungsstörungen in Frage, wenn sie auf einer spastischen Komponente beruhen. Als Therapieversuch bei akuten Anfällen (besonders auch bei Beteiligung des Herzens) in Form von 1–2 Ampullen intravenös.

Zur Inhalation bietet sich als Anfallsprophylaxe die Cromoglicinsäure an, die wir auch in vielen Fällen von Nahrungsmittelallergien (siehe dort) oder zur lokalen Behandlung der Pollinose her kennen.

Cromoglicinsäure. Seit 1965 wird das Dinatriumsalz der Cromoglicinsäure als eine vorbeugend wirksame Substanz insbesondere beim allergischen Asthma bronchiale, beim allergischen Schnupfen sowie bei der allergischen Bindehautentzündung eingesetzt. Da Cromoglicinsäure primär über eine Stabilisierung der Mastzellmembranen die vermehrte Ausschüttung von Histaminen nach Allergenkontakt verhindert, lag es auch nahe, über eine Inhalation auf asthmatische Zustände einzuwirken. So ließ sich nachweisen, daß Cromoglicinsäure auch auf die Schleimhäute des Bronchialtraktes einen schützenden und stabilisierenden Einfluß hat. Neuere Untersuchungen der immer noch aktuellen Substanz lassen den Schluß zu, daß auch sekundäre Entzündungszellen (z. B. Granulozyten

und Makrophagen) gehemmt werden, ein wichtiger Aspekt bezüglich asthmatischer Spätreaktionen. Gerade beim kindlichen Asthma ist die Inhalation von Cromoglicinsäure ein Mittel der ersten Wahl.

Wichtig ist, daß die Substanz (Intal® zur Inhalation) vor dem Allergenkontakt eingesetzt wird, wobei sich ein Zeitintervall von 15–30 Minuten als günstig erwiesen hat. Die Wirkung hält ca. 4 Stunden an. Eine Therapie mit Cromoglicinsäure kann allerdings nur eine symptomatische Maßnahme sein. Sie wirkt nicht kausal. Für die Behandlung eines akuten Anfalls ist Intal® nicht geeignet!

Autohomologe Immuntherapie (AHIT)

Der Ludwigshafener Arzt HORST KIEF hat durch die Entwicklung seiner autohomologen Immuntherapie ein erfolgversprechendes Therapiekonzept entwickelt, das auch bei der Behandlung der Neurodermitis erfolgreich zum Einsatz kommt (s. auch S. 288 ff.).

Die AHIT ist eine autologe Therapie, d.h., es werden dem eigenen Organismus Substrate entnommen und wieder zugeführt. Bei Kindern kommen nur Präparate aus Urin zum Einsatz, bei Erwachsenen eine Kombination aus Blut und Urin. Blut und Urin werden in ihre zellulären und flüssigen Bestandteile zerlegt. Jede Fraktion wird einem speziellen biochemischen Verarbeitungsprozeß unterzogen. Je nach zu behandelnder Erkrankung werden die gewonnenen Produkte wieder zusammengeführt und zu einem Lysat als Tropfen, Nasentropfen, Inhalations- oder Injektionsmittel verarbeitet.

Der primäre Ansatzpunkt der AHIT ist die immunologische Fehlreaktion. So kommt es durch die Therapie zu einem deutlichen Anstieg der Suppressorzellen, die für eine dämpfende Gegenregulierung der überschießenden Immunreaktion verantwortlich sind (s. auch S. 221 ff.). Darüber hinaus ähneln die Mechanismen denen der Hyposensibilisierung, ohne jedoch deren oft kritische Nebenwirkungen aufzuweisen. Die Hyposensibilisierung initiiert Faktoren im Serum des Patienten, die eine hemmende Wirkung auf Mastzellen und basophile Leukozyten ausüben. Die Freisetzung von, den Prozeß anfeuernden, Mediatoren wird gedämpft. Ein wesentliches Merkmal der Therapie stellt weiterhin die Bildung von Immunglobulinen der Klasse G (IgG4) dar, die in der Lage sind, die in den Organismus eingedrungenen Fremdkörper (Antigene) zu blockieren, ohne weitere Reaktionskaskaden zu aktivieren (wie wir das beispielsweise vom Immunglobulin E her kennen). Ziel ist letztlich, die immunologische Toleranz der abwehrvermittelnden Zellsysteme zu erhöhen.

Weitere Informationen von imBiopharm, Carl-Benz-Straße 2, 69198 Schriesheim.

Immunstimulation mit Anningzochin®

Die Therapie mit Mykobakterien (Mycobacterium chelonei) wurde bereits beschrieben. STREET und MÜLLER konnten in einer Praxisstudie belegen, daß die Anningzochintherapie bei 88% von 100 Asthmapatienten einen hohen Therapieerfolg erreicht. Cortison- und Theophyllinpräparate konnten deutlich dosisreduziert oder ganz abgesetzt werden. Der Großteil der Patientengruppe war jünger als 13 Jahre.

Die unspezifische Immunstimulation mit Anningzochin® hat einen hohen Stellenwert in der Therapie chronischer Atemwegserkrankungen. Da das Präparat nur selten appliziert wird (Intervallbehandlung mit 30 bis 90 Tagen Abstand), eignet sich diese Therapie hervorragend für Kinder und zur Kombination mit anderen Maßnahmen.

Weitere unspezifische Therapien

Für die Langzeitbehandlung sollten unbedingt alle naturheilkundlich erprobten Maßnahmen zum Einsatz kommen. Dabei sind die grundlegenden Zusammenhänge, wie sie

in den vorhergehenden Kapiteln über Allergien, Nahrungsergänzung, Ernährung und Schadstoffmonitoring beschrieben wurden, anzuwenden.

Durch eine möglichst umfassende Beseitigung von Provokationsfaktoren (auch psychischer Faktoren) ist es letztlich in sehr vielen Fällen möglich, die Zahl der Asthmaanfälle zu reduzieren oder gar zum Verschwinden zu bringen.

> Asthma bronchiale ist, ganz ähnlich wie die Neurodermitis, vielmehr eine Disposition als eine eigenständige Krankheit.

Würden heute auf breiter Ebene alle zur Verfügung stehenden Maßnahmen ohne Vorbehalte zur Anwendung kommen, könnte die Zahl der Asthmapatienten drastisch gesenkt werden.

15.4 Psychogenes Asthma

Manche Autoren bescheinigen dem Asthma eine überdurchschnittlich hohe, wenn nicht sogar 100prozentige psychische Komponente. Die Persönlichkeitsstruktur des Asthmatikers ist sehr gut untersucht und dokumentiert.

> Aufgrund der inzwischen vorliegenden Erkenntnisse sollte es heute eine Selbstverständlichkeit sein, die psychotherapeutische Betreuung des Asthmapatienten in jede Therapie zu integrieren.

Daß dies nicht im Widerspruch zur Bedeutung der Umweltmedizin steht, wurde in diesem Buch schon mehrmals angesprochen. Durch die Einbindung des gesamten Menschen – und nicht nur seiner erkrankten Fragmente – wird die Umweltmedizin den seelischen Ansprüchen der Patienten gerecht. Auf die Notwendigkeit einer Zusammenarbeit mit Psychotherapeuten wurde bereits hingewiesen.

Aufgrund der hohen, oft lebensgefährlichen Nebenwirkungen innerhalb der schulmedizinischen Therapie bleibt es völlig unverständlich, wieso einer psychotherapeutischen Betreuung der Patienten in der Praxis kaum Bedeutung zugemessen wird. Die Erkenntnisse bezüglich Psyche und Asthma bleiben in der Regel bloße Theorie, die Bemühungen um eine optimale Seelentherapie sind minimal. Medizinische Lehrbücher beschränken sich überwiegend auf die Darstellung medikamentöser Therapien und erwähnen höchsten in einem Nebensatz die Bedeutung der Psychotherapie.

Und da der praktisch tätige Arzt diesbezüglich meist über keinerlei Ausbildung und Kenntnis verfügt, kann seitens der Patienten natürlich kaum eine Sensibilität oder Einsicht für die Notwendigkeit einer entsprechenden Intervention entstehen. Den Vorbehalten und den gerade bei Asthmapatienten ausgeprägten Abwehrmechanismen kommt das nur zugute.

Organsprache der Atmung (aus [139]).

Psychosomatische Redensarten des Volksmundes

- „Ihm bleibt die Luft weg"
- „Es verschlägt ihm den Atem"
- „Sie konnte ihn nicht mehr riechen"
- „Du nimmst mir die Luft zum Atmen"

Symbolische Aussagen

- Ich möchte weinen, aber ich kann nicht!
- Ich möchte laut nach meiner Mutter rufen, aber ich kann nicht!
- Ich bin von dir enttäuscht, ich habe mehr erwartet!
- Eigentlich bin ich ganz anderer Ansicht – innerlich sage ich NEIN, aber ich traue mich nicht – ich ersticke daran!
- Eigentlich bin ich wütend auf dich, sage NEIN zu dir – aber ich traue mich nicht – ich ersticke daran!
- Ich fühle mich allein und unsicher – ich habe Sehnsucht nach einem Menschen wie meine Mutter!

Persönlichkeitsstruktur des Asthmatikers

Nach psychoanalytischer Auffassung kann die asthmatische Atemstörung Ausdruck einer **überstarken Mutterbindung** sein. Die überstarke Mutterbindung hat eine Abnabelung zwischen Mutter und Kind verhindert. Charakteristisch ist ein in der Kindheit häufiges Wechselbad zwischen Überbehütung und Verwöhnen auf der einen Seite und plötzliche harte Behandlung auf der anderen Seite. In vielen Fällen läßt sich aufdecken, daß über weite Bereiche der kindlichen Entwicklung unbefriedigte, tiefe Sehnsüchte nach Kontakt und wahrhaftiger Liebe bestimmend waren.

Asthmatiker stellen häufig äußerst **hohe moralische Anforderungen** an sich und ihre Umwelt. Dadurch entstehen Konflikte, deren aggressiver Anteil nicht zum Ausdruck kommt. Oft läßt sich feststellen, daß der Patient zu dem, was er gerade erleben „mußte" oder tun „mußte", in innerer **Opposition** steht. Solchermaßen fremdbestimmt entwickelt der Patient im Laufe der Zeit ein ungeheures **Aggressionspotential,** vor dessen Intensität er selbst die größte Angst hat. Ein solches Phänomen ist Ausdruck einer langen und permanenten Erfahrung, die immer wieder auf eine verletzende Art vermittelt hat, daß „das, was ich sage, abgelehnt wird, lächerlich gemacht wird, kein Gehör findet, nicht erst genommen wird, belächelt oder verbessert wird". Durch Verdrängung und Verweigerung der Aggression ist es nicht möglich, verantwortlich und kreativ mit diesen an sich sehr vitalen Emotionen umzugehen. So kommt es nicht selten gegenüber Schwächeren zu überschießenden Verhaltensweisen.

Des weiteren kann auch eine Verbindung zwischen Aggressionen und speziell der allergischen Komponente des Asthma bronchiale hergestellt werden.

Patienten, die überwiegend an psychogen bedingtem Asthma leiden, zeigen gerade in Verbindung mit alternativen Heilmethoden eine Besonderheit. Vorausgesetzt, es besteht eine liebevolle, warme Beziehung zwischen Therapeut und Patienten, wird man immer wieder beobachten können, daß in wunderbarer Weise die verschiedensten alternativen Therapien sehr gut und vor allem ungewöhnlich schnell ansprechen. Nach einiger Zeit – manchmal sind es Wochen oder Monate, die vergehen – treten die alten Beschwerden wieder zunehmend stärker zutage. Die erneut eingeleiteten Bemühungen, oft mit anderen Ansatzpunkten, bringen wieder in beeindruckender Weise Linderung. So geht das eine ganze Weile, vielleicht bei vielen unterschiedlichen Therapeuten in ständig wechselnder Reihenfolge. Dieses Phänomen macht deutlich, daß es sich hier überwiegend um eine vorübergehende Aktivierung der Selbstheilungskräfte handelt, die größtenteils mit der Droge „Therapeut" zusammenhängt. Das intensive Zuhören des Therapeuten, die liebevolle Betreuung, das ehrliche Interesse am Schicksal des Patienten vermitteln ein Gefühl der Geborgenheit und des Angenommenseins. Alles Dinge, die dem Betroffenen im realen Leben zu fehlen scheinen oder aber auf die in der Kindheit verzichtet werden mußte.

Allerdings kann der Patient nur relativ kurzfristig auf die so angenehm erlebte Atmosphäre verzichten. Das Gefühl, „es kümmert sich jemand um mich", muß immer wieder neu erlebt werden. Somit würde natürlich eine langfristige, dauerhafte Heilung oder Besserung dem Patienten diesbezüglich im Wege stehen. Er hätte keine Legitimation mehr, den Therapeuten aufzusuchen.

Eine **psychotherapeutische Betreuung** muß hier dem Patienten die Möglichkeit eröffnen, sich selbst aus diesem Teufelskreis zu befreien. Die Schwierigkeit wird darin bestehen, den Patienten von dieser Notwendigkeit zu überzeugen. Vorsichtiges „darauf Hinführen" braucht meist viel Zeit und Geduld. In den meisten Fällen muß erst einmal vermittelt werden, daß „es da überhaupt eine Seele gibt" und daß diese sehr wohl einen ungeheuren Einfluß auf die Gesundheit hat.

In den Fällen, in denen eine solchermaßen kausale Therapie nicht durchführbar ist, kann eine liebevolle Betreuung, bei dem die Beschwerden und Probleme immer wieder aufs neue sehr ernst genommen werden, viel Gutes bringen. Solange sich der Patient geborgen und verstanden fühlt und den Eindruck hat, daß der Behandelnde sich unermüdlich um eine neue, bessere Therapie bemüht, wird er Erleichterung bezüglich seiner Krankheit erfahren.

Eine solchermaßen durchgeführte Patientführung und -betreuung stellt hohe Ansprüche an den Therapeuten.

> Unendliche Geduld und Einsicht sind unabdingbar, um den Patienten zu begleiten. Sobald hier der Behandler erschöpft, sucht sich der Patient schnell die nächste Praxis.

Neue Wege: das Gelsenkirchener Modell

Das Gelsenkirchener Behandlungsmodell wurde bereits im Kapitel „Neurodermitis" (s. S. 275 ff.) beschrieben.

Auch beim Asthma bronchiale hält STEMMANN primär eine zentral-funktionelle Fehlsteuerung im Hypothalamus, in diesem Fall hervorgerufen durch sog. Revierängste, für ursächlich (s. auch S. 239f.).

Der Unterschied zur Neurodermitis besteht beim Bronchialasthma darin, daß häufig Erfahrungen wie z.B. das Abgelehntwerden seitens der Spielkameraden, Geschwisterrivalität oder die Geburt des Geschwisterkindes (= Einbruch in das kindliche Revier) Revierängste hervorrufen, die letztlich in den bereits beschriebenen Circulus vitiosus führen. Auch beim kindlichen Asthma können sich spezifische Verhaltensmuster zwischen Eltern und Kind einschleichen, die zu einer negativen Dynamik der Krankheit führen. Es besteht die Gefahr einer überstarken Bindung zwischen Eltern und Kind, was verhindert, daß sich der Nachwuchs von seinen Kontaktpersonen lösen kann, ohne wiederum mit Revierängsten konfrontiert zu werden.

Die diagnostischen und therapeutischen Ansätze entsprechen den Ausführungen im Kapitel „Allergie und Psyche" (s. S. 239 f.) sowie „Neurodermitis" (s. S. 261 ff.).

ANHANG

Adressen

Laborempfehlungen

Laborinstitute für Schadstoffanalytik, Immundiagnostik, Nährstoffdiagnostik (Vitamine, Spurenelemente, Mineralien) und spezielle Formen der Allergiediagnostik

- Laboratorium für spektralanalytische und biologische Untersuchungen
  Dr. Bayer GmbH
  Bosperwaldstraße 26, 70184 Stuttgart
  Tel.: 07 11/1 64 18-0, Fax: 07 11/1 64 18-18

- ENVIS Gesellschaft für Umwelt- und Spurenanalytik mbH
  Industriestraße 2,
  69207 Sandhausen bei Heidelberg
  Tel.: 0 62 24/5 51 81, Fax: 0 62 24/5 14 57

- Gemeinschaftslabor Dr. Schiwara
  Haferwende 12, 28357 Bremen
  Tel.: 04 21/2 07 20, Fax: 04 21/2 07 21 67

- Institut für Umwelterkrankungen
  Dr. Runow
  Im Kurpark 1, 34308 Bad Emstal
  Tel.: 0 56 24/80 61

Laborinstitute für Umweltanalysen in Gebäuden

- Ingenieurbüro Winfried Haas
  Hauptstraße 55, 65760 Eschborn bei Frankfurt/Main
  Tel.: 0 61 96/4 36 85 (auch Elektrosmog)
- Institut Fresenius
  Postfach 1261, 65220 Taunusstein
  Tel.: 0 61 28/74 43 14,
  Fax: 0 61 28/7 44 – 8 90

Candida-Serologie

- Labor Dr. Bayer
  Bopserwaldstr. 26, 70184 Stuttgart

Selbsthilfegruppen

- Allergie-Verein in Europa e.V. (AVE)
  Marienstraße 57, 99817 Eisenach
  Tel.: 0 36 91/21 30 88

- Interdisziplinäre Gesellschaft für Umweltmedizin e.V. (IGUMED)
  Poststraße 11, 79730 Murg-Hänner
  Tel.: 0 77 63/20 01 14

- Interessengemeinschaft der Holzschutzmittel-Geschädigten e.V. (IHG)
  Unterstaat 14, 51766 Engelskirchen
  Tel.: 0 22 63/37 86

- Interessengemeinschaft der Umweltgeschädigten, c/o E. Sumser
  Fichtenstraße 23, 85774 Unterföhring
  Tel.: 0 89/9 50 52 54

- Schutzverband für Impfgeschädigte e.V.
  Postfach 1160, 57259 Hilchenbach
  Tel.: 0 27 33/1 22 73

Bezugsadressen für chemiefreie Bekleidung

- Greenpeace
  Vorsetzen 53, 2000 Hamburg 1
  Tel.: 0 40/3 11 86-0

- Cotton Country
  Rudolf-Diesel-Straße 30, 28876 Oyten
  Tel.: 0 42 07/50 43

- Waschbär Umweltprodukt-Versand
  79093 Freiburg, Tel.: 07 61/5 15 61 40

- Simon Morgenstein
  Bettelhofen 13, 88299 Leutkirch
  Tel.: 0 75 91/7 01 70

- The Kiwi New Zealand Products
  Postfach 1745, 71307 Waiblingen
  Tel.: 0 71 51/3 59 73

- meterweise (Stoffe aus Naturfasern)
  Breite Straße 26c, 33602 Bielefeld
  Tel.: 05 21/17 82 73

- Nature's Best GmbH
  Benzstraße 3, 61381 Friedrichsdorf
  Fax: 0 61 72/2 48 13

- Wickelkiste Naturwarenversand
  Haller Straße 52, 33278 Gütersloh
  Tel.: 0 52 41/6 70 91

- Raffauf & Koppenburg
  Postfach 1149, 5207 Ruppichteroth
  Tel.: 0 22 95/10 40

- tebaron Natur-Kleidung
  Postfach 3609, 49026 Osnabrück
  Tel.: 05 41/5 60 09 04

Beistand für Sorgenkinder

Beistand für Sorgenkinder gibt das Kindernetzwerk e.V.
Für wenig bekannte Krankheitsbilder im Kindesalter stehen dem Verein eine große Daten-
bank und der Kontakt zu Wissenschaftlern
zur Verfügung. Den Angehörigen von chronisch kranken, behinderten, entwicklungsge-
störten oder an Umwelterkrankungen leidenden Kindern und Jugendlichen bietet das
Kindernetzwerk Unterstützung an. Auch die
Adressen von Eltern, die ihre persönlichen
Erfahrungen bezüglich bestimmter Kinder-
erkrankungen gerne weitergeben, sind gespeichert. Auch Therapeuten können sich an
den Verein wenden und können beispielsweise Literaturempfehlungen und andere
wichtige Hinweise abrufen.

- Kindernetzwerk e.V.
  Hanauer Straße 15
  63739 Aschaffenburg
  Tel.: 0 60 21/1 20 30, Fax: 0 60 21/1 24 46
  Bürozeiten: Montag, Dienstag und
  Donnerstag von 9 bis 12 Uhr

- Fachklinik für umweltkranke Kinder
  Städt. Kinderklinik Gelsenkirchen
  Leitung: Prof. Dr. med. E.A. Stemmann
  Westerholterstraße
  45892 Gelsenkirchen
  Tel. 02 09/6 92 78

Informationen auch erhältlich über:
- Allergie- und Umweltkrankes Kind e.V.
  Westerholterstraße 142
  45892 Gelsenkirchen
  Tel. 02 09/3 05 30

Empfehlenswerte Zeitschriften zum Thema Umwelt

- Zeitung für Umweltmedizin
  Medi-Verlag
  Mattenwiete 2
  20457 Hamburg

- Öko-Test – Magazin für Gesundheit und
  Umwelt
  Öko-Test
  Kasseler Str. 1a
  60447 Frankfurt

- Verbraucher-Telegramm
  Die Verbraucherinitiative e.V.
  Breite Str. 51
  53111 Bonn

- Umwelt & Gesundheit
  Haug-Verlag
  Fritz-Frey-Str. 21
  69121 Heidelberg

- Greenpeace-Magazin
  Greenpeace-Umweltschutzverlag
  Deichstr. 17
  20459 Hamburg

- Arzt und Umwelt – Ökologisches Ärzteblatt
  Ökologischer Ärztebund e.V.
  Braunschweiger Str. 53b
  28205 Bremen

Literatur

[1] Ahrens, P., Hentschel, W.: Ergebnisse und Problematik einer Fragebogenerhebung zur Inzidenz einiger ausgewählter bronchopulmonaler Erkrankungen bei 3302 Einschülern der Stadt Frankfurt/Main. Monatsschr. Kinderheilkunde, 134 (1986).

[2] Aktuelle Wissenschaft: Erhöht UV-Exposition das Risiko für ein Non-Hodgkin-Lymphom? Internationale Zeitschrift für biomedizinische Forschung und Therapie, 24. Jahrgang/August (1995).

[3] Allergothek 2 (1994).

[4] Amman, D.: Gentechnologie und Nahrungsmittel. zit. in: Allergothek 4, 13 (1993).

[5] Arend, V.: Schließlich gibt es keine Lärmtoten … Zeitung für Umweltmedizin. 10, 10 (1995).

[6] Arnold, M.: Test Kinderkleidung – Dioxin im T-Shirt. Öko-Test 10, 38 (1994).

[7] Bärsch, W. (Präsident des Deutschen Kinderschutzbundes) (in gekürzter Form).

[8] Bässler, K. H., Grühn, E., Loew, D., Pietrzik, K: Vitamin-Lexikon. Fischer, Stuttgart 1992.

[9] Bayer, W.: Die Bedeutung der Vollblutanalyse. Spurenelement- und Vitaminreport. 6. Jg., Heft 1 (1991).

[10] Bayer, W., Schmidt, K.: Vitamine in Prävention und Therapie. Hippokrates, Suttgart 1991.

[11] BDZ-Richtlinien in der Kritik des TÜV-Experten. der artikulator 26, 18–21 (1988).

[12] Becher, B.: Zink gegen Amalgam und toxische Schwermetalle. (April 1994) und: Zink und Diabetes. (Oktober 1993). Die Zinkblätter, Wörwag Pharma, Stuttgart.

[13] Beck, E. G., Schmidt, P.: Umweltmedizinische, gruppendiagnostische Untersuchungen an Kindern. Spiegel der Forschung 37, Universitäts-Zeitung Gießen (1989).

[14] Bencze, K.: Zink und Haaranalytik. In: Holtmeier, H. J., Kruse-Jarres, J.: Zink – Biochemie, Physiologie und Klinik des Zinkstoffwechsels des Menschen. Wissenschaftliche Verlagsgesellschaft, Stuttgart 1991.

[15] Berzel, H. G.: Pseudo-Krupp – Therapie und Hilfsmaßnahmen. Leitartikel TW Pädiatrie 4 (1991).

[16] Bieger, P.W., Baehr, R. v.: Nahrungsmittel-Allergien. Naturheilpraxis 3, 313–326 (1996).

[17] Biesalski, H. K. et al.: Ernährungsmedizin. Thieme, Stuttgart 1995.

[18] Bischoff, A.: Rationale Therapie mit B-Vitaminen – Studienreport. Fortschritte der Medizin 1992, 109. Jg., Monographie 47, Urban & Vogel, München.

[19] Blaurock-Busch, E.: Mineralstoffe und Spurenelemente und deren Bedeutung in der Haarmineralienanalyse. Alpine Health, Boulder/Colorado (USA), 1982.

[20] Blaurock-Busch, E.: Micro trace minerals. Bulletin Nr. 6, 6 (1985).

[21] Böhm, B., Freimuth-Krämer, R., Stumm, F.: Gute und gesunde Küche bei Neurodermitis und Allergien. Haug, Heidelberg 1994.

[22] Böse, S., Krüger, H.: Kind und Umwelt II. Müncher Ökopädiatrie-Seminar 1993. Mabuse, Frankfurt 1993.

[23] Brackermann, H. (Umweltbundesamt) in: Der Spiegel 16 (1994).

[24] Brätter, P., Eckart, J.: 30 Jahre Inzolen®. Innovations-Verlags-Gesellschaft, Seeheim-Jugenheim 1992.

[25] Brockmann, S.: Von Darmflorazerstörung zur Allergie: Nicotinamid als Zwischenglied? Zeitung für Umweltmedizin 10, 8 (1995).

[26] Buchwald, G.: Impfungen – Ein Verbrechen an unseren Kindern? Erfahrungsheilkunde 2 (1991).

[27] Calatin, A.: Ernährung und Psyche. C.F. Müller, Karlsruhe 1988.

[28] Caravias-Krones, U.: Nebenwirkungen einer Impfung. Umwelt & Gesundheit 1, 10 (1995).

[29] Cejka, R.: Test: Läusemittel. Öko-Test 10 (1994).

[30] Christophers, E., Sterry, W., Bräuer, H.: Elementa Allergologica. Cassella Riedel Pharma, Frankfurt 1990.

[31] Costantini, A.V.: Hyperlipidämie und Arteriosklerose durch Pilze und ihre Gifte. pilzdialog 1+4, (1994).

[32] Danninger, T., Gallenberger, K., Kräling, J.: Überlegungen zur Epidemiologie der HIV-Infektion – der Einfluß bakterieller Antigene und

Konsequenzen für die Behandlung. Erfahrungsheilkunde 8 (1995).

[33] Daunderer, M.: Dioxine – Furane. In: Daunderer, M.: Handbuch der Umweltgifte. 4. Erg.lief.,
53, Ecomed, Landsberg 1992.

[34] Daunderer, M.: Amalgam. In: Daunderer, M.:
Handbuch der Umweltgifte. 5. Erg.lief., 90,
Ecomed, Landsberg 1992.

[35] Daunderer, M.: Störungen des Immunsystems.
In: Daunderer, M.: Handbuch der Umweltgifte.
8. Erg.lief., Ecomed, Landsberg 1993.

[36] Daunderer, M.: Handbuch der Umweltgifte.
Ecomed, Landsberg 1994.

[37] Daunderer, M.: Handbuch der Umweltgifte.
2. Erg.lief. Ecomed, Landsberg 1994.

[38] Daunderer, M.: Der Hausarzt als Umwelttoxi-
kologe. In: Daunderer, M.: Handbuch der Umweltgifte. 8. Erg.lief. 11, Ecomed, Landsberg
1994.

[39] Daunderer, M.: Toxikologische Einzelstoff-
information – Quecksilber, organisch. In:
Daunderer, M.: Handbuch der Umweltgifte.
13. Erg.lief., Ecomed, Landsberg 1994.

[40] Daunderer, M.: Pentachlorphenol. In: Daunderer, M.: Handbuch der Umweltgifte. 3. Erg.lief.
Ecomed, Landsberg 1995.

[41] Degeller, L.: Schutzimpfungen im Kindesalter
heute. Naturamed 4, 8. Jg., 186–192 (1993).

[42] Deitermann, M.: Polyneuropathien – Patho-
physiologie und symptomatische Therapie mit
B-Vitaminen. Praxismagazin med. 4 (1992).

[43] Der Heilpraktiker 10 (1995).

[44] Der Spiegel 9 (1995).

[45] Der Spiegel, 20, 37 (1994).

[46] Deutscher Kinderschutzbund: Umweltschutz ist
Kinderschutz. Eigenverlag, Hannover 1983/85.

[47] Deutsches Ärzteblatt, 27, 1884, (1991).

[48] Die Verbraucher Initiative: Vollwertkost ist
mehr als nur Essen. Die Verbraucher Initiative
e.V., Bonn 1992.

[49] Diel, F., Diel, E.: Allergien – Heilerfolge mit
einer ganzheitlichen Behandlungsmethode.
Moewig, Düsseldorf 1993.

[50] Dietl, H., Ohlenschläger, G.: Handbuch der
orthomolekularen Medizin. Haug, Heidelberg
1995.

[51] Dietl, H., Ohlenschläger, G.: Handbuch der
orthomolekularen Therapie. Haug, Heidelberg
1995

[52] Dosch, P.: Lehrbuch der Neuraltherapie nach
Hunecke. 10. Aufl. Haug, Heidelberg 1981.

[53] Dumrese, J.: Kongreßbericht II. Stuttgarter
Candida-Symposium 1995: Candida-Schleim-
hautmykosen – eine neue Herausforderung?
Laboratorium für spektralanalytische und biologische Untersuchungen Dr. Bayer, Stuttgart
1996.

[54] Ebert, W., Heyers, D.: Labordiagnostik in der
Naturheilkunde. Sonntag, Stuttgart 1994.

[55] van Eimern, W.n, Biehl, G., Tuluweit, K.: Therapie traumatisch verursachter Schwellungen.
Thieme, Stuttgart 1994.

[56] Fischer, G.: Chronisch rezidivierende Atemwegsinfekte in der Praxis. therapeutikon 7
(1/2), 37 (1993).

[57] Focus 12 (1994).

[58] Fontenot, L.: Die Bedeutung von Melatonin-
mangel für die Krebsentstehung und pathologische Alterungszustände. Journal f. Orthomolekulare Medizin 2 (1995).

[59] Frentzel-Beyme, R.: Krebs als Folge von Einwirkungen elektromagnetischer Felder. Umwelt
& Gesundheit 3, 6–13 (1994).

[60] Friedrich, W.: Handbuch der Vitamine. Urban
& Schwarzenberg, München 1987.

[61] Geo-Wissen. Nachdruck 21 (1994).

[62] Greenpeace 2, 58 (1996).

[63] Greenpeace: Chlor macht krank. Greenpeace
Studie Chlorchemie Juni 1995.

[64] Greenpeace Aktionsbrief Dezember 1994.

[65] Greenpeace Nachrichten 2, Mai (1995).

[66] Greenpeace-News: Chemische Keule – Bei der
Aufbereitung von Trinkwasser entstehen krebserregende Substanzen. Greenpeace 2, 7/8 (1996).

[67] Grüngreiff, K.: Zink – Bedeutung in der ärztlichen Praxis. Innovations-Verlags-Gesellschaft,
Seeheim-Jugenheim 1992.

[68] Gühring, H.: Allergie und Ernährung. 3–8,
Deutsche Haut- und Allergiehilfe e.V., Bonn,
Bad Godesberg.

[69] Guzek, B., Guzek, G.: Pilze und Mykotoxine –
Stiefkinder der Humanmedizin. und: Myko-
toxine sind die Ursache der Arteriosklerose.
(Interview mit Vito Costantini, während des XI.
Internationalen Umweltmedizinischen Sym-
posiums in Dallas, Texas, USA). Zeitung für
Umweltmedizin 1 (1993).

[70] Hardt, H. v.d.: Krupp im Kindesalter. Münch.
med. Wschr. 132 (1990).

[71] Hauss, R.: Damoklesschwert Darmmykosen. Erfahrungsheilkunde Bd. 42, Heft 2, 53–56 (1993).

[72] Herget, H., Herget, H.F.: Das intestinale Immunsystem und seine Stimulation durch Sym-
bioselenkung. Pascoe, Gießen 1994.

[73] Huber, W.: Nebenwirkungen der Impfstoff-
zusätze Aluminiumhydroxid und Thiomersal.
Umwelt & Gesundheit 1 (1995).

[74] Informationsdienst ernährung – forschung – gesundheit: Revolution in der Behandlung des
Typ-I-Diabetes. 1995.

[75] Jäger, M.: Gentechnologie in der Lebensmittel-
produktion. In: Enders, E., Stahl, G. (Hrsg.):
Chemie in der Kindernahrung. Ecomed, Landsberg 1995.

[76] Kamsteeg, J.: Biogene Amine in der Nahrung. ORTHO Molekular 2 (1988).

[77] Karmus, W.: Holzschutzmittel-Studie II. In: Umwelt & Gesundheit 2 (1994).

[78] Katalyse Umweltgruppe Köln: Chemie in Lebensmitteln. zweitausendeins, Frankfurt/M. 1982.

[79] Katalyse Umweltgruppe Köln: Neue Chemie in Lebensmitteln. zweitausendeins, Frankfurt/M. 1995.

[80] Kief, H.: Die Behandlung der Neurodermitis mit AHIT. Erfahrungsheilkunde 9 (1990) und 3a (1993).

[81] King, P. W. et al.: Provocation – neutralization: A two part study. Part I: The intracutaneous provocative food test: A multi-center comparison study. Part II: Subcutaneuos neutralization therapy. Otolaryngology – Head and Neck Surgery, Sept., Vol. 99/3 (1988).

[82] Koch, K.: Antibiotika – Schaden für die Darmflora. Erfahrungsheilkunde 3a (1995).

[83] Kruse-Jarres, J.: Zink und seine Bedeutung für die Immunität. Forschung und Praxis 46, 7. Jg., (1989) (Sonderdruck: Schwerpunktthema Spurenelemente).

[84] Kurzbericht über das VII. Internationale Symposium für Umweltmedizin Emstal. Allergothek 4, 13 (1992).

[85] Kuschinsky, G., Lüllmann, H.: Kurzes Lehrbuch der Pharmakologie und Toxikologie. Thieme, Stuttgart 1964.

[86] Laboratorium f. spektralanalytische und biologische Untersuchungen Dr. Bayer GmbH (Hrsg.): Die Wirkung des Sports auf das Immunsystem. Immundiagnostik Praxisreport 2, 2. Jg. (1994).

[87] Leboyer, F.: Sanfte Hände – die traditionelle Kunst der Babymassage. Kösel, München 1990.

[88] Lexikon der Biochemie und Molekularbiologie. Herder, Freiburg 1995.

[89] Lodinov-Zadnikova: Magen-Darm-Keime in Symbiose und Pathogenität. Vortrag auf dem 17. Medica Fortbildungsseminar, Düsseldorf 1992.

[90] Lorenz, J.: Ernährung bei Asthma bronchiale. In: Biesalski, H. K. et al.: Ernährungsmedizin. Thieme, Stuttgart 1995.

[91] Lorscheider, F. I., Vimy, M. J.: Quecksilberexposition durch Zahnfüllungen aus Amalgam. Lancet (dt. Ausgabe) 11, 5. Jg., 629–630 (1991).

[92] Markson, H., Europäisches Institut für Orthomolekulare Wissenschaft: Kinder, Allergie und Verhalten. ORTHO Molekular 4 (1988).

[93] Marsch, W. C., Bachert, C., Leonhardt, L.: Antihistaminische und antientzündliche Therapie allergischer Erkrankungen. pmi Verlagsgruppe, Frankfurt/M. 1993.

[94] Martin, M.: Das Schlüsselelement Zink – Ursachen und Folgen von Zinkmangelzuständen sowie Diagnostik und Therapiemöglichkeiten in der Praxis. Reglin, Köln 1995.

[95] Martin, M., Lenz: Kinder vor Umwelterkrankungen bewahren. Süd-West, München 1996.

[96] Medical Tribune Kongreßbericht 1984, Heft Nr.1: Nahrungsmittel als Auslöser überführt.

[97] Meersmann: Ökotest Ratgeber Kleinkinder: Pseudokrupp. Rowohlt, Hamburg 1989.

[98] Mersch-Sundermann, V.: Re-importierte Gifte aus der dritten Welt. In: Enders, E., Stahl, G. (Hrsg.): Chemie in der Kindernahrung. Ecomed, Landsberg, 1995.

[99] Miller, A.: Am Anfang war Erziehung. Suhrkamp, Frankfurt 1983.

[100] Mineralstoffe – Spurenelemente – Vitamine. Mineraloscop 1 (1992).

[101] MSD-Manual der Diagnostik und Therapie. Kap.: Allgemeine Immunologie; allergische Erkrankungen. Hrsg. v. MSD Sharp/Dohme GmbH München, Urban & Schwarzenberg, München–Wien–Baltimore 1984.

[102] Müller-Mohnssen, H., Blania, P.: Auf der Suche nach einer ärztlichen Kunstregel für die Früherkennung anthropogener Krankheiten am Beispiel der Pyrethroidintoxikation. In: Böse, S., Krüger, H.: Kind und Umwelt II. Mabuse, Frankfurt/M. 1993.

[103] Natürlich 3 (1995).

[104] Neuburger, N.: Kompendium der Umweltmedizin. Medi Praxisreihe, Hamburg 1996.

[105] Neumüller, O. A.: Römpps Chemie-Lexikon. Franckh Fachlexikon, Stuttgart 1979.

[106] Neundörfer, B.: Neurologische und psychiatrische Therapie. Perimed, Nürnberg 1987.

[107] Nolting, S.: Mykosen des Verdauungstraktes. Medi-Praxisreihe, Hamburg 1994.

[108] Öko-Test 5, (1993).

[109] Öko-Test 12, 10 (1993).

[110] Ohlenschläger, G.: Das Glutathionsystem. Verlag f. Medizin, Heidelberg 1991.

[111] Ohlenschlager, G.: S-Acetylglutathion – eine neue therapeutische Substanz in der Behandlung von Immunschwächen, Infektionskrankheiten und anderen devitalisierenden Erkrankungen. Sonderdruck Praxis-Telegramm 7, Reglin, Köln, 1994.

[112] Ohlenschläger, G.: Reduziertes Glutathion und Anthozyane – Redoxcycling und Redoxrecycling in lebenden Systemen. Sonderdruck Praxis-Telegramm 12, Reglin, Köln 1994.

[113] Ohlenschläger, G.: Essentielle Nahrungsbestandteile. Die Vitamine. Teil 3: Vitamin E. Journal f. Orthomolekulare Medizin 2 (1994).

[114] Ohlenschläger, G.: Freie Radikale, oxidativer Streß und Antioxidantien. Reglin, Köln 1995.

[115] Peller, P.: Allergische Erkrankungen im Säuglings- und Kleinkindalter – Allergieprävention. In: Böse, S., Krüger, H.: Kind und Umwelt II. Mabuse, Frankfurt/M. 1993.

[116] Pfeiffer, C. C., Audette, L.: Histapenie. ORTHO Molekular 4 (1988).

[117] Pietrzik, K.: Pharmakodynamik und Pharmakokinetik von Zink. Z. Geriatrie 4 (1991).

[118] Pildner v. Steinburg, H.: Die Behandlung von umweltbedingten Atemwegsbeschwerden mit biomolekularen Präparaten. Erfahrungsheilkunde 7 (1995).

[119] Popp, F.-A.: Die Botschaft der Nahrung. Fischer, Stuttgart 1993.

[120] Potthast, U.: Kindliche Ernährung und Schadstoffe. In: Böse, S., Krüger, H.: Kind und Umwelt II. Mabuse, Frankfurt/M. 1993.

[121] Pschyrembel Klinisches Wörterbuch. 257, neubearb. Aufl. De Gruyter, Berlin–New York 1994.

[122] Randolph, G. T., Mos, P. W.: Allergien: Folgen von Umwelt und Ernährung. C. F. Müller, Karlsruhe 1993.

[123] Rauch, E.: Die Darmreinigung nach Dr. med. F. X. Mayr. Haug, Heidelberg 1981.

[124] Rauch, E.: Natur-Heilbehandlung der Erkältungskrankheiten und Infektionskrankheiten. Haug, Heidelberg 1991.

[125] Reckeweg, H.: Homotoxine und Homotoxikosen. Aurelia, Baden-Baden 1957.

[126] Reglin, F.: Alpha-Liponsäure in der Behandlung der diabetischen Polyneuropathie. J. f. Orthomolekulare Medizin 4 (1994).

[127] Riedel, E.: Patient beim Zahnarzt. Universitas, München 1995.

[128] Rieth, H.: Aktuelle Fragen und Antworten. Pilzdialog – Praktische Mykologie 4, 54 (1990).

[129] Rieth, H.: Mykosen innerer Organe sind vermeidbar. Hautnah – Mykologie 4, 4–7 (1993).

[130] Riethe, P.: Kariesprophylaxe und konservierende Therapie. In: Rateitschak, W. (Hrsg.): Farbatlanten der Zahnmedizin. Bd. 6, 169. Thieme, Stuttgart 1994.

[131] Rimbach, G., Pallauf, J.: Methoden zur Diagnose des Zinkstatus. ErnährungsUmschau 41, Heft 4 (1994).

[132] Roche Lexikon Medizin. 3., neubearb. Aufl. Urban & Schwarzenberg, München–Wien–Baltimore 1993.

[133] Rohr, König, Salenka: Freisetzung von Entzündungsmediatoren durch Pestizide. Umweltmedizin 2 (1985).

[134] Roth, R.: Zündstoff Amalgam: Gefahr für Arzt und Patient? Unter: Risiko auch für den Zahnarzt: Polyneuropathien und psychische Veränderungen. Acta medica empirica – Zeitschrift für die ärztl. Praxis 5, Bd. 42, 306–308 (1993).

[135] Runow, K.-D.: Klinische Ökologie. Hippokrates, Stuttgart 1987.

[136] Runow, K.-D.: Klinische Ökologie. 2. Aufl. Hippokrates, Stuttgart 1994.

[137] Runow, K.-D.: Intrakutane Testverfahren in der klinischen Ökologie. In: Runow, K.-D.: Klinische Ökologie. 2. Aufl., Hippokrates, Stuttgart 1994.

[138] Schaper & Brümmer: Esberitox® N – Der Immunmodulator. Schaper & Brümmer Pharma, Salzgitter 1994.

[139] Scharl, H.: Die Organsprache als symbolischer Ausdruck für seelische Ursachen und unbewältigte Konflikte. Marczell, München 1976.

[140] Schiwara, H. W., Kunz, J.: Lymphozyten-Subpopulationen. In: Daunderer, M.: Handbuch der Umweltgifte. 11. Erg.lief., Ecomed, Landsberg 1993.

[141] Schmidt, K., Bayer, W., Dumrese, J., Neumeyer, G.: Immunologie in der Praxis. Hippokrates, Stuttgart 1994.

[142] Schneider, G.: Pyrethroide: Insekten tot – Mensch krank. Verbraucher Telegramm 5, Bonn (1994).

[143] Schneider, G.: Toxikologische Bewertung von Pentachlorphenol in Innenräumen. Umwelt & Gesundheit 3, (1995).

[144] Schneider, G., Interessengemeinschaft f. Holzschutzmittelgeschädigte (IHG e.V.): Bewertung der EPA-Dioxinstudie. Umwelt & Gesundheit 1, 4 (1995).

[145] Schölmerich, K.: Störungen des Zinkstoffwechsels führen zu Vitamin-A-Mangel. Baseler Leberwoche. Ärztezeitung 12, Oktober (1982).

[146] Schole, J., Sallmann, H. P., Sonnenschein, B.: Untersuchungen über das Vorkommen eines anabol wirksamen Prinzips in einem Extrakt aus E. coli. Arzneimittel-Forschung, Editio Cantor, Aulendorf 1986.

[147] Schuitemaker, G. E.: Orthomolekulare Ernährungsstoffe. Verlag f. Orthomolekulare Medizin, Freiburg i. Br. 1986.

[148] Schuler, R., Schuler, A.: Physiologie und Pathologie der Intestinalflora. Mikrobiologisches Laboratorium Dr. R. Schuler, Berg.

[149] Schulte-Übing, C.: Umweltbedingte Frauenkrankheiten. Sonntag, Stuttgart 1995.

[150] Schwartau, S.: In: Enders, E., Stahl, G. (Hrsg.): Chemie in der Kindernahrung. ecomed, Landsberg 1995.

[151] Schwartau, S.: Chemie in der Kindernahrung, 4, Schriftenreihe Ökopädiatrie (1995).

[152] Selye, H.: The general adaption-syndrome and the diseases of adaption. Journal Allergy 17, 213–247, 289–323, 358–398 (1946).

[153] Semar, H.: Was ist – wie wirkt die Autohomologe Immuntherapie. Der freie Arzt, Jahressondernummer 11, 94/95, November/Dezember (1994).

[154] Silbernagel, S., Despopoulos, A.: Taschenatlas der Physiologie. Thieme, Stuttgart 1979.

[155] Skrabanek, P., McCormick, J.: Torheiten und Trugschlüsse in der Medizin. 41, Kirchheim, Mainz 1993.

[156] Smrz, P.: Amalgam – die verharmloste Zeitbombe. Hippokrates, Ulm 1989.

[157] Sprenger, W.: Verführung zum Leben. Nie-Nie-Sagen-Verlag, Köln 1987.

[158] Spurenelement- und Vitaminreport, 10. Jg. Heft 1 (1995).

[159] Stellpflug, J.: Weniger Umweltschutz wegen EG-Beitritt. Öko-Test Heft 10, Oktober (1993).

[160] Stellpflug, J.: Sondermüll für ostdeutsche Äcker. Öko-Test 2, 4 (1993).

[161] Stellpflug, J.: Gen-Enzyme in Geschirrspülmitteln. Öko-Test 10 (1993).

[162] Stellpflug, J.: Asthma durch Formaldehyd. Öko-Test 10 (1993).

[163] Stellpflug, J.: Röntgen – strahlende Technik. Öko-Test Sonderheft, Nr. 13 (1994).

[164] Stemmann, E. A.: Asthma bronchiale. Das Gelsenkirchener Behandlungsverfahren. Selbstverlag, Gelsenkirchen 1993.

[165] Stemmann, E. A.: Neurodermitis – das Gelsenkirchener Behandlungsverfahren. Selbstverlag, Gelsenkirchen 1993.

[166] Stickl, H. A.: Störungen des Immunsystems. In: Daunderer, M.: Handbuch der Umweltgifte. Ecomed, Landsberg 1993.

[167] Thevenin, T.: Das Familienbett. Fischer, Frankfurt/M. 1984.

[168] Thiele, B., Brink, I., Ploch, M.: Modulation der Zytokin-Expression durch Hypericum-Extrakt. Nervenheilkunde 12 (1993).

[169] Thomas, C.: Ein ganz besonderer Saft – Urin. vgs, Köln 1993.

[170] Tympner: Pseudokrupp kann viele Ursachen haben. TW Pädiatrie 3/6, 13–14 (1990).

[171] Uhlenbruck, G., van Mil, A.: Immunbiologische und andere neue Aspekte der Membranmodulation durch L-Carnitin. Echo, Köln 1993.

[172] Umwelt & Gesundheit 4 (1994).

[173] Umwelt & Gesundheit 1 (1995).

[174] Umweltmedizinische Analysen. Gemeinschaftslaboratorium Dr. Schiwara und Partner, Bremen 1995.

[175] Umwelt und Atemwege – eine Bestandsaufnahme. Gesundes Leben 1 (1991).

[176] Verbraucher-Telegramm: Elektrosmog – macht Strom krank? Diskussion zw. Wolfgang Maes und Prof. Eduard David. In: Verbraucher-Telegramm 2, 8. Jg., 12–13 (1994).

[177] Verbraucher Telegramm Nr. 2 (1994).

[178] Verbraucher-Telegramm Januar/Ferbuar (1995).

[179] Wagner, T.: Synergistische Wirkungen von Magnesium und Vitamin E gegen oxidativen Streß. J. f. Orthomolekulare Medizin 3 (1994).

[180] Watzl, B., Leitzmann, C.: Gesundheitsfördernde Wirkungen der sekundären Pflanzenstoffe. Erfahrungsheilkunde 7, 376 (1993).

[181] Weber, C., Balzer, W.: Pestizide in Nahrungsmitteln: Besonders gefährlich für Kinder. Stiftung Ökologie und Landbau, Bad Dürckheim 1992.

[182] Weber, G.: Systemische Behandlung der Sonnenallergie. Der deutsche Dermatologe 39 (1991).

[183] Weber, K.M.: Kurmedizinisches Entgiftungskonzept. Z. f. Umweltmedizin 5, Heft 2 (1994)

[184] Wegmann, T.: Medizinische Mykologie. editiones Roche, Basel 1988.

[185] Wenzel, P.: Der Mensch und seine Darmflora. therapeutikon 7(11) 460 (1993).

[186] Werthmann, K.: Die chronische Infektanfälligkeit des Kindes – Ursachen und Therapie. Erfahrungsheilkunde 3, 115–121 (1994).

[187] Wichmann, H. E., Schlipköter, H. W.: Kindliche Atemwegserkrankungen und Luftschadstoffe. Teil I und II. Dt. Ärzteblatt 87, Heft 34/35 (1990).

[188] Wrba, H. P., Pecher, O.: Enzyme – Wirkstoffe der Zukunft. Orac, Wien 1993.

[189] Wüthrich, B. Nahrungsmittelallergien. Sonderdruck Schweiz. Med. Wschr. 115, Nr. 41, 1428–1436.

[190] Wurzel, R.M.: Prophylaxe der polymorphen Lichtdermatose mit Mutaflor. Jattros Dermatologie 9 (1995).

[191] Youn, J., Borghesi, L. A., Olsen, E. A., Lynes, M.: Immunmodulatory activities of extracellular metallthionein. II. Effects on macrophage functions. J. Toxicol. Environ. Health 45 (4), 397-413 (1995).

[192] Zehentbauer, J.: Chemie für die Seele. zweitausendeins, Frankfurt/M. 1991.

[193] Zeitung für Umweltmedizin 4 (1994).

[194] Zeitung für Umweltmedizin 6 (1994).

[195] Zeitung für Umweltmedizin 9 (1995).

[196] Zeitung für Umweltmedizin 11 (1995).

[197] Zumkley, H.: Spurenelemente in der inneren Medizin unter besonderer Berücksichtigung von Zink. Innovations-Verlags-Gesellschaft, Seeheim-Jugenheim 1984.

[198] Zumkley, H.: Spurenelemente. Thieme, Stuttgart 1984.

Register

bridging 25, 223
Bromedichloromethan, Trink-
wasser 115
Bromid, Nitrosamin 109
Bronchialasthma s. Asthma
bronchiale
Bronchialinfekte
– rezidivierende 317
– Symbioflor® 38
Bronchialkrebs
– Glutathion 170
– Husten 317
Bronchiektasen, Asthma
bronchiale 321
Bronchitis
– PCB 94
– Viren 316
Brot, Gentechnologie 58
Brustkinder, Darmflora 42
Brustkrebs 5
– Stillen 70
Brustschmerzen, Ozon 82
BTEX 132
bürgerliche Küche 15
Bufexamac, Cortisonsalben 284
Bundesgesundheitsamt, ehe-
maliges 19
burning feet, Neuropathie 182

C

Cadmium s. Kadmium
Cäsium 133
Camphechlor 102
Candida
– albicans 201–219
– – s.a. Hefepilz
– – Adhärenzfähigkeit 208
– – Eigenschaften 208–210
– – Entartung 208–210
– – Fäulniserreger 208
– – Fasten 208
– – Immunglobulin A 204
– – Karboxyl-Proteinase, saure
208
– – Myzelphase 208
– – Reviere, bevorzugte 206
– – Unterzuckerung 206
– glabrata 201
– kefyr 201
– krusei 201
– parapsilosis 201
– robusta 201
– tropicalis 201
Candida-Allergie 215–216, 233,
256

Candida-Allergie
– Kreuzallergien 217
– Mykose 202
– Neurodermitis 270
Candida-Antigen-Test, Antigene,
zirkulierende 212
Candidabesiedlung, Koloni-
sationsresistenz 50
Candidadiagnostik
– Neurodermitis 265
– vorsorgende 202
Candida-IgA 38
Candida-Infektionen s. Candi-
dose
Candida-Serologie 212–215
– IgA-Antikörper 212–213
– IgE-Antikörper 213
– IgM-Antikörper 213
Candidastämme, Lebensmittel-
industrie 201
Candidatiter, Bestimmung 213
Candidatoxine 204
Candidose 202
– s.a. Pilzinfektionen
– Acetaldehyd 204
– Allergien 203
– Allicin 217
– Antimykotika 216
– Bioflavonoide 218
– Diabetes mellitus 210
– Diagnostik 211–216
– Elektrosmog 126
– Ernährungsumstellung 216
– Fallbeispiel 213–215
– Fluoreszenzmikroskopie 212
– Fuselalkohol 204
– Hypoglykämie 71
– intestinale 206
– Kleinkinder 207
– Knoblauch 217
– Kohlenhydrate 210
– Kohlenmonoxid 204
– Kohlensäuregas 204
– Lactulose 218
– Lebensmittelhefen 217
– Melaleuka-Öl 217
– Mundabstrich 211
– Mundbereich 207
– Nährstoffdefizite 210
– Nahrungsmittel, verbotene
218–219
– Nahrungsmittel-Allergie 218
– Netzhaut 207
– Nigersan-Tropfen 207
– Nystatin 216
– Nystatin-Inhalation 207
– Nystatin-Rezeptur 218

Candidose
– paradoxe Reaktion 218
– Partnerbehandlung 217
– Pestizide 210
– prämensruelles Syndrom
206
– Prothesenträger 211
– Rhinitis, chronische 207
– Säuglinge 207
– Scheide 207
– Steroide 206
– Stuhlanalyse 211, 215
– Symbioflor® 207
– Symptomatik 203–208
– Therapie 216–219
– Ursachen 210–211
– Vaginalzäpfchen 217
– Zinkmangel 210
Carduben®-Kapseln 323
β-Carotin s. Beta-Carotin
Carotinoide 66, 153
Cefedrin H®/N® 323
Cephalosporine, Darmflora 45
Cerealien 160
CEREC-Verfahren 199
Chelatbildner
– Bleivergiftungen 86
– Glutathion 170
Chemiefasern, synthetische
176–178
– Allergien 177
– Chlor 177
– Rückstände 177
Chemiefaser-Produktion, Löse-
mittel 177
Chemiemast 59
Chemieunfall, Taiwan 95
Chemikalien
– Allergien 229
– Allergiker 7
– Entwicklungsstörungen 95
– Östrogenwirkung 5
– Wurstzubereitung 60
Chemikalienüberempfindlichkeit
31
– Arbeitsunfähigkeit 8
– Formaldehyd 306
– körperliche Erschöpfung 8
Chemikalisierung
– Bevölkerung 3
– Umwelt 2
Chemotaxis 26
Chlor 90
– Baumwolle 175
– Chemiefasern, synthetische
177
– Textilveredelung 175